现代国药名典丛书

中药大辞典

卫生报馆编辑部 编

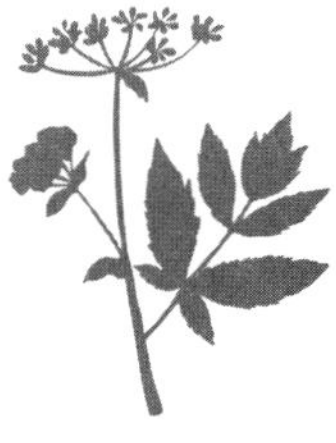

上海交通大学出版社
SHANGHAI JIAO TONG UNIVERSITY PRESS

内容提要

《中药大辞典》是一部民国时期较早编纂出版的规模较大的中药辞书，具有开创之功。该书由民国时期上海卫生报馆编辑部赵公尚主编，报馆十数人费时三载，参考中外典籍数百种。词条栏目设置有别名、形态、产地、入药部分、制法、性味、辨伪、功用、主治、有效成分、用量、配合、处方、验方、著名方剂、泡制、禁忌、代用品等十余项细目，收入中药、正名、别称6000余品。可供中医药研究者参考使用。

图书在版编目（CIP）数据

中药大辞典 / 卫生报馆编辑部编 . —上海：上海交通大学出版社，2018
ISBN 978-7-313-18819-9

Ⅰ. ①中…　Ⅱ. ①卫…　Ⅲ. ①中药学－词典　Ⅳ. ① R28-61

中国版本图书馆 CIP 数据核字（2018）第 009898 号

中药大辞典

编　　者：卫生报馆编辑部
出版发行：上海交通大学出版社　　地　　址：上海市番禺路 951 号
邮政编码：200030　　电　　话：021-64071208
出 版 人：谈　毅
印　　制：苏州市越洋印刷有限公司　　经　　销：全国新华书店
开　　本：710mm × 1000mm　1/16　　印　　张：35.25
字　　数：528 千字
版　　次：2018 年 5 月第 1 版　　印　　次：2018 年 5 月第 1 次印刷
书　　号：ISBN 978-7-313-18819-9/R
定　　价：350.00 元

出版说明

中医药学是中国古代科学的瑰宝，也是打开中华文明宝库的钥匙。中国古代药学著作主要以本草类图书为主，历代都有官府重修本草和民间新撰本草著作出现，内容日趋增多，知识日益丰富，但编修体例变化不大。晚清以来，中国传统药学著作的编写出现重大变化。西方药典编写方法不断影响，中医药科学化思潮不断扩展，中药新研究成果不断涌现，中药新分类体系不断梳理，中药教材和普及读物不断需求，都是传统大型综合本草著作无法承担的。与此同时，中药辞典应运而生，代替综合本草著作，承担起总结中药学知识的任务，中药辞典编纂蔚然成风。

据不完全统计，民国时期编纂出版的中药辞典多达十余种，比较重要的药典有①：

书名	编纂者	出版
《中华药典》	卫生部	内政部卫生署 1930 年铅印本
《国药字典》	陈景岐	上海中西医书局 1930 年铅印本
《中药大辞典》	卫生报馆	上海卫生报馆 1930 年铅印本
《中国药物新字典》	江忍庵	上海中国医药研究会 1931 年铅印本
《药性字典》	吴克潜	上海大众书局 1932 年铅印本
《中国药学大辞典》	陈存仁	上海世界书局 1934 年铅印本
《中华新药物学大辞典》	吴卫尔	中国新医学研究会 1934 年铅印本
《应用药物辞典》	章巨膺	民友印刷所 1934 年铅印本
《实用药性辞典》	胡安邦	上海中央书店 1935 年铅印本
《标准药性大字典》	潘杏初	上海医药研究学会 1935 年铅印本
《药物辞典》	董坚志	上海文业书局 1937 年铅印本
《药性辞源》	冯伯贤	上海中央书店 1937 年铅印本
《中西药典》	张公让	1943 年张公让诊所铅印本

民国时期的中药辞典编纂工作虽然处于探索阶段，但大多是参考了古今中外各方面资料基础上编写而成，内容丰富，资料翔实。这些药典的编写体例、内容均较传统本草著作有很大变化，主编者多秉持对中药知识“以科学方法整理”的理念，“采用现代科学实验方法”而产生的新的中药学知识被编写者大量吸收，新式辞典严谨、规范、简明、清晰的编写风格逐渐吸收、融合，随着编纂经验的积累，编排体例亦不断完善，并有合理、便捷的展现。这些药典的主要特点有：① 科学性。内容上既重视对传统本草著作的总结、提炼，又大量吸收了中药科学研究的新成果，尤其重视药物成分、形态、分科、用量的各自清晰表述。② 条理性。通过词目的设置，将传统本草著作中混在一起的性味、归经、功效、主治等叙述内容，进行分门别类，分条纂述，有序排列；对于新科研成果，亦通过药物“有效成分”“生理效应”等新设条目予以系统归纳，科学表述。③ 检索性。通过建立索引系统，或采用笔画顺序等编排体例，使读者便于查找所需内容。④ 便利性。通过系统化梳理，使每一种药物的相关内容集中在同一词条下，可以独立成章，不必前后翻找；对不同药物的知识，通过统一的编排体例与叙述模式，以消除阅读理解的障碍。

这批中药辞书是现代中药研究著作中具有基础性的重要成果。对于这批具有开创性意义的中药学术成果进行收集、整理、出版，既可成为当代中药研究者重要的参考资料，也是“切实把中医药这一祖先留给我们的宝贵财富继承好、发展好、利用好”（习近平语）的一项重要工作。

这批出版于20世纪三四十年代的药典，流传至今，已经较难访寻查阅，即便是国内一些重要的图书收藏机构，也没有一家能全部收藏这批药典的。我们希望通过不断努力，把这批中药药典汇成“现代国药名典丛书”影印出版，以供专业人士文献参考之用。

《中药大辞典》，卫生报馆编辑部编纂，主编赵尚公[②]，民国十九年（1930）八月卫生报馆出版，分纸面洋装和布面精装两种样式发行，全书正文五百三十页，每页分上下两栏编排，竖排，辞条不分类，按药名首字笔画顺序排列，前有目次。

收药名6000余条，中药正名与别名兼收。辞条设有别名、形态、产地、入药部分、制法、性味、辨伪、功用、主治、有效成分、用量、配合、处方、验方、著名方剂、泡制[③]、禁忌、代用品等十余项条目，而大部分辞条以形态、性味、功用、主治为主。

《中药大辞典》是一部民国时期较早编纂出版的规模较大的中药辞书，具有开创之功。

桑行之

2018年4月

注　释：

① 据《中国中医古籍总目》及焦振廉《民国时期中医药著作概述》、王鼎等《民国时期本草著作的特征初探》、李楠《民国时期中药辞典的编纂及其对中药学发展的影响》统计，民国时期编纂的中医药类辞典达28种，其中中药辞典15种。需要说明的是，这15种中药辞典中，《辞典本草》内容与一般本草著作无异，徒具辞典之名，而程瀚章《新医药辞典》实为西医药学辞典，收录内容与中药无关，这两部书应予剔除。

② 本书编纂者，版权署名"卫生报馆编辑部"，但实际主编者是赵公尚，参见刊登在《卫生报》第九十期上赵公尚撰写的《中药大辞典内容一斑》中"缘起"部分："予决意有药物辞典之辑，整理固有文化，一以供研究药物学者之参考，一以便病家之检查。始则三四人，继增十数人。搜罗中外日本典籍不下数百种，采取药物六千余品，历时三载，始克竣事。"但在赵公尚为《中药大辞典》作的序里，又把"予决意有药物辞典之辑"改为"同人等决意有药物辞典之辑"，更加凸出显《卫生报》的背景。《卫生报》是由著名中医丁甘仁长孙丁济万及同门诸人于1927年12月创刊于上海，是一份发行量、影响力较大的中医药报刊，受到蒋介石、孙科、蔡元培、冯玉祥、王正廷等政要关注。丁济万任主编，编辑有朱振声、宋大仁、时逸人、贾肖芸，赵公尚时任《卫生报》的"主干"。

③ 书中俱作"泡制"，不作"炮制"。

中藥大辭典

中華民國十九年八月出版
中藥大辭典一部
每部紙面洋裝三元
布面精裝定價銀三元五角
（外埠另加郵費）
版權所有
編纂者 衛生報館編輯部
上海浙江路五馬路口
發行者 衛生報館發行部
清和坊對過七八〇號
上海法租界北褚家橋
印刷者 勤業印務局
西首格洛克路八二號

序言

語曰深山大澤實生龍蛇我國地大物博動植礦物蘊藏之富有識者早已音之而國產藥物其功效往往駕舶來而上之亦世所公認也考古來藥物紀載最詳者莫如明李時珍之本草綱目惜乎博而不純編輯未善以筆記體材直錄各家本草及稗官混集而成自此以後如備要求眞等或互相抄襲或附以泛說直等鄶下不足觀矣是以偶欲檢查一藥有費終日光陰而不可得或雖得之而不能知其功能者觸目皆是世人往往因猜疑附會至妄服方藥以生命犧牲於不知不覺中者何可勝計雖有養生好學之士有疑必問又安得博識藥學家有問必答哉善夫吳稚暉先生嘗云一國之文化常與辭書相比例

蓋辭書者聚各種學說而理解之用科學方法編輯之爲學者必不可少之工具也故同人等决意有藥物辭典之輯整理固有文化一以供研究藥物學者之參考一以便病家之檢査始則三四人繼增十數人搜羅中外日本典籍不下數百種採取藥物六千餘品歷時三載始克竣事同人等編製之餘仍恐不免掛一漏萬海內醫藥家若起而教之則尤幸焉

中華民國十九年八月　丹徒趙公尙謹識

目次

中藥大辭典

一畫

【一枝香】山馬蘭之別名。

【一枝蒿】山草類〔產地〕新疆地方巴里坤山中。〔形態〕一枝莖土無他枝葉。〔性味〕苦溫氣味如蒿。〔功用〕活血解毒驅風理怯。〔主治〕一切積滯沉痼陰寒等疾。〔泡製〕立夏後採煎膏用。

【一粒金丹】雜草類〔別名〕洞裏神仙又名野延胡江南人呼之爲飛來牡丹。〔產地〕處處皆有。〔形態〕葉似牡丹而小春開小紫花根長二三寸根下有結粒大如豆有一種黃花者根上無子。乃蒿屬不可誤用。〔入藥部分〕子。〔主治〕跌打損傷癰腫瘰癧天蛇毒搗敷火丹。

二畫

【丁子香】即丁香。

【丁公寄】南藤之別名。

【丁公籐】南籐之別名。

【丁父】南籐之別名。

【丁香】香木類〔產地〕熱帶。〔入藥部分〕根枝皮花實油露均可療疾至藥中所稱丁香乃指丁香所結之實故又名丁子香實中有數子色黑雄者粒小爲公丁香雌者粒大爲母丁香又名雞舌香。〔性味〕辛溫。〔功用〕健胃行氣溫腎洩肺壯陽事暖腰膝。〔主治〕嘔逆虛噦反胃胃虛胃寒痙脹腹痛泄瀉口臭痘瘡灰白。〔用量〕一錢至二錢。〔處方〕同柿蒂半夏生薑治寒呃同白朮縮砂仁治妊娠傷食。〔禁忌〕性熱而燥能損肺傷目熱病非虛寒者禁用忌見火畏鬱金。

【丁香皮】〔性味〕辛溫。〔主治〕心腹冷氣洩瀉虛滑水穀不消今有用代丁香者。

【丁香枝】性味主治與皮同。

【丁香油】〔形態〕紫色。〔性味〕味辛性熱氣香而烈。貯器皿中不密香氣即竄達於外凡衣飾器物。經染其氣數日不滅。〔辨僞〕以色如玫瑰滴水中攪之散而復聚者爲眞如色作淡紫中帶黃黑色氣辛烈觸鼻作樟腦氣者係以樟腦油僞充。〔功用〕通經絡透關竅驅寒散結力更速於丁香。〔主治〕胃寒痛陰寒疝痛水瀉滴少許入煎藥服或塗痛處外皮上或作煖臍膏貼用。同薑湯服能解蟹毒。

【丁香花】〔形態〕紫色或白色。〔性味〕味辛微溫。〔功用〕管茶吊露清利頭目。

【丁香柹】牛嬭柹之圓小如指頭者。

【丁香根】〔性味〕辛熱有小毒。〔主治〕風熱毒腫。〔禁忌〕心腹病勿用。

【丁香露】〔性味〕微辛氣烈。〔主治〕胃寒寒澼。

【丁翁】木通之別名。

【丁蕈】雞㙡之別名。

【丁藶】即葶藶。

【七夕水】天孫水之別名。

【七仙草】雜草類〔形態〕葉長而尖。〔主治〕杖瘡。

【七里香】(1)臺七里之別名(2)山礬之別名。

【七里蜂】獨蜂之別名。

【七星草】(1)辟瘟草之小者。(2)鳳尾草別名。

【七星魚】鱧魚之別名。

【七絃琴】七葉黃荊之別名。

【七葉一枝花】蚤休之別名。

【七葉草】落得打之木本者。〔主治〕搗汁和酒服。治疔瘡腫毒打傷撲損。

【七葉黃荊】隰草類。〔別名〕七絃琴。烏蛇草。猪臥草。其根白而長名千秋藤。一種木本者俗呼擺擺活。〔入藥部分〕根子。〔性味〕甘。〔主治〕取根晒乾爲末沙糖酒調服治跌撲損傷閃腰挫氣痛。生服令人吐其子晒乾吞之能療疝氣。

【七葉樹】娑羅之別名。

【七蔥】〔製法〕用馬乳裝皮袋內以繩縮口手捉

袋提壓半時許置熱處一宿即成。〔產地〕伊犂。青海。〔性味〕甘熱。〔功用〕補虛羸益氣力。

【乃東】夏枯草之別名。

【乜金藤】蔓草類。〔性味〕溫。〔主治〕中風痰迷痰涎上壅攻心作悶不省人事半身不遂左癱右瘓。小兒急慢驚風。〔用量〕大人一錢。小兒五分。嬰孩一二分。白湯磨下。

【九孔螺】石決明之別名。

【九牛草】隰草類。多生山川溼地。〔形態〕二月生苗。獨莖。葉圓而長。背有白毛。面青。〔入藥部分〕苗。〔性味〕微苦有小毒。〔功用〕解風勞。〔主治〕身體痛。與甘草同煎服。

【九仙子】蔓草類。〔別名〕仙女嬌。〔形態〕葉如烏桕葉。開碎青黃色花。隨時結實。碎子叢綴。根連綴九枚。大者如雞卵。小者如半夏。色白。〔入藥部分〕根。〔性味〕苦涼。〔功用〕散血結。〔主治〕喉痺咽痛。以新汲水或醋磨含嚥。〔採取期〕立秋乾枯後採用。

【九臼】鬼臼之別名。

【九尾羊】羚羊之產於非洲者。以其胸中至尾垂有九塊。故名。其角之性味功用與中國羚羊同。

【九里明】千里光之別名。

【九里香】金錢草之別名。

【九英菘】蕪菁之別名。

【九面芋】芋之大而不美者。

【九香蟲】卵生蟲類。〔別名〕黑兜蟲。〔產地〕貴州赤水河中。〔形態〕大如指頭。狀似水黽。身青黑色。〔性味〕鹹溫。〔功用〕壯元陽。〔主治〕膈脘滯氣。脾腎虧損。

【九眞藤】何首烏之別名。

【九鼎連環草】隰草類。〔別名〕九葉雲頭艾。〔形態〕其種來自口外。葉似艾菊。起穗結蕊。類野菊。蕊不花而實。子細長。霜後便枯。〔性味〕溫。入藥須常時焙晒。否則易黴。不生效力。〔功用〕通行氣血。〔主治〕風痺。

【九層皮】雞兒子之別名。

【九頭獅子草】馬齒莧之別名。

【九熟草】〔形態〕多生庭院中。實如棗。一歲九熟。〔別名〕烏粟。雀粟。〔性味〕甘而溫。〔功用〕止汗。〔主治〕煩悶洩利。

【九節金絲草】粟江青之別名。

【九頭獅子草】(1)馬齒莧之別名。(2)九龍草之別名。

【九龍草】石草類。〔形態〕苗頭稀多。蔓延丈餘。節處生根。葉絨細。青色。結子色紅如楊梅。〔性味〕溫。〔功用〕行血脈。取鮮者置牀四角席下。任其自乾。能除臭蟲。〔主治〕風痺。雙單喉蛾。喉風痧。

【九龍蟲】洋蟲之別名。

【二尖】青荀乾之別名。

【二氣砂】靈砂之別名。

【二麻】蛇頭抓草之有二根者。

【人中白】人溺沉澱白質之久乾者。〔別名〕溺白垽。〔性味〕鹹涼。〔功用〕降火。清瘀。〔主治〕大衄久衄。諸竅出血。勞熱。消渴。痘瘡倒陷。口齒生瘡。〔禁忌〕凡虛寒及溏洩。或陽虛無火。食不消者。均忌之。

【人中黃】糞汁所製之甘草。〔製法〕用甘草細末。納入剖去外皮之竹筒中。緊塞其口。於冬日浸入糞缸。至春取出。懸風處陰乾取用。〔別名〕甘中黃。〔性味〕甘寒。〔功用〕瀉熱。清痰。消食。降陰火。解五臟實熱。〔主治〕奔走發狂。熱病似癲。如見鬼神。痘瘡血熱。黑陷不起。〔禁忌〕傷寒瘟疫。非陽明實熱。及痘瘡非大熱鬱滯而紫黑乾陷倒靨者。均禁用。

【人字草】龍鬚草之別名。

【人血】人身脈管內所含之血液。〔形態〕不透明而濃厚之赤色液體。能凝結。內含赤白二種血球及血漿。〔性味〕鹹平。氣腥。有毒。呈鹼性反應。

〔主治〕癲病人皮肉乾枯。身起麩片。又狂犬咬。寒熱欲發者。並刺血熱飲之。〔驗方〕吐血不止。用絲棉蘸吐出之血。火焙存性。研末。開水沖服。或以瓦器盛吐出之血。候凝。入鍋炒黑。以紙盛放地上。出火毒。研細爲末。每服五分。麥門冬湯下。甚效。〔療效原理〕血焙成炭。研極細末。入胃化開後。所佔之面積必大。故能蓋滿全胃之粘膜。使血纖維凝結。此血之所以止也。但此專指胃出血而言。若爲勞瘵吐血。則血如泉湧。本元既傷。此藥決無治理。

【人肝藤】蔓草類。〔產地〕嶺南。〔形態〕附石上蔓生。葉有三椏。端尖。開紫色之花。〔入藥部分〕根。〔主治〕游風。手脚軟痺。蠱毒。

【人言】卽砒石。因古信州所產最良。故析信字以名之。功用詳信石條。

【人乳】婦人分娩後。由乳腺所分泌黃白色不透明之甘液。以哺幼兒者。〔性味〕甘鹹平。〔功用〕補五臟。滋血液。悅皮膚。潤毛髮。眼科用點赤澀多淚。〔禁忌〕虛寒滑泄及胃弱者禁服。

【人柳】檉柳之別名。

【人面子】夷果類。〔產地〕粵省南海。濱人多植之。以增城水東所產爲佳。其核中仁。搗之卽脫去。他產則否。〔形態〕樹似合桃。子如桃實。大如梅李。其核類人面。〔入藥部分〕子。〔性味〕甘而平。〔功用〕醒酒。畬津。〔主治〕風毒著人遍身疙瘩成瘡。

【人蝦】蟲類。〔形態〕形如九龍蟲而小。色赤如血。有甲而不能飛。光滑異常。係人死後血肉腐爛所生者。〔主治〕邪瘧。跌打。以男棺內生者爲佳。〔泡製〕燒酒浸。陰陽瓦上焙乾用。

【人退】亂髮之別名。

【人參】山草類。〔別名〕神草。土精。黃參。血參。明參。野山參。〔產地〕產長白山脈中。以吉林境內野生者爲最佳。古方所稱人參。皆今太行山脈中所產之黨參至長白山脈中之參。金元以來始漸用之以其力厚於黨參故人參之名遂移於此。〔形態〕多年生草葉爲掌狀複葉。花小色白。結子如豆嫩青熟紅。根長八九寸多肉或略似人形。附根生者爲蘆橫生於蘆頭上者爲條其細者爲鬚。〔入藥部分〕根其葉子蘆及條與鬚。均可入藥另詳各本條。〔性味〕甘微溫。〔辨僞〕以體實有心而味甘微帶苦煎之易爛而渣少者爲眞。假者多以沙參薺苨桔梗采根造作亂之。沙參體虛無心而味淡。薺苨體虛無心而味甘。桔梗體堅有心而味苦可以辨之。〔功用〕補氣安神止渴生津增進血液升高體溫振起新陳代謝機減之衰減。〔主治〕男婦一切虛證肺胃陽氣不足惡心嘔吐消化不良滑瀉久痢胃衰弱之心下痞鞕。心悸怔忡多夢紛紜。冷氣上逆。小便頻數脫血症婦人血崩以及胎前產後諸病。〔用量〕大量五錢至一兩中量一錢五分至三錢小量五分至一錢五分。〔有效成分〕含一種糖原質爲增高血壓之要藥。〔配合〕得升麻則補上焦之氣瀉肺中之火得茯苓則補下焦之氣瀉腎中之火、得麥門冬則生脈得乾薑則溫氣得黃耆生甘草則除熱瀉火得白朮則健脾。〔著名方劑〕(1)參附湯人參、附子、各三錢治陰陽氣血暴脫。(2)人參湯人參、白朮、乾薑、各三錢桂枝、炙甘草、各四錢治中焦陽虛之胸痺及虛多熱少之協熱而利心下痞鞕表裏不解。(3)生脈散人參、麥門冬、各三錢五味子、二錢治熱傷元氣氣短倦怠口渴出汗。昏厥脈絕。(4)四君子湯人參、白朮、茯苓、各三錢甘草、二錢治脾胃虛弱嘔吐泄瀉食少肢困脈象細輭。〔泡製〕生用宜以竹刀切碎熟用宜隔紙焙之。或用醇酒潤透切碎焙乾。不宜頻見風日。否則易蛀壞。〔禁忌〕陰虛火旺咳嗽喘逆者血壓高而脈有力者心下痞鞕而非機能衰減之候者。及痧痘瘢毒。欲出未出。但熱悶而不見點者。均不可用。忌鐵器。〔代用品〕貧苦無力購參者。可以黃耆十分附子二分代之。

【人參三七】三七之類人參者。〔產地〕廣西。〔形態〕每莖上生七葉。下生三根。故名。其根有微黃。形似白芨者。有長而有節似參者。有形如荸薺。尖圓不等。皮色青黃者。〔入藥部分〕根。〔性味〕微甘。〔功用〕補血去瘀。損止吐衄。〔主治〕跌撲損傷。積血不行。酒煎服。

【人參子】〔功用〕補氣健脾。發痘行漿。

【人參酒】〔製法〕以人參末浸酒中。或以人參末和麴米同釀。〔功用〕補中益氣。

【人參條】〔功用〕藥力甚薄。祇能生津止渴。其性橫行手臂。凡指臂無力者。服之甚效。

【人參葉】〔性味〕清香微甘。〔功用〕生津潤燥。

【人參蘆】〔性味〕苦溫。〔功用〕涌吐痰涎。〔主治〕虛勞痰飲。

【人參鬚】〔性味〕苦。〔功用〕生津。性專下行。補力甚薄。〔禁忌〕久痢滑精。崩中下血諸證皆忌之。

【人蝨】寄生於人體之蟲類。〔性味〕鹹平有微毒。〔功用〕搗敷腳指肉刺。其血能點眼毛倒睫。

【人龍】蚘蟲之別名。

【人薓】〔薓同參〕即人參。

【八月春】秋海棠之別名。

【八月黃】粟之別名。

【八仙草】土茜草之別名。

【八角兒】天牛之別名。

【八角油】即八角茴香之油。〔製法〕以八角茴香之皮殼及種子。入曲頸甑中蒸餾而成。〔產地〕廣西之百色龍州等處。

【八角金盤】常綠小灌木。〔產地〕熱帶。〔形態〕一根叢生葉。大掌狀分裂。有長葉柄互生。花小色白。類土當歸之花。結圓實。〔入藥部分〕近根皮。〔性味〕苦辛平有毒。〔主治〕痲痺風毒。打撲瘀血停積。〔禁忌〕氣極猛悍。善能開通壅塞。虛人勿用。

【八角茴香】即茴香子之自番舶來者。〔形態〕實大如柏實。裂成八瓣。一瓣一核。大如豆。黃褐色。有仁味甜。

【八角茶】枸骨之別名。

【八角草】仁草之別名。

【八角梧桐】臭梧桐之別名。

【八角連】雜草類。〔主治〕一切毒蛇傷。

【八角盤】鬼臼之別名。

【八掛仙桃】接骨仙桃之別名。

【八擔杏】巴旦杏之別名。

【刀豆】〔別名〕劍豆。〔形態〕實成莢。扁平似刀豆。淡紅色。亦有一種白色者。〔性味〕甘平。〔功用〕溫中下氣。止噦益腎。〔驗方〕噦不止時。用刀豆粉。開水冲服。

【刀豆根】〔主治〕頭風。酒煎服。

【刀豆殼】〔主治〕腰痛。久痢。婦人經閉腹痛。〔驗方〕牙根臭爛。燒灰加冰片擦之。涎出即效。

【刀油】鐵爇之別名。

【刀蜋】螳蜋之別名。

【刀鞘】藏刀之具。〔功用〕古說取腰刀鞘截二三寸燒末。水服。治鬼打卒死。中惡腹痛。

【刀環蟲】馬陸之別名。

【刀鎗草】〔產地〕粵西。〔形態〕細葉黃花。〔主治〕金瘡出血。

【刁鴨】鸊鷉之別名。

【十二時蟲】守宮之類。〔形態〕狀如守宮。小如指。長頸長足。尾與身等。坐籬壁或樹上。在陰處色多湘綠。日中變易。或青或綠。或紅。或謂十二時中為變一色。故名。功用泡製與守宮同。

【十大功勞】枸骨之別名。

【十字道上土】〔主治〕古說謂同竈下土各半。調和能敷頭面黃爛瘡。

【十姊妹】雜草類。〔別名〕佛見笑。〔形態〕蔓葉類薔薇。花較小。〔入藥部分〕根葉。〔主治〕傷寒危篤。〔泡製〕陰乾爲末用蜜糖調服。

三畫

【三七】山草類。〔別名〕山漆。金不換。參三七。田三七。〔產地〕廣西南丹諸州產。湖廣者名水三七。產廣東者名竹節三七。如無節苗者名蘿蔔三七。頭廣東有一種有蘆。肉色白。名新三七。甚次。〔形態〕多年生草。葉爲羽狀分裂。根似白芨而有節。晒乾作黃黑色。亦有一種葉如菊艾。根大如牛蒡者。〔入藥部分〕根。其葉亦可作藥。另詳葉條。〔性味〕苦微甘溫。〔辨僞〕以末摻諸血中。血化爲水者眞。〔功用〕散血。定痛。〔主治〕吐血。衄血。血痢。血崩。月赤。癰腫。金瘡。杖瘡。〔禁忌〕能損新血。無瘀者忌之。

【三七葉】〔功用〕同根。〔主治〕搗敷折傷跌撲出血。

【三木棉】雷公藤之別名。

【三生萊菔】蔬菜類。〔製法〕取水萊菔根一枚。周圍鑽七孔。入巴豆七粒。入土種之。待結子。取子又種。待萊菔根成。仍鑽七孔。入巴豆七粒。再種。如是三次。至第四次將開花時。連根拔起。陰乾收貯罐內備用。〔別名〕三生蘿蔔。此係人工所製造者。〔主治〕膨脹。〔用量〕取一枚。搗碎煎湯服之。重者服二枚。

【三白草】隰草類。〔形態〕水邊多年生草。莖高二尺許。葉橢圓。基脚成心臟形。花淡黃。〔性味〕甘辛寒。小毒。〔功用〕消痰。破癖。除積聚。消疔腫。利大小便。擣絞汁服。令人吐逆。

【三白草根】〔主治〕風毒脛腫。擣酒服之。

【三石】三葉之別名。

【三百兩銀藥】馬兜鈴之別名。

【三角風】雜草類。〔別名〕三角尖。〔主治〕風濕流注。疼痛。癰疽腫毒。

【三角酸】酢漿草之別名。
【三足龜】賁龜之別名。
【三足鼈】能鼈之別名。
【三果】毗梨勒之別名。
【三枝九葉草】淫羊藿之別名。
【三春柳】檉柳之別名。
【三柰】即山柰。一作三賴。
【三家洗盌水】古說謂煎沸入鹽。洗治深久惡瘡。
【三珠草】黃麻之別名。
【三眠柳】檉柳之別名。
【三堅】馬藺之別名。
【三廉】連翹之別名。
【三稜】芳草類。〔產地〕荊襄江淮河陝皆有之。生於荊楚者曰荊三稜。〔形態〕多年生草。葉似蒲而狹。夏秋抽莖。莖端開花結細子。其莖葉花實俱有三稜。根多黃黑鬚。削去鬚皮如鯽狀。〔入藥部分〕根。〔性味〕苦平。〔辨僞〕色黃體重。似鯽而小者良。〔功用〕破血行氣。消積化食。散腫止痛。墮胎通乳。〔主治〕血瘀氣結癥瘕積聚。婦人經閉。小兒氣癖。〔用量〕一錢至三錢。〔處方〕同莪蒁青橘皮半夏炒麥芽治婦人食積藥滯血癥血瘕。
【三稜子】陽桃實之有三稜者。
【三葉】〔性味〕辛。〔主治〕寒熱蛇蜂螫傷。
【三葉酸】酢漿草之別名。
【三廚草】蚤休之別名。
【三養化砷】砒霜之化學名詞。
【三蔓草】巴戟天之別名。
【三斂子】即三稜子。
【三寶薑】薑之產臺灣鳳山者。性味功用與薑同。
【上池水】竹籬頭及空樹穴中所留之雨水。一名半天河。詳半天河條。
【上清童子】古文錢之別名。
【上黨參】即黨參。

【下泉】尿之別名。

【下馬仙】大戟之別名。

【下窟烏】鶡之別名。

【丫雞草】即乂雞草乃龍鬚草之別名。

【久齒】即成人之齒。〔主治〕煅末敷瘰癧腫毒。

【乞里麻魚】鱘魚之別名。

【勺鴨】鳧之別名。

【千人踏】蚯蚓之在路上爲人所踏死者。

【千心妓女】地膚之別名。

【千年石】石灰之陳久者。功用詳石灰條。

【千年老鼠尿】紫背天葵根之別名。

【千年艾】隰草類。〔形態〕莖細葉圓。花黃如野菊而小。根似蓬蒿。〔入藥部分〕葉。〔性味〕辛微苦溫。〔主治〕虛寒婦人血氣諸痛。

【千年冷】金錢草之別名。

【千年柏】玉柏之別名。

【千年健】蔓草類。〔產地〕廣西安南等處。〔形態〕似藤長數尺。〔性味〕氣極香烈。〔功用〕壯筋骨。〔主治〕胃痛風氣痛。入藥酒用。於年老人最宜。〔用量〕一錢五分至三錢五分。〔禁忌〕忌萊菔。

【千年棗】海椶實之別名。

【千年蒀】萬年青之別名。

【千步峯】即行人往來鞋履黏著隆積於地面之土。俗稱千脚泥。〔主治〕便毒初發。用生薑蘸醋磨泥塗之。

【千足蟲】馬陸之別名。

【千里及】蔓草類。〔形態〕莖圓而青。葉細而厚。背有毛。〔性味〕苦平小毒。〔功用〕退熱明目。搗汁滴目中。〔主治〕爛弦風眼。

【千里水】即來源甚長之水。〔功用〕宜煎治陰證藥。因其受日光甚多。無山嵐穢毒之氣。

【千里光】山草類。〔別名〕九里明。黃花草。〔形態〕立夏後生苗。一莖直上。高數尺。葉類菊而長。不對生。背有毛。〔入藥部分〕莖葉。〔功用〕明目治諸瘡。爲外科要藥。〔主治〕火眼紅絲白障。迎風流淚。鵝掌風。諸瘡瘍癬腫毒。破爛。蛇犬咬傷。熬膏摻粉霜貼之。

【千里馬】草鞋之別名。

【千兩金】淫羊藿之別名。

【千金子】續隨子之別名。

【千金花】草鬭花之別名。

【千金草】牛筋草之別名。

【千金菜】萵苣之別名。

【千金藤】蔓草類。〔形態〕有南北數種。生北地者。根大如指。色若漆。生南方者。黃赤如細辛。〔入藥部分〕根。〔功用〕祛風。〔主治〕瘧瘴。天行壯熱。虛勞。一切血毒。諸氣。熱毒。丹腫。癰腫。大毒。

【千金[illegible]】雜草類。〔功用〕生肌止痛。〔主治〕瘡

【千秋藤】七葉黃荊根之別名。

【千條鍼】鐵[illegible]筅之別名。

【千張紙】雜木類。〔產地〕雲南貴廣南府境。江蘇亦有之。〔主治〕心氣痛。胃脘痛。燒灰酒服。

【千雀】雀梅之別名。

【千椎草】鬃柄木之別名。

【千歲】夷果類。熱帶植物。〔產地〕安南。〔形態〕蔓生。根下有子。纍綠色。交加如織。一苞恆二百餘顆。皮殼青黃色。中有肉如栗。乾則殼肉相離。撼之有聲。如肉豆蔻。〔入藥部分〕子。〔性味〕甘平。〔功用〕除熱解暑。止渴醒酒。和中益胃。利肺。治小便閉塞。

【千歲藟】藤類。〔別名〕藟蕪。苣瓜。〔形態〕生於山野。凌冬不凋。莖攀援樹上。折之有白汁。葉如葡萄葉而小。〔入藥部分〕根及籐汁。〔性味〕甘平。〔功用〕益氣力。續筋骨。〔主治〕諸痹。

【千葉水仙】水仙之一種。其花黃白色者。〔別名〕土藜蘆。〔入藥部分〕根。〔主治〕一切風證。晒乾研末。合通關散。搐鼻中。令人吐痰。

【千葉玉玲瓏】茶菊花之白色千葉者。

【千葉白】山茶花之瓣多而色白者。

【千葉紅】山茶花之瓣多而色紅者。

【千頭柏】側柏之根上生枝蒙茸茂密者。

【千鍼草】小薊之別名。

【叉雞草】龍鬚草之別名。

【口津】即口涎。〔別名〕口水。靈液。神水。金漿。醴泉。〔性味〕甘鹹平。〔功用〕消腫毒。明眼目。

【土人參】山草類。〔別名〕粉沙參。〔產地〕處處有之。浙杭西湖南山尤多。〔形態〕葉如蒿艾葉細小。根似桔梗而柔。〔入藥部分〕根。〔性味〕甘寒。〔功用〕生津。補氣。清肅肺金。〔主治〕陰虛咳嗽喘逆。火升痰壅。婦人經閉難產。〔禁忌〕性善下降。凡脾虛下陷。滑精夢遺者忌之。孕婦禁用。

【土三七】見腫消之一種。〔性味〕涼。〔功用〕追風。活血。消腫散瘀。〔主治〕諸瘡毒。腫毒。金瘡。杖瘡。跌打損傷。婦人乳癰。

【土山柰】紫茉莉子之別名。

【土木香】落得打之別名。

【土牛兒】蝸牛之別名。

【土牛膝】天名精之別名。

【土瓜】即王瓜。

【土瓜酒】番薯酒之別名。

【土瓜燒】番薯酒之依照燒酒法釀成者。

【土地黃苗】〔功用〕煎湯洗痔瘡。

【土朱】代赭石之別名。

【土肉】鹿角菜之別名。

【土伽𠌯】伽𠌯香之產廣東瓊州島者。

【土卵】即土芋。

【土坑砂】丹砂之色紅質嫩。生於土石間不甚耐火者。

【土芋】菜類。〔別名〕土卵。黃獨。〔形態〕蔓生。葉如豆。根圓如卵。肉白皮黃。〔入藥部分〕根。〔性味〕甘辛寒有小毒。〔功用〕稀痘。解小兒痘毒。其藤燒灰敷治小兒痘爛成瘡可無瘢痕。

【土豆】落花生子之別名。

【土貝母】貝母之產於安徽等處者。與川浙所產適別。〔形態〕根大如錢。獨瓣不分。〔入藥部分〕根。〔性味〕苦寒而燥。〔功用〕利痰。行滯。除風濕。化膿毒。斂瘡口。〔主治〕腫毒初起。癰疽惡瘡。楊梅結毒。

【土沉香】即海南沉香。

【土辛】細辛之產於南方者。根大而不香。

【土乳】土殷孽之別名。

【土狗】螻蛄之別名。

【土芝】芋之別名。

【土阿魏】臭梧桐根皮搗出之汁無膠者。〔功用〕寬筋活血。化痞消癥。

【土附子】草烏頭之別名。

【土附魚】即杜父魚。以其附土而行。故名。

【土青木香】馬兜鈴根之別名。

【土恆山】即杜莖山。

【土杬】猴總子之別名。

【土砂】丹砂之一種。功用與丹砂同。

【土紅花】紅花之產於福建省者。〔別名〕土紅山。〔形態〕生於山野。有二種。一種葉似枇杷而小。葉背無毛。一種作細篠。似芙蓉葉。其葉上青下白。根如葛頭。〔入藥部分〕根葉。〔性味〕甘微寒。〔主治〕勞熱癆瘵。骨節疼痛。

【土虺蛇】虺之別名。

【土哺】杜父漁之別名。

【土殷孽】即石鍾乳之產於山崖土中者。〔別名〕土乳。〔產地〕南嶺諸山。〔形態〕色白如脂。可琢為假山以充玩物。〔性味〕鹹平。〔主治〕大熱乾痂。婦人陰蝕。

【土消】朴消之產於河北者。色黃白。狀如末鹽。

【土茜草】茜草之產於南方者。〔別名〕風車草。地蘇木。過山龍。活血丹。〔形態〕獨莖直上。皮粗糙。棘人。葉四五瓣成一叢。集如箭鏃。子小如梧桐子。根黃赤。〔性味〕平。〔功用〕活血。〔主治〕打傷。跌壓。癥瘕。經閉。〔禁忌〕無瘀者勿用。

【土茯苓】蔓草類。〔別名〕土萆薢。刺猪苓。山猪糞。仙遺粮。冷飯團。硬飯。山地栗。〔形態〕莖有細點。葉端尖。互生。長五六寸。質厚而滑。根圓如茨菰。連綴而生。大如雞鴨卵。有赤白兩種。色白者良。〔入藥部分〕根。〔性味〕甘淡平。〔功用〕祛風濕。健脾胃。強筋骨。利小便。〔主治〕癰腫。瘰癧。惡瘡。楊梅瘡毒。〔禁忌〕忌茶。肝腎陰虧者勿用。

【土茯苓露】土茯苓蒸成之露。〔性味〕甘淡而平。〔功用〕去鹹熱。利筋骨。〔主治〕楊梅毒瘡。筋骨拘攣。

【土茴香】即茴香。

【土馬騣】苔類。多產山地及土墻上。〔形態〕高四五寸。莖細長直立。密生小葉。葉狀如箭鏃。莖頂有子囊體。〔性味〕甘酸寒。〔主治〕熱毒。鼻衄。九竅出血。二便不通。

【土硃】丹砂之雜於泥土中者。功用最劣。

【土梟】鴞之別名。

【土犀角】雪裏青之別名。

【土細辛】杜衡之別名。

【土連】即南連。

【土連翹】羊躑躅實之別名。

【土部】杜父魚之別名。

【土鹵】杜衡之別名。

【土斑蝥】地膽之別名。

【土番大黃】大黃之產於陝西者。

【土硝】蟯螂土囊及蠐螬之窠。〔主治〕小兒丹毒。

【土筋】即地筋。

【土菌】菜類。〔別名〕杜蕈。地蕈。菰子。〔形態〕狀類鵝膏蕈。〔性味〕甘寒有毒。〔主治〕瘡疥燒灰敷。

【土萆薢】即土茯苓之別名。

【土酥】萊菔之別名。

【土黃】石類。〔製法〕用砒石二兩。木鼈子仁。巴豆仁各五錢硇砂二錢爲末以木鼈子油石腦油和成一塊埋土坑內四十九日取出劈作小塊瓷器收用〔性味〕辛費熱有毒〔功用〕枯瘤制雄黃〔主治〕酸痔瘻癧惡瘡。

【土當歸】山草類〔產地〕河南密縣〔形態〕山野多年生草葉似芹葉而硬邊有齒刺開黃花根似前胡〔入藥部分〕根〔性味〕辛溫〔功用〕除風和血酒煎服。

【土落草】雜草類〔產地〕嶺南山谷中〔形態〕葉細長〔性味〕甘溫〔主治〕腹冷氣痛。

【土蛹】(1)乳蟲之別名(2)草石蠶之別名。

【土蜂】蜂之一種〔別名〕馬蜂〔形態〕蜜蜂屬體黑褐色背有黑毛惟尾端爲赤毛其雌蜂之尾節有毒鍼能螫人其子與房另有功用各詳本條〔主治〕蜘蛛咬瘡燒研末香油和敷。

【土蜂子】〔性味〕甘平有毒〔主治〕丹毒風疹癰腫酒浸外敷。

【土蜂房】〔主治〕疔腫瘡毒癰腫不消研末醋調塗之〔禁忌〕不可內服。

【土鼓藤】常春藤之別名。

【土漆皮】土漆樹之皮〔形態〕似桃樹皮〔功用〕止金瘡出血擣爛外敷。

【土瑪瑙】瑪瑙之產於山東齊沂州府境者功用與尋常瑪瑙同。

【土蒺藜】蒺藜之雜於泥土中者功用較遜。

【土精】人蔘之別名。

【土蜘蛛】蠨蛸之別名。

【土蜜】蜂蜜之生於土中色青白味鹹者。

【土撥鼠】鼧鼥之別名。

【土槿】槿之非川產者功用與川槿同而效次之。

【土蠁】卽地蠁。

【土蓽茇】蒟醬之別名。

【土蝸】蛞蝓之別名。

【土質汗】茺蔚之別名。

【土齒】雜草類。〔形態〕生山野。狀如馬牙。〔性味〕甘平。〔功用〕益氣。輕身。

【土壁】即石灰窰中流結之土渣。〔形態〕質輕而色赭。〔主治〕鱉瘕。頭瘡。痰核。紅腫。如指。為末以菜子油調。搽出膿則以膏藥貼之。

【土燕】即石燕。

【土錠鐵】鐵之堅黑宜作武器者。功用詳鐵條。

【土鴨】金線蠹之別名。

【土龍】蚯蚓之別名。

【土蝸蝸】乳藤蟲之別名。

【土鍎】鵬精之墮于土上者。功用與石鍎同。而力遜之。

【土檳榔】蟾蜍屎之別名。

【土藜蘆】千葉水仙之別名。

【土蟺】蚯蚓之別名。

【土藷】薯蕷之別名。

【土露子】落花生子之別名。

【土鷲】杜父魚之別名。

【土鐵】即吐鐵。

【土麝】麝之產於東南省者。功用與麝同。而力遜之。

【土鼈】䗪蟲之別名。

【夕句】夏枯草之別名。

【大力子】牛蒡子之別名。

【大士粉】觀音粉之別名。

【大木皮】森林中大樹之皮。其樹有葉無花。四時不凋者。〔性味〕苦溫濇。〔主治〕一切熱毒氣。

【大札】茺蔚子之別名。

【大母藥】石草類。〔產地〕川邊雪山。〔形態〕多生石塊上。有雌雄二種。出必雙莖。〔功用〕補元氣。益髓脈。功同人參。

【大角豆】缸豆之別名。

【大豆】豆之一種。有黑大豆黃大豆之別。〔功用〕各詳本條。

【大豆黃卷】黑大豆之發芽者。〔製法〕清水浸俟發芽後陰乾用。〔別名〕豆蘗。筋袢。豆卷。〔性味〕甘平。〔功用〕發表和胃。〔主治〕胃中積熱。積滯。水病脹滿。溼痺筋攣膝痛。小兒撮口。〔用量〕二錢至四錢。

【大貝母】即浙貝母。以其根瓣較川貝母大。故名。

【大空】灌木類。〔形態〕高六七尺。樹小葉大。葉形圓厚。深綠有皺紋。根皮虛軟色赤。〔入藥部分〕根皮與葉。〔性味〕苦平有小毒。〔功用〕根皮研末和油塗髮。殺蟣虱。葉搗篩。蔬圃中殺菜蟲。

【大芥】芥之葉大紋縐色深綠味辛辣者。性味功用與芥同。

【大青】隰草類。〔形態〕莖圓。葉對生。上部爲箭形。下部爲倒卵形。有葉柄。面青背淡。〔入藥部分〕莖葉。〔性味〕苦大寒。〔功用〕解熱散毒。瀉心胃熱毒。〔主治〕熱狂。溫疫。渴疾。喉痺。黃疸。熱毒痢。小兒發斑。口瘡。蛇毒。丹毒。〔禁忌〕虛寒脾弱者切不可用。

【大室】葶藶之別名。

【大洞果】胖大海之別名。

【大苦】黃藥子之別名。

【大風子】喬木類。〔產地〕東印度一帶。〔形態〕結實似橙菓而圓。中有核甚多。〔性味〕辛熱有毒。〔功用〕燥痰。攻毒。殺蟲。〔主治〕肺病。瘰癧。風癬。疥癩。楊梅諸瘡。一切皮膚病。〔處方〕同大黃。枯礬。巴豆。治癩如神。

【大風子油】〔製法〕大風子數斤。去殼。並揀去黃油者。研極爛。瓷器盛之。封口入滾湯中。蓋鍋密封。勿令透氣。文武火煎至黑色如膏。用。性味功用與大風子同。

【大風草】玉如意之別名。

【大桂】即牡桂。

【大茴香】茴香之子大者。

【大蚌水】明水之別名。

【大巢菜】薇之別名。

【大理石】卽理石之產於雲南大理縣者。

【大瓠藤】含水藤之別名。

【大眼桐】欅之別名。

【大麥】穀類。〔別名〕牟麥。〔形態〕莖高三尺許。頗類小麥。葉稍闊而輭。莖中空有節。初夏開花。集莖頂成穗。尖端有長芒。子較小麥爲大而皮厚。其穗將熟而成黑黴者。名大麥奴。〔入藥部分〕子。苗。奴。各詳本條。

【大麥子】〔性味〕鹹微寒。〔功用〕補虛除熱。調中益氣。〔主治〕虛熱消渴痢疾。

【大麥奴】大麥穗將熟時所生之黑黴也。〔性味〕與子同。〔功用〕治熱疾。消藥毒。

【大麥苗】〔性味〕與子同。〔功用〕治諸黃。利小便。

【大麥莓】覆盆草之別名。

【大麥粉】〔性味〕與子同。〔功用〕平胃。寬胸。涼血。止渴。下氣。消食。〔主治〕纏喉風。胸腹脹滿。小兒傷乳。

【大麥醋糟】〔性味〕酸微寒。〔主治〕氣滯風壅。

【大麥麴】〔製法〕用連皮大麥。淸水淘淨。晒乾。磨碎。以淘麥水和作塊。楮葉包紮。風乾用。〔性味〕甘溫。〔功用〕消食和中。破血。下胎。

【大麥糵】卽大麥子之漬水數日生根發芽而焙乾者。俗稱大麥芽。詳麥糵條。

【大麻】卽作布之麻。〔別名〕火麻。〔形態〕一年生草。葉爲掌狀深裂。開花色綠。成穗。結子如胡荽。〔入藥部分〕子。仁。葉。花。各詳本條。

【大麻子】〔性味〕辛平。〔功用〕下血。散膿。除痺。破積。

【大麻仁】〔製法〕去殼。帛裹。置沸湯中。待冷。懸井中一夜。曬乾。就新瓦上挼去殼。搗用。〔性味〕甘平。〔功用〕逐水氣。破血積。潤五臟。滑大腸。通小便。〔主治〕虛熱。中風。風熱結燥。消渴。嘔逆。風痹。陽明胃熱。大便不通。五淋。澀痛。〔禁忌〕滑精。陽瘥及腸滑者。

【大麻仁油】大麻仁製成之油。〔主治〕髮落不生。煞黑塗之。

【大麻花】〔性味〕辛溫。〔主治〕惡風諸疾。遍身黑色奇癢婦女經閉不通與人參並用能治健忘。

【大麻葉】〔性味〕辛溫有毒〔功用〕截瘧下蚘蟲。

【大寒節水】功用與臘日水同。

【大就】黃環之別名。

【大戟】毒草類〔別名〕卭鉅。下馬仙。〔形態〕多年生草葉似箭鏃互生有細鋸齒花小色褐〔入藥部分〕根〔性味〕苦寒有小毒〔辨僞〕以南產色紫者爲上北產色白者不堪入藥〔功用〕瀉臟腑水溼利大小便〔主治〕痰涎腹水腹滿急痛積聚癥結通經墮胎〔用量〕五分至二錢。〔著名方劑〕控涎丹大戟甘遂白芥子各等分。研末煉蜜爲丸如梧桐子大每服五丸至十五丸治一切痰證。〔禁忌〕不可與甘草同用。氣虛者忌服。

【大戟膏】〔製法〕取眞紅芽大戟之鑿枝溫茶洗淨去心搗融成膏〔功用〕敷一切惡瘡疔毒陰疽。

【大棗】即已經晒乾或肥大之棗實產於直隸山東者有紅白二種謂之北棗產浙江金華者形長色紫謂之南棗古藥劑內多用紅棗今人於溫脾健胃則用紅棗滋陰養胃則用黑棗或南棗詳棗實條。

【大椒】即秦椒。

【大焰草】無根草之別名。

【大猩猩】獸類猿屬〔產地〕阿非利加洲〔形態〕牡者大至六七尺毛及皮膚均黑色亦有褐色者耳小似人耳筋肉甚強詳猩猩條。

【大菊】瞿麥之別名。

【大嘴烏】烏鴉之別名。

【大黃】毒草類〔別名〕將軍黃良〔產地〕四川所

產紫地錦紋者爲最佳。〔形態〕多年生草。莖高四五尺。葉大掌狀淺裂。有長柄。根如巨盌。〔入藥部分〕根。其苗與葉亦有功用。另詳各本條。〔性味〕苦寒。〔功用〕瀉血分實熱。下有形積滯。利大小腸。洩壅滯水氣。下瘀血。蝕膿。〔主治〕潮熱譫語。心腹脹滿。下痢赤白。裏急腹痛。黃疸水腫。癥瘕積聚。留飲宿食。二便不通。〔近人研究〕用少量時。能健胃。並有止瀉作用。用大量時。則能瀉下。且久用無害。〔用量〕一錢至四錢。〔著名方劑〕（1）大承氣湯。大黃四錢。芒硝一錢。枳實三錢。厚朴一錢半。治腸中燥屎堅結。發熱譫語。（2）大黃甘草湯。大黃四錢。甘草二錢。治食已即吐。〔泡製〕攻下則生用。治上病則用酒浸。破瘀血則用韭汁製。〔禁忌〕病在氣分。胃虛血弱及產後陰虛者勿用。

【大黃苗】〔性味〕苦寒。〔功用〕通大便。清腸熱。

【大黃葉】〔功用〕辟蝨蟲。放置蓆下。能辟蝨蟲。

【大黃蜂子】即大黃蜂所產之卵。〔性味〕甘涼有小毒。〔功用〕益氣。〔主治〕心腹脹滿痛。乾嘔。

【大黑黍】黍實之色黑者。

【大楊】蒲柳之皮紅者。性味功用與水楊同。

【大楓子】即大風子。

【大腹子】即大腹檳榔實內之子。〔性味〕辛澀溫。〔功用〕與檳榔同。

【大腹皮】即大腹檳榔實之皮。〔形態〕皮外呈褐黑色。內有筋絲網羅狀猶椰子皮。〔性味〕辛微溫。〔功用〕下氣行水。通大小腸。消皮膚水腫。降逆氣。止霍亂。〔主治〕瘴瘧痰膈。痰逆痞滿。腳氣。婦人胎氣惡阻脹悶。〔用量〕一錢至三錢。〔處方〕同陳皮、赤茯苓皮、桑白皮、生薑皮。治膚腫。〔禁忌〕氣虛者勿用。

【大腹絨】大腹皮之絲碎如絨者。

【大腹檳榔】檳榔之結實腹大而形扁者。

【大葉冬藍】馬藍之別名。

【大葉白槲根】即槲根。
【大葉楊】白楊之別名。
【大葉櫟】槲實之別名。
【大綠】即綠青。
【大蒜】蔬菜類〔別名〕葫。葫葷。天師葫。〔形態〕葉扁平細長地下有鱗莖全體有臭氣獨頭者良〔入藥部分〕根葉〔性味〕辛溫毒〔功用〕開胃健脾消穀化食利尿祛痰辟穢驅邪通五臟達諸竅去寒濕解暑氣殺蛇蟲〔主治〕寒滯中暑霍亂瘴氣風冷頭痛切片灼艾能灸一切癰疽〔有效成分〕揮發性之含硫油及大蒜油〔禁忌〕多食生痰助火散氣耗血昏目損神虛弱有熱者禁服忌與蜜同食。
【大蓼】(1)葒草之別名。(2)馬蓼之別名。
【大適】葶藶之別名。
【大澤蘭】蘭草之別名。
【大頭芥】蕪菁之別名。

【大蕺】菥蓂之別名。
【大薊】隰草類〔別名〕虎薊。山牛蒡。野紅花。〔形態〕多年生草莖高四五尺葉爲羽狀深裂互生邊緣多刺花色紅紫〔入藥部分〕根其葉亦可入藥另詳葉條〔性味〕甘溫〔功用〕涼血消腫〔主治〕吐血衄血崩中下血癰疽腫毒〔用量〕七分至二錢〔禁忌〕脾胃虛弱者少用。
【大薊葉】〔性味〕涼〔主治〕瘡瘍搗汁服。
【大薺】菥蓂之別名。
【大蟲杖】虎杖之別名。
【大蘭】瞿麥之別名。
【大鹽】即從海水製成之食鹽〔性味〕鹹寒〔功用〕瀉熱補心明目固齒堅筋骨通大便涌吐醒酒解毒殺蟲〔主治〕霍亂吐瀉腹脹氣滿結核積聚瘰癧瘧疾心虛血熱骨病齒痛目赤癰腫用以化水漱口能治咽喉病化水洗射鼻內治鼻涕齆臭〔用量〕作補劑每服二分至一錢。

作瀉劑。每服二錢至四錢。作吐劑。每服五錢至一兩加水冲服。〔禁忌〕多食能傷筋力助水邪。生痰凝血。凡患痰嗽哮證血病消渴及水脹者均忌之。

【女木】巴棘之別名。

【女匠】鷦鷯之別名。

【女青】隰草類。〔別名〕蛇銜。雀瓢。〔形態〕蔓生。莖汁有臭氣。葉對生。花開色白。〔入藥部分〕根。〔性味〕辛平有毒。〔功用〕逐邪氣。解蠱毒。辟瘟疫。〔主治〕瘧疾吐利卒死。擣末置口中水或酒送下。

【女貞】灌木類。〔別名〕冬青。貞木。立夏前後取蠟蟲之種子。裹置此樹枝上。半月後其蟲化出。延緣枝上。可造白蠟。故俗呼臘樹。〔形態〕常綠小灌木。葉卵形。質厚。開小白花。花冠下部連合爲圓錐花序。結子長圓形。色紫黑如鼠矢。〔入藥部分〕子。其葉及皮酒。亦可入藥。另詳各本條。〔性味〕甘苦涼。〔功用〕除熱。益腎。強腰膝。明耳目。〔主治〕虛損病。〔用量〕二錢至四錢。〔處方〕同生地。蒺藜。菊花。枸杞子。能明目。同旱蓮草。桑葚。治虛損。〔禁忌〕味偏寒滑。脾胃虛者服之。往往減食作瀉。宜與辛溫煖胃之品並用。

【女貞皮酒】卽女貞皮所浸之酒。〔功用〕補腰膝。〔主治〕風虛。

【女貞葉】〔性味〕微苦平。〔功用〕除風。散血。消腫。定痛。〔主治〕頭目昏痛。口舌生瘡。

【女桑】桑之小而枝條長者。入藥較良。

【女草】萎蕤之別名。

【女郎花】辛夷花之別名。

【女理】知母之別名。

【女莖】菊之別名。

【女復】卽女菀。

【女菀】隰草類。〔別名〕白菀。女復。織女菀。〔形態〕卽紫菀之色白者。根處頗柔婉。〔入藥部分〕根。

(性味)辛溫。(主治)欬逆。驚癇。霍亂。洩痢。腸鳴。
(禁忌)肺氣弱者勿用。
【女華】菊之別名。
【女萎】蔓草類。(形態)多年生草。複葉。莖端開小白花。結細實。(入藥部分)莖。(性味)辛溫。(功用)消食。(主治)泄痢腸鳴。驚癇寒熱。(泡製)陰乾去頭及白蕊。於槐砧上剉細。拌豆酒蒸之。約五六小時。晒乾用。
【女葳】即紫葳。
【女雷】知母之別名。
【女節】菊之別名。
【女麴】(製法)經女子之手煑完麥。爲飯和成罨之。待上黃衣。取出。曬用。(別名)䴷子。(性味)甘溫。(功用)消食下氣。破冷血。止洩痢。(禁忌)孕婦禁用。
【女蘭】即蘭草。
【女蘿】即松蘿。
【子午蓮】水草類。(形態)生水澤陂蕩中。葉較荷葉而小。入夏開白花。午開子斂。子開午斂。故名。(入藥部分)花。(主治)小兒急慢驚風。
【子母竹】慈竹之別名。
【子母薑黃】薑黃及所連之釘子。
【子母藥】野馬豆之別名。
【子母懸】金類。(產地)貴州鉛鑛中。(形態)鉛質精氣結成之塊。大者重至數十斤。(功用)解毒。明目。烏鬚髮。潤容顏。去面上瘢痣及贅疣瘜肉。
【子芩】黃芩之新根肉實而黃者。
【子桑】桑之先結椹而後生葉者。性味功用與尋常桑同。
【子規】杜鵑之別名。
【子魚】即鯔魚。
【子麻】大麻之雌者。功用與大麻同。
【子椒】即角椒。功用與椒同。
【子嶲】杜鵑之別名。

【子薑】秋日生芽之生薑根狀如指而無筋者。

【子藥】卽小蘗。

【寸柏香】松香中之黑色者。

【小三七】卽人參三七之產於湖南舊寶慶府境而色黑者。

【小升麻】落新婦之別名。

【小天蓼】木天蓼之一種。〔形態〕樹如梔子。凌冬不凋。〔性味〕甘溫。〔主治〕風虛羸冷手足疼痹。

【小米】卽粟米。

【小羊】羊之一種。產於陝西同華一帶。作饌在諸羊之上。其肉療虛尤良。

【小豆】卽赤小豆或綠豆。各詳本條。

【小豆蔻】〔產地〕東印度。〔形態〕薑科植物之果。爲長卵圓形。有赤色仁五六粒。〔性味〕辛香溫。〔功用〕消食驅風。〔主治〕下利。取二三粒去殼咀嚼嚥下。

【小豆藿】卽小豆之葉。

【小辛】卽細辛。

【小兒胎屎】〔功用〕療惡瘡蝕瘜肉。

【小兒破鞋】服器類。〔功用〕接骨。古法用此物燒灰。同白麪好醋調糊敷之。

【小兒拳】雜草類。〔形態〕莖高尺餘。叢生。有葉無花。〔性味〕辛涼。〔主治〕淋疾。

【小青】隰草類。〔產地〕福州。〔入藥部分〕葉。〔性味〕溫。〔主治〕腹痛血痢。生搗敷治癰腫瘡癤。

【小青草】隰草類。〔別名〕蜻蜓草。蒼蠅翅。〔形態〕葉短小多叢。開花成簇。紅色兩瓣。〔性味〕苦大寒。〔主治〕小腸有火。傷寒熱症。時行咽痛。赤目腫痛。翳障初起。小兒疳積。

【小茈胡】卽小柴胡。

【小桂】卽菌桂。

【小桃紅】鳳仙之別名。

【小秦王草】鹿蹄草之別名。

【小粉】小麥澱粉之簡稱。

【小茴香】茴香之子小者。又蒔蘿之別名。

【小荊】卽牡荊。

【小草】卽遠志之苗。詳遠志條。

【小將軍】隰草類。〔別名〕研星草。〔形態〕葉如雙珠草葉。節間生細子二粒。如荷包草子。又如鵝不食草子而畧大。〔性味〕溫。〔功用〕敗毒。〔主治〕黃疸吐血。咳血。痰中帶血。脚氣遊風丹毒。癰腫。搗敷疔腫。跌打損傷。〔採取期〕三月採用入藥。

【小巢菜】翹搖之別名。

【小接骨草】金不換之別名。

【小鹿銜】兔耳一枝箭之別名。

【小麥】穀類。麥之一種。〔形態〕一年生禾本植物。莖高三四尺。中空有節。葉細長。有並行脈。實爲穎果。其芒甚長。子多粉。體輕入水面浮者。名浮小麥。〔入藥部分〕子。其苗與稈。另有功用。各詳本條。〔性味〕甘微寒。〔功用〕補心養肝。〔主治〕客熱。煩渴。咽燥。唾血。虛汗。淋血。小便不利。

【小麥奴】卽小麥將熟時之變成黑黴者。〔性味〕辛寒。〔功用〕解熱。〔主治〕熱煩。天行熱毒。陽毒。溫毒。熱狂大渴。溫瘧。

【小麥苗】〔性味〕辛寒。〔功用〕除煩悶。退胸膈熱。解酒毒。利小腸。

【小麥粉】小麥子磨成之粉。〔性味〕甘溫有微毒。〔功用〕補中益氣。〔主治〕嚼敷頭皮腫。或和醋塗咽喉壓。

【小麥稈】〔性味〕辛寒。〔功用〕燒灰能除肌膚疣瘊。熬膏能蝕惡肉。

【小麥粥】小麥煮成之粥。〔功用〕消渴。止煩熱。

【小麥麨】卽小麥子蒸磨成屑者。〔性味〕甘微寒。〔功用〕止煩。〔主治〕消渴。

【小麥麩】小麥子磨粉時羅剩之皮。〔性味〕鹹寒。〔功用〕調中去熱。止痛散血。〔主治〕虛汗。身痛。腕腹滯氣。洩痢。尿血。

【小麥麩麴】〔製法〕與小麥麴同。〔性味〕涼。〔主治〕大腸疾。

【小麥澱粉】小麥麩洗製麵筋時所澄出之漿粉。〔性味〕甘涼〔功用〕補中益氣利經絡〔主治〕痢疾癰腫湯火傷。〔驗方〕用隔年陳久之小粉不拘多少炒黑研細末入陳米醋熬如黑漆攤於紙上剪孔貼患處。爲消散初起腫瘍之良品。

【小麥麴】〔製法〕連皮小麥井水淘淨曬乾磨碎。以淘麥水和作塊楮葉包紮。懸風處約七十日。可用。〔性味〕甘溫〔功用〕下氣開胃消穀除煩。〔主治〕腸胃塞滯飲食不下心膈痰氣積聚霍亂痢疾小兒食癎腹瀉。

【小寒豆】豌豆之別名。

【小寒節水】小寒節所取之水。功用同臘日水。

【小黑豆】穭豆之別名。

【小楊】（1）蒲柳皮之正青者。性味功用與水楊同。（2）柳之別名。

【小葉金雞舌】苦花子別名。

【小蜂兒】蠶蛹之別名。

【小滿節水】小滿節所取之水。多毒。以之造藥釀酒及一切食物皆易敗壞。飲之易生脾胃病。

【小蒜】蒜之一種。〔形態〕多年生草。葉細長而扁。花色白微紫。根莖俱較大蒜爲小。其瓣亦較少。〔入藥部分〕根其葉亦有功用另詳本條。〔性味〕辛溫有小毒。〔功用〕理胃消穀下氣溫中。〔主治〕霍亂邪痺毒氣搗塗疔腫蛇蟲沙虱瘡。溪毒蠱毒〔禁忌〕時疫初愈者忌之。

【小蒜葉】〔功用〕解諸毒。〔主治〕時氣溫病霍亂脹滿心煩痛小兒丹疹嚼塗蜈蚣蛇蠍咬傷。

【小酸茅】酢漿草之別名。

【小錦枝】赤車使者之別名。

【小龍牙】蛇含之別名。

【小薊】隰草類。〔別名〕貓薊山牛蒡野紅花。〔形態〕多年生草。二月生苗作菜茹食甚美。高尺餘。葉互生多針狀鋸齒。夏日開淡紫花同大薊較小。〔入藥部分〕根莖苗亦可入藥另詳本條。〔性味〕甘溫〔功用〕涼血破瘀退熱下食〔主治〕熱毒嘔血鼻塞胸膈煩悶下血下焦熱結血淋婦人血崩金瘡出血蜘蛛蛇蠍螫傷〔禁忌〕性下行脾胃虛弱泄瀉少食者忌之。

【小薊苗】〔性味〕與根同〔主治〕風熱煩熱擣敷金瘡出血。

【小蘗】蘗之一種。〔別名〕子蘗。山石榴。〔性味〕苦寒。〔功用〕殺諸蟲去心腹中熱氣止婦人血崩。

【尸利灑樹】合歡之別名。

【山大黃】酸模之別名。

【山丹】菜類〔別名〕川強瞿。紅花菜。紅百合。〔形態〕多年生草。一莖直上葉長而尖如柳花有六瓣色黃或紅結子甚小根似百合小而瓣少。一說謂葉似芍藥花似鹿葱。一莖百蕊。一蕊四球。爛若紅錦簇毬而花心有金粉者亦名山丹。〔入藥部分〕根花各詳本條。

【山丹花】〔性味〕與根同〔功用〕活血〔主治〕疔瘡惡腫取葉擣敷。

【山丹根】〔性味〕甘涼〔主治〕驚邪崩中瘡腫。

【山牛蒡】薊之別名。

【山牛膝】牛膝之生於竹林中者。〔別名〕蘇木紅。〔產地〕浙江富陽〔功用〕活血化瘀寬筋善能理瘡功勝川產〔主治〕破傷風瘡疾一切惡疾跌打損傷刀箭入肉。

【山羊支】即馬牙半支。

【山甘草】紫金藤之別名。

【山白竹】即山間小白竹。〔功用〕燒灰敷瘀癰疽潰爛。

【山石榴】(1)小蘗之別名。(2)金櫻子之別名。

【山地栗】土茯苓之別名。

【山百合】百合根之野生者。〔性味〕甘平〔功用〕清熱解毒散積消瘀清痰火補虛損利大小便。

〔主治〕肺癰。搗爛白酒和。絞取汁服。同鹽搗敷癰疽無頭〔禁忌〕氣虛下陷者禁之。

【山羊】獸類〔別名〕䍽羊。夐羊〔產地〕江浙多畜之一種野生者多產於桂滇黔蜀諸省之山中。〔形態〕牝牡皆有角。頷下有長髯。毛色白或灰黑〔入藥部分〕皮角血肉油糞皆有功用各詳本條。

【山羊皮】〔功用〕作茵褥臥。能止筋骨疼痛。

【山羊肉】〔性味〕甘熱〔功用〕補虛益氣〔主治〕冷勞山嵐瘧痢筋骨急強赤白帶下。

【山羊血】〔性味〕鹹溫〔功用〕止血消瘀〔主治〕衄血吐血便血溺血跌撲損傷痘內無漿不起。急心痛喉癰和酒服或甜酒釀調服或單服之。〔禁忌〕能走散陰血不可多服。

【山羊角】〔功用〕作火罐灸之治頭風。

【山羊油】〔功用〕取陰乾者熱酒或滾湯沖服。治心疝諸疝〔用量〕三錢至五錢。

【山羊蹄】酸模之別名。

【山羊糞】〔功用〕炒灰研酒粉服治雷頭風。煨灰入外科收口藥用瘰瘡瘍潰爛

【山李子】鼠李之別名。

【山芋】（1）番薯之別名（2）薯蕷之別名。

【山豆根】蔓草類〔別名〕解毒。黃結。中藥〔性味〕苦寒〔功用〕清熱解毒消腫止痛瀉心火去肺及大腸之風熱〔主治〕喉痺喉風齦腫齒痛喘滿熱欬腹痛下痢五痔諸瘡禿瘡蛇狗蜘蛛傷〔用量〕一錢至三錢〔處方〕同牛蒡。馬勃。甘草。治濕毒〔禁忌〕脾胃薄弱食少而瀉者勿用

【山松】松之一種。球可療疾詳本條。

【山松子】即飛松子。

【山松球】〔形態〕狀如卵。色青久則裂爲鱗甲形。中有子細如粟米片片四開而墜〔功用〕治白癜風先用蔥花椒甘草煎洗以此蘸雞子白硫黃同磨如粉搽之。

【山枇杷柴皮】〔功用〕焙研末蜜調敷湯火灼傷。

【山芝蔴】羊躑躅子之別名。

【山芥】白朮之別名。

【山金】金之雜于石英礦脈間者。功用詳金條。

【山金柑】即山金橘。

【山金橘】金橘之樹高尺許。實如櫻桃。內止一核。氣香味美者。

【山扁豆】茳芒決明之別名。

【山查】即山樝。

【山柰】芳草類〔別名〕山辣。三奈〔產地〕廣東省。〔形態〕葉狹長。葉間出花莖。開淡紅花。根葉皆如生薑。作樟木香氣〔入藥部分〕根〔性味〕辛溫〔功用〕暖中。辟瘴。並有防腐作用〔主治〕惡氣。寒濕。霍亂。風蟲牙痛。心腹冷氣痛〔禁忌〕辛香伐氣。甚於甘松香。不宜輕服。

【山胡桃】胡桃之核。底平如檳榔。皮厚而大。多肉少穰者。

【山胡椒】椒之一種。〔產地〕雲南木邦土司。〔形態〕顆粒較大。色黑〔功用〕破瘀止痛。

【山苧】苧麻之產於山野者。

【山茄子】曼陀羅之別名。

【山韭】韭之生於山地者〔別名〕藿〔形態〕與韭略同。根白。葉如燈心苗〔性味〕鹹寒。澁〔功用〕除煩。生毛髮〔主治〕老人脾胃弱。大小便數。

【山栗】板栗實之稍小者。性味功用與栗同。

【山桂】天竺桂之別名。

【山桃】桃之一種。仁不堪入藥。餘與桃同。

【山桑】桑之葉尖而長者。

【山海螺】隰草類〔形態〕葉附莖而生。根如狼毒。插破有白漿〔主治〕瘰癧。腫毒。搗葉莖汁和酒服。並以渣敷患處。

【山茱萸】茱萸之一種〔別名〕蜀酸棗。肉棗〔形態〕葉長橢圓形。花小色黃。實橢圓。色赤〔入藥部分〕實〔性味〕酸平〔功用〕固精祕氣。補腎溫肝強陰助陽發汗暖腰膝縮小便爲強壯劑之一。〔主治〕風寒濕痺鼻塞目黃耳鳴耳聾月事過多。一說可代金雞納以治瘧。〔用量〕一錢至四錢。〔處方〕同人參•五味•牡蠣•益智治老人小便淋瀝。同杜仲牛膝生地白膠山藥治腎虛腰痛。〔禁忌〕命門火燥赤濁淋痛陽強不萎。小便不利者不宜用。

【山茵陳】茵陳蒿之產于山地者。〔功用〕化痰利膈。〔主治〕傷寒發汗勞倦腸痛肢節滯氣。

【山茶】屬灌木類。〔產地〕南方各省。雲南尤著名。〔形態〕凌冬不凋。葉如木樨。稍厚而硬。花有單瓣重瓣紅白斑數色。〔入藥部分〕花。〔功用〕涼血。〔主治〕血衄吐血腸風下血。研末入童溺薑汁酒調服。

【山蚓】兩頭蛇之別名。

【山馬蘭】山草類。〔別名〕一枝香。疔見怕。〔形態〕生於山側。形似劉寄奴。莖蔓延至繁。到處生根。〔入藥部分〕根。〔功用〕補血。〔主治〕風痰喉閉。小兒驚風。敷瘰疔痛流注。煎湯洗疥癬痔腫。

【山參】即丹參。

【山啄木鳥】即赤啄木鳥。

【山梔】即梔子。

【山犀】犀之居山林間者。性味功用與尋常犀同。

【山荷葉】鬼臼之別名。

【山荸薺】即野荸薺。

【山莓】懸鉤之別名。

【山莧菜】牛膝之別名。

【山連】白朮之別名。

【山陵翹】鼠尾草之別名。

【山雀梅】雀梅之生於山地者。

【山黎】即鹿黎。

【山棗】棗之產于廣東肇慶廣州等境者。〔形態〕葉如梅。實如荔支。狀如棗而圓。色青黃。〔性味〕甘酸溫。〔功用〕和脾胃。益血壯神。

【山棘】薔薇之別名。

【山椒】卽花椒。

【山椒魚】鯢魚之別名。

【山菌子】竹鷄之別名。

【山茱】茈胡之別名。

【山蛤】蠹之一種。〔形態〕形似蝦蟆而大。〔主治〕小兒勞瘦疳疾。

【山蜈蚣】馬陸之生在山中而大者。〔形態〕烏斑色長二三寸。狀爲蜈蚣。〔性味〕有大毒。〔功用〕解酒癮。敷療惡瘡。〔泡製〕燒灰用。

【山雄黃】落得打之別名。

【山黃荊】荊之一種。〔形態〕葉如榆葉長而尖。作鋸齒形。五月開花紅紫色。成穗。子如胡荽子大。有白膜皮包裹。〔入藥部分〕子葉各詳本條。

【山黃荊子】〔功用〕消食下氣。〔主治〕呃逆肝胃痛。

【山黃荊葉】〔功用〕搗汁酒和服。治九竅出血。嫩者搗爛罨脚蛀。

【山椿】樗之別名。

【山榆】榆之別名。

【山榆仁】蕪荑之別名。

【山瑚柳】天燈籠草之別名。

【山葡萄】蘡薁之別名。

【山葱】（1）藜蘆之別名。（2）茖葱之別名。

【山裏果】山樝之別名。

【山雉】卽鸐雉。

【山慈石】雜草類。〔別名〕茇茈。〔形態〕葉如藜蘆。〔性味〕苦平。〔主治〕女子帶下。

【山慈姑】屬山草類。〔別名〕金燈。鹿蹄草。〔形態〕山野多年生草。高約尺許。冬月葉由地下莖生出。細長如韭。自葉間抽花軸。頂端開花。花蓋六片。色白略紫。上有黑點。衆花簇成一朵。如絲紐成。春日結子。其根略似慈姑。有毛殼。〔入藥部分〕根其花與葉亦有功用。詳各本條。〔性味〕

甘微辛。有小毒。〔功用〕淸熱散結解毒。〔主治〕風癇。牙腫痛。癧瘡。疔腫。瘰癧結核。皯黯面。瘢。蛇虫狂犬傷。〔用量〕四分至八分。

【山慈姑花】〔主治〕小便血淋澀痛。

【山慈姑葉】〔主治〕便毒瘡腫。溪毒瘡。婦人乳癰。

【山漆】即三七。

【山精】蒼朮之別名。

【山膏藥】即風藤草之膏。能治風。愈瘡。

【山蒜】蒜之生於山野者。〔別名〕蒿。〔形態〕多年生草。高二尺許。〔性味〕辛溫。〔功用〕溫補下氣。利水。〔主治〕積塊。婦女血瘕。

【山蜜】蜂蜜之留於石中木上者。

【山貍】貍之生於山中者。〔形態〕如麝。臍後有一肉囊。囊中儲有香。香滿輒病。就石上剔出始安。〔入藥部分〕香。形如蘇合香。色黑。〔主治〕耳病。

【山辣】即山柰。

【山欅】欅之生於山中者。

【山樝】灌木類。〔別名〕棠球子。山裏果。山查。〔形態〕落葉灌木。高五六尺。枝多刺。葉形似尖劈。有鋸齒。春暮開小白花。實有黃赤二色。大者如小林檎。秋日成熟。〔入藥部分〕「實」。其「莖」「葉」「木」「根」「核」皆可療疾。另詳各本條。〔性味〕酸冷。〔功用〕消食。磨積。行氣。化痰。活血。散瘀。〔主治〕痰飲。痞滿。癥瘕。肉積。小腸疝氣。產後兒枕作痛。〔用量〕二錢至四錢。〔處方〕同紅麴。麥芽。陳皮。白朮。肉果。厚朴。砂仁。消食積。〔泡製〕採霜後帶熟者。去核。晒乾。或蒸熟。去皮核。搗成餅。燒焦用。〔禁忌〕多食令人易飢。反傷脾胃。

【山樝木】〔性味〕苦寒。〔主治〕頭風。身癢。水痢。

【山樝核】〔功用〕化食。磨積。〔主治〕癩疝。

【山樝根】〔功用〕消積。〔主治〕反胃。

【山樝莖】〔功用〕煮汁洗。治漆瘡。

【山樝葉】〔功用〕與莖同。

【山楂糕】即山楂實和糖蜜製成之糕。性味功用與山楂實同而較和潤。

【山穀】穀類。〔產地〕蒙古。〔形態〕生於水濱或山溝中。莖長尺餘。細如草。節如竹。葉亦如之。結粒似穀而色紅。曬乾去其皮。雜粟作食。氣味與穀無辨。根外皮微細。內實粉白。〔入藥部分〕「米」。其根亦可入藥。另詳根條。〔性味〕甘香。〔功用〕行氣利水。補脾胃。清腸火。

【山穀根】〔性味〕甘。〔功用〕生津利水。調營衛。潤血脈。

【山節】即韮之別名。

【山蝸】蝸牛之別名。

【山橘】橘之樹小。葉綠。夏實。冬熟。大如土瓜。金色薄皮而味酸者。性味功用與金橘同。

【山蕎麥】赤地利之別名。

【山豬】即豪豬。

【山豬糞】土茯苓之別名。

【山鴞】鴞之別名。

【山龍】蜥蜴之別名。

【山龍膽】即龍膽之產於山野。葉經霜雪不凋者。〔性味〕苦濇。〔主治〕四肢疼痛。

【山龜甲】〔形態〕冬蟄春出。大者如碑下趺。〔入藥部分〕甲頭。〔性味〕苦溫。〔功用〕補心。〔主治〕積癥頑風冷痺。身重。赤白帶下。鼠瘻。

【山龜頭】陰乾燒末服。〔功用〕古籍謂令人入深山不迷路。

【山斂】即三斂子。

【山薊】蒼朮之別名。

【山薑花】芳草類。〔別名〕美草。〔形態〕多年生草。莖高尺餘。葉尖長似蘘荷。稍小。背有輭毛。花白帶紅黃色。爲穗狀花序。實似豆蔻。根如杜若。或如高良薑。〔性味〕辛溫。〔功用〕調中下氣。消食。〔主治〕冷痛霍亂。殺酒毒。

【山薑根】〔性味〕辛熱。〔功用〕溫中辟惡。〔主治〕

中惡霍亂心腹冷痛。
【山薑實】性質功用與花同。
【山薤】薤之生於麥田中者〔形態〕葉較常薤爲小。力較常薤爲強〔性味〕辛溫〔主治〕霍亂腹冷脹滿產後血攻胸膈刺痛。
【山鞠窮】芎藭之別名。
【山檳榔】檳榔之一叢十餘幹一幹十餘房一房數百子。小而味苦甘者。
【山雞】原禽類〔別名〕山雉。鷂雞。鸐雉。〔形態〕體如雉而稍大嘴短大且強脚大趾長雄者全身赤褐色。有黑白斑紋尾長於體三倍有黑色橫帶。雌者背黑色有褐色斑紋尾短〔性味〕甘平。〔功用〕補中益氣〔主治〕氣喘不得息〔禁忌〕此物能發五痔不宜久食。
【山雞頭子】金櫻子之別名。
【山獺骨】〔產地〕廣西峽峒〔入藥部分〕骨。陰莖。〔功用〕研敷能解藥箭毒。
【山獺陰莖】〔性味〕甘熱〔主治〕陽虛陰痿精寒而清者。酒磨服少許。
【山藥】卽薯蕷詳薯蕷條。
【山蟻】蟻之生於山中者〔產地〕深山窮谷之間。〔形態〕頭如虎有牙鉗甚銛利有翼能飛凡虎食入過飽則醉醉後卽吐蟻食其唾餘則形變虎頭而生翼。
【山蟻子】〔性味〕微有毒〔功用〕益氣力澤顏色。此物入藥力嫌太猛宜以黃色細蟻所生者佳。蓋此蟻力最大能舉等身之鐵。故人食其子亦可增力〔禁忌〕食之令人作脹。
【山蟻窠】〔形態〕蟻以虎所吐涎嚼樹汁草漿和山土釀如泥綠樹枝成窠重疊如蜂房十一月或正月草枯時尋取有二種一種大如升斗色黃柔軟形如乾黃爛葉又若柔皮紙窠皮上層層有刷紋成韋若虎頭內中多筋筋係松毛草莖之類一種色白係泥土所爲其形有頓松皮

窠內有臺山人見其窠以煙熏蟻採之其子色白如粞米〔功用〕止血收口定痛生肌〔主治〕禿瘡刀傷爛瘡

【山蟻窠上緣枝】〔主治〕蛀脊

【山蟻窠中土】〔主治〕鹽滷調敷治禿瘡

【山蟻窠中臺】〔主治〕發背百鳥朝王毒

【山鵲肉】林禽類〔別名〕鷽山鷓〔形態〕略似鵲色深青有文采白冠白尾嘴赤尾長於體不能遠飛〔性味〕甘溫〔功用〕解諸果毒

【山礬葉】灌木類〔別名〕芸香七里香〔形態〕野生大者高丈許葉橢圓有光鋸齒甚疏晚春開花繁白如雪與海桐花相似氣甚清香其子大如椒色黃又可爲黃色染料〔性味〕酸濇微甘〔功用〕止濁殺虫蠹〔主治〕久痢同薑浸水蒸熱洗爛弦風眼

【山藷】薯蕷之別名

【山蘄】當歸之別名

【山櫸皮】之櫸生於山中者〔入藥部分〕皮〔性味〕平〔主治〕熱毒風熁腫毒

【山櫻桃核】櫻桃之一種〔形態〕樹如朱櫻葉尖長實小而尖有毛生青熟黃赤無光澤味惡不堪〔入藥部分〕核其實亦可供藥用另詳本條〔性味〕辛平味劣〔功用〕發麻疹痘瘡〔主治〕出痘喉啞〔禁忌〕能生熱助火小兒大非所宜春夏時尤忌

【山櫻桃實】〔性味〕辛平〔功用〕除熱調中止瀉益脾氣〔主治〕腸澼洩精

【山蘭】芳草類〔形態〕生山側似劉寄奴〔功用〕破血

【山鷗】即山鵲

【山巖泉水】即由山巖土石間所出之泉水流爲溪澗者〔性味〕甘平〔主治〕霍亂煩悶嘔吐恐轉筋入腹宜多服之

【山蘿蔔】（1）野萊菔之別名（2）商陸之別名

【川石斛】石斛之產於四川者。

【川朴】厚朴之產於四川者。

【川芎】芎藭根之產於四川者。〔別名〕胡藭。香果。山鞠藭。〔產地〕蜀省產地首推灌縣。有野生家種之分。其莖高二尺。葉如芹分裂尤細。秋間開白花五瓣。爲繖形花序。全體芬馥。聚集城都。重慶者多。形大圓爲撫芎。藍田縣出者。嫩小曰藍芎。陜西出扁小爲西芎。皆次。浙江溫州及金華出曰南芎。更次。川芎各處雖出。因地命名。除蜀產者外。皆不道地。近年蜀省產額頗廣。足敷全國所需求。所以除川芎外。他如藍芎西芎南芎等。現出產較少。已在淘汰之列。近年日本雖亦有產。但其形似是而非。氣味尤惡劣。不堪入藥。〔入藥部分〕根。〔性味〕辛溫。〔功用〕升陽開鬱。潤燥。補虛。散瘀。止痛。〔主治〕風濕在頭。血虛頭痛。腹痛。血癥。血痢。寒痺。筋攣。癰疽。瘡瘍。男婦一切血證。〔用量〕八分至二錢。〔著名方劑〕四物湯。熟地。當歸。身各三錢。白芍二錢。川芎錢半。治一切失血。體弱。或血虛發熱。〔禁忌〕香竄辛散。能走泄眞氣。單服久服。令人暴亡。

【川貝母】貝母之產於四川者。〔形態〕多年生草。生於陰地。莖高尺許。根似小貝。羣聚有瓣。色白。〔入藥部分〕根。〔性味〕辛平。〔辨僞〕四川灌縣產者。底平頭尖。肉白光潔而堅。味微苦兼甘。爲最佳。平藩縣產者。粒團質鬆。頭微尖。肉色白。而無神。味亦微苦兼甘。亦佳。敘富產者。顆大而扁。肉白黃色。質鬆。味淡。爲次。魯京州大白山松盤等處產者。曰魯京川。黃白色。頭尖。亦次。湖北荊州巴東縣產者。皮色帶黑。性硬而光。頭尖。肉呆白色。味苦。更次。陜西新開山產者。曰西貝。或名尖貝。顆扁頭尖。味甚苦。更不道地。又有所謂珠貝者。卽小象貝也。蓋川貝中有獨顆不分瓣。不作二瓣合抱。皮無皺者。名單龍精。宜揀去之。誤服令人筋脈不收。惟用黃精小藍汁可解之。

〔功用〕化痰。潤肺。解鬱。散結。降氣。止渴。〔主治〕虛勞。煩熱。咳嗽。上氣。吐血。咯血。肺痿。肺癰。心下滿。〔用量〕八分至三錢。〔處方〕配橘紅・枳殼・半夏・茯苓・杏仁・前胡。治咳。化痰。配桑皮・紫菀・阿膠・知母・苡仁・麥冬。潤肺止咳。配鬱金・香附・枳殼・旋覆花・陳皮。解鬱理氣。配殭蠶・蒲黃・皂角針・桔梗。消瘡瘍腫痛。〔驗方〕單味研末。能治瘡口不斂。〔著名方劑〕（1）三物白散。貝母・桔梗・巴豆。治上膈有痰。飲口吐膿血。（2）半貝丸。半夏・川貝。治咳嗽多痰。飲食無味。〔泡製〕去心搗用。〔禁忌〕濕痰在胃。惡心欲吐。胃寒作泄者均忌之。

【川消】朴消之產於四川者。

【川烏尖】即大川附子之尖。

【川烏頭】烏頭之產於四川者。

【川茶】茶之產於川滇交界處者。性質功用與普洱茶同。

【川強瞿】山丹之別名。

【川連】黃連之產於四川者。

【川椒】即蜀椒。又名巴椒。漢椒。

【川楝子】楝實之產於四川者。

【川錦葱】野苧麻之別名。

【川槿皮】灌木類。〔產地〕川中。〔形態〕色紅而皮厚。〔辨僞〕切之中有絲白茸如杜仲者爲眞。今人多以黃葛皮代之。或以土槿皮僞充。氣薄而劣。不可混用。〔功用〕殺蟲。〔主治〕癬瘡。煎湯用皂莢去核及內膜。浸擦之。或以汁磨雄黃擦尤妙。〔驗方〕粉刺同硫黃・杏仁・輕粉・樟腦・麝香爲末。雞子清調搽。

【川蕈】蕈之產於四川者。〔形態〕屈曲如枯枝。與蕈形絕異。〔性味〕辛熱。〔主治〕胃寒冷積。寒澼痰氣。

【弓弩弦】〔功用〕催血。止血。〔主治〕口鼻衄血。取折斷者燒灰。同枯礬吹之。難產。胞衣不出。煑飲或燒灰酒服。

四畫

【不死草】雜草類。〔產地〕廣西舊柳州府境。〔形態〕狀如一茅高一二尺。〔功用〕延年辟蠅。夏日置盤中則食物不腐。

【不死麪】茯苓之別名。

【不灰木】石類。〔性味〕甘大寒。〔主治〕煩熱陽厥。霍亂和棗葉石灰作粉能療熱痱瘡。

【不凋木】灌木類。〔形態〕高二三尺葉似槐莖赤。有毛如棠梨。四時不凋。〔性味〕苦溫〔功用〕調中補衰袪風〔主治〕腰脚諸病。

【不凋草】巴戟天之別名。

【不過】螳螂之別名。

【不薪木】卽鹿角藤以樵者入山不斫故名。

【丑寶】牛黃之別名。

【中庭】百合之別名。

【中逢花】百合之別名。

【中馗首】土菌之別名。

【中栗】栗之在早晚栗中間成熟者詳栗條。

【中藥】山豆之別名。

【丹皮】卽牡丹皮詳牡丹皮條。

【丹沙草】石長生之別名。

【丹芝】卽赤芝。

【丹柰】柰實之色紅者。

【丹砂】石類爲水銀硫黃之天然化合物。〔別名〕硃砂。〔製法〕取辰產明如箭鏃者。以流水飛三次。或以絹袋盛之用蕎麥灰淋汁煮三伏時流水浸洗過研粉飛晒用。〔產地〕湖南之舊辰州府境者爲最良。〔形態〕大者成塊小者爲六角形之結晶頗珍貴色鮮紅或略帶鉛灰色。〔性味〕甘微寒。〔辨僞〕今有一種爲人工製造乃以水銀與硫黃華相和納入輕養化鉀之水溶液中。卽成。以爲紅色顏料。並可提鍊水銀。不可入藥。〔功用〕明目鎭心潤肺淸肝養精神安魂魄。通血脈。悅澤顏面辟瘴。〔主治〕霍亂轉筋。牙痛。腹痛。心熱。心痛。煩滿。消渴。驚癇。客忤。卒死。尸疰。抽風。心虛遺精。死胎不下。胎毒。小兒痘毒。初生驚風。〔禁忌〕畏鹽水。惡慈石。忌一切血。鐵。遇之則成粉。火煉過則有毒。服餌常殺人。獨用多用。令人呆悶。

【丹砂水】〔製法〕丹砂同石膽。消石。入小口瓷罐。或竹筒中。漆固其口。埋地下四十九日。出視成水。則藥成。如未化可再埋之。〔性味〕苦。〔功用〕養精神。安魂魄。

【丹若】石榴之別名。

【丹桂】木犀之開紅花者。〔功用〕詳木犀條。

【丹桎木皮】〔產地〕南方山中。〔形態〕畧似杉木。〔入藥部分〕皮。〔主治〕打碎煎膏。塗治歷瘍風。

【丹粉】鉛丹之別名。

【丹草】石長生之別名。

【丹參】山草類。〔別名〕赤參。山參。郄蟬草。木羊乳。逐馬。奔馬草。〔形態〕一年野生草。莖高二尺許。根長尺餘。〔入藥部分〕根。尋常所用者多屬根。〔性味〕苦微寒。〔辨僞〕丹參產安徽古城者。皮色紅。肉紫有紋。質燥體鬆。頭大無蘆。爲最佳。滁州全椒縣。形狀同前。亦佳。產鳳陽定遠。白陽山漳洧者。蘆細質鬆多細枝。次。產四川者。頭小枝粗肉糯。有白心。亦次。〔功用〕養血。益氣。止痛。排膿。破宿瘀。生新血。〔主治〕癥瘕積聚。頭痛目赤。心煩。骨節疼痛。四肢不遂。血崩帶下。〔用量〕二錢至三錢。〔禁忌〕姙娠及大便不實者均忌之。

【丹烏】螢火之別名。

【丹棘】萱草之別名。

【丹雄雞】雄雞之赤色者。〔入藥部分〕肉。其冠血另有功用。詳本條。〔性味〕甘微溫。〔功用〕補肺。溫中。止血。解惡毒。〔主治〕虛勞。溫瘦。婦人崩中漏下。赤白帶。炙香塞耳中。治百虫入耳。

【丹黍米】卽赤黍米。

【丹䘉】蟲類。〔別名〕飛龍。〔形態〕狀如鼠婦。青股赤頭。〔性味〕辛有毒。〔主治〕心腹積血。

【丹鷄冠血】〔性味〕鹹平。〔主治〕中惡客忤。白癜風。

【丹竈粉】土類。〔產地〕產於粵省羅浮山中。以粉紅色者爲佳。〔主治〕腹疾及暈船不服水土等證。

【予脂】丹脂之訛。

【互草】常山之別名。

【五子實】果類。〔產地〕嶺南。〔形態〕最大者如梨。〔性味〕甘溫。〔主治〕霍亂。金瘡。

【五方草】馬齒莧之別名。

【五木香】卽木香。

【五爪橘紅】化橘紅之爲柚皮所製。每個五片如爪形者。

【五爪龍】烏蘞莓之別名。

【五加】灌木類。〔別名〕五佳。五花。文章草。白刺。追風使。〔形態〕山地自生。吳中多以此樹爲藩籬。幹高六七尺。上有黑刺。實如豆而扁。色青。經霜則紫黑。根皮輕脆芳香。可以浸酒。其莖與葉均有功用。各詳本條。

【五加皮】五加根皮之簡稱。

【五加根皮】〔性味〕辛溫。〔功用〕祛風除濕。順氣化痰。明目。補中。壯筋骨。逐瘀血。〔主治〕勞傷濕痺。四肢不遂。皮膚瘀血。目僻眼瞤。目中瘜肉。心腹疝氣。腹痛。腰脊痛。囊下濕。痿。小便餘瀝。脚輭婦人陰癢。陰蝕。小兒脚弱。瘰癧。瘡火。竈丹毒。爲祛風濕壯筋骨之良品。以有五葉者爲佳。宜於釀酒。非湯藥中所宜。〔禁忌〕下部無風寒濕邪。肝腎有虛火者忌之。

【五加莖】性質功用與五加根皮同。

【五加葉】〔主治〕皮膚風濕。

【五母麻】雜草類。生於田野。〔別名〕鹿麻。天麻。歸澤麻。苦草。〔性味〕苦有毒。〔主治〕痿痺。下痢。

【五羽石】〔產地〕生海島中。〔形態〕色黃似金。

〔功用〕古謂服之輕身延年。

【五色石斛】〔產地〕石斛之產於雲南者。以紺紅色者爲佳。〔功用〕益虛羸。〔主治〕胃熱。

【五色石脂】分見青黃赤白黑石脂下。

【五色帛】〔主治〕盜汗。

【五色符】雜草類。〔別名〕白符。女木。〔產地〕生於山谷靑黃赤白黑五色。〔性味〕苦微溫。〔功用〕明目調中益氣殺蟲。〔主治〕欬逆五臟邪氣。

【五色莧】莧之具五色者。

【五色龍鬚】龍鬚藤之有五色者。

【五行丹】烟油之別名。

【五行草】馬齒莧之別名。

【五辛菜】〔製法〕取葱蒜韭蓼蒿芥諸菜。於春日雜和之。〔性味〕辛溫。〔功用〕助五臟氣。〔主治〕溫中去惡氣消食下氣。〔禁忌〕此物熱病後食多損目。

【五佳】即五加。

【五味】蔓草類。〔別名〕荎藸。玄及。會及。〔產地〕齊山山谷及代郡。今河南陝西州郡尤多。杭越間亦有。〔形態〕常綠蔓生。春初生苗。引赤蔓于高木。長六七尺。葉光圓似杏葉。三四月開黃白花。七月成實。莖端作房。如落葵子大如蘡子生青熟紅紫。中有核似猪腎。〔入藥部分〕子。〔性味〕酸溫。五味俱備。〔功用〕斂肺氣。滋腎水。益氣生津。補虛明目。強陰濇精。退熱止汗。定嘔住瀉。甯嗽定喘。〔主治〕煩熱。虛勞咳逆上氣。勞傷元氣不足。瞳子散大。〔用量〕五分至二錢。〔處方〕配紫菀。知母。貝母。人參。茯苓。阿膠。甘草。桔梗。治肺傷勞逆。久嗽吐血。肺痿肺癰。配人參。白朮。茯苓。甘草。砂仁。木香。桂枝。附子。乾薑。治脈伏自汗。配熟地。淮藥。山萸。丹皮。澤瀉。茯苓。麥冬。治腎不納氣。氣喘息肩。〔配合〕與乾薑同用。治痰飲氣喘酸辛化合。開闔有功。〔著名方劑〕（1）小青龍湯。麻黃。芍藥。細辛。乾薑。甘草。桂枝各三兩。半夏五味子各五合。治欬嗽喘急。肺脹胸滿。痰飲停積。腐脹水腫。(2)四神丸。豆蔻。五味子各二兩。補骨脂四兩。吳茱萸一兩。治脾腎虛寒。五更泄瀉。(炮製)晒乾。鹽水炒。(禁忌)痧疹初發。一切停飲。肺家有實熱者忌之。

【五毒草】赤地利之別名。

【五花】即五加。

【五金膠漆】楮皮白汁之別名。

【五茄】即五加。

【五香草】落得打之別名。

【五倍子】(別名)百蟲倉。(產地)四川。如菱角者良。(形態)蚜蟲寄生於鹽膚木上。刺傷其葉。成囊狀之蟲瘤。中藏蚜蟲之卵。謂之五倍子。初時青綠。久則細黃。大者如拳。小者如菱。形狀圓長不等。並可製墨水及黑色染料。其中所生之蟲。及製過之百藥煎。功用較異。各詳本條。(性味)酸平。(辨僞)世俗誤以五倍子與文蛤爲一物。實則一係蟲類。一係介類。不能混也。(功用)斂肺降火。化痰。烏鬚髮。止咳嗽。嘔吐。解酒毒。熱毒。蠱毒。藥毒。斂潰瘡。收脫肛。(主治)皮膚風濕。疥癬。自汗。盜汗。消渴。失血。煎湯薰洗。或燒烟薰。治痔疾。偏墜氣痛。腸風臟毒。(禁忌)嗽由外感。瀉非虛脫。及肺火實盛者。均忌之。

【五倍子內蟲】(功用)治赤眼爛弦。

【五烏花】紫參之別名。

【五稜子】陽桃實之有五稜者。

【五葉雲香】芸香草之生五葉者。

【五葉莓】烏蘞莓之別名。

【五葉草】雜草類。生燒人場上。(主治)瘡後眼翳。

【五櫧】鹽麩子之別名。

【五櫧子】即五倍子。

【五鳳草】澤漆之名別。

【五穀蟲】糞蛆之別名。

【五龍草】烏蘞之別名。

【五斂子】即五稜子。又名陽桃。

【五葳】赤地利之別名。

【五靈脂】即寒號蟲糞。以其狀如凝脂而受五行之靈氣故名。

【五鬣松】海松之一叢五葉者。

【井口邊草】倒生於井口邊之雜草。〔功用〕被酒。

【井中苔】苔之生於廢井中者。〔性味〕味甘大寒。〔主治〕水腫熱瘡漆瘡湯火傷解野葛巴豆諸毒。爲治熱瘡火傷之良品。生於牆陰溼地者。亦可代之。

【井中萍】性質功用。與井中苔同。

【井中藍】即井中苔。

【井木】三陰經之井穴屬乙木。故名。見〔靈樞本輸篇〕

【井底泥】〔主治〕妊娠熱病。取敷心下及丹田。塗療湯火燒瘡。

【井泉水】從遠地脈來者爲上。從近處江湖滲入者次之。其城市近溝渠汚水雜入者爲下。中含鹼質。用時煎熟候鹼沈乃入藥。餘如新汲水。井華水。玉井水。阿井泉等。其功用較異。各詳本條。〔性味〕甘寒。〔功用〕清熱補陰。〔主治〕熱悶煩渴。宜煎補陰及清氣血痰火藥。

【井泉石】〔形態〕多得於黏土之下。色如土塊。大小不一。內實外圓。重重相疊。以寒如井泉。〔性味〕甘大寒。〔功用〕眼赤腫痛熱嗽小兒熱疳。解心臟熱結。

【井華水】井泉水之平旦最先汲者。〔性味〕甘寒。〔功用〕鎮心安神。清熱助陰。好顏色。〔主治〕大驚口臭。酒後熱痢。宜煎補陰及痰火氣血藥。

【仁頻】檳榔之別名。

【元寸香】麝香之最上品。

【元修菜】翹搖之別名。

【元慈勒】狀似龍腦香。樹脂所製成。〔性質〕甘平。〔功用〕明目去障翳。努肉。治迎風流淚。心病腹內惡血血痢。下血。婦人帶下。金瘡。

【元寶草】雜草類。〔產地〕江浙生田塍間背陰近水處。〔形態〕一莖直上葉對節生中暑闊兩頭尖如梭子形亦如元寶穿莖直上。〔性味〕辛寒。〔功用〕補陰。〔主治〕吐血衄血癰毒跌撲閃腰挫痛。

【內消】紫荊皮之別名。

【公丁香】丁香之雄者。

【公公鬚】王瓜之別名。

【公孫樹】銀杏之別名。

【公領孫】瑣瑣葡萄之別名。

【公蠣蛇】水蛇之別名。

【六一泥】蚯蚓泥之別名。

【六月冷】六月霜之第一種。

【六月淩】曲節草之別名。

【六月霜】隰草類。〔別名〕六月冷。曲節草。六月淩。〔形態〕狀如乾薄荷而長大倍之莖上綴白珠成穗。花如薄荷。葉似劉寄奴子。入藥尤佳。均夏日採用。〔性味〕苦寒。〔功用〕解暑消食運脾厚腸胃開膈。下氣止痢解毒。〔主治〕痞悶不快積滯疥瘡。

【六安茶】〔產地〕安徽六安之霍山。以仙人衝黃溪澗烏梅尖佛寺。濛濇灣等處產者為尤佳。〔性味功用〕與常茶同。陳久者尤良。並能清骨中浮熱。同金銀花為末代茶常服。則終身不出天花。其經製造之太上五神茶。功用較異。詳茶條。

【六畜心】即牛羊豬馬雞豚之心。〔主治〕健忘驚悸心虛作痛。

【六畜毛蹄甲】〔性味〕鹹平。〔主治〕鬼疰蠱毒寒熱驚癇。

【勾金皮】雜草類。〔功用〕治乳蛾牙疼無名腫毒。惡毒。

【化石公】(1)握雪礬石之別名。(2)石膽之別名。

【化州橘紅】〔產地〕橘紅之產於廣東舊化州境者。〔形態〕皮薄紋細多筋脈色紅潤味苦辛入口芳香煎之作甜香〔性味〕苦溫平〔辨僞〕相傳仙人羅辨種橘於該境石龍之腹在蘇澤堂者爲最佳清風樓次之紅樹又次之或云其實非橘皮厚肉酸甚不中食又化縣署中生者一月結一子以其皮入藥功效尤大但皆難得今多以柚皮僞代惟外皮多作淡紅色或黃色內皮色白多膜無筋作象眼塊味甜多辛少可以分辨其效遠不及眞者眞化州橘紅煎之作甜香取其汁一點入痰盂內痰變爲水此爲上品如梁氏家藏澤堂橘紅每一個七破反摺作七歧晒乾氣甚香烈此亦上品也近今通行有黃色綠色兩種均七歧對摺質薄有毛黃色較綠色尤貴雖非眞品皆屬柚皮之類〔功用〕消痰止嗽寬中醒酒消油膩穀物食積〔主治〕傷寒胸中瘕熱水穀失宣神明不通氣逆羊癲瘋解蟹毒〔禁忌〕其性峻削能伐生氣氣虛者不可用忌冷服餘詳橘紅條

【升丹】即紅升丹。

【升推】刺蒺藜之別名。

【升麻】山草類〔別名〕周麻〔產地〕益州山谷中。今蜀陝淮南溪澗陰地皆有之以蜀產者爲勝〔形態〕多年生草莖高二三尺葉似麻夏開白花根如蒿根紫黑色多鬚〔入藥部分〕根〔性味〕甘苦平〔功用〕升陽發汗行瘀〔主治〕瘴氣瘟疫時邪毒癘頭痛眩運目赤齒痛陰痿脫肛久泄遺尿或小便不利下痢後重婦人帶下崩中斑疹痘瘡〔用量〕二三分至錢許〔處方〕配玄參射干黃芩桔梗黃柏治咽喉腫痛口舌生瘡配木香茯苓黨參炮薑治下利洞泄配黃蓍白朮陳皮人參橘核茴香治氣虛勞傷小腸疝氣配葛根芍藥荊芥薄荷治頭疼發熱痘疹已發未發〔配合〕得參蓍之甘能固衛氣之表。

得石膏之寒。能止陽明齒痛。得犀角之寒。能透血中斑疹。得葱白之辛。能散皮膚表邪。〔療效原理〕與奮呼吸中樞。麻痺膀胱。〔著名方劑〕(1)升麻鼈甲湯。升麻二兩。鼈甲手指大一片。當歸。甘草。蜀椒各一兩。雄黃五錢。治陽毒面赤如錦紋。咽喉痛。吐膿血。(2)升麻湯。升麻三錢。茯神。人參。防風。犀角。羚羊角。羌活各一錢。官桂三分。治熱痺。〔泡製〕去鬚及頭蘆。剉用。忌見火。〔禁忌〕上盛下虛。吐血。衄血。咳嗽多痰。陰虛火動。氣逆嘔吐。怔忡癲狂。及小兒麻疹痘後已見點者均忌之。

【及己】山草類。〔別名〕獐耳細辛。〔形態〕生於山谷陰地。一莖直上。莖端四葉。開白花。根似細辛而黑。〔入藥部分〕根。〔性味〕苦平。〔功用〕殺蟲。療瘡。〔主治〕疥瘙。瘻蝕。惡瘡。白禿。風瘙。皮膚癢。牛馬諸瘡。〔禁忌〕此物不可入口。使人吐血。

【及瀉】即澤瀉。

【反毛雞肉】雞之毛翮皆反生向前者。〔主治〕反胃。煮爛去骨。入人參當歸食鹽再同煮爛。食至盡。

【反舌】即百舌。

【反鼻蛇】蝮蛇之別名。

【天丁】皁莢刺之別名。

【天水牛】即天牛。

【天牛】化生蟲類。〔別名〕天水牛。八角兒。一角者名獨角仙。〔形態〕爲諸樹蠹虫所化生。大如蟬。〔性味〕甘溫有毒。〔主治〕瘧疾。小兒急驚風。疔腫。去痣。髂宜去甲翅角足用。

【天王鐵塔草】瓦松之別名。

【天仙】藤類。〔形態〕生於山野。葉似葛。圓小有白毛。四時不凋。根有鬚。與藤皆可療疾。各詳本條。

【天仙子】即莨菪所生之子。〔別名〕橫唐。行唐。

【天仙米】即葛仙米。

【天仙根】性味功用與藤同。

【天仙菜】萬仙米之別名。
【天仙蓮葉】雜草類。〔主治〕搗敷。治惡毒瘡瘍。
【天仙藤】〔性味〕苦溫。〔功用〕能活血疏氣消腫。〔主治〕風勞腹痛疝氣痛。
【天瓜】栝樓之別名。
【天生牙】銀之生於銀坑內石縫中。狀如亂絲者。紅色為上。入火紫白如草根者次之。銜黑石者最佳。性味功用另詳銀條。
【天生朮】野朮之別名。
【天生磺】石類。硫磺之成於天然者。〔產地〕雲南浪穹縣境。〔形態〕生於水底。質漸堅時其色瑩白。成熟則變為灰蒼色。內如黃泥而淡。其體濃肥而輕。有臭氣。堆聚巖下。磈磈玲瓏。與巧石相似。〔性味〕苦鹹大溫有毒。〔功用〕補命門真火。〔主治〕虛寒膈症。
【天名精根】隰草類。〔別名〕地菘。天蔓菁。皺面草。實名鶴虱。根名杜牛膝。〔形態〕野生草。葉長橢圓形。有鋸齒及密毛。面皺。臭氣甚烈。葉腋開小頭狀花。綠色。結實如茼蒿子。亦相似。最黏人衣。臭氣尤甚。炒熟則香。根如短牛膝。色白。與葉及實皆可入藥。〔性味〕甘寒。〔功用〕瀉熱吐痰。破瘀。逐水。止血。生肌。殺小蟲。利小便。〔主治〕痰瘧。鼻衄。吐血。煩渴。牙痛。口緊。喉痺。胸中結熱。身癢癮疹。〔禁忌〕不可生汁服。令人吐。
【天名精葉】性味功用與天名精根同。
【天竹黃】苞木類。竹之一種。極大者中有黃粉。名曰天竹黃。〔性味〕甘寒。〔辨偽〕以片片如竹節者為真。〔功用〕瀉熱豁痰。鎮肝明目。去風熱。利竅。〔主治〕中風痰壅。失音。驚風。癇疾。天吊。客忤。〔用量〕八分至二錢。〔禁忌〕不宜久服。能寒中。
【天臼】即鬼臼。
【天成沙】蘇枋木沙之別名。〔功用〕治卒心痛。
【天灸】毛茛之別名。
【天豆】(1)石龍芮之別名。(2)雲實之別名。

【天泡草】（1）酸漿之別名。（2）龍葵之別名。

【天狗】（1）狗獾之別名（2）魚狗之別名。

【天社蟲】化生蟲類。〔形態〕狀如犬大腰食草木葉。〔性味〕甘〔功用〕益氣絕孕。

【天竺桂皮】香木類。〔產地〕閩浙粵山中。〔形態〕桂之樹大花繁實如蓮子而色純青。〔入藥部分〕皮其實另有功用詳本條。〔性味〕甘辛溫〔功用〕暖腰脚。〔主治〕腹內諸冷血氣脹痛血痢腸風下產後惡血。

【天竺桂實】〔性味〕甘辛溫。〔功用〕溫中煖胃平肝益腎散寒止噦。〔主治〕胃脘痛小兒月蝕瘡。

【天竺乾薑】薑之一種。〔產地〕印度。〔形態〕似薑而小黃色。〔性味〕辛溫。〔主治〕寒中宿食不消。下痢腰背痛痃癖氣塊惡血積聚。

【天竺黃】天竹黃之譌。

【天芝麻】望江青之別名。

【天芥菜】雜草類。〔形態〕多生於原野。葉小如芥。〔性味〕苦。〔功用〕散腫止痛。〔主治〕腋下腫毒。蛇傷。

【天花粉】栝樓根之別名。

【天花菜】即天花蕈。

【天花蕈】菜類。〔產地〕多生山中。〔形態〕形如松花而大色白氣香。〔性味〕甘平。〔功用〕益氣殺蟲。

【天門冬】即天虋冬。

【天門精】天名精之譌。

【天青】扁青之一種。

【天青地白草】野苧麻之別名。

【天南星】毒草類，〔別名〕虎掌。〔形態〕多年生野草高三四尺根似芋而圓扁新生者名由跋功用不同另詳本條。〔入藥部分〕根。〔性味〕苦溫大毒。〔功用〕燥濕散血祛風痰利胸膈攻堅積。利水道。〔主治〕中風驚癇麻痺筋痿拘攣緩急。喉痺口噤口眼喎斜。風眩痰疾咳嗽身強。〔泡製〕得牛膽則不燥。得火炮則不毒。或以礬湯。或皁角汁浸三日曝用。或以酒浸一宿蒸熟。竹刀劈開以舌舐不麻爲度。或和薑渣黃泥包煨熟用。〔禁忌〕非眞中風及陰虛痰燥者均忌。

【天姥連】山草類。卽浙江天台之南連。〔形態〕皮色鼠褐。略有毛刺。入口久含有淸香氣。〔性味〕苦。〔功用〕瀉心火。治目疾。

【天帝少女】姑獲鳥之別名。

【天胡荽】卽石胡荽。

【天萇】芭蕉之別名。

【天茄】茄之一種。〔產地〕粵省及關中等處。〔形態〕蒂黃黑如醬色。結實大如拇指。形似茄而有稜。色黑質堅。如石磐之不碎。〔入藥部分〕實。〔辨僞〕一種爲牽牛花嫩子。亦名天茄。蘇人採入蜜餞以爲食品。大能破氣。與此逈別。〔主治〕胃脘痛。瘰癧毒。

【天茄子】龍葵之別名。

【天韭】垣衣之別名。

【天香油】卽鬼香油。

【天香菜】苦菜之別名。

【天孫水】七夕雞初鳴時所汲之江水或井水者。〔別名〕聖水。〔性味〕甘微寒。〔主治〕一切熱症喉蛾喉癰。

【天師栗】娑羅子之別名。

【天酒】甘露之別名。

【天馬】螳螂之別名。

【天毬草】蔓草類。〔別名〕盒子草。盒兒藤。龜兒草。〔形態〕多生水涯及道旁。蔓生。苗高三四尺。葉尖長有鋸齒。如波斯花。有小絨花。白。五月結實。爲毬。色青有刺。上中有斷紋。兩截相合。毬內藏子二片。生時青。老則黑。如木鼈而小。每片渾如龜背。〔入藥部分〕子。根葉各詳本條。

【天毬草子】〔性味〕小毒。〔主治〕蠱毒。疳積。擣敷瘰蛇咬。

【天毬草根】〔功用〕伏雌黃。

【天毬草葉】性味功用與子同。

【天紫蘇】黃麻之別名。

【天荷】海芋之別名。

【天麻】山草類卽赤箭之根〔別名〕定風草。鬼督郵。〔產地〕雍州扶風郿州利州太山勞山諸處陰濕之地〔形態〕高三四尺中空狀似箭簳色青赤葉尖小初夏開淡紫花成穗實如豆大根如黃瓜連生一二十枚環繞四周〔採取期〕三四月或五月八月〔入藥部分〕根〔性味〕辛溫〔功用〕平泄風陽定眩暈通血脈強筋力疎痰氣〔主治〕諸風濕痺言語恍惚善驚失志眩暈頭風頭痛眼黑四支拘攣小兒風癇驚氣〔用量〕小量八分中量錢半大量二錢〔配合〕配羚羊龍胆草鉤鉤則淸肝熱配歸身川芎枸杞生地則補肝虛配桑葉菊花薄荷穭豆衣則泄肝陽配蝎尾地龍蠶沙蟬衣則定肝風〔處方〕同桑葉・菊花・薄荷・歸身・白芍・川芎・穭豆衣・青箱子・鉤鉤治肝陽上擾頭暈眼痛眼花耳鳴〔著名方劑〕順風勻氣散白朮四錢・人參・天麻各一錢・沈香・白芷・紫蘇葉・木瓜・青皮・甘草各五分烏藥三錢治中風中氣半身不遂口眼喎斜

【天麻草】茺蔚之開白花者。

【天棘】天虋冬之別名。

【天絲瓜】卽絲瓜。

【天雄】附子旁根之長大者。〔別名〕白幕。〔性味〕辛溫大毒〔功用〕煖水臟助陽道調血脈強筋骨〔主治〕頭面風痛喉痺風痰寒溼痺歷節痛拘攣緩急不能行步一切風痰氣疾〔禁忌〕性止下行若上焦陽虛者忌之

【天雄草】芳草類〔形態〕生山澤中狀如蘭實如大豆赤色〔性味〕甘溫〔功用〕益氣〔主治〕陰痿。

【天葵】（1）卽落葵。（2）卽紫背天葵。

【天鼠】蝙蝠之別名。
【天厭子】竹蝨之別名。
【天壽根】蔓草類。〔性味〕凉。〔主治〕胸膈煩熱。
【天精】枸杞之別名。
【天膏藥】金線釣蝦蟆葉之別名。
【天漿】石榴實之別。
【天劍草】旋花之別名。
【天漿子】雀甕之別名。
【天蓼】即葒草之莖葉。
【天蔓菁】天名精之別名。
【天骷髏】經霜之老絲瓜。挂於樹枝。及屋簷上者。其子名烏牛子。另有功用。詳本條。〔主治〕臌脹。積聚。一切筋骨疼痛。婦女白帶。血淋。
【天澤香】乳香之別名。
【天燈籠】白毛藤之別名。
【天燈籠草】雜草類。〔別名〕珊瑚柳。金燈籠。北人呼為紅姑娘。〔形態〕似辣茄而葉大。本高尺許。結子如荔枝。外包。內有綠子。經霜乃紅。根旁有鬚。根子功用較異。各詳本條。〔性味〕寒。〔功用〕清火。消鬱結。〔主治〕鎖纓喉風。咽腫。疝痰。婦女血崩。瘰。一切瘡腫。金瘡腫毒。此為治喉證專藥。功效頗捷。
【天燈籠子】〔功用〕消毒。
【天燈籠草根】〔主治〕瘧疾。
【天蕎麥】金鎖銀開之別名。
【天錐】附子根之尖長者。性味功用與天雄同。
【天龍】蜈蚣之別名。
【天龍骨】塔頂石灰之別名。〔主治〕外治止血生肌。惡瘡腫毒。內治心腹痛。烏沙脹。久痢便血。血崩帶漏。及一切打撲損傷。惡血瘀聚。
【天薊】白朮之別名。
【天薤】即山薤。
【天螺】綠桑螺之別名。
【天螻】即螻蛄。

【天薺】飛廉之別名。

【天雞】紺縈之別名。

【天鵝】鵠之別名。

【天羅】絲瓜之別名。

【天羅水】〔製法〕霜降後。擇粗大絲瓜藤。掘起根。三四寸。前斷插瓶中一宿。其根中汁滴入瓶內。封固埋土中。年久者佳。〔功用〕化痰。解毒。清內熱。消痰火。〔主治〕雙單喉蛾。肺癰。肺痿。

【天藕】翻白草之別名。

【天靈草】隰草類。〔形態〕狀如雞冠。花葉亦如之。折之有液如乳。〔功用〕制雄硫雌硫。

【天靈蓋】人頭頂骨也。〔性味〕鹹平。有毒。〔功用〕古籍謂退心經鬱寒之氣。〔主治〕肺痿乏力羸瘦。骨蒸。盜汗。

【天鹽】鹹數子之別名。

【天臠】魁蛤之別名。

【天虋冬根】蔓草類。〔形態〕多年生野草。其莖纏絡他物。〔性味〕苦平。〔功用〕潤燥滋陰。鎮心保肺。氣通腎氣。除熱消痰。止熱嗽。除一切惡氣不潔之疾。〔主治〕風熱中風。偏痺風顛。欬逆喘息。吐血吐膿。煩悶消渴。肺痿肺癰。〔禁忌〕專泄不收。久服必病腸滑。脾胃虛寒者忌之。

【太乙玄精石】即玄精石。

【太乙禹糧】石類。即禹餘糧之產於山谷之中者。〔別名〕石腦。〔性味〕甘平。〔功用〕益脾。〔主治〕欬逆上氣。婦人癥瘕。血閉漏下。

【太子參】遼參之小者。〔產地〕鳳凰城及船廠等。〔形態〕幹細如參條。短緊結實。有蘆紋。〔性味〕甘苦。〔功用〕補元氣。

【太白石】礬石之別名。

【太陽石】〔主治〕目疾。

【太極膏】烟油之別名。

【夫移】即扶移。

【夫須】香附之別名。

【夫編子】夷果類。〔產地〕熱帶植物。產交趾安南武平山谷中。〔性味〕甘平。〔功用〕清熱除煩。潤肺寧心。養血生津。解暑利水。降逆。〔主治〕骨蒸勞熱。羸瘦如柴。逆氣喘急。

【天桃】蜜望子之正月開花。六月熟而中大如木瓜者。

【孔公石】即孔公孼。

【孔公孼】即石鐘乳之根部。石鐘乳如乳頭。孔公孼如乳房。〔別名〕通石。〔性味〕辛溫。〔功用〕利竅。下乳。解毒。〔主治〕食積。多臥。腰冷。膝痺。惡瘡。疽瘻痔瘡。婦人陰蝕

【孔雀肉】山禽類。〔產地〕熱帶印度暹邏等。〔形態〕略似雉。體長三尺餘。雌者較雄爲小。羽亦較爲不美。其「血」與「糞」皆可入藥。詳各本條。〔性味〕鹹涼微毒。〔功用〕解藥毒。蠱毒。辟惡。

【孔雀血】〔功用〕解蠱毒。

【孔雀尾】此物有毒。不可入目。令人昏翳。

【孔雀松】海松之一叢三葉者。

【孔雀花】翠羽草之別名。

【孔雀糞】〔性味〕微寒。〔主治〕婦人崩中帶下。小便不利。惡瘡

【少年老】雁來紅之頂葉黃紅而腳葉綠者。

【少辛】即細辛。

【巴山虎】羊躑躅根之別名。

【巴旦杏仁】杏之別稱。〔別名〕八擔杏。〔產地〕原出西域。〔形態〕花如杏而微淡。葉如桃而較小。冬開花。夏結實。味如胡桃。核殼甚薄。仁形扁。皮白。尖彎如鸚哥嘴。〔性味〕甘平溫。〔功用〕清肺潤氣。止咳下氣。〔主治〕心腹逆悶。〔用量〕三錢。〔禁忌〕有濕痰者忌之。

【巴石】礬石之煅枯色白如雪者。

【巴朱】雜草類。〔產地〕洛陽。〔性味〕苦。〔功用〕去寒止血。〔主治〕婦女帶下。

【巴豆】灌木類。〔產地〕原產印度。現在巴蜀等處皆有〔形態〕常綠灌木高丈許葉爲卵形端尖。花色淡黃結實成房。一房二瓣。一瓣一子。或三子。其殼脆薄熟則分裂子出緊小色黃者名巴豆。小而兩頭尖者爲剛子。其三稜色黑者名巴豆小而兩頭尖者爲剛子其殼與根皆有功用各詳本條〔性味〕辛熱有大毒。〔功用〕開竅宣滯。通腸止瀉。導氣破積。逐水。除風化痰排膿殺虫消毒墮胎爛胎去惡肉解斑蝥蛇虺毒。〔主治〕痰癖血瘕氣痞水腫瀉痢。驚癇口喎耳聾喉痺。〔有效成分〕脂肪油發揮油樹脂等。〔泡製〕去殼心白膜。殼心能令人作嘔。白膜能傷胃。綠炒熟壓淨油用名曰巴豆霜。〔禁忌〕本品性熱損陰。不可輕用多用無寒積者忌之。

【巴豆油】〔製法〕壓搾巴豆得脂肪油。即是。〔主治〕頭痛腦熱中風昏倒便閉水腫發狂牙關緊閉。肚腹脹。〔用量〕八分之一滴至二分之一滴。〔有效成分〕巴豆酸其對於生理作用有極強之刺戟性。貼於皮膚則發炎起水泡注入於皮下。則發皮下蜂窩織炎。內服少量。口內灼熱。胃部溫煖發腹鳴自三十分至三時後發下利。用大量則發劇烈之腸胃炎。起嘔吐。

【巴豆根】〔主治〕癰疽腦疽發背。

【巴豆殼】〔功用〕消積滯。〔主治〕瀉痢。

【巴豆霜】巴豆之壓去油者性質功用較巴豆平和。

【巴蛇】即蚺蛇。

【巴戟】巴戟天之簡稱。

【巴戟天】山草類〔別名〕不凋草。三蔓草。〔產地〕四川。中紫有白糝粉色者佳。〔形態〕常綠草生於山地葉厚大。至秋開花結實根如連株〔入藥部分〕根。〔性味〕辛甘溫〔功用〕補中益氣。塡精調血脈強筋骨〔主治〕風疾邪氣五勞遊風。少腹及陰中痛泄精陰痿腳氣風癩。〔用量〕

五分至一錢。〔泡製〕打破去心取皮焙之。又浸於酒中一夜。剉焙。〔禁忌〕陰虛相火熾者忌之。

【巴棘】山草類。〔別名〕女木。〔形態〕生於高地。葉自有刺。根連數十枚。〔性味〕苦有毒。〔主治〕疥疥出虫。

【巴椒】即蜀椒。

【巴菽】即巴豆。

【巴蟫虎】野葳蕤之別名。

【巴擔杏】即巴旦杏。

【弔脂】龍種。〔形態〕生嶺南。蛇頭龜身。其名曰弔。宿水中或樓木上。其脂質極輕利。透物雖盛銅瓷器中亦能滲出。惟用玻璃瓶裝置。更以樟木盒重貯。或單以雞卵殼盛之。庶不致滲漏。〔性味〕有毒。〔主治〕風腫。癰毒。癮疹。赤瘙。瘑疥。痔瘻。皮膚頑痺。踠跌折傷。內損瘀血。聾耳。

【弔殺猢猻】楓寄生之別名。

【弔搭果】即倒弔果。

【弔精】即弔之精。色微靑黃。〔性味〕甘溫。〔功用〕益陽祕精。〔主治〕眞元虛憊。遺精餘瀝。白濁。小便不禁。囊下溼痒。婦女陰寒冷帶。

【弔膏】即弔脂之煎熬成膏者。功用與弔脂同。

【弔藤】即鉤藤。

【引魚】即牛魚。

【心痛草】番薯茹之別名。

【心黃】牛黃之得自病死牛心中者。

【戈共】雜草類。〔產地〕益州山谷中。〔性味〕苦寒。〔主治〕驚氣傷寒。腹痛羸瘦。手足寒無色。

【戶限下土】〔功用〕治產後腹痛。乳吹。

【支子】梔子之譌也。

【支奈花】灌木類。〔功用〕驅虫。

【支蘭】猨牙之別名。

【支連】即黃連。

【文旦】柚之產於福建者。實色白。味香甜。功用與尋常柚相同。

【文石】雜草類。〔別名〕綠石。〔形態〕生山澤中。五色俱有周圍潤澤。〔性味〕甘。〔主治〕寒熱心煩。

【文希】沙參之別名。

【文貝】即紫貝。

【文昌子】大腹子之產於廣東文昌縣境者。

【文武實】桑椹之別名。

【文星草】穀精草之別名。

【文章草】五加之別名。

【文無】當歸之別名。

【文蛤】介類。〔別名〕花蛤。〔形態〕產淺海沙中。大者長二三寸。殼略如心臟形。微白有褐色放細狀之帶紋。內白色。水管甚長。足有強力。僅一二分時能掘沙土埋體其中。肉味美。〔入藥部分〕殼。〔性味〕鹹平。〔功用〕止煩渴。利小便。化痰軟堅。〔主治〕咳逆胸脾腰痛脇急。婦女崩中漏下。小兒口鼻蝕瘡。

【文鰩魚】〔形態〕生海中。蒼文白首赤喙。背蒼黑。腹白鱗圓。大而易脫。〔性味〕甘酸。〔主治〕狂病。痔瘡及婦人難產。

【方正草】雜草類。〔產地〕福建舊永春州境。〔形態〕葉狹而長。藍色。平分四方攢莖而上。結實六瓣。〔主治〕金蠶蠱。

【方石】即長石。

【方竹】竹幹之作方形。其節或暴或無。或促或疏。形態不一者。功用與尋常竹同。

【方莖】胡麻之別名。

【方勝板】雷公藤之別名。

【方解石】石類。〔別名〕黃石。〔形態〕灰石之透明而結晶者。六方菱狀。硬度甚低。易破碎。惟無論小至何狀。皆不失其原形。有白褐青灰等色。供製石灰之原料。並可作雕刻之用。〔性味〕苦辛大寒。〔功用〕通血脈。解蠱毒。〔主治〕胸中留熱結氣。黃疸。〔有效成分〕炭酸石灰。

【方賓】石龍芻之別名。

【方潰】青蒿之別名。

【方諸水】明水之別名。

【方欖】橄欖實之有三稜或四稜者。性味功用與橄欖同。

【日及】木槿之別名。

【日光】太陽中發出之光線也。〔功用〕去溼。卻疾。補脾。養胃。舒經絡。除痼冷。止寒澼。

【日精】菊之別名。

【日精油】水類。〔主治〕風寒骨節疼痛。一切刀鎗木石馬踢犬咬等傷。

【月下紅】兔耳一枝箭之別名。

【月事】即月經。

【月季花】蔓草類。〔別名〕月月紅。〔形態〕莖青有硬刺。葉小於薔薇。花色深紅。千層厚瓣。逐月開放。〔性味〕甘溫。〔功用〕活血消腫毒。〔主治〕月經不調。痘疹內陷。〔用量〕八分至錢半。

【月信】即月經。

【月桂】香木類。〔入藥部分〕子。〔性味〕甘溫。〔主治〕小兒耳後月蝕瘡。

【月經】〔形態〕女性生殖器成熟後。子宮流出暗赭色之黏汁。平均由十四歲始。五十歲止。一月一行。如月之盈縮有常軌。故名。初出少。次第增多。連續四五日乃漸減少停止。月經行後子宮清淨。易於受孕。〔性味〕鹹平。〔主治〕熱病女勞復。黃疸。霍亂。小兒驚癇。男子陰瘡。金瘡血出。虎狼咬傷。箭鏃入腹。

【月經布】指月經之布也。性味功用同月經。因月經流質難取。故常用此以代之。

【月魄】蟾酥之別名。

【木八角】雜木類。〔別名〕金耀草。〔形態〕高二三尺。葉如芙蓉。八角有芒。秋開細簇白花。其葉近蒂處有紅色者佳。〔入藥部分〕根皮。〔性味〕苦辛溫。〔功用〕開通壅塞。止痛麻。〔主治〕麻痺風毒。打撲瘀血停積。〔禁忌〕虛人慎服。當發戰作吐憤之。

【木中尊】蘇枋木之中心紋橫如紫角者。

【木丹】梔子之別名。

【木天蓼】灌木類。〔形態〕。山野落葉。灌木。葉橢圓。端尖。夏初開五色白花。頗類梅花。開花時。梢葉常變白色。子細長而尖。用食鹽漬之。可供食品。〔性味〕。苦辛微熱。〔主治〕。賊風口面喎斜。痃癖氣塊。婦女虛勞。

【木天蓼枝】〔性味〕。辛溫有小毒。〔主治〕。風勞虛冷。癥結積聚。氣痢白癩。〔禁忌〕。不宜久服。能損氣。

【木天蓼根】〔主治〕風蟲牙痛。

【木天蓼葉】〔性味〕。功用與枝同。

【木心石】〔形態〕。生古木中。圓如雀卵。中色正白。著木處燦如黃金。此乃木之脂液。凝聚久變而為石。凝於樹木中心。〔主治〕心痛。

【木占斯】即占斯。

【木瓜】果類。〔別名〕。楙。〔產地〕。宣城縣。陳久者良。〔形態〕。幹高六七尺。葉長橢圓。花有紅白二色。頗美豔。實橢圓。色黃。帶間別有重蒂如乳狀。香氣濃郁。〔入藥部分〕果實。其花。核。葉。枝。根。皮。皆有功用。各詳本條。〔性味〕。酸溫。〔功用〕。和脾胃。斂肺。伐肝。收脫。散滯。利筋骨。去濕熱。消水脹等。〔主治〕。霍亂轉筋。瀉痢。腳氣。腰足無力。濕痺。水腫。〔用量〕。三錢。〔處方〕。同虎脛骨。五加皮。人參。桑寄生。棗仁。當歸。柏子仁。黃芪。甘草。治筋脈攣急。腹痛。蜷縮。〔著名方劑〕(1)木瓜湯。木瓜一兩。茴香二錢半。吳萸五錢。甘草二錢。生薑五片。紫蘇十葉。治吐瀉不已。轉筋胸悶。(2)木瓜煎。木瓜一個。乳香。沒藥。各二錢半。治筋急。〔泡製〕。銅刀削去硬皮及子。切片。晒乾。同黃牛乳拌蒸。〔禁忌〕。體虛及脾胃有積滯者。均忌多食。損齒骨。病癃閉。

【木瓜花】〔主治〕。面黑粉滓。

【木瓜核】〔主治〕霍亂煩躁氣急。

【木瓜樹皮】性味功用與枝同。

【木瓜樹枝】〔性味〕酸濇溫〔主治〕霍亂吐下轉筋熱痢脚氣。

【木瓜樹根】性味功用與枝同。

【木瓜樹葉】性味功用與枝同。

【木甘草】雜草類。〔形態〕寄生木上。葉狀如蛇。四四相對。夏開白花。結實核赤色〔主治〕癰腫盛熱。

【木石】枳椇之別名。

【木禾】飛廉之別名。

【木竹子】喬果類〔產地〕廣西〔形態〕結子大如枇杷。秋冬時熟。肉味甘美〔性味〕甘平〔功用〕清熱去痰。止渴生津。解暑消酒〔主治〕咳嗽上逆。嘔吐不食。脾虛下陷。肛門墜墮。

【木羊乳】丹參之別名。

【木耳】菜類。〔別名〕木檽。木菌。〔形態〕生於朽木。大者二三寸。形如人耳。裏色暗褐。平滑。表色淡褐或作黃白色。其品質之良劣。當隨木性而異。〔性味〕甘平有小毒〔功用〕利臟。宣腸胃。益氣。〔主治〕痔瘡。瘀腫。婦女崩中漏下。一切血證。

【木李】榠樝之別名。

【木芍藥】即赤芍藥。

【木防己】防己之木強者。

【木芙蓉】灌木類。〔別名〕拒霜。〔入藥部分〕葉與花。〔性味〕辛平。〔功用〕清肺涼血。散熱解毒。消腫排膿止痛。〔主治〕一切大小癰疽腫毒惡瘡。

【木狗】獸類〔產地〕廣東山中。形如黑狗。能登木。故名〔入藥部分〕皮〔功用〕活血煖腰膝。〔主治〕脚痺風濕氣。

【木花】〔主治〕諸不足。

【木威子】果類。橄欖之屬。〔形態〕高丈餘。葉如楝葉。實如橄欖而堅。〔入藥部分〕果實〔性味〕酸辛。〔主治〕心中惡水。水氣。

【木香】芳草類。〔別名〕蜜香。〔形態〕莖長蔓生。常攀附他物。春暮開花。小而色白。甘香可愛。花大黃者則香。徽遜番舶上來。形如枯骨。味苦粘舌者。名青木香。即今稱爲廣木香。南木香。〔入藥部分〕根。〔性味〕辛苦溫。〔功用〕泄肺疏肝。行氣開鬱。〔主治〕霍亂轉筋。嘔逆反胃。泄瀉後重。癃閉。痰壅氣結。痃癖癥塊。心胸氣滯。一切氣痛。〔用量〕八分至錢半。〔處方〕配半夏。青皮。厚朴。紫蘇。香附。甘草。肉桂。莪茂。丁香。大腹皮。檳榔。麥冬。草菓。木通。藿香。白芷。赤茯苓。白朮。木瓜。人參。菖蒲。治諸氣痞塞。胸膈膨脹。配香附。烏藥。甘草。蒲黃。治中焦氣痛。〔著名方劑〕(1)木香導滯丸。木香。乳香。川楝。茴香。香附。丁香。破故紙。胡蘆巴。三稜。甘草各一兩。杜仲五錢。治疝氣腹痛。一切氣積。(2)木香順氣散。木香。香附。檳榔。陳皮。厚朴。蒼朮。枳殼。砂仁各一錢。甘草五分。治氣滯腹痛。〔泡製〕用以止瀉宜麵煨熟用。〔禁忌〕肺虛有熱。血枯而燥。及陰火上衝者均忌之。

【木珊瑚】枳椇之別名。

【木茄】茄之產於廣東舊高州府境者。性味功用。與緬茄同。

【木梭皮】履屬。底以木爲之。皮可入藥。〔主治〕血風瘡。

【木核】〔主治〕腸澼。

【木根】〔功用〕止渴。〔主治〕心腹逆氣。〔採取期〕十月。

【木桂】即牡桂。

【木桃】樝實之別名。

【木砧垢】即庖人用以栵製食物者。以木爲之。本品即木砧上之垢膩。〔主治〕卒心腹痛。霍亂煩脹。轉筋入腹。吐血。唇瘡。耳瘡。蟲牙。狗咬。

【木砧屑】〔主治〕吻上嘵瘡。手掌連虎口邊腫毒。

【木骨】五加之別名。

【木患子】無患之別名。

【木斛】〔形態〕附生櫟樹上。莖長尺餘。色深黃有光澤。〔功用〕補虛療脚膝。〔泡製〕酒漬煮用。

【木犀花】香木類。〔形態〕常綠亞喬木。秋日葉腋叢生小花。四出。花冠下部連合。香氣濃郁。〔性味〕辛溫。〔功用〕能生津辟臭。化痰美顏潤髮。〔主治〕風蟲牙痛。

【木犀花露】〔性味〕香微苦。〔功用〕明目清氣。醒脾開胃。理氣寬胸平肝化痰。〔主治〕風熱口燥。口臭咽乾齦脹牙痛。

【木細辛】山草類。〔產地〕生於終南山。〔形態〕莖如大戟。經冬不凋。根似細辛。〔性味〕苦溫。〔功用〕去瘀破冷氣。〔主治〕腹內結聚。大便不利。婦人癥瘕。〔禁忌〕能令人下痢。宜慎服。

【木莓】懸鉤之別名。

【木蛇】木類。〔形態〕皮有鱗甲似蛇。內紋黃色。如菊花瓣。〔主治〕犬咬傷。

【木通】蔓草類。〔別名〕附支。丁翁。萬年藤。昔稱通草。今之通草乃古之通脫木也。〔形態〕狀類灌木。夏秋間開淡紫色或白色花。實長三四寸。有白瓤。味甘美。梗有細孔。兩端可相通。〔入藥部分〕梗。現在所稱用木通者。皆指梗而言。其根與實亦有功用。各詳根條。〔性味〕甘淡平。〔功用〕降心火。清肺熱。止渴除煩。下氣行水。利竅破積聚。〔主治〕頭痛目眩。喉痺咽痛。鼻齆鼻塞。失音耳聾。口燥舌乾。渴飲心煩。噦逆水腫。五淋經閉。乳結。〔用量〕八分至三錢。〔處方〕同滑石。葵子。檳榔。枳殼。甘草。治小便不通。同青橘皮。萊菔子。茴香。川楝。莪朮。木香。滑石。治脇肋痛。心下小腹㾓疼。〔著名方劑〕(1)木通湯。木通。石菖蒲。防風。枳殼。全蝎。殭蠶。甘草。木香。南星。各等分。治小兒血滯心竅。言語不出。(2)木通散。木通一錢。羌活。山梔。各二錢。大黃。赤茯。甘草。各一錢。治小兒驚悸。〔泡製〕去粗皮。剉細。竹篩篩過用。

〔禁忌〕內無濕熱精滑氣弱及妊婦均忌之。

【木通根】〔功用〕治項下癭瘤。

【木通實】〔性味〕甘寒。〔功用〕止渴厚腸胃利小便。〔主治〕三焦客熱胃口熱閉。

【木麻】灌木類。〔形態〕生江南山野。葉對生似胡麻。可釀酒。〔性味〕甘溫。〔功用〕去老血。〔主治〕風氣羸瘦癥瘕婦人經閉。

【木戟】〔形態〕生山中。葉如梔。〔性味〕辛溫。〔主治〕痃癖。

【木梨】榠樝之別名。

【木棉】喬木類。〔別名〕古貝。〔形態〕高數丈。大可合抱。花紅如山茶。蕊黃色。瓣極厚。實大如拳。中有白棉。茸茸如細毳。可作茵褥。抽其緒可紡織爲布。〔性味〕甘溫。〔主治〕血崩金瘡。

【木棉子油】〔製法〕以兩瓶合燒取瀝用。〔性味〕辛熱微毒。〔主治〕瘰瘍瘡疥癬。

【木棉布】性味功用與白棉同。

【木筆】辛夷之別名。

【木粟】苜蓿之別名。言其米可作飯也。

【木菌】即木耳。

【木蜂】蜂之穴木居而者。其子之性味功用與土蜂子同。

【木賊】隱草類。〔形態〕常綠灌木。爲多年山野生隱花植物。高二尺許。莖中空而輕。每寸許結節。節間生退化之葉。夏秋莖頂開橢圓短穗綠褐色如筆頭。莖粗糙。可磨木材骨角等物。〔入藥部分〕莖。尋常所用木賊者。皆指莖而言。〔性味〕甘微苦。〔功用〕解肌發汗。退目翳。消積塊。升散火鬱風濕。〔主治〕目疾。迎風流淚。急喉痺。塞舌硬出血。腸風血痢。瀉血。風溼疝痛。小腸疝氣。婦女月經不斷。崩中赤白。〔用量〕八分。〔禁忌〕多服損肝。令人目腫。若目疾由於怒氣及暑熱傷血。暴赤腫痛者。均忌之。入發汗藥宜去節用。

【木㙡】即木耳。

【木實】〔功用〕治傷中。

【木綿】杜仲之別名。

【木蒴藋】接骨之別名。

【木蜜】蜂蜜之生於樹枝而色青白者。

【木彈】龍眼之別名。

【木槿】灌木類〔別名〕椵。櫬。蕣。日及。早開暮落花。〔產地〕四川。質厚色紅者爲佳〔形態〕落葉叢生。高七八尺。夏秋開紅白諸色花。結實輕虛。大如指頭。中有子。深秋自裂〔入藥部分〕皮。其子與花根亦有功用。各詳本條〔性味〕甘平滑。〔功用〕瀉熱。潤燥。明目。活血。〔主治〕腸風瀉血。婦人赤白帶下。頭面錢癬。疥癬。腫痛。癬瘡有蟲。〔禁忌〕不宜多服。

【木槿子】〔性味〕與皮同。〔主治〕偏正頭風。黃水膿瘡。

【木槿花】〔性味〕與皮同。〔功用〕祛風。除溼熱。利小便。消瘡腫〔主治〕風痰壅逆。腸風瀉血。噤口痢。赤白痢。

【木槿根】〔性味〕與皮同〔主治〕痔瘡腫痛。

【木稷】蜀黍之別名。

【木蓮】蔓草類〔別名〕薜荔。木饅頭。鬼饅頭〔形態〕常綠灌木。蔓生。藤長數尺。葉橢圓。質厚。花細。全隱於花托中。頗類無花果。實上銳下平。殼虛輕。中含細子。一子一鬚〔性味〕甘平澀〔功用〕固精。壯陽。消腫。散毒。止血〔主治〕心痛。陰癩。囊腫。久痢。腸痔。婦人乳脈不通。一切癰疽。

【木蓮葉】〔性味〕甘酸平〔功用〕暖腰腳。烏鬚髮。〔主治〕風血。血淋。澀痛。背癰。

【木蓮藤汁】〔主治〕白癜風。癧瘍風。惡瘡。疥癬。

【木蓼】檽之葉似柘葉。花黃白。子皮清滑者。

【木檽】即木耳。

【木蝨】即壁蝨。

【木蝱】蟲類〔形態〕子初出如白蛆。漸化爲蟲。署似蠅而較大。口有棘刺。常吮牛馬之血。(性味)苦平。(主治)目赤痛。眥傷淚出。瘀血血閉。

【木蝴蝶】雜木類。(產地)廣東。(形態)輕如蘆中衣膜。四邊薄而明。中心較厚。如竹節不甚透明。酷似子壁錢白膜狀。形蝴蝶故名。(主治)肝氣痛。濕熱。貼之斂瘡口。

【木瑿】卽瑿珀。

【木蠧蟲】卽木蠹蟲。

【木豬苓】卽豬苓。

【木豬腰子】卽豬苓。

【木龍藤】蔓草類。(產地)浙江杭縣橫山。(形態)常沿牆壁石崖之上而生。(主治)肺癰。胃癰。腸癰。脇癰。

【木蕢】卽川蕢。

【木錡】鵬精墮於木上者。(功用)同石錡。力較遜。

【木藍】藍之莖長如決明者。性味功用與藍同。

【木錫】枳椇之別名。

【木臘】石菖蒲之別名。

【木藜蘆】毒草類。(別名)黃藜蘆。(形態)高二三尺。形如小樹。葉狹長。多皺紋。首夏放黃色細花。五月結似細豆。(性味)苦辛溫。(功用)能殺蟲。(主治)癬疥。

【木藥子】卽黃藥子。

【木蟹】卽木鼈。

【木難珠】寶石之黃色者。

【木饅頭】木蓮之別名。

【木蘭】香木類。(別名)杜蘭。林蘭。(形態)落葉亞喬木。幹高數丈。凌冬不凋。生深山者尤大。葉與花瓣均爲倒卵形。一幹一花。皆著木末。春末開花。九瓣。大而厚。有紅黃白三色。皮薄而有辛香氣味。(入藥部分)皮。其花亦有功用。另詳花條。(性味)苦微寒。(功用)明耳目。利小便。辟臭氣。(主治)中風。癩疾。水腫。面熱赤皰。酒疸。面上皰皰。陰下溼癢。癰疽。小兒重舌。

【木蘭花】〔性味〕溫。〔功用〕消痰。益肺。和氣。〔主治〕婦人經痛。魚骨哽喉。

【木蝨蟲】花生蟲類〔形態〕古稱蟎蟀。爲天牛及桑牛等類之幼蟲。乳白色。無脚。有黃褐色短毛。覆被全體。背有顆粒狀突起之物。質多潔白而豐。〔性味〕辛平。有小毒。〔主治〕血瘀勞損。心腹間疾。腰脊痛。婦女經閉不調。

【木鹽】鹽之產於木上者。性味功用詳鹽條。

【木鼈子】蔓草類〔形態〕多年生草。葉無柄。對生。花小。子扁圓。色青綠。〔入藥部分〕子。〔性味〕甘溫。〔主治〕瀉痢。外治瘰癧。瘡痔。乳癰。粉刺。䵟䵳。〔泡製〕取圓扁如鼈綠色者。壓去油用。

【止行】刺蒺藜之別名。

【比目】龍眼之別名。

【比目魚】鱗類〔別色〕鰈。版魚。〔形態〕似女鞋底。鱗細。身有兩片。色紫黑。目各一。相合乃行。其合處半邊平而無鱗。口近腹下。〔性味〕甘平。〔功用〕補虛。益氣。〔禁忌〕能動氣助溼生熱。不宜多食。

【毛耳朵】鼠麴草之別名。

【毛角膠】鹿毛與角所熬之膠。〔功用〕生精。益髓。添血。壯陽。通督脈。補命門。〔主治〕一切虛損。女子崩中漏血。赤白帶淋。

【毛姑】山慈菇之別名。

【毛狗】狼之別名。

【毛建草】毛茛之別名。

【毛桃】桃之實小而多毛。核黏味惡。仁充滿多脂者佳。

【毛茛】毒草類〔別名〕水茛。毛堇。毛建草。〔形態〕多生于低平濕地。莖葉皆有細毛。莖高二三尺。葉爲單葉。掌狀分裂。春開花。色黃。五出。光艷可愛。〔入藥部分〕葉與實。〔性味〕辛溫。〔功用〕除冷氣。截瘧。〔主治〕搗敷癰腫惡瘡。〔禁忌〕潰後用之能爛肉。

【毛犀】犀牛之別名。

【毛蚶】卽魁蛤之殼有縱綫不甚高色黑褐有茸毛附着者性味功用詳魁蛤條。

【毛連子】苦花子之別名。

【毛堇】卽毛茛。

【毛葉仙橋】雜草類。〔別名〕翠梅草。〔形態〕春月發苗。葉狹而尖質糙澀。微有毛。三月開碧色花。五月間其莖蔓延。黏土生根兩端。猶如橋。故名。〔性味〕寒。〔功用〕散風火。利溼熱。澀精。〔主治〕失力黃。白濁。白火丹。疥瘡。癰腫。疔腫。疔瘡諸毒。

【毛蔘】卽蔘之生於山麓上者。〔形態〕似馬蔘而葉有毛。根經冬不死。莖葉皆可療疾。〔性味〕辛溫有毒。〔主治〕腳氣。癰腫。疽瘻。瘰癧。

【毛蟲】卽蚝蟲。

【毛蘞】蘿藦之別名。

【水三七】人蔘三七之一種。〔性味〕甘苦。〔功用〕止衄去瘀。〔主治〕跌撲損傷。

【水三稜】香附之別名。

【水中火】著水之物所燃之火也。〔主治〕風氣。

【水中白石】卽溪澗中之石。大者如卵。小者如核。入藥用色白而小者。〔主治〕多食魚鱠成瘕。背腫如盤。風瘙癮疹。

【水巴戟】香附之別名。

【水牛肉】牛之一種。好泅水。力大能與虎狼鬥。其乳汁亦可療疾。〔性味〕甘平。〔功用〕益氣補虛。養胃。〔主治〕水腫。尿濇。消渴。

【水牛乳汁】作酪濃厚。遠勝犛牛。性味功用詳牛乳汁條。

【水牛酥】酥之以水牛乳製成者。性味功用與犛牛酥同。

【水仙子】蝌蚪之別名。

【水仙花】隰草類。〔別名〕金盞銀臺。〔形態〕多年生草。產於卑溼處。高尺許。冬月生葉。細長如蒜。其根花子並可療疾。另詳各本條。〔功用〕去風氣。澤肌膚潤毛髮。〔主治〕五心發熱。嘈雜不寧等症。

【水仙根】〔性味〕苦微辛滑寒。〔主治〕癰腫骨哽。切片貼火瘡。

【水玉】半夏之別名。

【水甘草】隰草類。〔形態〕生於水濱。春生莖青色。葉如柳葉。〔性味〕甘寒。〔主治〕小兒風熱丹毒。

【水白芷】土當歸之一種。長尺許。白肉黑皮。氣亦芬芳如白芷。性味功用與土當歸同。代獨活亦可發散。

【水安息香】香木類。〔產地〕波斯安南交趾。〔形態〕形如荔枝而外有殼包裹。色同鮮荔枝。中有香如膠漆色黃褐。氣甚馥郁。如殼綻裂。卽外溢。〔性味〕辛平。〔功用〕煖腎與陽。通心神。除風寒。祛邪魅。辟蠱毒。〔主治〕勞瘵。霍亂。心腹蠱氣。心痛。鬼交遺精。血淋。鬼胎。穿腮。

【水竹葉】毒草類。〔形態〕生於水中。似竹葉而短小。〔功用〕殺蟣蝨。

【水衣】涉釐之別名。

【水李】李之一種。實甘美堪食。性味功用與李實同。惟核仁不入藥。

【水沉香】卽沉香。

【水沙連茶】木類。〔產地〕台灣深山中。〔性味〕苦寒。〔主治〕熱瘴瘧瘡。

【水弩】溪鬼虫之別名。

【水松】水草類。〔形態〕生淺海岩石上。長六七寸。狀如松。〔性味〕甘鹹寒。〔功用〕治水腫解溪毒。

【水芝】(1)冬瓜之別名。(2)蓮實之別名。

【水花】浮石之別名。

【水芹莖】芹之一種。〔形態〕多年生草。生於水邊溼地。莖有稜中空。高二尺許。其氣芬芳。〔性味〕甘平。〔功用〕通益氣。養精。止血。通大小腸。〔主治〕伏熱。頭風。黃疸。身熱煩渴。風熱血淋。婦人赤沃。崩中帶下。小兒暴熱吐瀉。

【水虎】〔形態〕生於水中。甲如鯪鯉。射不能入。秋曝沙上。膝頭似虎掌爪。常沒於水。出膝示人。蓋亦溪鬼蟲之類。中其毒者。以治溪鬼蟲法治之。

【水青】鼠毛草之別名。

【水流黃】茺實之別名。

【水珀】琥珀之色淺黃而多皺紋者。性味功用詳琥珀條。

【水苔】陟釐之別名。

【水苦蕒根】菜類。〔別名〕謝婆菜。〔形態〕葉似苦蕒而軟。厚光澤可愛。根似白朮而軟。〔性味〕微苦辛寒。〔主治〕風熱上壅。咽喉腫痛。項上風癧。

【水英】隰草類。〔形態〕生田野間。莖葉肥大。〔主治〕骨風。

【水茄】茄之一種。實長。味甘。可以止渴。性味功用。與茄同。

【水香】澤蘭之別名。

【水香稜】香附之別名。

【水栗】菱之別名。

【水栗子】萍蓬之別名。

【水浚】知母之別名。

【水粉】粉錫之別名。

【水荔枝】天毯草之別名。

【水莨】即毛茛。

【水茸角葉】雜草類。〔形態〕狀如鬼腰帶竹葉如百合葉。〔主治〕婦人吹乳。

【水荊】即石荊。

【水馬】（1）即水黽。（2）即海馬。

【水馬兒】水龜之別名。

【水參】知母之別名。

【水宿】白蒿之別名。

【水犀】草犀之生於水中者。

【水笠】萍蓬草之別名。

【水莎】香附之別名。

【水蛇皮】〔別名〕公蠣蛇。〔形態〕生水中。大如鱓。

黃黑色有纈紋不甚毒。其肉可療疾。另詳本條。〔主治〕手指天蛇毒瘡。小兒骨疽膿血不止。

【水蛇肉】〔性味〕甘鹹寒。〔主治〕消渴煩熱毒痢。

【水連頭】川黃連體鬆無硬刺者。

【水麻】(1)大麻之雄者。(2)石蒜之別名。

【水寒豆】豌豆之別名。

【水晶】石類。〔別名〕水精。水玉。石英。〔形態〕吾國出產頗多。結晶常作斜方六面體。無色透明。光澤如玻璃。而硬度較高。〔性味〕辛寒。〔主治〕熨治目流熱淚。

【水晶鹽】即光明鹽。

【水蝀】即水英之一種。

【水粟】萍蓬草之別名。

【水菖蒲】白菖之別名。

【水堇】石龍芮葉之別名。

【水華】即蓮花。

【水華朱】銀朱之別名。

【水蛭】卵生蟲類。〔別名〕蚑。馬蛭。馬蟥。〔形態〕產於池溝溜水之中。體黃褐色。有黑線。形略似蚯蚓。有輪紋甚多。口腔有綠如鋸齒。好附人畜吸肌膚而吮其血。〔性味〕鹹苦平有毒。〔功用〕逐瘀血。破血瘕積聚。利水道。墮胎。〔主治〕婦女經閉漏血。折傷墮撲。遊疹丹毒癰腫。

【水須】知母之別名。

【水黃芹】羊蹄之別名。

【水黃連】川黃連之一種。〔形態〕生於澤旁。週身有黃毛。狀如狗脊毛而細小。〔主治〕鼻瘡潰爛。

【水楊皮】楊之一種。〔別名〕青楊。蒲柳。蒲楊。蒲移。移柳。雚苻。〔形態〕落葉亞喬木。多生水邊。葉尖似箭鏃形。葉根有小葉托。枝條短硬。其枝亦可療疾。各詳本條。〔性味〕苦平。〔功用〕療痘瘡。金瘡痛。乳癰。諸腫。

【水楊枝】〔性味〕苦平。〔功用〕行氣血。〔主治〕痘陷漿滯。

【水楊柳】草類與木本異。〔形態〕生於水旁。葉如柳葉。莖春時色青夏秋則色赤。條條直上不分枝椏。秋日略含赤花。入藥春夏用枝葉。秋冬用根。〔性味〕微寒。〔功用〕涼血解毒。〔主治〕痢瘟瘕疫暑鬱惡毒。手足拘攣。痘瘡陷黑。痔漏。楊梅結毒。跌打損傷。

【水楊梅】隰草類。〔別名〕金勾葉。家母刺。藤勾子。〔形態〕叢生於溼地。莖葉似菊花。〔性味〕辛溫〔主治〕疔瘡腫毒。

【水楊梅子】〔功用〕伏三黃白礬。制丹砂粉霜。

【水烟】烟草之一種。〔產地〕甘肅舊蘭州府境五泉山等。〔形態〕葉與枇杷葉相似。與烟葉逈別。〔功用〕辟瘴豁痰。寬中開膈。消食化積。去寒澼。解蛇虺毒。〔禁忌〕虛弱者勿服。

【水窟雄黃】雄黃之產於山岩中有水流處者。其塊大如胡桃。小如粟豆。上有孔竅。色深紅而微紫。體極輕虛。北人常以充丹砂。性味功用與雄黃同。

【水葱】苔葱之生於水中者。性味功用與苔葱同。

【水黽】溼生蟲類。〔形態〕體黑褐色。狹細而扁。腹大背硬。下有毛如絹絲。觸角前突。口亦突出。前翅爲革質。有脚六。後四脚頗長。常羣聚水面。捕食小蟲。〔性味〕有毒。〔功用〕止渴。〔主治〕痔疾〔泡製〕紙包。背陰處懸掛陰乾。研爛。空心酒調下。吃飯壓之。

【水團】雜木類。〔形態〕生溪澗近水處。葉如蠟皮似大葉楊。花白。形圓如楊梅。其葉皮花皆可療疾。〔主治〕年久爛脚瘡。金刃傷。搗罨一宿即結其效。

【水槐】苦參之別名。

【水滾子】水楊柳之別名。

【水銀】汞之別名。

【水銀粉】汞粉之別名。

【水銀草】雜草類。〔主治〕服昏。

【水銀霜】粉霜之別名。

【水劍草】菖蒲之別名。

【水節】卽水芡。

【水蘇】陟釐之別名。

【水膠】黃明膠之別名。

【水蓼】蓼之生於水中。其葉長五六寸。莖赤色者。〔別名〕虞蓼澤蓼〔性味〕辛冷〔主治〕蛇毒入腹心悶。脚氣腫痛成瘡。搗敷。療蛇傷。

【水蔄菜】紫堇之別名。

【水蕉】芭蕉之色白如蠟者。性味功用。與芭蕉同。

【水蕨】菜類。似蕨而生於水中者。〔性味〕甘苦寒。〔主治〕腹中痞積。

【水錦花】密蒙花之別名。

【水龍骨】船底油石灰之別名。詳船底油石灰條。

【水龜甲】〔形態〕棲息河沼中。大者長五六寸。頭綠。背甲褐色。雌者背隆凸。雄者平。其肉。血。膽汁。溺。甲膠。均可療疾。各詳本條〔性味〕甘平鹹寒有毒。〔功用〕補心腎。去瘀血。續筋骨。〔主治〕瘧疾。勞復。勞瘧。血虛。血痺。溼痺。驚恚。久欬。癥瘕。心腹厥痛。五痔脫肛。血痢。久痢。泄瀉。腰脚酸痛。四肢無力。婦人難產。崩漏。陰瘡。小兒顖門不合。頭瘡。臁瘡。豬咬瘡。月蝕瘡。口瘡。

【水龜肉】〔性味〕甘酸溫。〔主治〕多年寒嗽。痺癰。骨疼。支攣。癱瘓。血痢。

【水龜血】〔性味〕鹹寒。〔主治〕脫肛。撲打損傷。

【水龜溺】〔主治〕耳聾。口噤。舌瘖。驚風口閉。烏髭髮。

【水龜膽汁】〔性味〕苦寒。〔主治〕點治痘後兩目腫閉。

【水獺皮毛】獸類。〔別名〕水狗。〔形態〕體長二三尺。頭平。頸短。若無肢。長足短。其肉。肝。腎。膽。骨髓。足。糞。皆可療疾。各詳本條。〔主治〕水癊病。

【水獺肉】〔性味〕甘鹹寒。〔主治〕血脈不行。骨熱。勞熱。疫氣。溫病。水氣脹滿。婦人經閉。血熱。腸祕。

折傷。

【水獺肝】〔性味〕甘溫有毒。〔功用〕辟鬼魅。解蠱毒。殺蟲。〔主治〕寒瘧勞嗽。傳尸尸疰鬼疰心腹積聚。腸痔。下血。婦人產勞。魚鯁。

【水獺足】〔功用〕殺勞瘵蟲。〔主治〕手足皴裂。魚骨哽喉。

【水獺骨】〔主治〕嘔噦不止。魚骨哽喉。

【水獺腎】〔性味〕甘鹹寒。〔功用〕益男子。

【水獺糞】〔主治〕下痢。魚臍瘡。

【水獺膽】〔性味〕苦寒。〔主治〕眼翳黑花。飛蠅上下。視物不明。

【水獺髓】〔功用〕去瘢痕。

【水蠆】溼生蟲類。〔形態〕卽蜻蜓之幼蟲。其形如螢。生於池沼等緩流中。性味功用與水龜同。

【水鏡草】莕菜之別名。

【水藻】隱花植物。〔形態〕生於水中。有二種。一種葉長二三寸。兩兩對生。又稱馬藻。一種葉細如絲及魚鰓狀。節節連生。夏日開小花。色淡紅。謂之聚藻。〔性味〕甘大寒滑。〔主治〕暴熱。口渴。熱痢。白游瘮。火焱熱瘡。

【水蘇莖】芳草類。〔別名〕雞蘇。香蘇。龍腦。蘇薄荷。〔形態〕山野生草。多產於水澤旁。高二三尺。春生苗。莖方中空。葉如蘇葉。爲箭鏃形。氣甚辛烈。夏日莖端開脣形之花。色淡紅微紫。成穗。其葉亦可療疾。另詳本條。〔性味〕辛微溫。〔功用〕散熱。理血。下氣。辟惡。消穀。〔主治〕頭風目眩。耳聾。口臭。喉腥。吐血。下血。肺痿。胃間酸水。霍亂。脚腫。婦人崩中。帶下。產後中風。惡血。蛇虺傷。魚毒。

【水蘇葉】性味功用與莖同。惟發散力較大。

【水蘊】聚藻之別名。

【水灌頭】困來草之別名。

【水蠟燭草】蒲包草之別名。

【水蘿蔔】孶黃雞子之別名。

【火母】景天之別名。

【火石火】諸山皆有。質黑色。碎之若炭。擊之火光四發。較他石之火尤多。吾國未有火柴以前。居民多賴此取火〔功用〕治百病針灸用

【火把花】鉤吻之別名。

【火枕】茺蔚之別名。

【火杴草】豨薟之別名。

【火芭蕉】即焦火把。

【火炭母草葉】隰草類〔形態〕生於平原。莖質柔似細蓼。色赤。葉端尖。近梗形方〔性味〕鹹平有毒〔主治〕皮膚風熱背節流注癰腫疼痛

【火消】消石之別名。

【火珠】石類〔形態〕大者如雞卵。狀類水晶。圓白。光照數尺〔功用〕置日中以艾承之則得火用灸炷不傷人。

【火參】大黃之別名。

【火麻】即大麻。

【火麻仁】即大麻仁。

【火棗】四味果之別名。

【火硝】即火消。

【火葱】薤之別稱。

【火漆】用物類〔別名〕紫膠。〔主治〕血崩。腸風。下血。

【火齊】琉璃之別名。

【火齊珠】即火珠。

【火槽頭】撥火杖之別名。

【火樹】珊瑚之紅色者〔功用〕詳珊瑚條。

【火餤草】菟絲之別名。

【火龍】死人蛆之別名。

【火藥】〔製法〕以引火物研末勻合之。遇火即燃。或遇擠壓之力。亦自能爆發〔性味〕辛酸有小毒〔主治〕溫病。瘡癬。溼氣。殺百蟲。辟邪鬼瘟毒。

【火罐氣】燃火入罐中。合傷處。以療疾也。今江右及閩中頗行此法〔主治〕風寒結於皮膚經絡。及脘腹痛痹等證。

【爪龍】稷根之別名。

【父陛根】雞草類〔性味〕辛有毒。〔主治〕癰腫癘脹。

【片子薑黃】薑黃之產於四川。色黃質嫩有鬚。中空有眼。切之分為兩片者。

【片茶】卽宿茶。

【片蛇】卽蝮蛇。

【片腦】龍腦香之別名。

【片醬】鰣魚鮓之別名。

【牙子】狼牙之別名。

【牙皁】豬牙皁莢之簡稱。

【牙皁樹蟲】化生蟲類。〔形態〕生牙皁樹中。取法。先以利刃速砍樹。遲則蟲卽下行入根。不可得。〔主治〕一切腫毒初起。

【牙消】卽馬牙消。

【牙蕉子】芭蕉實之小於雞蕉而尤香嫩者。性味功用。詳芭蕉實條。

【牛口津】〔主治〕喉痹口噤。噎膈。反胃。小兒客忤。口噤流涎。霍亂。損目破睛。身面疣目。

【牛心】〔功用〕補心〔主治〕虛忘。

【牛心柹】柹實之狀如牛心者。性味功用詳柹條。

【牛心茄】茄之一種。產廣東瓊州島。其實甚毒。宜入外科作膏藥。及麻藥用。只可外敷。不宜內服。誤食一核者入口立死。兩核者尚可以糞清解之。

【牛毛】〔功用〕燒末酒服。治瘧疾。及淋閉。石淋。

【牛毛石花】鹿角菜之細如牛毛者。味甚劣。

【牛奶柑】金橘之葉成倒卵形者。功用與金橘實同。

【牛皮】〔主治〕水氣浮腫。小便澀少。

【牛皮膠】黃明膠之別名。

【牛耳垢】〔功用〕敷治癰疽。疔毒。疳蝕。蛇毒。螫傷。

【牛肉】家畜類〔形態〕較馬和順。但馬蹄圓牛蹄坼。馬病則臥。牛病則立〔性味〕甘溫〔功用〕補脾胃。強筋骨。消水腫。除濕氣。

【牛舌大黃】即羊蹄大黃。

【牛舌菜】羊蹄之別名。

【牛舌實】水草類〔別名〕豕首。大葉如牛耳者。呼爲牛耳菜〔形態〕生水澤旁。長尺許〔性味〕鹹溫〔功用〕益氣。

【牛血】〔性味〕鹹平〔功用〕利腸。解毒〔主治〕血痢。便血。金瘡折傷。誤吞水蛭。

【牛卵囊】〔主治〕疝氣。

【牛尾蒿】即𦶜蒿。莖色青。葉細。直上。狀如牛尾。功用與白蒿同。

【牛尾貍】貍之白面而尾似牛者。好攀樹木。產於南方。冬月極肥。人多糟爲珍品。大能醒酒。畜之可辟鼠。功用與貓貍同。

【牛尾蘊】聚藻之別名。

【牛李】李之一種。實甘美堪食。惟核仁不入藥。性味功用與李同。

【牛李子】即鼠李子。

【牛皁子】鼠李子之別名。

【牛肚】即牛胃。

【牛肝】〔功用〕補肝。明目〔主治〕瘧痢。婦人陰𧏾。納之引蟲。

【牛角】〔性味〕苦寒〔功用〕燒灰酒服。治風溼。壯熱。血上逆。心喉痺。腫塞。石淋。小兒飲乳不快。似喉痺者。療赤禿髮落。

【牛角胎】即牛角䚡。

【牛角腮】即牛角䚡。

【牛角䚡】牛角尖中堅骨也〔性味〕苦溫〔主治〕瘀血。疼痛。崩帶。便血。痢疾。

【牛乳汁】〔性味〕甘微寒〔功用〕養心肺。潤腸胃〔主治〕勞損。消渴。反胃熱噦。

【牛乳蕉】芭蕉實大如雞卵而味淡者。性味功用。詳芭蕉條。

【牛泥茨】麻黃之別名。

【牛肺】（功用）補肺。

【牛屎咧哥】百舌之別名。

【牛屎菰】馬勃之別名。

【牛扁】毒草類。（別名）扁特。扁毒。（形態）野生。根似桑光而細。葉似石龍芮。（性味）苦微寒。（主治）皮膚熱瘡。牛病。殺小蟲。牛蝨。

【牛星草】蕎麥之別名。

【牛洞】牛糞之稀者。（性味）與糞同。（主治）卒死不醒者。

【牛胃】（性味）甘溫。（功用）補中。益氣。養脾胃。補五臟。（主治）風眩。消渴。

【牛胞衣】（主治）燒研治臁瘡。

【牛涎】即牛口津。

【牛脂】（性味）甘溫。（主治）諸瘡。疥癬。白禿。

【牛脂芳】雜草類。（主治）七孔出血。

【牛骨】（性味）甘溫。（主治）吐血。腸風。崩帶。鼻瘡。

【牛勒】薔薇之別名。

【牛莖】即牛膝。

【牛陰莖】（主治）婦人漏下赤白。令人有子。

【牛魚肉】（形態）產東海。狀如鱣。頭似牛。無鱗骨。背有斑文。腹下青色。（主治）六畜疫疾。

【牛喉】（主治）反胃。

【牛棘】薔薇之別名。

【牛筋】（功用）補肝。強筋。益氣。續傷。

【牛筋草】隰草類別名千里草。（形態）葉似韭而柔。高尺許。其莖韌如牛筋。拔之不斷。最難芟除。（功用）行血長力（主治）脫力黃。勞力傷。撈搽疾。

【牛脾】（功用）補脾。（主治）痞塊。

【牛腎】（功用）補腎益精（主治）濕痺。

【牛黃】（別名）丑寶（形態）生於病牛胆中。狀如雞子黃。重疊可揭折。投入水中則硬。（性味）苦平。有小毒（功用）清心。涼肝胆。定精神。安魂魄。瀉熱。利痰。涼驚（主治）天行時疾。驚癇。寒熱。熱甚狂痙。中風失音。口噤。卒中惡。健忘。虛乏。小兒驚邪。諸癇。胎熱。疳瘡。紫色。發狂譫語。墮胎。除邪逐鬼。辟邪魅惡氣。〔用量〕一分至三分。〔著名方劑〕牛黃清心丸。牛黃一兩二錢。白芍藥。麥門冬。黃芩。當歸。防風。白朮各一兩五錢。柴胡。桔梗。川芎。白茯苓。杏仁各一兩二錢五分。神麴。蒲黃。吉林人參各二兩五錢。羚羊角。麝香。龍腦各一兩。肉桂。大豆黃卷。阿膠各一兩七錢五分。白蘞。乾薑各七錢五分。犀角屑二兩。雄黃八錢。乾山藥七兩。甘草五兩。金箔一千二百片。內四百片爲衣。大棗一百枚。研末爲丸。治言蹇。心怔。健忘。恍惚。痰涎壅塞。虛煩少睡。或發狂癲。神情昏亂。小兒躁悶。

【牛溺】〔性味〕苦辛微溫。〔功用〕利小便。〔主治〕霍亂。厥逆。氣脹。癥癖。鼓脹。水腫。尿澀。風毒。脚氣脹滿。刺傷中水。

【牛腦】〔性味〕甘溫。〔主治〕風眩。消渴。脾積。痞氣。皮膚皴裂。

【牛舐草】水英之別名。

【牛脁】〔別名〕百葉。〔主治〕熱氣。水氣。痢疾。解酒毒藥毒丹石毒發熱。

【牛蒡子】隰草類。〔別名〕惡實。大力。鼠粘。〔形態〕越年生草。處處有之。莖高三四尺。葉如大心臟形。有長柄。其根莖葉亦有功用。詳各條。〔性味〕辛平。〔功用〕瀉熱。涼血。散結。除風。明目。潤肺。通經脈。清咽膈。利腰膝。〔主治〕風痰。咳嗽。風齲牙痛。頭面浮腫。身體水腫。皮膚風瘙。筋骨煩疼。水蠱。腹脹。便癃。小便閉澀。小兒痘疹。癍疹。風毒腫。癰疽。諸瘻。瘰癧。毒熱。瘡瘍。發黃。解丹石毒。蛇蜴蟲毒。

【牛蒡根莖】〔性味〕苦寒。〔功用〕逐水去風。通經脈。〔主治〕積血。頭風。面腫。耳腫痛。齒痛。喉痛。熱腫。消渴。肺壅。癥瘕。瘡毒。

【牛蒡葉】〔性味〕與根同。〔主治〕一切金木傷。

【牛蜱】即牛蜫。

【牛領藤】〔形態〕生山中。形如牛領。〔性味〕甘溫。〔主治〕腹中冷氣。腰膝痠痛。小便白數。陽道虛之。

【牛鼻】〔主治〕口眼喎斜。消渴。乳汁不通。

【牛鼻木拳】〔主治〕消渴。

【牛鼻津】〔主治〕小兒客忤。鼻瘡。淫癬。

【牛鼻拳】穿牛鼻之物也。以草或木爲之。均有功用。各詳本條。

【牛鼻拳草】即穿牛鼻之繩。〔主治〕纏喉風。小兒鼻下生瘡。

【牛嚥草】即牛齝草。

【牛膝】隰草類。〔別名〕牛莖。百倍。山莧菜。對節菜。〔產地〕西川。懷慶。〔形態〕多年野生草。莖高二尺許。色青紫。方而有節。葉攔圓而尖。〔入藥部分〕根莖葉。凡尋常所稱牛膝者。概指根而言。〔性味〕苦酸平。〔功用〕補肝。益腎。強筋。續絕傷。散惡血。〔主治〕寒溼痿痹。風瘙癮疹。腦痛。喉痹。齒痛。心腹諸痛。失溺。五淋。尿血。莖中痛。腰脊痛。腰膝輭怯冷弱。膝痛不可屈伸。足痿。婦女經閉。血結。血塊。難產。墮胎。

【牛膝莖葉】〔主治〕寒濕痿痺。淋閉。

【牛膝蛀】牛膝草節中之蛀蟲也。〔主治〕指頭腫毒。

【牛膠】牛皮膠之簡稱。

【牛蔓】茜草之別名。

【牛蝨】蝨之寄生於牛體以吸其血液者。狀如蓖麻子。有黑白二色。〔別名〕牛螕。〔主治〕小兒痘疹毒。

【牛蝱】蝱之產於牛體者。長五分許。灰黑色。有淡黃色密細毛。翅褐色。以其產卵器刺入牛之皮膚產卵。其中孵化爲幼蟲。形橢圓。復寄生於牛之皮膚筋肉間。吸收血液。出而化蛹成蟲。性味功用同木蝱。

【牛齒】〔功用〕固牙。〔主治〕小兒牛痢。
【牛蕉子】芭蕉之淩冬不凋四季恆實中抽一梗。長數尺。節節有花。花褪葉根有實。肉如綠柹。味極甘冷者。性味功用同芭蕉實。
【牛螕】卽牛蝨。
【牛蹄中水】牛蹄所踐處之水也。功用與車轍中水同。
【牛蹄甲】〔主治〕牛癎。卒驚不寤。婦人崩中漏下。小兒夜啼。牛皮風癬。
【牛遺】車前之別名。
【牛頭香】沉香之形如牛頭者。
【牛頭蹄】牛之前蹄也。〔性味〕涼。〔主治〕熱風水腫。
【牛嬭柹實】柹之一種。〔別名〕君遷子。〔形態〕樹類柹而隙。長實小而尖。狀如牛嬭。〔性味〕甘澀平。〔功用〕止消渴。去煩熱。鎭心。
【牛嬭藤】蔓草類。〔形態〕多生山谷。莖中有粉。牛喜食之。〔性味〕甘溫。〔功用〕救荒。
【牛糞】〔性味〕苦寒。〔主治〕燒灰敷小兒爛瘡爛痘及癰腫不合。能滅瘢痕。絞汁治消渴黃癉。脚氣霍亂。小便不通。
【牛糞中大豆】〔主治〕齒落不生。難產。驚癎。
【牛膽】〔性味〕苦大寒。〔功用〕鎭肝陽。益目精。除黃疸。〔主治〕心腹熱渴。口焦燥。痔瘻。下痢。小兒驚風癰腫。
【牛齗】卽馬齗。
【牛齝草】〔別名〕牛嚼草。卽牛食草而復吐出者。〔主治〕絞汁服治噎反胃。霍亂。小兒口噤流涎。
【牛嚼草】卽牛齝草。
【牛靨】〔主治〕喉痺氣癭。
【牛髓】〔性味〕甘溫。〔功用〕補中益氣。潤肺補腎。填骨髓。續絕傷。〔主治〕消渴泄利。勞損折傷。手足皴裂。
【王不留行】隰草類。〔別名〕禁宮花。剪金花。金盞銀臺。〔形態〕越年生草。莖高二尺許。葉形如箭鏃。〔入藥部分〕莖子。尋常所稱王不留行。乃指莖而言。〔性味〕苦平。〔功用〕行血。止血。定痛。催生。通血脈。下乳汁。〔主治〕遊風。風疹。風痹。風毒。鼻衄。心煩。小便不利。糞後下血。難產。癰疽。發背。惡瘡。瘻疾。金瘡。竹木鍼刺。〔禁忌〕孕婦忌服。

【王不留行子】性味功用與莖同。

【王瓜魚】鱠殘魚之別名。

【王母珠】酸漿之別名。

【王瓜】蔓草類。〔別名〕土瓜。鉤藪。野甜瓜。赤雹子。老鴉瓜。公公鬚。〔形態〕一年生園藝品。有卷鬚。攀附他物。葉如掌狀淺裂。實橢圓而長。似瓜。皮粗澀。根味如薯蕷。其子可療疾。詳本條。〔性味〕苦寒。〔功用〕解蠱毒。制雄黃。水銀。瀉熱。利水。行血。利二便。〔主治〕天行熱疾。寒熱。壯熱。心悶熱。勞疾。瘧。消渴。痞滿。癥瘕。熱結。耳聾。酒黃。婦人經閉。帶下。產後乳脈不通。鼠瘻。面黑。面瘡。痱瘖。

【王瓜子】〔性味〕酸苦平。〔功用〕潤心肺。〔主治〕黃病。消渴。吐血。吐食。反胃。肺痿。傳尸勞瘵。腸風瀉血。赤白痢。蠱毒。筋骨拘攣。瘀血作痛。

【王瓜草】菝葜之別名。

【王帚】地膚之別名。

【王明】雜草類。生於山谷。〔別名〕王草。〔性味〕苦。〔主治〕身熱。小兒身熱。

【王孫】山草類。〔別名〕黃孫。旱藕。牡蒙。黃昏。〔形態〕多年生草。產於深山。莖高四五寸。形橢而長。其端甚尖。〔入藥部分〕莖。〔性味〕苦平。〔功用〕益氣。烏髮。〔主治〕寒溼痹病。四肢疼酸。膝部冷痛。

【王芻】藎草之別名。

【王草】即王明。

【王連】即黃連。

【王宮】口拌之別名。

【王雎】鶚之別名。

【王蔧】地膚之別名。

【王鮪】鱘魚之別名。

【王蟲】蟲螽之類產山東省治小兒驚風最佳。餘與蟲螽同。

五畫

【丕雅斯】沙葱之別名。

【主田】甘遂之別名。

【主簿蟲】蠍之別名。

【仙人衣】胞衣之別名。

【仙人杖】卽筍欲成竹時而立死者其色黑如漆。〔性味〕鹹平。〔功用〕辟疳。〔主治〕嘔逆噦氣吐食反胃肌膚水腫痔病小兒吐乳驚癇夜啼魚骨鯁喉。

【仙人杖草】菜類。〔形態〕叢生於平澤。葉似苦苣。〔性味〕甘小溫。〔主治〕風冷痃癖。

【仙人凍】雜草類。〔別名〕涼粉草。〔產地〕廣東舊惠州。〔形態〕莖葉秀麗。香猶藿檀。夏日取汁凝堅成冰。〔功用〕澤顏療飢。

【仙人草】石草類。〔形態〕多生堦砌間。莖高二三寸。葉細有齒。〔主治〕丹毒入腹小兒酢瘡去目翳。

【仙人酒】乳汁之別名。

【仙人骨】石類。〔產地〕雲南鎮南縣山中。〔形態〕狀如朴硝瑩澈如水晶相傳爲仙人骨所化者。〔主治〕瘡瘍。

【仙人帽】土菌之一種。〔形態〕生於燒灰地上。作重臺狀。經秋雨卽生。〔主治〕血病。

【仙人掌】灌木類。〔產地〕滇粵等暖地。〔形態〕多依石壁而生。葉常綠。勁而長若鯝鰭狀頗肥厚。〔性味〕苦濇寒。〔主治〕腸痔瀉血小兒白禿瘡。

【仙人掌子】〔性味〕甘平。〔功用〕補脾健胃〔主治〕久瀉。

【仙人絛】昔賢之線生於石上者。

【仙人縚】卽仙人絛。

【仙人餘糧】黃精之別名。

【仙人蒿】麗春草之別名。

【仙人嬌】九仙子之別名。

【仙半夏】相傳法係仙人所傳。故名。〔功用〕化痰開鬱。行氣理痺。〔主治〕痰疾中風不語。〔製法〕用大半夏一斤。石灰一斤。滾水七八碗。入盆內攪乾澄清去渣。將半夏入盆內手攪之。日晒夜露七日足。撈出控乾。用井華水洗。洗三四次。泡三日。每日換水三次。撈起控乾。用白礬八兩。皮硝一斤。滾水七八碗。將礬硝共入盆內。攪涼溫將半夏入內浸七日。日晒夜露足。取出清水洗三四次。泡三日。每日換水三次。取出控乾。入後藥。甘草。南薄荷各四兩。丁香五錢。白荳蔻三錢。沉香一錢。枳實。木香。川芎。肉桂各三錢。陳皮。枳殼。五味子。青皮。砂仁各五錢。右共十四味。切片。滾水十五碗。晾涼。將半夏同藥入盆內。泡二七日足。日晒夜露。攪之。將藥取出。與半夏同白布包住。放在熱坑。用器皿扣住。三炷香時。藥與半夏分胎。半夏乾收用。〔禁忌〕虛人有痰火者勿服。

【仙朮】即蒼朮。

【仙米】葛仙米之生於沙土者。

【仙姑蓮】南蓮之產浙江仙居縣境者。〔形態〕粗如雞距。皆作蓮珠形。皮色青黃。光潔無毛。〔性味〕大苦寒。〔主治〕火證。馬疾。

【仙沼子】預知子之別名。

【仙茅】草類。〔別名〕獨茅。茅瓜子。婆羅門參。〔產地〕西域。〔形態〕莖高四五寸。葉如茅。〔入藥部分〕根。〔性味〕辛溫有小毒。〔功用〕助命火。益陽道。明耳目。補虛勞。〔主治〕失溺無子。心腹冷少食。腰脚冷痺不能行。〔禁忌〕體壯相火盛者忌之。

【仙茅果】猴闥子之別名。

【仙茹】長松之別名。

【仙茆酒】長松酒之別名。

【仙桃草】即接骨仙桃。

【仙草】鼠牙半支之別名。

【仙掌子】即仙人掌子。

【仙菜】仲思菜之別名。

【仙橋草】即毛葉仙橋。

【仙遺糧】土茯苓之別名。

【仙蟾】蛤蚧之別名。

【仙鶴草】龍芽草之別名。

【仙靈毗】即仙靈脾。

【仙靈脾】淫羊藿之別名。

【代赭石】赭石之產於山西代縣者。〔別名〕須丸。血師。土朱。鐵朱。〔形態〕色赤青。形如鷄冠。潤澤有光。染爪甲不渝。研之可點書。卷金。〔性味〕苦寒。〔功用〕健脾養血。〔主治〕鼻衂。喉痹。吐血。哮呷有聲。反胃。血痺。疝氣。腸風。痔瘻。瀉痢。脫精。遺溺。陰痿。婦人赤沃漏下。難產。胞衣不下。墮胎。

【冬不彫草】萬年青之別名。

【冬朮】白朮之一種。莖直上。高不逾尺。葉尖長。旁有鋸刺紋。花如小薊。冬月採用最良。

【冬瓜】蔬菜類。〔別名〕白瓜。〔形態〕春蒔生苗。引蔓。莖葉皆有毛刺。夏月開黃花。結實大者經尺餘。長二三尺。皮堅厚。嫩時色綠有毛。老則蒼色上浮白霜。所謂冬瓜者。指實而言。可作羹湯。其子。籐。葉。皮。均有功用。各詳本條。〔性味〕甘微寒。〔功用〕瀉熱。利濕。益脾。補氣。利便。通腸。〔主治〕頭面發熱。心胸煩悶。消渴。水腫。癰腫。疿子。

【冬瓜子】〔性味〕甘平。〔功用〕消炎。利尿。潤肌膚。〔主治〕煩滿。皮膚風。癢。腸癰。〔用量〕四錢至八錢。〔處方〕配桑葉。薄荷。蟬衣。蔞皮。川貝。杏仁。遠志。治咳嗽。喉癢。咯痰不爽。〔驗方〕為末。空心米飲下五錢。治男子白濁。〔著名方劑〕大黃牡丹皮湯。大黃四兩。丹皮一錢。桃仁五十個。冬瓜仁五合。芒硝三合。治少腹腫痞。按之卽痛如淋。發熱汗出惡寒。〔禁忌〕久服則寒中。

【冬瓜皮】〔功用〕健脾化濕。〔主治〕皮膚水腫。折傷損痛。

【冬瓜犀】即冬瓜子。

【冬瓜葉】〔主治〕寒熱瘧疾。消渴。多年惡瘡。蜂叮腫痛。

【冬瓜練】即冬瓜瓤。

【冬瓜藤】〔主治〕脫肛。瘡疥。黑䵟。解木耳毒。

【冬瓜瓤】〔性味〕甘平。〔功用〕利腸。〔主治〕煩躁。熱渴。五淋。

【冬灰】冬月竈中所燒薪柴之灰。〔性味〕辛微溫有毒。〔主治〕醋和熱灰熨治心腹冷氣痛。血氣絞痛。埋全身露頭而治溺死。用熱灰盛布袋中置心上治凍死。

【冬至節水】性味功用與臘日水同。

【冬李】李之冬日結實者。功用與尋常李同。

【冬花】款冬花之簡稱。

【冬青子】喬木類。〔別名〕女貞。貞木。蠟樹。〔形態〕常綠亞喬木。山地自生。高丈許。木肌細白有文。葉作卵形。端尖。實紅而小。如赤小豆。其葉與木皮均可療疾。各詳本條。〔性味〕甘苦涼。〔功用〕去風補虛。益肌澤膚。

【冬青木皮】性味功用與子同。

【冬青葉】〔主治〕皸瘃。滅瘢痕。

【冬柰】柰之冬日結實而帶碧色者。〔功用〕與尋常柰同。

【冬風】即東風菜。

【冬桃】桃之實肉肥厚。形如苦蔞。經霜始熟。

【冬筍】竹筍於冬月即生者。埋頭土中。長三寸許。味極鮮美。優於他筍。未出土者名豬蹄紅。若長尺許。已出土者則其籜圓。名圓筍。〔性味〕甘辛微寒。〔功用〕化熱。消痰。利膈。爽胃。解渴。利水氣。〔主治〕風邪。喘嗽。

【冬結石】石硫青之別名。

【冬菜】初冬時以鹽醃菘作虀。為冬春兩季之食者。但至春分後天氣暖則變黑色而味苦以之晒乾蒸熟再晒再蒸如是數次曝之極燥貯缶器中可久藏不壞名乾冬菜〔性味〕鹹寒〔功用〕利膈下氣。

【冬菜滷汁】即冬菜之鹽滷汁也。〔性味〕與冬菜同〔功用〕清肺火〔主治〕痰嗽咽喉腫毒。

【冬葵子】葵之經冬結子者〔性味〕甘寒滑〔功用〕潤燥通營衛行津液利二便消水腫〔主治〕關格不通痢疾五癃血淋妊婦患淋下血胎死腹中生產困悶乳閉腫痛滑胎瘰癧無頭便毒初起下丹石毒解蜀椒毒。

【冬桑子】乳藤子之別名。

【冬霜】〔性味〕甘寒〔功用〕瀉熱解酒。

【冬虫夏草】山草類〔產地〕四川雲貴等省。〔性味〕甘平〔功用〕保肺益腎止血化痰已勞嗽。

【功草】王孫之別名。

【加氐弄】喬木類〔產地〕南洋呂宋。〔性味〕苦〔主治〕痰瘧潮熱中風昏仆蛔蟲痞積腹痛瀉利婦人難產刀斧傷血漏。

【包烟紙】包烟草之外層厚白紙係石灰槽內所浸造者〔功用〕去黝黯汗斑。

【包橘】橘實之外薄內盈其瓣隔皮可數者性味功用與橘同。

【北艾】艾之產於河南湯陰縣者。

【北沙參】沙參之產於北方沙地者。

【北芩】即子芩。

【北帝玄珠】消石之別名。

【北庭砂】硇砂之別名。

【北海珠】珠之產於北海而色微青者。

【北棗】棗之產於北省者入藥最佳。

【北雁砂】〔產地〕關東〔形態〕顆粒如珠色如綠豆〔主治〕一切眼病。

【北雲朮】朮之產於遼東長白山者〔主治〕風寒

食傷。

【半天回】石草類。〔產地〕施州。〔入藥部分〕根莖。〔性味〕苦濇溫。〔主治〕婦人血勞勞傷。

【半天河】竹籬頭及空樹穴中所存之雨水。〔別名〕上池水。〔性味〕甘微寒。〔主治〕諸風疾。鬼疰狂邪蠱毒時疫恍惚妄語惡瘡風瘙疥癢。

【半支】雜草類有鼠牙半支。狗牙半支。虎牙半支。馬牙半支狗尾半支等。詳各本條。

【半支連】狗牙半支之別名。

【半池蓮】金錢草之別名。

【半含春】胡頹子之別名。

【半枝蓮】(1)鼠牙半支之別名。(2)無骨苧麻之別名。

【半夏】毒草類。〔別名〕守田。水玉。地文。和姑。〔形態〕多年野生草。高七八寸。葉爲複葉。〔入藥部分〕根。〔性味〕辛平有毒。〔功用〕除濕化痰。開鬱。發表和胃。健脾。下氣。散結。〔主治〕痰瘧痰厥。暴卒。霍亂轉筋。頭眩。頭痛。不眠。痿黃。咽痛。喉痺腫塞。重舌木舌。寒痰濕痰。咳嗽上氣嘔逆吐食。乾嘔。堅痞。胸寒。顛眼眥痛。〔用量〕一錢至三錢。〔禁忌〕無痰濕而有燥熱者忌。

【半夏麴】以半夏製成之麴也。有霞天。海粉。硝黃。開鬱。牛膽。皂角。生薑。麻油。竹瀝。麴等種。仙半夏製者尤佳。

【半嬌紅】雜草類。〔主治〕目中紅障。風癱。跌撲損傷。

【半邊山】水苦蕒之別名。

【半邊蓮】隰草類。〔形態〕多年生草。生陰濕地及溝中。春開淡紫色小花。止有半邊。狀如蓮花。形〔性味〕辛平。〔主治〕瘧疾。寒齁氣喘。蛇虺傷。

【占斯】寓木類。〔形態〕寄生於樟樹上。皮如厚朴。色似桂白。〔性味〕苦溫。〔功用〕除水消積。辟邪。〔主治〕濕痹。腰痛。婦人血瘕。經閉。小兒躄不能行。癰疽。惡瘡。手足濕爛。解猘毒。

【卭鉅】大戟之別名。

【卯蔆】芡實之別名。

【去水】芫之別名。

【去母】雀甕之別名。

【古文錢】古代之錢幣也。〔性味〕辛平有毒。〔功用〕明目去瞖。〔主治〕心腹痛五淋便毒。

【古貝】木棉之別名。

【古剌水】卽古剌地方之水。相傳爲明三保太監之物。其數止十八瓶。瓶以五金重重包裹近水一層爲眞金所製。水色如醬油而香氣酷烈。清光可鑑。以火燃之有燄如燒酒者爲眞。〔性味〕涼。〔功用〕明目通竅和血長精神。強骨力。澤肌膚。

【古勇連】黃連之產於雲南古勇山者。體重無刺。

【古冢中水】〔性味〕有毒。〔主治〕洗治諸瘡。

【古終】草棉之別名。

【古厠木】古厠中之雜木。〔主治〕溫疫。傳尸。鬼魅。魍魎。神祟。杖瘡。

【古厠籌】古厠中之木籌。〔主治〕霍亂身冷轉筋。中惡鬼氣。婦人難產。

【古貢】牡蠣之別名。

【古墓中石灰】〔功用〕止膿水。歛瘡口。〔主治〕頑瘡瘻瘡。

【古銅器】〔功用〕辟邪祟。

【古磚】〔主治〕噦氣。久下白痢。五色帶下。

【古藤】千金藤之一種。狀似荷葉大如錢。性味功用與千金藤同。

【古鏡】古銅鏡也。〔性味〕辛。〔主治〕驚癇。卒暴心痛。疝氣腫硬。飛尸蠱毒。一切邪魅。婦人鬼交。小兒諸惡。

【古鏡鼻】〔性味〕酸平。〔主治〕伏尸。邪氣。婦女血閉。癥瘕伏陽。絕孕。小兒客忤。

【古鏡鑷】〔主治〕腋臭。下疳瘡。

【古櫬板】古塚中之棺木。〔主治〕鬼氣。注忤。中惡。

【叩頭虫】化生虫類。(別名)𧏡𧎥虫。北人謂之跳百丈。(主治)腰脚無力絕癧。

【叭噠杏】卽巴旦杏。

【可聚實】雜草類。(別名)長壽。(性味)甘溫。(功用)益氣明目。

【可離】爲藥之別名。

【台朮】白朮之產於台州者。

【台芎】芎藭之產於天台者。

【史君】卽使君。

【四方如意草】雜草類。(別名)瑞草地靈芝。(形態)莖多葉繁。四面分開形如如意。四方開花。(功用)追風活血。(主治)神鬼二箭。

【四角茅】(主治)鼻洪卒中五尸心腹痛。

【四足魚】(產地)閩省高山源。(形態)黑色大如人指。其鱗卽皮。有四足。(主治)小兒疳疾。

【四味果】(產地)祁連山。(性味)甘酸辛。(功用)明目養肝。留神定志。和胃進食。下氣止欬。

【四季花】接骨草之別名。

【四季榴】榴之四時開花。秋日結實者。

【四季蕈】香蕈之一種。多生林木中。味甘而肌理粗糙。

【四岳近陽草】茜草之別名。

【四葉菜】蘋之別名。

【四補草】茜草之別名。

【央匱】阿魏之別名。

【奴柘刺】(性味)苦溫。(功用)下惡物。(主治)痃癖悶痞。老婦血瘕。

【奴哥撒兒】雜草類。(產地)西域。(主治)金瘡續腸斷筋斷。

【奴會】蘆薈之別名也。

【奴會子】蔓草類。(產地)西域。(性味)辛平。(主治)小兒冷疳。虛渴。骨立瘦損。脾胃不磨。脫肛。

【奴鱐魚】比目魚之別名。

【左行草】離情草之別名。

【左牡蠣】即牡蠣之左顧者。

【左蟠龍】即左盤龍。

【左纏藤】忍冬草之別名。

【巧婦鳥】鷦鷯之別名。

【巨句麥】瞿麥之別名。

【巨勝】胡麻之別名。

【巨勝子】黑胡麻子之別名。

【市門溺坑水】〔功用〕止消渴。

【布瓜】即絲瓜。

【布里草皮根】雜草類。〔形態〕生於原野。莖高三四尺。葉似李而大。〔性味〕甘寒小毒。〔主治〕瘡疥殺蟲。

【布穀】鳲鳩之別名。

【平地木】紫底紅之別名。

【平猴】風貍之別名。功用詳風貍條。

【必似勒】隰草類。〔產地〕崑崙山。〔性味〕辛微溫。〔主治〕冷氣胸閉。心腹脹滿。

【必思答】山果類。〔產地〕西域回部。〔性味〕甘平。〔功用〕調中順氣。滋肺金。定喘急。〔主治〕陰痿難產。子死腹中。胞衣不下。

【必栗香】香木類。〔形態〕生山中。葉如老椿。〔性味〕辛溫。〔主治〕一切惡氣。心氣。鬼疰。

【戊己芝】黃精之別名。

【未連蠶蛾】即雄原蠶蛾。

【末砂】丹砂之細碎者。

【末藥】即沒藥。

【朮律草】鬼臼之別名。

【正馬】玄參之別名。

【正精】黃精葉之對生不偏者。

【母丁香】雞舌香之別名。

【母豬芥】天名精之別名。

【母薑】薑之宿根也。

【氐冬】款冬之別名。

【氿泉】泉之由山巖穴出者。性味功用同山巖泉。

水。

【玄】貝子之色黑者。

【玄及】五味之別名。

【玄水石】即玄石。

【玄石】〔別名〕玄水石。處石。〔形態〕多生於山之陽有銅礦處色黑而理若雲母與磁石相似開發一重輒有魚形。〔性味〕鹹溫〔主治〕驚癇小腹冷痛少精身重婦人不孕。

【玄明粉】鹵石類此係朴硝煎化而成。〔別名〕白龍粉〔性味〕辛甘鹹冷。〔功用〕去胃中實熱蕩腸中宿垢潤燥破結消腫明目用代朴硝〔禁忌〕胃虛無實熱者禁用。

【玄芝】即黑芝。

【玄胡索】即延胡索。

【玄英石】即玄精石。

【玄參】山草類〔別名〕黑參。玄臺。鹿腸。馥草。俗作元參〔產地〕河間及冤句今處處有之〔形態〕多年野生草。色青紫。葉長卵形。似脂麻。又如槐柳。莖細花青碧。色子黑。根有腥氣〔入藥部分〕根。〔性味〕苦微寒〔功用〕降火滋陰明目解毒利咽。喉。通便。消腫〔主治〕頭痛鼻瘡。瘰癧。鼠瘻咽痛發斑、潮熱骨蒸、〔用量〕錢半至五錢〔處方〕配麥冬、知母、地黃、板藍根、銀花、連喬、殭蠶、草節、貝母、柴胡、治白喉腫痛配地黃、菊花、枸杞女貞、珍珠母、潼蒺藜、治陰虧目疾。〔著名方劑〕(1)元參升麻湯玄參、升麻、犀角、赤芍、桔梗、貫衆、黃芩、甘草各等分。治心脾壅熱。舌瘡、頸項腫痛。(2)化斑湯石膏一兩。知母四錢。甘草。玄參各三錢。犀角二錢。粳米一合。治溫病發斑(3)普濟消毒飲黃芩、黃連各五錢。人參三錢。橘紅、玄參、柴胡、桔梗、草梢各二錢。連喬、牛蒡、板藍根、馬勃各一錢。治大頭傷寒濕蒸多汗。〔泡製〕飯蒸曬乾焙用〔禁忌〕血少目昏。停飲支滿。血虛腹痛。脾虛泄瀉者均忌勿犯銅器。餌之噎人喉。

喪人目。

【玄瓠蜂】胡蜂之別名。

【玄蚼】即玄駒之第二種。

【玄魚】蝌蚪之別名。

【玄精石】鹵石類〔別名〕太乙玄精石。太陰玄精石。〔形態〕鹹鹵流滲入土年久結成片片如龜甲尖角端正叩之則拆拆處皆爲六角形山西蒲解兩縣出者色青白通徹蜀中赤鹽之液所結者色稍紅。〔性味〕鹹溫。〔功用〕益精解肌治心下脹滿結硬煩渴虛汗狂言肢冷咽喉不利風冷溼痺頭痛積聚冷氣婦人病冷漏下大風瘡。制硫黃丹砂。

【玄蔘】即玄參。

【玄穀】黑色之穀也。

【玄駒】（1）鼲之色赤者。（2）蟻之別名。

【玄鱧】即鱧魚。

【玉口蜆】蜆之口白如玉者。〔功用〕與尋常蜆同。

【玉女】菟絲之別名。

【玉山果】榧之別名。

【玉井水】水類凡有玉處山谷水泉皆是。〔性味〕甘平。〔功用〕令人體潤毛髮不白。

【玉火石】〔性味〕甘辛溫〔主治〕頭目眩痛無汗。

【玉扎】即玉漿。

【玉兆】白兆之一種。氣味香甜腐理膩細色白如雪。〔功用〕生津滋齒解渴醒脾令人不飢。

【玉瓜】蔬菜類即江西廣昌之土瓜。〔性味〕甘平。〔功用〕調中益氣舒鬱化滯消食清大小腸火生津滋血和營衛熟食補脾健胃。

【玉田沙】即河中之沙也。〔功用〕發瘋疹。

【玉如意】山草類〔別名〕箭頭草剪刀草大風草。〔形態〕生山中或田畔有紫白二種紫花者名金剪刀白花者葉狹長而尖色深綠名銀剪刀。〔功用〕追風理氣逐疫〔主治〕痞塊肺癰乳癰疔瘡。

【玉竹】萎蕤之別名。

【玉竹黃精】黃精之形似玉竹而稍大色黃白多鬚者。

【玉伯】玉柏之訛。

【玉延】薯蕷之別名。

【玉乳】梨之別名。

【玉乳梨】禦兒梨之別名。

【玉枕薯】番薯根之形圓而長大本末皆銳。皮紫肉白。質理膩潤。有香氣。

【玉枝】羊躑躅之別名。

【玉版】蓑筍片之別名。

【玉版魚】鱝魚之別名。

【玉版鮓】即鱠魚鮓。

【玉芝】即白芝。

【玉花鱸】鱸魚之別名。

【玉門精】天名精之別名。

【玉星草】望江青之別名。

【玉柏莖葉】苦類。〔別名〕玉遂。〔形態〕多年隱花植物。高七八寸。生石上。〔性味〕酸溫〔功用〕益氣止渴。

【玉英】即仙人掌花。

【玉屑】石部玉類搗玉為屑。並非別有一物。〔性味〕甘平。〔功用〕除胃中熱。定喘息。止煩渴。

【玉座砂】丹砂之不經丹竈。服之可面百延壽者。〔功用〕與尋常丹砂同。

【玉桔梗】即桔梗根之苦者。

【玉珧】即江珧。

【玉秫】薏苡仁之別名。

【玉粉團】粉團花之大而初青後白者。

【玉脂】（1）白玉髓之別名。（2）白石脂之別名。

【玉荆】牟苦之別名。

【玉高粱】玉蜀黍之別名。

【玉接骨】無骨苧麻之別名。

【玉梗】無骨苧麻之別名。

【玉液】白玉髓之別名。

【玉浮瓶】雜草類〔別名〕豬屎草。白山桃。〔形態〕春日生苗。莖有白紋斑點。高數尺。葉尖長。〔入藥部分〕根。〔性味〕甘平。〔功用〕降火。和血。行血。消癰毒。散腫。拔疔根。〔主治〕勞傷跌撲。

【玉荷花】〔性味〕微苦涼。〔主治〕肺經熱。嗽譫語。燥痒。痰不易出。

【玉豉】地榆之別名。

【玉連環】無骨苧麻之別名。

【玉釵草】隰草類。〔形態〕生近田水溝中。細莖獨苗直上。如醒頭草。梗圓。開黃花者。又名草裏金釵。開白花者。又名草裏銀釵。〔功用〕活血。〔主治〕遺精。白濁。婦女白帶。白淫。

【玉椒】胡椒之色白如雪者。〔性味〕辛。〔主治〕九種心痛。

【玉華鹽】即光明鹽之山產者。

【玉蜀黍米】黍之一種。〔別名〕玉高粱。〔形態〕禾本植物。〔性味〕甘平。〔功用〕調中開胃。

【玉蜀黍根】〔主治〕小便淋。瀝。沙淋。石淋。

【玉蜀黍葉】〔功用〕與根同。

【玉遂】即玉柏。

【玉椰】椰之別名。

【玉膏】白玉髓之別名。

【玉蕈】香蕈之一種。潔白如玉。烹之微硬。

【玉簪花】毒草類〔別名〕白鶴仙。〔形態〕庭院栽植之品。高尺許。葉大如掌。團而有尖。花長二三寸。色潔白如玉。或紫色。含葩未放。形如簪頭。開時微綻。〔性味〕微毒。〔主治〕小便不通。癬疾。刑杖破膚。

【玉簪根】〔性味〕甘辛寒有毒。〔功用〕解一切毒。〔主治〕斑蝥毒。癰腫。骨哽。乳癰初起。

【玉簪葉】〔性味〕與根同。〔主治〕蛇虺螫傷。壁蝨。

【玉醴】白玉髓之別名。

【玉露霜】荔枝實之產於廣東新會縣崖門山者。

〔性味〕甘酸。〔功用〕降肺火。止嗽。〔主治〕怯證。

【玉蘭】即木蘭。

【玉豎龍】即白鼈。以背上偃起如豎龍。故名。

【瓜丁】甜瓜蒂之別名。

【瓜子菜】馬齒莧之別名。

【瓜皮參】海參之產於寧波海邊色白無刺者。

【瓜兒血竭】即血竭。

【瓜蒂】即甜瓜蒂。

【瓜蔞】即栝樓。

【瓜瓣】冬瓜仁之別名。

【瓜藤】〔形態〕野生有葉無花。四時不凋。〔入藥部分〕皮。〔性味〕甘涼。〔主治〕諸熱毒惡瘡。

【瓜蘆】即臯蘆。

【瓦衣】屋遊之別名。

【瓦松】。苔類。〔形態〕。多生屋瓦上及。深山石罅縫。中。葉厚細長而尖。〔入藥部分〕莖。〔性味〕酸平。〔主治〕口中乾痛。大腸下血。

【瓦花】即瓦松。

【瓦屋子】魁蛤之別名。

【瓦苔】屋遊之別名。

【瓦韋】石韋之生舊屋瓦上者。可療淋疾。

【瓦粉】(1)即定粉。(2)即粉錫。

【瓦雀】即雀也。

【瓦楞子】蚶蛤之別名。

【瓦壟子】即瓦楞子。

【瓦蘚】屋遊之別名。

【甘口鼠】鼷鼠之別名。

【甘土】土之甘者。〔產地〕西安一帶。〔功用〕解草藥及諸菌毒。

【甘瓜】即甜瓜。

【甘石榴】石榴之一種。〔入藥部分〕實。〔性味〕甘酸溫濇。〔主治〕咽喉燥渴。解乳石毒。制三尸蟲。

【甘竹】竹之一種。似篁而茂。〔功用〕安胎。〔主治〕產後煩熱。

【甘竹茹】性味功用同淡竹茹。

【甘竹筍】性味功用與尋常竹筍同。

【甘汞】即汞粉。

【甘松】芳草類〔別名〕通常作甘松香。日名纈草根。〔產地〕四川松潘縣及貴州奉天等省。〔形態〕山野叢生。高五六寸。葉細如茅草。根極繁密。八月採作湯浴。令人身香。〔入藥部分〕根莖〔性味〕甘溫。〔功用〕理氣。醒脾開鬱。〔主治〕惡風。風疳齒䘌。心腹痛滿。腳氣。〔用量〕三錢。〔有效成分〕揮發性油。名甘松油。幷含一酸。名甘松酸。〔處方〕配天麻•蒺藜•菊花•白芍•薄荷•龍骨•牡蠣•桑葉。治肝風頭痛。〔驗方〕腎虛齒痛。以甘松硫黃等分爲末。泡湯漱之如神。

【甘泉】即醴泉。

【甘家白藥】蔓草類。〔形態〕生於陰處。葉似車前。根如半夏。其汁如蜜。〔性味〕苦大寒小毒。〔功用〕解諸藥毒。

【甘根】白及之別名。

【甘草】草類〔別名〕蜜甘。蜜草。國老。〔產地〕川陝等省。〔形態〕多年生草。初夏開淡紅花。花冠如蝶形。簇成穗。〔入藥部分〕根。尋常言甘草者。皆指根。其梢。頭。節。均有功用。各詳本條。〔性味〕甘平。〔功用〕補脾潤肺。壯力溫中。養陰血。利百脈。散寒。止痛。止咳。解百藥毒。和緩諸藥。〔主治〕虛損羸瘦。咳嗽短氣。消渴。驚悸。健忘。勞傷。裏急。急痛。攣急。厥冷。煩躁。衝逆。舌腫。咽痛。腹冷。腰痛。乳癰。瘡瘍。〔用量〕五分至一兩。〔有效成分〕含有葡萄糖及屬配質之甘草酸。能刺戟味覺神經之末端。使起甜味感覺。又有促進咽喉氣管之分泌。使咯痰容易之作用。故呼吸器加答兒症。時常用做祛痰藥。此外含有多量之粘滑性物質。故能被護病處。緩和外表之刺戟作用。故於咽喉加答兒及腸加答兒等。時常用做刺戟緩和藥。其大量有緩下之作用。此則雖因於甘草糖之作用。而其中含多量之粘性物質。能妨碍水分之吸收。使腸內容不得成稠厚狀態。實其主要原因也。〔著名方劑〕（1）四君子湯。人參。白朮。茯苓各一錢。甘草六分。治脾胃虛弱。氣短面白。聲微肢困。（2）炙甘草湯。甘草四兩。桂枝。生薑各三兩。人參。阿膠各二兩。大棗三十枚。麻仁。麥門冬各五合。生地一斤。治虛勞不足。肺痿涎唾多。〔泡製〕用長流水蘸濕。炙之至熟。刮去赤皮用。或用漿水炙熟亦可。脾胃不足。心火盛者宜用生。三焦元氣不足。及散寒除熱。緩氣養血者。宜用熟。〔禁忌〕脾胃虛寒而致中滿。或停飲者均忌。

【甘草梢】〔主治〕胸中積熱。莖中痛。〔用量〕八分至錢半。〔處方〕配豬苓。澤瀉。木通。滋腎通關。治淋濁管痛。

【甘草節】〔功用〕與頭畧同。近人專用以療癰疽。瘡毒。〔用量〕八分至錢半。〔處方〕配殭蠶。貝母。皂角刺等爲托裏透膿劑。

【甘草頭】〔功用〕療癰腫。解毒。〔主治〕小兒遺尿。〔用量〕八分至三錢。

【甘棠】即棠梨之白者。

【甘菊】菊之一種。〔形態〕產於山野。庭院亦栽植之。其花細碎。有黃白二種。

【甘菊花露】〔性味〕甘苦微寒。〔功用〕祛頭風。除目翳。

【甘遂】毒草類。〔別名〕甘藁。甘澤。〔形態〕多年生野草。莖高尺許。〔入藥部分〕根。〔性味〕苦寒有毒。〔功用〕瀉水濕。通利腸胃。〔主治〕痰迷。癲癇。噎膈。大腹腫滿。痰飲宿飲積聚。

【甘膏】即甘露。

【甘蒲】即香蒲。

【甘劍子】山果類。〔形態〕狀如巴欖子。仁附肉有白膜。〔性味〕甘烈。〔主治〕脾胃虛寒。食少洩痢不止。形體尩羸。洩下虛脫。

【甘節荔枝】即荔枝實之酸少甘多者。

【甘蔗】果類。〔別名〕竿蔗。〔產地〕閩廣。〔性味〕甘寒。和中助脾潤燥除熱止渴消痰寬胸膈。

【甘蔗皮】〔主治〕小兒口疳。臘梨初起燒灰塗摻。

【甘蔗滓】〔主治〕背疽惡瘡。小兒瘟疔及頭瘡白禿。燒灰調塗能收口長肉清熱解毒。

【甘澤】即甘遂。

【甘蕉】即芭蕉。

【甘儲】番薯之別名。

【甘薯】即番薯。

【甘藁】即甘遂。

【甘藍子】隰草類。〔別名〕藍菜。〔產地〕隴西。〔性味〕甘平。〔主治〕多睡。

【甘藍葉】〔功用〕益腎通氣利關節壯筋骨明耳目。治黃毒。

【甘藤汁】蔓草類。〔別名〕感藤。〔性味〕甘平。〔功用〕調中益氣止渴除煩解熱痢及膝腫其葉研敷蛇蟲咬。

【甘瀾水】〔製法〕以杓揚之數萬遍。〔別名〕勞水。〔性味〕甘平。〔主治〕勞傷腎虛脾弱陽盛陰虛目不能瞑及霍亂吐利傷寒後欲作奔豚。

【甘諸】番薯之別名。

【甘露】水類。〔別名〕膏露。瑞露。天酒。神漿。〔性味〕甘大寒。〔功用〕潤五臟。

【甘露子】草石蠶之別名。

【甘露蜜】〔產地〕西域。〔性味〕甘平。〔功用〕明目。止渴除胸膈熱。

【甘露藤】〔別名〕肥藤。〔形態〕生於田野莖如筋。〔性味〕甘溫。〔功用〕止消渴潤五臟除腹內諸冷。〔主治〕血氣諸病。

【生人腦】耳垢之別名。

【生瓜菜】蔬菜類。〔性味〕甘微寒。〔主治〕陽毒傷寒壯熱頭痛心神煩躁。

【生地黃】山草類。前人以此為鮮生地。而今人以此爲乾地黃。都用浙產長細者。爲鮮生地。長細而乾者爲細生地。〔性味〕甘苦寒。〔功用〕涼血生血。消瘀通經。〔主治〕血衂崩中。骨蒸勞熱。勞傷。熱渴。胎產。經帶。〔用量〕二錢至四錢。〔禁忌〕多服損胃。非有實火者不可用。

【生果油】即落花生子油。

【生枝柑】柑實之色青膚粗。未帶微酸。須連葉折者。性味功用與尋常柑實同。

【生芽】茶之產於福建之閩侯縣者。

【生屎柴】即羊屎柴。

【生軍】即大黃。

【生桑炭】以新鮮之桑木燒之爲炭也。

【生消】消石重煉時凝結於下者。〔性味〕苦大寒。〔主治〕風熱癲癇。風眩頭痛。目赤眵淚。耳聾口瘡。頷痛。喉痺。咽塞。肺壅。小兒驚邪。瘛瘲。

【生神黃】即生黃。

【生芻】黃環之別名。

【生草】生甘草之簡稱。

【生棗】棗實之未經蒸過者。

【生結】伽𪾢香成而木未死。蜜氣未老。色紅而堅。

【生結香】沉香之以刀斫枝幹成穴。經雨水浸漬而結成燔之香。極清烈。爲沉香中之上品。

【生菜】白苣之別名。

【生黃】牛黃之以喝迫而得者。

【生銀銅】銅之一種。性味功用與銅同。

【生熟湯】即新汲水與百沸湯混合者。〔別名〕陰陽水。〔性味〕甘鹹。〔功用〕調中消食。〔主治〕痰瘧。霍亂。

【生薑】薑根之鮮而未經曝乾者。〔性味〕辛微溫。〔功用〕散寒發表。開痰下氣。消水化食。破血調中暢胃。〔主治〕風寒。寒熱。頭痛。鼻塞。喉痺。欬逆上氣。痰喘。嘔吐。嘔逆。反胃。消渴。煩悶。心滿。心下急痛。胸膈惡氣。冷熱氣結。霍亂轉筋。腹脹腹痛。脹滿冷痢。溼瀉。血痺。穢惡。霧露。山嵐瘴氣。赤白癜風。婦女產後血滯。肉綫下垂。〔禁忌〕患痔瘡者均忌之。

【生薑汁】生薑根榨出之汁也。〔性味〕辛溫。〔功用〕開痰塞。〔主治〕暴卒。噎膈。反胃。不能下食。腹內實結。風溼痛痺。滿口爛瘡。腋下狐臭。猘犬咬傷。跌撲傷損。

【生薑皮】〔性味〕辛涼。〔功用〕和脾胃。行水。去瞖。〔主治〕腹脹痞滿。四肢浮腫。

【生薑葉】〔性味〕辛溫。〔功用〕食鱠成癥。搗汁飲。即消。

【生薑麴】半夏麴之一種。〔製法〕以半夏入薑汁浸透。草盦七日。待生黃衣。懸掛風處。陳久者佳。〔主治〕諸痰。

【生瞿麥】南天竺草之別名。

【生蜼】即蝛蜼。

【生礬】礬石之未經煉製者。

【生鐵】鐵之甫由鑛內採出煉成者。常含炭燐硫砂等。〔性味〕辛微寒。〔功用〕鎮心神。黑鬚髮。散瘀血。〔主治〕癇疾。脫肛。丹毒。疥癬。惡瘡。蜘蛛咬。

【生鐵落】即鐵落。

【生鹽】即崖鹽。

【田父】蝦蟆之大者。〔別名〕蝓。〔性味〕有毒。〔主治〕蠶咬傷。

【田母草根】〔性味〕涼。〔主治〕煩熱。小兒風熱。

【田字草】蘋之別名。

【田泥】土類。取置耳邊。閉氣自出。〔主治〕馬蝗入腹。酒和一二升服。瀉下即愈。

【田麻葉】〔功用〕療癰癤腫毒。

【田鼠】即鼹鼠。

【田螺】〔性味〕甘大寒。〔功用〕止渴。醒酒。清熱。理溼。下水氣。利二便。〔主治〕消渴。黃疸。目熱赤痛。腹中結熱。腸風下血。

【田螺水】田螺內製出之漿水也。〔主治〕痔瘡紅腫。

【田螺涎】田螺中自吐之涎沫也。〔主治〕水腫。

【田螺殼】〔性味〕甘平。〔主治〕反胃尸疰心腹痛。卒心痛遺精泄瀉下血小兒驚風有痰瘡瘍膿水。

【田雞】金線蛙之別名。

【由吾竹】竹之產于交廣長三四丈。

【由胡】白蒿之別名。

【由跋】天南星之新根。〔性味〕辛苦溫有毒。〔主治〕結熱毒腫。

【甲香】海螺之厴也。〔性味〕鹹平。〔功用〕清神和氣止痢通淋。〔主治〕頭瘡疥癬蛇蠍毒。

【甲煎】即甲香和香料花果等物製成。可作口脂及焚爇用者。〔性味〕辛溫。〔主治〕吻瘡月蝕瘡。甲疽蜂蠍蛇蠍諸瘡小兒頭瘡。

【申紅】猴月經之別名。

【白丁香】雄雀糞之別名。

【白土】落花生之產於臺灣其實粒細而味澀者。

【白士粉】白堊之別名。

【白女腸】雜草類。〔形態〕生山谷中。葉如藍。實赤色。〔性味〕辛溫。〔主治〕心痛疝瘕腸澼洩痢。

【白山桃】玉淨瓶之別名。

【白丑】白牽牛子之別名。

【白及】山草類。通常作白芨。〔別名〕連及草。甘根。白給。〔形態〕多年生草。園圃多植之。葉闊寸許。色白。長可連及地。夏開徑寸之花。色紅紫或白。七月實熟。色黃黑。根如菱。〔入藥部分〕根。〔性味〕苦辛平。〔功用〕補肺生肌止痛止血。〔主治〕吐血咯血跌打折骨湯火灼傷。〔用量〕一錢至三錢許。〔有效成分〕含有粘液澱粉。可以應用於瘡毒諸瘍等症。促肉芽之發生。且止疼痛。并可為止血劑。與油類煉合。對於湯火傷可以塗之。〔處方〕同阿膠・花蕊石・天麥冬・地黃。治吐血。同地榆・槐花・黃柏・三七。治腸風便血。同乳香・白臘・龍骨・枯礬・冰片。為生肌藥。〔驗方〕肺萎吐血。用白及三兩。爲細末。每服二錢。臨臥糯米湯下。名獨聖散。

【白木耳】木耳之白色者。〔性味〕甘平。〔功用〕滋肺。潤腸。清熱。養陰。〔主治〕虛勞欬嗽。津液不足。

【白毛】茶之產於江西義寧縣西三十里雙井地方者。

【白毛刺】鹿角藤之別名。

【白毛夏枯草】夏枯草之一種。〔性味〕苦寒。〔功用〕清肝火。

【白毛藤】蔓草類。〔別名〕毛藤果。〔性味〕熱。〔功用〕清溼熱。活血。生血。〔主治〕瘧疾。黃疸。水腫。鬼箭風。血淋。疝氣。風溼痛。蛔結腹痛。耳中出膿。瘰癧。

【白水石】即寒水石。

【白水耆】黃耆之一種。

【白冬瓜】性味功用與冬瓜同。

【白占】即白蠟。

【白布】棉布之未經染色者。〔主治〕口唇緊小。

【白朮】山草類。〔別名〕楊枹。枹薊。馬薊。山薑。於潛出者名於朮。野生不需人工培植者名天生朮。又名野山朮。內有硃砂點。冬令采取。得地氣之全。名冬朮。以其味略甜。故又名甜冬朮。產浙江肥白者。名雲頭朮。產宣歙者。名狗頭朮。〔形態〕多年野生草莖。方高二三尺。葉有毛。花有紫碧紅數色。根細如指。大者如拳。色微褐。肉白。〔入藥部分〕根。〔性味〕苦甘溫。〔功用〕和中。益氣。健脾。暖胃。去溼。生津。補腰膝。長肌肉。逐痰水。利小便。〔主治〕風寒溼痺。霍亂吐下。逆氣裏急。勞傷。嘔逆。反胃。消渴。自汗。嗜臥。癥瘕。冷氣。痃癖。氣塊。〔用量〕錢半至三錢。〔處方〕配附子。炮薑。小朴。砂仁。茯苓。神曲。山查。治脾虛泄瀉。腹痛。〔驗方〕白朮一兩二錢。生薑一兩五錢。酒水各二升。煎取一升。治產後嘔逆。〔著名方劑〕（1）理中丸。人參。白朮。甘草各三兩。乾薑二兩。治脾胃虛寒。不能運化。嘔吐泄瀉。胸痞腹痛。(2)補中益氣湯•黃芪一錢•人參三分•甘草五分•歸身升麻橘皮柴胡各二分白朮三分治內傷勞倦陰虛發熱•頭痛惡寒。(3)歸脾湯•歸身一錢•人參•茯苓黃蓍白朮龍眼渠仁各二錢木香甘草各五錢遠志一錢。治血虛發熱。食少體倦。健忘怔忡驚悸少寐。(泡製)入補氣藥宜飯上蒸數次用。入肺胃久嗽藥宜蜜水拌蒸。入脾胃痰溼藥。宜薑汁拌晒。入健脾藥宜土炒。入瀉痢虛脫藥。宜炒存性用。入風痺痰溼利水破血藥。俱生用。收藏須陰乾。勿晒。晒則爛。(禁忌)腎虛及脾虛無溼邪者。均忌之。

【白玉】滑石之別名。

【白玉屑】(製法)取白玉搗如米粒。用苦酒浸之。便碎蠙如泥。(性味)甘平。(功用)養五臟。潤心肺。助聲音。滋毛髮。

【白玉釵草】草裏銀釵之別名。

【白玉髓】(形態)產玉之山多有之。鮮明如水精。(性味)甘平。(主治)婦人無子。

【白瓜】即白冬瓜。

【白甘菊】甘菊之一種。(形態)葉如艾葉。花白蕊黃而形稍大。(性味)苦辛平。(主治)肝風頭眩。明目黑髭髮。

【白甘遂】蚤休之別名。

【白皮紙】海蛇皮之別名。

【白石】陽起石之別名。

【白石木】枳椇之別名。

【白石英】石英之白色者。(性味)與石英同。(功用)益氣。下氣。實大腸。利小便。(主治)肺痿。肺癰。吐膿。欬逆。消渴。上氣胸膈間寒。黃疸。風溼痛痺。陽痿。小便短濇。

【白石脂】石脂之白色者。(性味)甘酸平。(功用)養肺氣。厚大腸。(主治)心煩腹痛。小腸澼熱。溏便膿血。婦人崩中漏下。赤白沃。癰疽。瘡痔。

【白石燕】生山東牟島山中。〔性味〕辛。〔主治〕脾消渴膀胱熱。

【白地栗】慈菇之別名。

【白地草】地膚之別名。

【白羊石】石之產山東白羊山者。〔性味〕淡。〔功用〕解藥毒。

【白米飯草】〔別名〕㗖㗖花。〔性味〕甘平。〔功用〕潤燥補肺和中益胃〔主治〕勞傷吐血。

【白羊酥】酥之以白羊乳製成者。

【白耳草】金錢草之別名。

【白肌石】理石之別名。

【白君】即白礬。

【白李】李之一種。

【白杏】杏之一種。實色青白或微黃。味甘而不酸。功用同尋常杏。

【白沙】即鹿沙。

【白沙蜜】即白蜜。

【白沙糖】〔製法〕取甘蔗汁。加石灰熬之。使之蒸發結晶。糖初成皆褐色。俗謂之紅糖，亦曰沙糖。更壓榨之。去其糖蜜。則成白糖。其最精者。用骨炭濾去色質。遂成純白結晶體。〔性味〕甘寒冷利。〔功用〕和中。補脾。緩肝。潤肺。生津。消痰。止嗽。解酒明目。〔主治〕口乾渴目中熱膜。心腹熱脹。心肺燥熱。解茯毒。

【白芍】白芍藥之簡稱。

【白芍藥】芳草類。〔別名〕將離。金芍藥。〔產地〕以杭州產者為佳。〔形態〕多年生草。高一二尺。初夏開花大而美艷。色有紅白紫數種。〔入藥部分〕根有赤白二種。赤者名赤芍。功用另詳赤芍條。〔性味〕苦酸微寒。〔功用〕瀉肝。安脾。斂陰。養血。散瘀。清熱。利大小腸。〔主治〕瀉痢後重。血虛腹痛。血痺。喘咳。善噫。及胎產諸疾。小兒痘瘡。〔用量〕錢半至四錢。〔有效成分〕安息酸。〔配合〕同白朮補脾。同芎藭瀉肝。同人參補氣。同當歸補血。同甘草養陰。同黃連止瀉痢。同防風發痘疹、同蠶栗濕經散濕。〔著名方劑〕(1)四物湯熟地歸身各三錢白芍二錢川芎錢半治一切失血體弱血虛發熱(2)戊己丸川連白芍吳萸各等分治脾胃受濕下痢腹痛〔禁忌〕中寒腹痛作泄腹中冷痛均忌。

【白豆】豆之一種〔別名〕飯豆〔形態〕一年生草。莖高二尺許。葉爲腹葉〔性味〕甘平〔功用〕調中補五臟煖腸胃。

【白豆葉】〔功用〕下氣。

【白豆蔻】芳草類〔產地〕兩廣〔形態〕形如芭蕉。葉似杜若。殼白而厚。仁如砂仁〔性味〕辛大溫。〔功用〕行氣燥溼寬膈散滯消食暖脾胃〔主治〕寒熱瘧疾赤眼翳膜胃冷惡心吐逆反胃。噎膈胸中滯氣腹冷痛解酒毒。

【白貝】貝子之別名。

【白辛】雜草類。〔別名〕胱毛。羊草。〔性味〕辛香有毒〔主治〕寒熱。

【白刺】五加之別名。

【白官砂】硼砂之別名。

【白幷】蔓草類〔別名〕王富。箭幹〔形態〕生於山陵。葉如小竹根黃白〔性味〕苦〔主治〕肺欬上氣。

【白昌】商陸之別名。

【白松香】即瓦上多年貓糞。〔主治〕齁哮。蚘厥作痛。瘟疫鼠瘡。

【白果】銀杏之別名。詳銀杏條。

【白河車】山海螺之別名。

【白油麻】穀部麻類。即白脂麻。俗作芝麻〔性味〕甘寒。〔功用〕滑腸胃。行風氣。通血脈。去頭上浮風。潤肌肉。

【白芝】芝之一種。〔性味〕辛平。〔功用〕通利口鼻。益肺氣。安魂魄。強志意〔主治〕欬逆上氣。

【白芥】芥之一種〔別名〕胡芥蜀芥〔形態〕一年

生。草高達三尺。葉爲長橢圓形。或長卵形而尖。子大如粱米。色黃白。〔入藥部分〕子。〔性味〕辛溫。〔功用〕利氣。豁痰。除寒。暖中。發汗。開胃。消腫。止痛。〔主治〕欬嗽上氣。反胃。惡氣。胸膈痰冷。腹中冷氣。筋骨腰節諸痛。暴風毒腫。流注。四肢疼痛。痺木。脚氣。小兒乳癖。

【白芥葉】〔功用〕除冷氣。

【白芨】卽白及。

【白芨黃精】黃精之形似白芨者。

【白苓】杜若之別名。

【白花射干】卽射干。

【白花根藤】蔓草類。〔產地〕嶺南。〔形態〕生於田野。凌冬不凋。葉有細毛。花白。〔性味〕苦寒。〔主治〕虛勞風熱。解諸藥菜肉毒。

【白花桐】卽白桐。

【白花蛇】〔別名〕蘄蛇。褰鼻蛇。〔產地〕湘蜀等處。〔性味〕甘鹹溫有毒。〔功用〕去風溼。〔主治〕中風溼痺不仁。筋脈拘急。口面喎斜。半身不遂。骨節疼痛。脚弱不能久立。暴風瘙痒。破傷風。小兒風熱。急慢驚風。搐搦。瘰癧。癮疹。癘風。癩瘍斑點。疥癬。〔禁忌〕若類中風屬虛者大忌。

【白花蛇目睛】〔主治〕小兒夜啼。

【白花蛇頭】〔性味〕有毒。〔主治〕癜風毒癩。

【白花魚】卽白魚。

【白花菜】〔別名〕羊角菜。〔形態〕園圃中多栽植之。莖高二尺許。有微毛。〔性味〕苦辛微毒。〔功用〕下氣。止痛。〔主治〕風溼痺痛。痔疾。

【白芷】〔別名〕白茝。芳香。澤芬。符離。〔形態〕一年生。野草。莖高五寸許。葉卵圓形。花白微黃。根長尺餘。粗細不等。色白。尋常所謂白芷。皆指根而言。〔性味〕辛溫。〔功用〕散濕。祛風。通竅。發汗。活血。排膿。生肌。止痛。解砒毒。蛇傷。〔主治〕頭目昏痛。眉稜骨痛。牙痛。鼻淵。目癢。淚出。面皯。瘢疵。皮膚燥癢。血崩。血閉。腸風痔瘻。癰疽。瘡瘍。產後傷風。血虛頭痛。〔禁忌〕其性升散。血熱有虛火者禁用。

【白芷三七】人參三七之一種。

【白芷葉】〔別名〕蒚麻〔功用〕療丹毒。瘾疹。風瘙。殺尸蟲。

【白虎】石灰之別名。

【白金砂】丹砂之一種。

【白附子】毒草類〔性味〕辛甘溫有小毒。〔功用〕祛風濕。除風痰。〔主治〕中風冷氣。血痺面疾頭面游風。心痛疝氣。癬疥。

【白青】石類〔別名〕碧青。魚青。〔形態〕石青之屬。圓如鐵珠。研之色碧。而腹不空。得鐵即化爲銅。〔性味〕甘酸鹹平〔功用〕明目。聰耳。利九竅。令人吐。殺諸毒三蟲。

【白前】山草類〔形態〕山野多年生草。莖高尺餘。葉爲倒卵形。根長於細辛。白色堅直易斷。〔入藥部分〕根〔性味〕甘微溫〔功用〕瀉肺降氣。下痰。〔主治〕欬嗽上氣。逆氣煩悶。喉呷。肺癰實。腎氣奔豚。胸脅逆滿。

【白扁豆】即白藊豆。

【白柿霜】白柿上所生之霜也。

【白桼】桼實之大如兔頭者。

【白珊瑚】越王餘算之別名。

【白砂】砂之色白者。

【白砒】砒霜之白色者。功用最良。

【白秋霜】礬霜之別名。

【白背】蔓草類〔形態〕生於山野。根似紫葳。葉如鴉蘆。〔性味〕苦平〔主治〕寒熱。惡瘡疥疾。

【白胡麻子】胡麻子之白色者。〔性味〕甘寒〔功用〕潤肺。除燥。行風氣。滑腸胃。通血脈。〔主治〕虛勞。頭風。嘔噦。便難。小兒客發熱。頭瘡。生用性寒。

【白胡椒】玉椒之別名。

【白苣】菜類〔形態〕似萵苣而葉色白。折之有白汁。〔性味〕苦寒。〔功用〕解熱毒。酒毒。開胸膈壅氣。止消渴。

【白苧】苧麻葉面青色而背白者。

【白英子】蔓草類。〔別名〕鬼目。〔形態〕生於山野。結子紫赤色。〔性味〕酸平。〔功用〕明目。

【白英花根】性味功用與莖同。

【白英莖】〔性味〕甘寒。〔功用〕補中益氣。〔主治〕寒熱。瘴瘧。煩熱。風疹。丹毒。八疸。消渴。小兒結熱。

【白英葉】〔主治〕勞病。

【白茄根】茄之一種。〔別名〕玉盤茄。〔產地〕東粵。茄園。〔形態〕有大小二種。大者實如雞卵。小者實如指頭。〔主治〕麻風。癜風。癱瘓。

【白茄葉】〔主治〕腸紅便血。

【白茄蒂】〔主治〕發背。癰毒初起。

【白茅花】〔別名〕茹根。蘭根。地筋。〔性味〕甘微溫。〔功用〕定痛止血。〔主治〕吐血。金瘡。

【白茅香】芳草類。〔產地〕嶺南山谷。〔入藥部分〕根。〔性味〕甘平。〔功用〕辟惡氣。〔主治〕腹內寒冷。瘡皰。

【白茅根】〔性味〕甘寒。〔功用〕止渴。通血脈。祛瘀。解酒。利便。〔主治〕勞傷。噦逆。喘急。諸衄。肺熱。熱淋。

【白茅針】即初生苗。其形如針。〔性味〕甘平。〔功用〕下水。破血。止渴。通腸。潰膿。

【白風藤】白茄根之別名。

【白庭砂】丹砂大如帝珠。面上現有小星者。

【白扇根】雜草類。〔性味〕苦寒。〔主治〕瘧疾。皮膚寒熱。出汗。

【白根】即白蘞。

【白桃】桃實之白色者。

【白桐】桐皮之白色者。

【白桑】桑之葉大如掌而厚者。

【白氣】雀麥草之別名。

【白粉】粉錫之別名。

【白茯苓】茯苓之白色者。

【白茶】六安茶之一種。

【白茶菊】茶菊之開白色花者以千葉者爲佳。

【白草】即白蘞。

【白酒】酒之初釀色尚白者。

【白馬骨莖葉】雜木類〔產地〕江東〔形態〕似石榴而短小對節〔主治〕水痢惡瘡瘰癧白癜風。

【白馬通】即馬糞〔功用〕燒灰用止諸血〔主治〕久痢馬咬傷。

【白馬溺】〔性味〕辛寒〔功用〕殺虫破積〔主治〕反胃乳腫。

【白馬頭蛆】蛆之生於白馬頭者性味功用同馬肉蛆。

【白馬懸蹄】白馬之蹄功用較尋常馬蹄爲良。

【白馬蘭】山馬蘭之一種〔主治〕鎖喉風。

【白參】即沙參。

【白堊】土類〔別名〕白善土白土粉畫粉〔形態〕係非晶質之石灰岩往往含有孔虫之遺體爲製造石灰及瓷器壞之原料兼可製粉筆又粉飾門屏畫家多用之〔性味〕苦溫〔功用〕燥濕溫臟〔主治〕頭痛風赤爛眼吐血反胃瀉痢痔瘻泄精霍亂婦女寒熱癥瘕血結漏下子宮寒冷〔禁忌〕用時宜取色白者以鹽湯飛過以免結澁入腸不可久服否則傷五臟令人羸瘦。

【白桵】蕤之別名。

【白絛參】百濟參之別名。

【白牽牛】牽牛子之白色者。

【白硃砂】白色古瓷所研之粉也〔主治〕鼻衂膈疾。

【白荷花】荷花之白色者。

【白莖】苦參之別名。

【白莧】莧之白色者〔功用〕通九竅補氣除熱。

【白雪】粉霜之別名。

【白魚】〔形態〕產於淡水長者三四尺色青白頭

尾向上體扁鱗細。〔性味〕甘平。〔功用〕利水下氣補肝明目開胃。

【白鳥】（1）鵠之別名。（2）鷺之別名。

【白鱅】即茴鱅。

【白善】即白堊。

【白棉】木棉實中之白纖維質也。〔性味〕甘平溫。〔主治〕婦人血崩金瘡。

【白棉布】性味功用同白棉紗。

【白棉紗】棉紗之未經染色者〔主治〕風疹斑瘖。出不透快

【白棘刺】灌木類〔形態〕棗之株小而叢生者。高二三尺木堅色赤〔性味〕辛寒。〔功用〕補腎益精。止痛。決刺結〔主治〕虛損。齲齒。喉痹。心腹痛。腰痛。陰痿。洩精。尿血。小兒口噤。丹毒。痔漏。潰瘍。瘡毒。

【白棘枝】〔功用〕去垢膩。

【白棘花】〔性味〕苦平。〔主治〕金瘡。內漏。

【白棘葉】〔主治〕脛臁瘡。

【白棘實】〔功用〕除熱利小便。〔主治〕心腹痿痹。

【白棘鍼】即白棘刺

【白棠】即甘棠。

【白給】即白及。

【白菀】即女菀。

【白菊】白甘菊之簡稱。

【白菖】水草類〔別名〕水菖蒲。溪孫。〔形態〕生於池沼。葉無劍脊。根肥白〔性味〕甘〔主治〕風溼欬逆。疥瘙。雄黃毒。殺虫。除蝨。制砒石

【白菜】菘之葉柄薄而色白者。

【白菝葜】萆薢之別名

【白菟藿】蔓草類〔別名〕白葛。〔形態〕生於山野。葉圓而厚。莖有白毛。形似蘿藦〔入藥部分〕莖。〔性味〕苦平〔主治〕風疰。鬼疰。解蠱蛇虺蜂蠆猘犬菜肉諸毒。

【白華】菅茅之別名。

【白茝】即白芷。

【白蛛窠】壁錢窠幕之別名。

【白雄雞】雄雞之白色者。〔性味〕酸微溫。〔功用〕安五臟。下氣。調中。利小便。

【白黍】黍實之白色者。可作餳。

【白微】即白薇。

【白楊皮】楊之一種。〔別名〕獨搖。〔形態〕落葉喬木。產北方諸地。高數丈。葉圓而闊大。有鋸齒。而青背白。〔性味〕苦寒。〔功用〕續筋骨。止牙痛。消癭氣。〔主治〕風痺宿血。脚氣。皮膚風搔。痰癖。口瘡。

【白楊枝】〔主治〕腹滿痛。堅癖。口瘡。

【白楊葉】〔主治〕齲齒。多骨疽。

【白榆】榆之白色者。

【白氎】白色毛布也。〔主治〕小兒牙疳。

【白獅子石】〔主治〕歷節風。

【白筵草根】雜草類。〔主治〕諸蟲瘡疥癬。

【白筵草葉】功用與根同。

【白粱米】粱之白色者。〔性味〕甘微寒。〔功用〕益氣和中。緩筋骨。〔主治〕煩渴。霍亂。胃虛嘔吐。胸膈中客熱。手足生疣。

【白葉茶】雪茶之別名。

【白蒚】白蒚藿之別名。

【白葡萄】葡萄之白色者。

【白蜆】蜆之白色者。

【白雷丸】雷丸之白色者。

【白鼓釘】菜類。〔產地〕口外沙漠之地。〔形態〕葉有鋸齒。婆娑鋪地而生。〔功用〕清火毒。鬱熱。通淋。消腫。〔主治〕噎膈。婦人乳脈不通。一切毒蟲蛇傷。

【白鼠】即銀鼠。

【白幕】(1)白英之別名。(2)白薇之別名。(3)天雄之別名。

【白蒺藜】刺蒺藜之白色而去刺者。

【白蒿子】蒿之一種。〔別名〕繁蔞蒿。〔形態〕多年生草有水陸二種。水產者曰蔞蒿。高可四五尺。畧似青蒿而細。面青背白。密生灰白色毛。色褐。陸產者名艾蒿。亦曰皤蒿。不可用。〔主治〕鬼氣。

【白蒿苗根】〔性味〕甘平。〔功用〕利膈開胃。烏毛髮。補中益氣。〔主治〕風寒溼痺。熱黃少食。常饑。心懸。痛水痢淋瀝。癩疾惡瘡。殺河豚毒。

【白蜜蜂】蜜之白色者。

【白銅】銅之白色者。〔性味〕辛涼。〔功用〕明目。伐肝益肺。下痰鎮氣。

【白銅鑛】天然白銅也。〔性味〕辛溫。〔功用〕去風。散毒。續筋骨。牛馬生瘡。

【白鳳仙】鳳仙之白色者。

【白墡】即白堊。

【白緣子】喬木類。〔產地〕安南。〔性味〕甘平。〔功用〕清熱止渴。潤肺消食。〔主治〕癘氣痰瘧。頭痛痰逆。寒濕足膝軟弱。疥癬。

【白膠】鹿角膠之別名。

【白膠香】楓香脂之別名。

【白蓮】杜若之別名。

【白蓮花】即荷花之白色者。

【白褐】即白氈。

【白麴根】蘄茝之別名。

【白櫸木】櫸之別名。

【白澤】甘遂之別名。

【白糖】白沙糖之簡稱。

【白蕪荑】蕪荑之白色者。

【白豬】豬之白毛者。

【白頭翁】山草類。〔別名〕野丈人。胡王使者。奈何草。〔產地〕山東。〔形態〕山野多年生草。莖高尺許。莖頭一花。花外面有白毛。蔽之內面紫色。近根處有白茸。狀似白頭老翁。故名。苗長葉白者為佳。〔入藥部分〕根其花亦有功用。另詳本條。〔性味〕苦寒。〔功用〕明目除風。逐惡血。〔主治〕

溫瘧。積聚。齒痛。毒痢。赤痢。血痔。〔用量〕一錢至四錢。〔驗方〕外痔腫痛取白頭翁根搗塗之逐血止痛小兒禿瘡取白頭翁根搗敷一宿半月愈〔著名方劑〕白頭翁湯白頭翁二兩黃柏黃連秦皮各三兩治熱痢下重〔禁忌〕胃虛及大便完穀不化痢久下稀淡血水者均忌。

【白頭翁花】〔主治〕寒熱瘧疾白禿瘡。

【白頸蚯蚓】蚯蚓之老者〔性味〕鹹寒〔功用〕瀉熱行水〔主治〕中風。癇疾。傷寒熱結。瘧疾。歷節風痛。癘風痛癢。鬼疰。蛇癥。頭風。赤眼。牙齒裂痛。咽腫喉痹手足腫痛黃疸小便不通大脚風疾。

【白餘粮】即禹餘糧。

【白鴨通】即鴨糞。

【白龍沙】狗糞中粟之別名。

【白龍骨】龍骨之白色者〔主治〕夢寐洩精小便洩精。

【白龍鬚】石草類〔形態〕生近水旁有石處細如棕絲。直起無枝葉。〔性味〕平〔主治〕口眼喎斜。頭暈目昏癱瘓腰腿骨痛婦人產後周身疼痛〔禁忌〕患虛勞癱瘓者忌之。

【白斂】即白蘞。

【白檀香木】檀香之白色者〔性味〕辛溫〔功用〕理氣調脾肺利胸膈進飲食殺蟲〔主治〕霍亂中惡邪鬼噎膈吐食心腹痛胃氣痛風熱腫毒。面生黑子。

【白樫】樫柳之皮色白而明者。

【白殭蠶】〔形態〕蠶之患白殭病而死者〔性味〕鹹辛平〔功用〕祛風化痰散結行經〔主治〕中風失音風痓風痰欬嗽瘧疾頭痛牙痛陰瘡崩帶〔用量〕錢半至三錢。

【白環藤】蘿藦之別名。

【白薇】山草類〔別名〕薇草白幕春草〔形態〕野生多年草莖高一二尺葉爲楕圓形〔入藥部分〕根〔性味〕苦鹹平〔功用〕瀉血熱下水止

血。〔主治〕温瘧。風温。狂惑。驚悸。風狂。痓病。血厥。多眠。身熱。支滿。痠疼。血癖。熱淋。遺尿。婦人淋露。產後虛嘔。金瘡出血。〔用量〕八分至二錢。

【白薑】即乾薑。

【白鰲】鰲魚之別名。

【白鮮】山草類。〔別名〕白羶。白羊鮮。地羊鮮。金雀兒椒。〔形態〕產於山野。莖高二尺許。下部木質。葉為羽狀複葉。苗嫩可食。〔性味〕苦寒。〔功用〕除風去熱。通關節。利九竅。和血脈。利小腸。〔主治〕天行時氣。溼痺。欬逆。壯熱。惡寒。黃疸。頭風。頭痛。眉髮脫脃。目疼。腹中大熱。四肢不安。淋瀝。婦人陰中腫痛。產後餘痛。中風。小兒驚癇。疥癬。鼠瘻。〔用量〕三錢。

【白鴿】鴿之羽毛純白者。〔別名〕鵓鴿。飛奴。〔性味〕鹹平。〔功用〕調精益氣。〔主治〕消渴。疥癬。白癜風。癧瘍風。風瘡。惡瘡。解諸藥毒。預解痘毒。

【白藊豆】藊豆子之白色者。〔性味〕甘微温。〔功用〕和中下氣。除溼。消暑。行風氣。暖脾胃。解酒毒。鳥肉毒。六畜肉毒。河豚魚毒。砒霜毒。一切草木毒。〔主治〕消渴。嘔逆。霍亂轉筋。吐利不止。泄痢。婦人帶下。惡瘡。痂癢。

【白藊豆花】〔主治〕洩痢。婦女血崩。赤白帶下。解中藥毒。

【白藊豆葉】〔主治〕霍亂吐下。吐利後轉筋。瘕疾。蛇傷。

【白豆藊藤】〔主治〕霍亂。

【白蟢窠】壁錢窠幕之別名。

【白蟲】九蟲之一。居人體中者。

【白雗】即白鷳。

【白鯈】即鰷魚。

【白鵝】鵝之羽毛純白者。〔性味〕甘平。〔主治〕消渴。

【白鵝糞】〔主治〕小兒鵝口瘡。敷療犬咬傷。

【白礜石】礜石之白色者。

【白氈】即白鮮。

【白藥】(1)栝樓根之別名。(2)桔梗之別名。

【白藥子根皮】蔓草類。〔性味〕辛溫。〔功用〕散血。降火。消痰。止嗽。解毒。生肌。止血。解巴豆毒。消癰腫毒。〔主治〕熱渴。諸蝍。喉痺。咽腫。金瘡。

【白蟻泥】害蟲其所攻動之泥。可療疾。〔主治〕塗治惡瘡腫毒。

【白鵫雞】雞之一種。〔形態〕文首。白翼。黃足。〔主治〕嗌痛。

【白礜】祝石之純白色者。

【白蘄】當歸之別名。

【白蘇】蘇之莖葉皆淡青而花白者。性味功用同紫蘇。

【白露】茶之產於湖南者。

【白露節雨水】〔性味〕鹹平。如洗肌膚。能減顏色。

【白爛死蠶】蠶之爛死而呈白色者。〔主治〕白遊疹。

【白鱯】即白鮮。

【白歛】蔓草類。〔別名〕白草。白根。兔核。猫兒卵。崑崙。〔入藥部分〕根。〔性味〕苦平。〔功用〕瀉火散結。生肌止痛。除熱火毒。解狠毒。〔主治〕溫瘧。目赤。痔漏。下血。婦女赤白帶下。陰中腫痛。小兒驚癇。癰疽。疔瘡。發背。瘰癧。面上皰瘡。金瘡。撲損。刀箭湯火傷。

【白蠟】蜜蠟之煎煉極淨而白色者。〔性味〕淡平。〔功用〕烏鬚髮。止痛生肌。補絕傷。〔主治〕洩瀉後重。孕婦胎動。下血不絕。

【白蠟子】夷果類。〔產地〕廣東。〔形態〕與黃皮果相似而味尤勝。性味功用同黃皮果。

【白蠟沉香】沉香之側之自卷咀之柔韌者。為沉香中之上品。

【白蠟塵】白蠟面上年久所積之塵也。掃下貯用。〔主治〕療蟲。

【白鶴】鶴之羽毛純白者。

【白鶴仙】玉簪之別名。

【白鶴血】〔性味〕鹹平。〔功用〕益氣力。補虛乏。

【白獺】獺頭之別名。

【白鑞】錫之別名。

【白鱓】鰻鱺魚之別名。

【白鱓泥】鰻鱺魚泥之別名。

【白鷂】鷂之白尾者。

【白鷳】原禽類。〔產地〕江南。〔形態〕似山雞而色白。有黑文如漣漪。尾長三四尺。體備冠距。嘴頰及爪皆赤。〔性味〕甘平。〔功用〕補中解毒。

【白鷺】鷺之羽毛純白者。

【白靈砂】粉霜之別名。

【白靈藥】白降丹之別名。

【白髓】髓之白色者。〔功用〕滋陰。降氣。養血。益精。〔主治〕虛勞。痰火。

【白欖】青果之別名。

【白鸖】鸖白如鵠而巢樹者。

【皮巾子】皮製之頭巾。〔主治〕下血。大風癘瘡。

【皮弁草】即酸漿。

【皮金紙】〔別名〕羊皮金。〔產地〕廣東。〔主治〕跌仆擦傷。病久陰瘡擦痛。凍瘡足跟腫爛流水。用金面貼傷處即效。

【皮消】即朴消。

【皮腰袋】皮製之囊橐等物。繫於腰間者。〔主治〕燒灰療大風癘瘡。

【石三稜】三稜之一種。〔產地〕山西永濟。〔形態〕莖高尺許。葉綠如蒲。〔功用〕消積氣。

【石上螺螄】介類。〔別名〕鬼螺螄。〔形態〕形如海螄而小。秋冬常在牆腳石隙中。夏月在溼地青苔上。〔主治〕黃疸。婦人經閉。疔瘡。

【石下長卿】即徐長卿。

【石下新】即石蠶。

【石中黃子】即禹餘糧未凝之黃濁水也。在大石中。剖之溶溶如雞子黃。〔性味〕甘平。〔功用〕久服輕身。
【石毛薑】骨碎補之別名。
【石打穿】雜草類。〔別名〕龍芽草。地胡蜂。地蜈蚣。〔形態〕春日發苗本高三尺許大葉之中小葉層層色綠邊有鋸齒莖圓秋開黃色細花五瓣。〔入藥部分〕根莖〔性味〕苦辛平。〔功用〕穿腸胃攻堅消宿食化痰散中滿下氣活血〔主治〕瘧痢黃疸喉痺吐血噎膈翻胃肺癰食積痞滿。下血痔腫骨痛婦女崩中乳癰癧疽疔腫閃挫跌撲損傷。
【石瓜】喬木類。〔產地〕四川。〔形態〕幹端直葉肥而滑結實如綴珠長而不圓殼裂則子見其形似瓜其堅如石〔性味〕苦平〔主治〕風痺心痛。
【石生】陽起石之別名。
【石皮】石韋之一種。
【石合】蔓草類〔形態〕多生山野。蔓纏木上有葉無花四時不凋〔入藥部分〕葉〔性味〕甘微涼。〔功用〕解毒斂瘡口療一切惡瘡。
【石帆】水草類〔形態〕生海嶼石上高尺餘無葉。〔性味〕甜鹹平〔主治〕石淋婦人血結經閉。
【石灰】石類〔別名〕石堊。堊灰。礦灰。煆石〔性味〕辛溫〔功用〕堅物散血定痛生肌止金瘡血殺瘡蟲蝕惡肉滅瘢疵解酒酸內用止瀉痢崩帶收陰挺脫肛消積聚結核。
【石米刺】鳥不宿之別名。
【石羊心血】獸類〔產地〕黔粵諸省山中。〔形態〕色黑類家羊而高大長角厚耳蹻捷非常膽大如小指獲後須即破其腹取之遲則裂散不可得〔主治〕真心痛。
【石羊皮】〔功用〕去風活血。
【石羊血】〔主治〕跌打損傷。
【石羊角】〔主治〕頭風。
【石羊骨】〔功用〕去風活血。
【石羊膽】〔主治〕肝厥暴絕一切目疾勞眼青盲。

跌撲損傷。

【石帆】水草類。（性味）甘平。（主治）石淋。經閉。

【石耳】菜類。（別名）靈芝。（形態）生山中巖石上。狀如地耳大者成片如苔蘚碧色。（性味）甘寒。（功用）明目止熱。（主治）瀉血脫肛。縮二便。

【石血】即絡石。

【石衣】蔬菜類石耳之屬。（性味）甘寒。（功用）清腸熱利小水化痰消癭結滯氣有補血明目之功。

【石決明】介類。（別名）九孔螺。千里光。（形態）輭體動物。長六寸餘。形如小蚌而扁背面有吸水孔九排殼外褐色甚粗糙密生線狀突起物肉有光采可食。（入藥部分）殼。通常所稱石決明者即指殼而言。（性味）鹹平。（功用）明目瀉肝熱。通五淋。解酒酸。（主治）肝風頭眩。魂擾不寐。青盲內障赤膜外障骨蒸勞熱。（用量）三錢至一兩。

【石肝】石之狀如肝者。（性味）酸。（主治）身癢。

【石芒】芒之一種。

【石見穿】石打穿之一種。（主治）骨痛癰腫。

【石防風】山草類。（形態）產於山石間似芹春發嫩苗根如蒿根而黃。（主治）頭風眩痛。

【石刺】寓木類。（形態）寄生樹上南方多有之。或以為藩籬似棘而大枝上有逆鉤。（入藥部分）根皮。（性味）苦平。（功用）破血。（主治）產後瘀血結瘕。

【石蠶子】石草類。（產地）福州。（主治）蠱毒。

【石松】苔類。（形態）多年生之隱花植物生山石上。（入藥部分）根莖。（性味）苦辛溫。（主治）風痺。氣力衰弱。皮膚不仁。脚膝冷痛。風癬。

【石油】（別名）石腦油。石漆。猛火油。雄黃油。硫黃油。（產地）陝西延安。榆州。四川敘州。（形態）為流質礦物。藏于地中。（性味）辛苦有毒。（功用）塗瘡癬蟲癩。白禿。堆灰。

【石油火】石油所燃之火。〔性味〕有毒。〔主治〕諸瘡疥以紙撚蘸油點照之可引毒外出。

【石肺】石之狀如覆肺者。〔形態〕生於水中黑澤有赤文出水即乾。〔性味〕辛。〔功用〕明目益氣。〔主治〕寒欬久嗽癘疾。

【石芝】此係石所結成有石蜜芝水桂芝等各種。且有五色之分。〔功用〕搗末或化水服令人輕身長生不老。

【石芥】即石蕊。

【石花】石鐘乳汁之滴於石上迸散。日久積成如花者。〔性味〕甘溫。〔功用〕壯筋骨助陽道。〔主治〕腰脚風冷。

【石花菜】蔬菜類。〔別名〕瓊枝。〔形態〕生海中沙石間狀類灌木有紅白二種高四五寸枝多有細齒紫紅色。冬日煮溶凝凍成膠。〔性味〕甘鹹滑大寒。〔功用〕去上焦浮熱。

【石芸】雜草類。〔別名〕螫列顯喙。〔入藥部分〕莖。葉。〔性味〕甘。〔主治〕目痛淋露寒熱溢血。

【石長生】石草類。〔別名〕丹草丹沙草。〔形態〕隱花植物。生於山地四時不凋。莖近地處密生黑褐色之葉。一枝數葉葉柄紫黑有光。〔入藥部分〕莖葉。〔性味〕鹹微寒有毒。〔主治〕寒熱風疾惡瘡疥癬三蟲。

【石青】即扁青。

【石南葉】灌木類。〔別名〕風藥。〔形態〕山地自生。墳墓上多植之幹高七八尺。葉橢圓甚厚面滑澤背褐色多毛。〔性味〕辛苦平有毒。〔功用〕散風堅骨利筋骨皮毛逐諸風風痹脚弱浸酒飲〔主治〕頭痛爲末吹鼻。〔禁忌〕久服能勁慾師尼寡婦忌之。

【石南實】〔別名〕鬼目。〔功用〕破積逐風痹。〔主治〕蟲蠱毒。

【石南藤】即南藤。

【石炭】石類。〔別名〕石墨煤炭鐵炭焦石烏金石。

爲太古時代植物經地殼之變動壓入土中遠歷歲月次第變化而成者。〔性味〕甘辛溫有毒。〔主治〕婦人血氣痛小兒痰癇諸瘡毒金瘡出血。

【石珊瑚】野薔薇子之別名。

【石砂】丹砂之一種。

【石胡荽】石草類。〔別名〕鵝不食草。雞腸草。天胡荽。野園荽。〔形態〕多年生草生石縫及陰溼處。葉圓小而光澤有長柄。開白色細花。〔性味〕辛寒。〔功用〕通鼻氣。利九竅。〔主治〕風痰。痰瘧。頭痛。耳聾。目昏。目赤腫。目生雲翳。鼻瘜。鼻嗜。牙疼。

【石苔】烏韭之別名。

【石苣】即白苣。

【石英】石類。〔形態〕天然之矽酸化合物。〔性味〕甘溫。〔功用〕鎭心安神。悅顏壯陽。〔主治〕胃冷。驚悸。心腹痛。

【石韋】石草類。〔別名〕石韉。石皮。石蘭。〔形態〕隱花植物。多生崖罅處。其地下莖有茶褐色之鱗片。葉深綠柔韌如皮。〔入藥部分〕葉。〔性味〕苦平。〔功用〕止煩下氣。益精。清肺氣。通膀胱。利水道。〔主治〕勞熱。小便癃閉。淋瀝。遺溺。婦人崩中。漏下。妊娠轉胞。發背。〔禁忌〕無濕熱者忌之。

【石風丹】石草類。〔產地〕雲南蒙化。〔主治〕瘡毒。癰腫。

【石首魚】〔別名〕石頭魚。鮸魚。江魚。黃花魚。黃魚。〔產地〕近海泥底。〔形態〕體扁口闊。上顎長於下顎。鱗細色黃如金。曝乾者曰鯗魚。〔性味〕甘平。〔功用〕開胃益氣。補中。消瓜成水。〔主治〕暴下痢。卒腹脹。

【石首魚鮀】即魚頭中之腦骨。〔性味〕鹹寒。〔主治〕腦漏。洩澁。石淋。

【石首魚鱁】〔性味〕與鮀同。〔功用〕濇精。暖精。種子。〔主治〕破傷風。痙。痔疾。產後風搐。

【石香葇】香薷之產於深山石中者。〔別名〕石蘇。

〔性味〕辛溫。〔功用〕解表。調中。〔主治〕霍亂吐瀉。心腹脹滿。腹痛。腸鳴。

【石栗】栗實之一。年方熟。圓如彈子。皮厚而味如胡桃者。性味功用同尋常栗實。

【石桂魚】鱖魚之別名。

【石涅】黑石脂之別名。

【石珠】青琅玕之別名。

【石耆】石類。〔形態〕生石間。色赤如鐵脂。〔性味〕甘。〔主治〕欬逆。

【石能】石龍芮之別名。

【石脂】石類。〔產地〕山谷中。〔功用〕除煩。濇精。補髓。益氣。壯筋骨。〔主治〕黃疸。吐血。衄血。驚悸。洩痢。腸澼。陰蝕。下血。婦女崩中。帶下。癰腫。疽。痔。惡瘡。頭瘍。疥瘙。

【石茵陳】山茵陳蒿之產於石縫間者。功用同山茵陳。

【石荆】荆之一種。〔形態〕多生水旁。似荆而略小。〔功用〕生髮。

【石荆芥】荆芥之產山石間者。

【石馬烟】烟草之產於福建舊漳州府境。以油炒成而色黑者。〔性味〕香辣甘。性猛烈。損人尤甚。多食則令人吐黃水。中其毒者欲吐不得。惟食北棗一二枚可解。〔禁忌〕欬嗽。喉癰。及一切肺病者皆忌之。

【石馬騣】烏韭之別名。

【石骨】石鍾乳汁之細流。凝結如骨。堅潤如玉者。性味功用同石鍾乳而力尤過之。

【石堊】即石灰。

【石將軍】石草類。〔別名〕紫羅球。〔產地〕浙江西湖鳳凰山。〔形態〕生高山石上。梗方。色紫。根本勁細。〔性味〕淡平。〔功用〕活血。疏風。散瘀。消腫。〔主治〕跌打損傷。癰疽初起。

【石斛】石草類。〔產地〕四川。〔形態〕多年生。常綠草。生暖地山中岩石上。高五六寸。莖有節。光澤如金釵股。故名金釵石斛。長而虛者名水斛。不堪用。又名石遂。〔入藥部分〕莖。〔性味〕甘淡微鹹。〔功用〕除虛熱。濇元氣。益精強陰。暖水臟。平胃氣。壯筋骨。〔主治〕風痺脚弱。發熱自汗。夢遺滑精。囊溼餘瀝。〔禁忌〕胃虛無火者忌之。

【石斛露】以石斛蒸取之露也。〔性味〕甘淡鹹寒。〔功用〕養胃陰。平胃逆。除虛熱。安神志。

【石淚】胡桐淚之結塊如石片色似黃土者。

【石荷葉】虎耳草之別名。

【石莧】石草類。〔形態〕多生河岸沙石上。高尺餘。葉如水柳而短。〔性味〕辛苦有小毒。〔功用〕吐風涎。〔主治〕齁鮯。

【石蛇】蛇之化石者。〔產地〕廣東南海濱山石間。〔形態〕盤屈如蛇。無首尾。似車螺。〔性味〕鹹平。〔功用〕解金石毒。

【石逍遙】雜草類。〔產地〕常州。〔性味〕苦寒。〔主治〕中風癱瘓。手足不遂。

【石龐】百葉竹之堅如石者。

【石棠花】羊躑躅花之別名。

【石硫丹】即石硫赤。

【石硫赤】硫黃之色赤者。〔別名〕石亭芝。石硫芝。〔性味〕苦溫。〔功用〕殺虫。壯陽。除冷。〔主治〕鼻赤作痛婦人帶下。血崩。

【石硫芝】即石硫赤。

【石硫青】硫黃之色青者。〔別名〕冬結石。〔性味〕酸溫。〔功用〕明目益肝。〔主治〕洩痢瘡蟲。

【石硫黃】即硫黃。

【石絨】不灰木之石種者。

【石脾】石類。〔別名〕胃石。膏石。消石。〔性味〕辛甘。〔功用〕益氣。令人有子。〔主治〕胃中寒熱。

【石腎】石類。色白如珠。〔性味〕酸。〔主治〕洩痢。

【石菖蒲】菖蒲之生于水石間者。

【石韮】鹿角菜之別名。

【石菴䕡】骨碎補之別名。

【石蛤蚆】山草類。〔別名〕映山紅。翻山虎。〔形態〕生山中。莖方。葉似竹葉。花類杜鵑而稍大。根皮色紅。能如蛤蚆。質堅如石〔入藥部分〕根〔功用〕煎洗梅瘡。能消風塊。

【石黃】即雄黃。

【石黃香】千金藤之別名。

【石楠】即石南。

【石腦】石類。〔別名〕石飴餅。化公石。石芝。〔形態〕石鍾乳之類。形似曾青。白色黑斑。柔輭易破。如結腦。〔性味〕甘溫〔功用〕益氣〔主治〕風寒虛損。腰脚疼。

【石腦油】鷂尿之別名。

【石腦芝】即石芝。

【石葦】即石韋。

【石蜂】蜂之依石而居者。

【石蜂窠】性味功用。同露蜂房。

【石蜋】即蝗蜋。

【石蜐】介類。〔形態〕甲殼動物。生於海中。〔性味〕甘鹹平。〔主治〕虛損積痞。溼腫洩瀉。

【石解】防己之別名。

【石鼠】螻蛄之別名。

【石漆】即石油。

【石綠】綠鹽之別名。

【石綿】即石絨。

【石膏】石類。〔別名〕細理石。寒水石。〔產地〕山西汾水中域。及浙江雲南等處。〔形態〕大塊作層。如壓扁米糕。每層厚數寸。色白潔淨。細文短密。如束針。正如凝成白臘。鬆軟易碎。燒之即白爛如粉。透光者爲元精石。不透光者爲石膏。〔性味〕辛微寒。〔功用〕清胃散熱。〔主治〕胃經實熱。時行溫疫。狂熱讝語。潮熱煩渴。大汗斑疹。口乾舌焦。丹毒湯火傷。〔用量〕幾錢至幾兩。〔處方〕〔有效成分〕水硫酸鈣。是以凉而能散。有透表解肌之力。〔處方〕配知母甘草粳米葛根山梔。治壯熱心煩。口渴汗出。〔驗方〕石膏燒赤研二兩。黃丹半兩。爲末摻口瘡不斂。能止痛生肌。爲末敷油傷火灼。痛不可忍。石膏九錢。升丹一錢。名九仙丹。能拔毒收濕。生肌收口。石膏一兩。輕粉。一兩。黃丹。三錢。龍骨。三錢。血竭。三錢。赤石脂。一兩。乳沒。各三錢。爲細末。名八寶生肌丹。治腐脫肌生不收斂者。〔著名方劑〕白虎湯石膏一斤。知母。六兩。甘草。二兩。粳米。六合。治汗出渴欲飲水。煩熱。〔禁忌〕胃弱血虛及病邪未入陽明者忌之。

【石蒜】山草類。〔別名〕烏蒜。老鴉蒜。蒜頭草。婆婆酸。一枝箭。水麻。〔形態〕多年生草。產於溼地。地下有球狀鱗莖。〔入藥部分〕根。〔性味〕辛甘溫。有小毒。〔主治〕惡核腫毒。疔瘡便毒。瘡產婦腸脫。中溪毒。

【石蜜】蜂蜜之生於巖石中而色青者。〔性味〕小酸。〔功用〕降火。

【石蜴】蜥蜴之別名。

【石飴】即石蜜之一種。

【石飴餅】即石腦之一種。

【石劇】雜草類。〔性味〕甘。〔主治〕消渴。

【石器】黑石脂之別名。

【石礎】絡石之別名。

【石蓫】即石斛。

【石蓮子】蓮子經霜堅黑而沉水者。〔性味〕苦寒。〔功用〕開胃進食。淸心除煩。去溼熱。〔主治〕噦逆不止。噤口痢疾。淋濁。〔禁忌〕痢久胃虛或腎虛精滑及無溼熱而虛寒者均忌之。

【石蓴】菜類。〔形態〕產淺海中。附石而生。似紫菜而色青。〔性味〕甘平。〔功用〕下水。利小便。〔主治〕風祕不通。五膈氣。臍下結氣。痔疾。

【石麵】石類。石脂如麥麵。可作餅餌。〔性味〕甘平。〔功用〕益氣調中。食之止饑。

【石髮】(1)烏韭之別名。(2)陟釐之別名。

【石榴】灌木類。〔形態〕落葉灌木。其種來自西域。高八九尺。花瓣深紅。結實如毬。狀有甘酸二種。〔入藥部分〕花。〔主治〕心熱諸衄。

【石榴子】寶石之一種。

【石榴茶】山茶葉中間雜碎花者。

【石燕】石類。〔產地〕湖南湘江。〔形態〕狀類燕而有文。〔性味〕甘涼。〔功用〕利竅去濕熱。〔主治〕目翳消渴腸風赤白帶諸淋。

【石燕肉】〔別名〕土燕。〔性味〕甘暖。〔功用〕壯陽。增精補髓益氣潤皮膚暖腰膝縮小便禦風寒。辟嵐瘴溫疫氣。〔主治〕小兒諸疳羸瘦。

【石蕊】苔類。〔別名〕石濡石芥雲茶蒙頂茶。〔形態〕生高山石上。感烟霧之熏染日久結成色灰白輕如花蕊。氣若蕈香。〔性味〕甘溫。〔功用〕解熱化痰生津潤咽明目益精氣止飢渴。〔主治〕頭額眉稜骨痛。

【石頭魚】即石首魚。

【石鮅魚】〔產地〕南方溪澗。〔形態〕長寸許。背腹均赤色。〔性味〕甘平有小毒。〔主治〕疥癬。

【石鴨】金線蛙之別名。

【石龍】(1)蜥蜴之別名。(2)葒草之別名。

【石龍芮子】毒草類。〔別名〕地椹天豆苗曰水堇。胡椒菜。〔形態〕越年生草。莖粗中空。高尺許。其皮與根葉亦有功用。詳各條。〔性味〕苦平。〔功用〕補陰潤燥。逐諸風。平腎胃氣。利關節。〔主治〕風寒溼痺心腹邪氣。心臟燥熱。陰氣不足。失精。莖冷。光澤皮膚。

【石龍芮皮根】性味功用與子同。

【石龍芮葉】〔性味〕甘寒。〔功用〕除寒熱。止霍亂。下瘀血。〔主治〕結核聚氣鬼毒癰腫鼠瘻瘰癧。生瘡血疝馬汗毒瘡蛇蠍毒。

【石龍芻】隰草類。〔別名〕龍鬚草續斷縉雲草西王母簪。〔形態〕植于水田。莖細長而圓。高二三尺。〔入藥部分〕莖。〔性味〕苦微寒。〔主治〕小便淋閉莖中熱痛。
【石龍藤】絡石之別名。
【石檀】梣之別名。
【石殭蠶】石蠶之一種。
【石濡】即石蕊。
【石膽】膽礬之別名。
【石薄荷】薄荷之產於石間葉微小至冬色紫者。
【石蜚】蜚蠊之別名。
【石螺螄】石類〔產地〕廣東〔形態〕狀如螺質爲石猶石蟹石蛇之類〔主治〕眼疾。
【石薺薴】薺薴之產於山石間者〔形態〕高一二尺葉細花紫色〔性味〕辛溫〔主治〕風疾冷氣。大便下血瘡疥痔瘻。
【石藍】白前之別名。
【石雞】青蛙之別名。
【石蟹】石類〔性味〕鹹寒〔主治〕青盲目翳天行熱疾醋磨敷癰腫。

【石鏡】瀨蛇之別名。
【石鯪】絡石之別名。
【石鯪魚】鯪魚之別名。
【石蘇】石香薷之別名。
【石鐘乳】石類〔別名〕留公乳。鵝管石〔產地〕南嶺諸山中多有之以廣東乳源縣乳巖者最著〔形態〕泉水含炭酸石灰由巖隙下滴其石灰質日久凝積纍纍下垂端銳且長白如冰柱柱端輕薄中空如鵝翎輕明如雲母〔性味〕甘微溫〔功用〕明目益精補氣開聲通關節利九竅〔主治〕肺損吐血欬逆哮喘陽痿腳弱疼冷婦人乳脈不通寒嗽上氣消渴引飲虛損五勞七傷下焦傷竭精泄〔用量〕一錢至三錢〔處方〕配芥子旋覆花代赭半夏桂枝陳皮茯苓治咳嗽氣急難以平臥〔泡製〕煅研〔禁忌〕命門眞火衰者不妨暫用若藉以恣慾多服久服不免有淋濁癰疽之患。

【石韀】即石韋。

【石蘚花】山中石上生白鮮如錢樣者。功用同白蘚。

【石藺】即石韋。

【石蠣】海鰤魚之別名。

【石鷇】即石燕。

【石髓】石類。〔產地〕福建泉州安溪長潭山上石罅間。〔性味〕甘溫。〔功用〕悅顏色潤皮膚。〔主治〕羸瘦積聚心腹脹滿癖塊腸鳴下痢小便數腰脚疼冷內傷折骨。

【石髓鉛】自然銅之別名。

【石蠶】蟲類。〔形態〕生於池澤石上。狀如蠶。〔性味〕鹹寒有毒。〔功用〕除熱解結氣通利水道。〔主治〕五癃石淋小便不利墮胎。

【石蠹蟲】石蠶之一種。

【石鹽】鹽之結塊如石者。

【石蟹】蟹之化石者。〔形態〕生於海濱。形如䗪蟲。〔性味〕甘涼。〔主治〕淋疾血病。

【禾蟲】化生蟲類。〔地產〕浙閩粵諸省。〔形態〕近海稻田內。夏間暑雨蒸鬱即生。或如蠶或如螞蝗。〔功用〕補脾胃。生血。利溼。行小便。

【立制石】（1）礜石之別名。（2）膽礬之別名。

【立春雨水】立春節日之雨也。〔性味〕鹹平。〔功用〕補中益氣。令人有子。

六畫

【交加枝】枳椇之別名。

【交時】卷柏之別名。

【交趾桂】桂之產於交趾者。質鬆皮直起花肉紫。油黑甜多辣少。爲桂之上品。

【交麻】即胡麻。

【交臚】鵁鶄之別名。

【交讓木】婆羅之別名。

【仰天皮】地衣草之別名。

【仰盆】蔓草類。〔形態〕生於山野。莖似承露仙根圓若仰盆大如雞卵。〔入藥部分〕莖〔性味〕辛溫有小毒。〔主治〕喉痹飛尸蠱毒。

【仲思棗】棗之別稱。〔別名〕仙棗〔形態〕實如大棗長三四寸圍五寸紫色細文肉肥核小。〔性味〕甘溫〔功用〕能補虛益氣好顏色潤五臟。〔主治〕痰嗽冷氣。

【伏牛枝根葉】雜草類〔形態〕常綠高二尺許分枝甚多葉小刺多花白或淡黃實圓小熟則色紅〔性味〕甘〔功用〕一切腫痛風疾●〔主治〕丹瘤●

【伏牛花】〔別名〕隔虎刺花〔性味〕苦甘平〔主治〕久風溼痺四肢拘攣骨肉疼痛風眩頭痛五痔下血

【伏老】魁蛤之別名。

【伏兔】飛廉之別名。

【伏念魚】杜父魚之別名。

【伏蛇】桑根之旁行出土者〔性味〕有毒〔主治〕心痛。

【伏豬】飛廉之別名。

【伏龍肝】土類〔製法〕曩昔於砌竈時納豬肝一具於土中久則與土合而爲一研細以清水飛過用其竈以食用炊飯者良今人砌竈都未置豬肝故大都以灶心黃土代之〔性味〕辛微溫〔功用〕收斂止血鎮嘔〔主治〕咳逆反胃吐衄崩帶尿血遺精腸風癰腫〔用量〕五錢至兩許〔處方〕配人參白朮附子炙草熟地阿膠治久瀉便血心悸力疲〔驗方〕爲末米飲下三錢治反胃吐食〔著名方劑〕黃土湯竈心黃土八兩甘草地黃白朮附子阿膠黃芩各三兩治吐衄血先便後血血崩產後下痢〔禁忌〕陰虛吐血者忌之癰腫盛者亦忌獨用

【伏雞子】蔓草類〔別名〕承露仙〔形態〕生於深山中葉圓薄如錢〔入藥部分〕根〔性味〕苦寒〔主治〕瘧瘡中惡頭痛天行黃疸熱煩悶急解

百藥毒。癰腫。疽瘡。馬黃牛瘡。

【休】無實李之別名。

【休羽】刺蒺藜之別名。

【光明砂】丹砂之形似芙蓉破之如雲母光明瑩徹多生石龕中者。

【光明草】狗尾草之別名。

【光明鹽】鹽之透明者〔別名〕石鹽。聖石。水晶鹽。〔性味〕鹹甘平。〔主治〕頭痛諸風眼赤疼多眵淚。

【光風草】苜蓿之別名。

【光香】沉香之枯綴如山石者。性味功用與煎香同。

【光粉】粉錫之別名。

【光骨刺】郭公刺之別名。

【光參】海參之一種產於福建海邊色白無刺。

【全蠍】蠍之頭足俱全者。

【共石】滑石之別名。

【冰片】冰片腦之簡稱。

【冰片腦】即龍腦香。

【冰鼠】生北荒積冰之間皮毛甚柔。〔功用〕可退熱。

【冰臺】艾之別名。

【冰糖】甘蔗汁之凝煉成塊者。〔性味〕甘平。〔功用〕同白沙糖。

【列當】山草類〔形態〕生巖石上與肉蓯蓉相似。莖圓色白根似藕形長約數寸〔入藥部分〕根。〔性味〕甘溫〔功用〕補腰腎去風血〔主治〕五勞七傷陰痿令人有子。

【印紙】衙署有印文之紙片也。〔功用〕相傳治婦人斷產無子。

【印頭】黃芩之別名。

【合子】榼藤子之別名。

【合子瑪瑙】瑪瑙之色黑如漆中有一白線間之者。

【合玉石】〔形態〕狀如豬肋。〔性味〕甘平。〔功用〕益氣。〔主治〕消渴。

【合明草】隰草類。〔形態〕生下溼地。葉四出。花向夜卽合。〔性味〕甘寒。〔功用〕明目下水。〔主治〕暴熱淋疾。小便赤濇。血痢。小兒瘛病。

【合昏】卽合歡。

【合情草】卽和合草。

【合棔】卽合歡。

【合萌】水茸角之別名。

【合新木】雜木類。〔產地〕遼東。〔性味〕辛平。〔功用〕解心煩。止瘡痛。

【合蕈】香蕈之一種。生深山中。外褐色。肌理瑩潔。烹之釜中。香聞百步。功用較尋常香蕈爲優。

【合離草】赤箭之別名。

【合歡皮】喬木類。〔別名〕合昏。夜合。烏賴樹。〔形態〕野生。葉似槐。暮卽合。花紅白。〔性味〕甘平。〔功用〕調心脾。續筋骨。長肌肉。和血。止痛。消腫。殺蟲。〔主治〕肺癰唾濁。蜘蛛咬瘡。折傷疼痛。

【合歡荷】荷之花開並頭者。

【吉丁蟲】化生蟲類。〔產地〕嶺南。〔形態〕甲蟲。長寸許。全體金綠色。有黑紫色縱線。〔功用〕令人愛媚。

【吉吉香】藏香之白色者。

【吉利草】山草類。〔產地〕交廣。〔形態〕莖如金釵股。根似芍藥。〔性味〕苦平。〔功用〕解虫毒。

【吉貝】草棉之別名。

【吉祥草】隰草類。〔形態〕多年生草。產於溼地庭院。亦多種植。〔性味〕甘溫。〔功用〕明目強志補心力。

【吉祥草根下子】〔性味〕甘涼。〔功用〕理血淸肺。解火毒。〔主治〕咽喉諸症。小兒驚急。

【同力鳥】卽鴆。

【吐月華】牛黃之別名。

【吐血草】金不換之別名。

【吐哺魚】即杜父魚。

【吐蚊鳥】即蚊母鳥。

【吐鐵】介類。〔別名〕麥螺。梅螺。〔形態〕輭體動物。狀類蝸螺。大如指。肉青黑色。〔性味〕甘酸鹹寒。〔功用〕補肝腎。益精髓。明耳目。潤喉燥。生津液。養脾陰。

【向天草】瓦松之別名。

【向日葵】葵之別名。

【回生香】返魂香之別名。

【回回米】薏苡之別名。

【回回豆】〔產地〕西域。〔形態〕狀如榛子。磨入麵粉中極香。〔功用〕解麵毒。

【回回葱】胡葱之別名。

【回回蘇】花紫蘇之別名。

【回味】黃辣芽之別名。

【回青】扁青之產於回回國者。

【回春柴葉】荔枝之產於福建龍溪縣康仙祠者。

〔形態〕葉如箏。色翠。〔性味〕苦澀酸辣。〔功用〕已風。去癬。〔主治〕癲疾。

【回峯菊】白甘菊之別名。

【回燕窩】朔北燕窠中土也。〔主治〕瘰癧。

【回鶻豆】豌豆之別名。

【因陳】即茵陳蒿。

【地丁草】銀剪刀之別名。

【地不容】解毒子之別名。

【地五爪】七葉黃荊之別名。

【地文】半夏之別名。

【地毛】香附之別名。

【地主】城東腐木之別名。

【地仙】地骨皮之別名。

【地瓜兒】草石蠶之別名。

【地白根】馬蘭根之別名。

【地羊鮮】白鮮之別名。

【地耳】菜類。〔別名〕地踏菰。〔別名〕其狀如木耳。

〔性味〕甘寒。〔功用〕明目。益氣。令人有子。

【地血】（1）紫草之別名。（2）茜草之別名。

【地衣】車前之別名。

【地衣草】苔類。〔別名〕仰天皮。多生於陰溼之地。〔性味〕苦冷微毒。〔主治〕目疾。中暑。中惡。身腫。心痛。

【地沒藥】紅茂草之別名。

【地防】溼生蟲類。〔形態〕狀如蠕。居土中。〔功用〕令人不飢不渴。

【地芙蓉】即芙蓉。

【地芝】冬瓜之別名。

【地虱】鼠婦之別名。

【地柏】苔類。〔形態〕生山谷中。莖細上有黃點。葉長四五寸。根黃狀如絲。〔入藥部分〕葉。〔主治〕臟毒下血。

【地胡蜂】石打穿之別名。

【地莓】蛇莓之別名。

【地茄子】草類。〔性味〕辛溫有小毒。〔功用〕下熱毒氣。破堅積。利膈。消癰腫瘡癧。散血墮胎。〔主治〕中風痰涎麻痺。

【地朕】即地錦。

【地栗】荸薺之別名。

【地烏桃】豬苓之別名。

【地筍】澤蘭根之別名。

【地脂】石油之別名。

【地茶】陰地蕨之別名。

【地骨】枸杞根之別名。

【地骨皮】即枸杞之根皮。〔產地〕江南處處有之。〔形態〕春生苗葉如石榴葉而軟薄。堪食。俗呼爲甜菜。其莖幹高三五尺。作叢。六七月生小紅紫花。結紅實。形微長如棗核。此即枸杞也。〔性味〕苦寒。〔功用〕涼血。除虛熱。瀉腎火。降肺中伏火。去胞中火。〔主治〕風溼痹痛。傳尸虛勞。有汗骨蒸。虛汗。煩熱。消渴。天行。赤眼。風蟲牙痛。齒血。〔用量〕四錢至六錢。〔處方〕配西洋參•柴胡•青蒿•鱉甲•知母•丹皮•秦艽•地黃•治煩熱骨蒸勞嗽。〔著名方劑〕(1)秦艽扶羸湯　柴胡二錢•人參•鱉甲•當歸•紫菀•半夏•秦艽各一錢•地骨皮錢半•甘草五分•治肺痿骨蒸勞嗽寒熱聲嗄。(2)黃芪鱉甲散　黃芪•鱉甲•天冬各一兩•黃芩•桑皮•半夏•甘草•知母•赤芍•紫菀各五錢•秦艽•茯苓•生地•柴胡•地骨皮各六錢六分•肉桂•人參•桔梗各三錢二分•治虛勞客熱飢肉消瘦。〔泡製〕甘草水浸一宿。〔禁忌〕中寒者忌。

【地骨皮露】以地骨皮蒸取之露也。〔性味〕甘寒。〔功用〕涼血解肌熱止虛汗。〔主治〕骨蒸虛熱。

【地參】知母之別名。

【地梧桐】即臭梧桐。

【地連錢】鏡面草之別名。

【地麥】即地膚。

【地椒】椒之一種。〔形態〕蔓生莖葉覆地上甚細。花作小朵色紫白。〔入藥部分〕實。〔性味〕辛溫小毒。〔主治〕淋漓腫痛殺蛀蟲。

【地牌】沙蝨之別名。

【地猴】鼩鼠之別名。

【地筋】黃白茅根之別名。

【地腎】松黃之別名。

【地菘】天名精之別名。

【地黃】隰草類。〔形態〕多年生草高六七寸葉爲長橢圓形花黃白畧紫實類小麥根長三四寸粗細不等皮赤黃色曝乾則黑稱生地黃拌酒曬者稱乾地黃蒸熟者稱熟地黃根鬚圓錠而長狀如牛膝中含水分甚富者稱鮮生地性味功用各詳本條。

【地黃花】〔主治〕腎虛腰脊痛。

【地黃葉】〔主治〕久年惡瘡似癩。

【地黃實】性味功用與生地黃根同。

【地塘蟲】守宮之別名。

【地新】藁本之別名。

【地椹】石龍芮之別名。

【地楊梅】隰草類。〔形態〕生於溼地。莖如莎草。子似楊梅。〔入藥部分〕葉子。〔性味〕辛平。〔主治〕赤白痢。

【地榆】山草類。〔別名〕玉豉。酸赭。〔產地〕桐柏及冤句山谷。又平原川澤都有之。〔形態〕多年生草。莖高三四尺。葉為羽狀複葉。似榆而長。嫩者可食。秋間起花莖。莖頂開花。色紫或紅。白子出如椹。紫黑色。其根直上。外黑裏紅。作紡錘形。其質柔軟。〔入藥部分〕根。其梢另有功用。詳本條。〔性味〕苦微酸寒。〔功用〕明目。補胆。定痛。止血。醒酒。解渴。〔主治〕血熱。吐血。風痹。鼻衄。腸風。血痢。冷熱痢。婦人帶下。血崩。乳產痓痛。產前後諸血疾。小兒疳痢。溼瘡。金瘡。諸瘻。熱瘡。惡瘡。〔用量〕三四錢。〔禁忌〕氣虛下陷而崩帶及久痢膿血瘀晦不鮮者均忌之。

【地榆梢】〔功用〕行血。

【地萹蓄】琉璃草之別名。

【地葵】(1)即地膚。(2)蒼耳之別名。

【地蜈蚣】隰草類。〔形態〕生於田野。蔓互延結。葉密對生。形如蜈蚣。〔入藥部分〕根莖。〔性味〕苦寒。〔功用〕解諸毒。〔主治〕大便不通。癰腫。蜈蚣螫傷。

【地槐】苦參之別名。

【地精】(1)何首烏之別名。(2)人參之別名。

【地樓】即栝樓。

【地漿水】水類。〔別名〕土漿。以新水沃黃土攪濁再澄清用。〔性味〕甘寒。〔主治〕泄痢。赤白。腹內熱毒絞痛。解一切魚肉菜果藥物諸菌毒。及蟲蜞入腹中。隔卒死者。

【地節】(1)枸杞之別名。(2)萎蕤之別名。

【地膚子】隰草類。〔別名〕地葵。地麥。落帚。白地草。鴨舌草。〔形態〕一年生草。莖高三尺許。質柔弱。

葉狹而細。花小。綠。其莖與葉。亦有功用。另詳各條。〔性味〕甘苦。氣寒。〔功用〕益精強陰。除虛熱。利小便。通淋濁。〔主治〕癩疝。惡瘡。〔用量〕一錢至三錢。

【地膚莖葉】〔主治〕目熱。暗。雀盲。澀痛。手足煩疼。洩瀉。赤白痢。惡瘡毒。制砒石粉霜水銀硫黃雄黃硇砂。

【地蓮】綿絮頭草之別名。

【地踏菰】地耳之別名。

【地骷髏】遺在土中之萊菔。入土時久。瘦而無肉。老而多筋。如骷髏然。〔功用〕通肺氣。〔主治〕痞塊。

【地䔧】即地錦。

【地蕈】即土菌。

【地錢草】積雪草之別名。

【地錦】藤類。〔別名〕血見愁。〔形態〕蔓生田野及階砌間。莖赤色。有副根。附着於樹石林下而生。葉如鴨掌。分裂。〔性味〕辛平。〔功用〕散血。止血。〔主治〕心悶。臟毒。赤白血痢。小便不通。婦人陰疝。血結。赤白帶下。崩中。產後血結。癰腫。惡瘡。瘡瘍。刺骨。金刃傷。撲損傷。〔禁忌〕非血滯血瘀者勿用。

【地龍】蚯蚓之別名。

【地龍骨】古墓中石灰也。

【地龍糞】蚯蚓泥之別名。

【地龍藤】〔形態〕山野繞樹而生。蟠屈如龍。〔性味〕苦。〔主治〕腹內腰腳諸冷。肌膚不仁。

【地膽】蟲類。〔別名〕蚖青。青蠵。〔形態〕生於地下。或石隙中。長寸許。體黑。微碧。尾赤。〔性味〕辛寒。有毒。〔功用〕蝕瘡。惡肉。鼻中瘜肉。散結氣。石淋。功同斑蝥。

【地膽草】苦芺之開花不結實者。汁苦如膽。〔入藥部分〕葉。〔主治〕熱毒瘡。

【地薇蒿】白甘菊之別名。

【地霜】消石之別名。
【地薰】柴胡之別名。
【地雞】(1)鼠婦之別名。(2)土菌之別名。
【地膚】即地膚。
【地藾根】香附之別名。
【地蘇木】茜草及土茜草之別名。
【地蘚】屎遊之別名。
【地蠟香】香木類〔產地〕新疆哈密。〔功用〕辟蚤蝨。
【地髓】即地黃。
【地蟮】金蛇之別名。
【地蠶】(1)蠐螬之別名。(2)草石蠶之別名。
【地靈芝】四方如意草之別名。
【地鼈】蟅蟲之別名。
【地虋冬】即天虋冬。
【多香木】蜜香之別名。
【多骨】白豆蔻之別名。
【夷由】鼯鼠之別名。
【夷冒】蠑螈之別名。
【好女兒花】鳳仙花之別名。
【如何】山果類〔產地〕祁連山中。〔形態〕子長五尺。味如飴。核似棗。剖以竹刀則甘。鐵刀則苦。木刀則酸。蘆刀則辛。隨刀而改味。故又名四味果。〔入藥部分〕子。〔性味〕甘辛酸。〔功用〕明目養肝。甯神定志。下氣止欬。和胃進食。止飢渴。〔主治〕腎虛腰痛。不能轉側。
【如意草】牛蒡之別名。
【如意菜】澤瀉之別名。
【妃子笑】即荔枝實。〔地產〕廣東佛山。〔形態〕色如琥珀。如鵝卵。如豆漿滑如乳。〔功用〕除口氣。
【守田】(1)狼尾草別名。(2)茵草之別名。(3)半夏之別名。
【守宮】爬虫類〔別名〕壁虎。壁宮。蝎虎。蝘蜓。〔性味〕鹹寒有小毒。〔主治〕中風癱瘓。手足不舉。

歷節風痛。風痓驚癇。小兒疳痢。血積成痞。癘風瘰癧。蝎螫。

【守宮槐】槐花之晝合夜開者。

【守宮蘗】〔主治〕眼赤爛昏暗。

【守氣】茵草之別名。

【守神】鼈之別名。

【安化茶】木類。〔別名〕湘潭茶。〔產地〕湖南安化。〔性味〕苦溫微甘。〔功用〕清神和胃。下膈氣。酒滯。去寒澼。

【安石榴】石榴之別名。

【安南子】胖大海之別名。

【安胡】菰米之別名。

【安息香】香木類。〔產地〕熱帶。〔形態〕落葉亞喬木。高二三丈。皮黃黑。伐其皮有膠流出。如飴。至夏凝結。色赭黃。〔性味〕苦辛甘平。〔功用〕行氣血。辟邪惡。安心神。煖腎氣。〔主治〕霍亂。風痛。血邪。蠱毒。鬼疰。邪氣。

【安桂】桂之產於安南者。

【州留牛】水牛之白色者。產於鬱林。性味功用與尋常水牛同。

【年糕】以粟米之類製成之糕。為新年食品者。陳久者可療疾。〔主治〕燒灰治痢疾。

【戊腹糧】狗糞中粟之別名。

【戎菽】豌豆之別名。

【戎葵】即蜀葵。

【戎鹽】〔別名〕青鹽。羌鹽。〔形態〕天然鹽之不須煎曬者。有青紅二種。〔性味〕鹹寒。〔功用〕明目。益氣。助水臟。堅肌骨。〔主治〕目痛。齒舌出血。吐血。五臟癥結。心腹痛。積聚。小便閉。溺血。痛瘡疥癬。解蠱毒。芫青斑毒。蜇制乾汞丹砂。

【托胎蟲】蛞蝓之別名。

【扞扞活】接骨木之別名。

【曲節草】隰草類。〔形態〕四月生苗。莖方。色青有節。葉似劉寄奴而青軟。花似薄荷。〔入藥部分〕

莖葉。〔性味〕甘平。〔功用〕拔毒消痛。〔主治〕發背癰腫。

【曲鱔】蚯蚓之別名。

【曲蟺】卽曲鱔。

【朱姑】山慈姑之別名。

【朱柰】卽丹柰。

【朱砂】卽丹砂。

【朱桃】卽山櫻桃。

【朱粉】鉛丹之別名。

【朱槿】扶桑之花開紅色者。

【朱薯】番薯之皮有紅色者。

【朱欒】文旦之皮裏色白而瓤作淡紅者。

【朱鼈】〔產地〕南海。〔形態〕大如錢腹赤如血浮游水中。〔功用〕辟兵器令婦女有媚色。

【朴消】鹵石類。〔別名〕皮硝消石朴消。〔形態〕生於鹽鹵之地狀似食鹽。〔性味〕苦寒。〔功用〕潤燥軟堅下泄除熱性較芒硝爲急能蕩滌三焦腸胃實熱推陳致新。〔主治〕陽強之病傷寒疫痢積聚結癖留血停痰黃疸淋閉瘰癧瘡腫目赤障翳通經墮胎。

【朴硝】卽朴消。

【朵梯牙】石類。〔功用〕明目去翳。

【杋子】(1)楊梅之別名。(2)山楂之別名。

【次蟗】蜘蛛之別名。

【死人蛀蟲】卽死人蛆。

【死人蛆】死後所出之蛆蟲也。〔主治〕大麻風癩疾。邪瘧勞瘵尸蛀石疣跌撲癆蟲。

【死裏逃生】卽救命王。

【汗衫】以麻棉等質所製之布爲之有伸縮性者。〔主治〕中忤惡鬼氣小兒夜啼。

【江西白朮】白朮之產于江西者甚劣。

【江西岕片】岕茶之別名。

【江珠】琥珀之別名。

【江珧柱】介類。〔產地〕四明奉化。〔形態〕殼長而薄三角形。殼內黑色有閃光。肉不中食。而前後兩柱味甚美。卽干貝。〔性味〕甘辛平。〔功用〕調中下氣。止渴縮小便。去積滯。令人能食易飢。

【江梅】梅之野生者。花小而香。實小而硬。

【江豚】海豚魚之生於江中者。

【江魚】石首魚之別名。

【江瑤】卽江珧。

【江豬】卽豬之產於江南者。〔性味〕酸平有小毒。〔功用〕與豬肉同。

【江雞】胡梨之別名。

【江鰌】鰌魚之產於江中者。

【江離】蘼蕪之別名。

【池得勒】菜類。〔入藥部分〕根。〔性味〕辛溫。〔功用〕破冷消食。

【池鹽】〔產地〕山西安邑縣甘肅鹽池縣之花馬池。〔功用〕詳種鹽條。

【灰花蛾】樗雞之別名。

【灰蚱蜢】土螽之別名。

【灰菰】馬勃之別名。

【灰滌菜】灰藋之別名。

【灰蓧菜】卽灰滌菜。

【灰藋】菜類。〔別名〕灰滌菜。金鎖天。一年生野草。高數尺。莖葉似藜。實圓如球。中有細子。〔性味〕甘平。〔主治〕傳治惡瘡及蟲蠶蜘蛛等咬。白癜面䵟。

【灰藥】係蜣蟲所作。〔產地〕嶺南陶家。〔形態〕如青灰。〔功用〕令人喜好相愛。置家中則損小兒雞犬。

【灰鶴】〔產地〕西伯利亞東部。〔形態〕比丹頂鶴為高。色青灰。頭頸肩翼皆白。額頰全赤。眼亦赤。嘴微綠。脚淡紅。〔性味〕甘溫。〔功用〕殺蟲解蠱毒。

【灰鹼】卽石鹼。

【牟尼光】荔枝實之產於廣東舊潮州大浦山中

者其味如乳。飲之功同參苓。

【犼】形似貓貍而小。黃斑色。居於澤中。食蟲鼠及草根。性味功用同貓貍。

【犼蒿】即青蒿。

【犴血】〔形態〕犬屬。黑喙善守。〔主治〕陰疽發背。火毒。

【百丈光】(1)土人參之別名。(2)天瓠之別名。

【百丈青】蔓草類。〔形態〕生於林澤。莖堅硬。葉對生。如薺苨。〔性味〕苦平。〔主治〕天行瘴瘧時疫。解諸物毒。

【百日紅】臭梧桐之產於閩中。花色鮮紅。異常能開至百日者。花作長鬚。性味功用詳臭梧桐。

【百日糧】旱粟之別名。

【百本】黃蓍之別名。

【百合】蔬菜類。〔別名〕𧄼。強瞿。蒜腦藷。〔性味〕甘平。〔功用〕潤肺寧心。清熱止嗽。利二便。止涕淚。〔主治〕浮腫臚脹。痞滿寒熱。瘡腫乳癰。傷寒百合病。〔禁忌〕因其善通二便。中寒下陷者忌之。非久嗽者亦勿服。

【百合子】〔主治〕腸風下血。

【百合花】〔主治〕治小兒天泡溼瘡。

【百合粉粥】以百合根晒乾。磨粉和米煮成之粥。〔功用〕潤肺調中。

【百合草】佛手草之別名。

【百舌肉】林禽類。〔別名〕反舌。鶻鶝。〔形態〕伯勞之一種。如鸜鵒而小。身畧長。灰黑色。〔主治〕小兒不語。蟲積。

【百舌窠】功用與糞同。

【百舌窠中土】〔主治〕蚯蚓及諸惡蟲咬瘡。

【百舌糞】〔主治〕諸蟲咬傷。

【百足】馬陸之別名。

【百里奚草】隰草類。〔別名〕羖羊齒。〔形態〕生於陰地。如秋海棠。〔性味〕酸。〔主治〕牙痛。

【百兩金】山草類。〔產地〕戎州河中。〔形態〕莖高二三尺。幹如灌木。葉似荔枝。根如蔓菁。長寸許。色赤。〔入藥部分〕根〔性味〕苦平〔主治〕風涎壅熱。咽喉腫痛。

【百味】木砧之別名。

【百果芋】芋之魁大子繁者。功用與尋常芋同。

【百枝】（1）防風之別名（2）狗脊之別名（3）萆薢之別名。

【百沸湯】水之經百沸者。功用同熱湯。

【百花上露】各種花上之露也。〔性味〕甘平。〔功用〕止渴解醒。

【百穿】露蜂房之別名。

【百倍】牛膝之別名。

【百脈根】山草類。〔產地〕甘肅酒泉。〔形態〕葉似苜蓿。花黃色。根如遠志〔性味〕苦微寒〔功用〕下氣。止渴去熱。〔主治〕虛勞不足。

【百草】百種之雜草也。燒灰治遍身痛悶。洞注下痢。瘰癧潰爛。金瘡出血。惡犬咬傷。

【百草上露】〔性味〕甘平〔主治〕頭痛勞瘵。百疾消渴。顏面悅澤。

【百草丹】一說即羊哀。一說即羊糞。無非羊腸胃中之餘滓也。

【百草花】百種雜草之花。〔主治〕百病。卒死。

【百草霜】即竈額及烟爐中之墨烟也。其質輕細。爲百草所成。〔別名〕竈突墨。竈額墨。〔性味〕辛溫。〔功用〕止血。散瘀。消積化滯。〔主治〕傷寒陽毒發狂。黃疸。瘧疾。諸衂。咽喉口舌白秃諸瘡。

【百草麴】即建神麴。採百草罨成。

【百部】蔓草類〔別名〕婆婦草。野天門冬〔形態〕多年生野草。高二尺餘。葉卵形。花淡綠色。根如塊。數十相連。綴似天蘗冬。〔入藥部分〕根〔性味〕甘微溫〔功用〕溫肺〔主治〕寒嗽。欬嗽上氣。肺熱傳尸。骨蒸勞瘵。積遍身黃腫。癬疥蟲蠶咬毒。百蟲入耳。蚘蟲。寸白蟯蟲。一切樹木蛀蟲。及蠅蠓蝨之屬。

【百部酒】〔主治〕遠近一切欬嗽。

【百脚草】隰草類。〔別名〕鳳尾草。雞脚草。〔形態〕葉形如雞脚。生人家牆陰。〔性味〕苦寒。〔功用〕凉血清熱。〔主治〕血毒痢。腸風便血。

【百勞水】杓揚百遍之勞水也。取以煮藥。功用與甘瀾水同。

【百棱藤】蔓草類。〔別名〕百靈籐。〔形態〕生於山野。蔓延木上。無花葉。〔入藥部分〕皮。〔主治〕盜汗。一切風痛。風瘡。

【百歲城中木】滙木之別名。

【百葉】牛膍之別名。

【百葉竹】竹之一種。

【百蜚】防風之別名。

【百節】即馬陸。

【百齒霜】頭垢之在梳上者。功用詳頭垢條。

【百蕊草根】苔類。〔形態〕莖葉俱青。有如松葉。無花。根黃白色。〔功用〕調氣。順血脈。下乳汁。

【百頭】貫衆之別名。

【百濟參】高麗參之產於朝鮮古百濟地方。而色白堅圓者。

【百蟲倉】五倍子之別名。

【百藥祖】雜草類。多生山地。冬夏常青。〔入藥部分〕葉。〔主治〕風疾。

【百靈藤】即百棱藤。

【竹子】即竹筍。

【竹木】草薢之別名。

【竹火】枯竹所燃之火。功用與蘆火同。

【竹牛】即犛牛。

【竹付】雜草類。〔性味〕甘。〔功用〕止痛。除血。

【竹米】竹實之小者。

【竹肉】即竹蓐。

【竹衣】全竹衣之簡稱。

【竹佛子】竹蝨之別名。

【竹豘】即竹鼠。

【竹芽】即竹筍。
【竹胎】卽竹筍。
【竹苓】雷丸之別名。
【竹根蛇】〔形態〕喜緣竹木。與竹同色。大者長至四五尺。尾長三四寸。性最毒。
【竹紙】竹製之紙也。性味功用與楮紙同。
【竹茹】詳淡竹茹條。
【竹魚】〔產地〕廣西桂江。〔形態〕狀似青魚。身大骨少。青翠如竹。鱗下間有紅點。味如鱖魚。〔性味〕甘平。〔功用〕益氣和中。除溼氣。
【竹筍】〔性味〕甘微寒。〔功用〕消痰。爽胃。利膈下氣。益氣化熱。止渴。利水道。
【竹菰】即竹蓐。
【竹萌】卽竹筍。
【竹黃】天竹黃之簡稱。
【竹園荽】海金沙之別名。
【竹葉】詳淡竹葉條。
【竹葉香】沉香之一種。
【竹葉細辛】香勝細辛。〔主治〕脫力虛黃。
【竹葉菜】鴨跖草之別名。
【竹蜂蜜】蜂蜜之一種。〔別名〕留師。〔產地〕蜀中。〔形態〕色黑大如指。蜜如稠糖。甘倍常蜜。〔性味〕甘酸寒涼。〔主治〕牙齒䘌痛。口瘡。
【竹鼠】〔形態〕似家鼠而大。蒼色。目細而長。前足不分裝爪。行極遲鈍。居土穴中。以竹根爲食品。肉味如鴨。〔性味〕甘平。〔功用〕補中益氣。解毒。
【竹實】〔別名〕竹米。〔功用〕通神明。輕身益氣。下積滯。
【竹精】新生竹中之水。以色清不臭者爲佳。〔主治〕汗斑。
【竹膏】卽竹黃。
【竹蓐】〔形態〕生於朽竹根節之上。狀如木耳。色紅大若彈丸。味如白樹雞。〔性味〕甘鹹寒。〔主治〕赤白痢。

【竹蜜蜂】即竹蜂。
【竹箸】竹製之箸也。〔主治〕蜈蚣傷將小頭燒過。伏土中取少許研細敷之。
【竹節三七】人參三七之形如竹節者。〔產地〕浙江溫台山中。〔形態〕色白如殭蠶每條上有凹痕如臼爲血證良藥嚼之又可解酲。
【竹節烏頭】即草烏頭。
【竹節草】馬蘭之別名。
【竹節參】人參蘆之別名。
【竹節霜】新竹節上刮下之霜也。〔主治〕龜頭因熱毒馬口結蕊或粗衣擦傷而成下疳。
【竹蔗】即杜蔗。
【竹蝨】化生蟲類。〔形態〕生竹及草木上大如蝨。蒼灰色〔性味〕有毒〔功用〕透經絡痰涎。〔主治〕中風半身不遂。
【竹燈盞】竹製之油燈盞也。〔主治〕腦漏肺癰胃癰。腸癰。鬎鬁頭瘡。
【竹蕈】即竹蓐。
【竹蟲】即竹蠹虫。
【竹雞】禽類〔別名〕山菌子雞頭泥滑滑〔性味〕甘平〔主治〕野雞病殺蟲。
【竹雞草】鴨跖草之別名。
【竹瀝】詳淡竹葉條。
【竹瀝半夏】半夏根之以竹瀝製者痰之偏於黃稠者宜之。
【竹籃】竹編之器也。〔主治〕狗咬瘡取籃耳燒灰敷之。
【竹鼴】即竹鼠。
【竹蠹蟲】〔形態〕蠹蟲之生於竹中者。〔主治〕小兒鬎鬁頭瘡。
【竹蠹蟲蛀末】〔主治〕聤耳出膿水湯火傷瘡。
【米心石斛】即霍石斛。
【米布袋】紫花地丁之別名。
【米皮糖】米粃之別名。

【米油】煮硬米粥於鍋內滾時煎起浮面之沫。膩滑如膏油者。〔性味〕甘平〔功用〕滋陰長力通淋。利小便肥五臟百竅。〔主治〕精清不孕。

【米粃】稻粟穀內附米處之細皮也〔性味〕甘平。〔功用〕通腸開胃下氣磨積塊。滑皮膚充饑。

【米酒】稻米釀成之酒也。〔性味〕苦甘辛大熱有毒。〔功用〕宣散壅滯。通和經絡。除風禦寒。散溼。逐穢消憂。暢意壯神。辟邪厚腸胃。扶正氣行血脈。澤皮膚。助藥力殺惡毒。

【米腦】龍腦香之一種。功用與龍腦香同。

【米漿水】〔製法〕取炊熟粟米投冷水中浸五六日味酢生白花。濾其汁用之〔性味〕甘酸微溫〔功用〕清理腸胃。和氣調中。解熱除煩。醒睡去滯。利小便。〔主治〕霍亂吐下嘔噦不止。面上黑子。手指腫痛。

【米醋】穀部造釀類。〔別名〕酢。醯。苦酒。〔性味〕酸苦溫。〔功用〕斂氣血散瘀。〔主治〕產後血暈。除癥。心腹痛。塗癰疽腫。殺魚肉毒。黃疸黃汗。〔禁忌〕多食損筋骨損胃損顏色

【米豬】豬之一種。

【米餔】黃精之別名。

【米麴】麴草之別名。

【米露】新鮮白稻米蒸取之露也。色白氣清如蓮花。露〔功用〕和中納食清肺開胃生津液補虛損。

【米囊子】罌粟之別名。

【羊】獸類。種類頗多入藥者有青羖羊。青羯羊。白羚羊等數種。〔性味〕甘熱。〔功用〕補虛勞益氣力壯陽道開胃健力通氣發瘡〔禁忌〕凡瘡家及有痼疾者忌。

【羊不食草】羊躑躅之別名。

【羊不喫草】毒草類〔形態〕生於山谷。葉細而長。〔性味〕苦辛溫〔功用〕補益攻諸病〔主治〕一切風血。

【羊心】〔性味〕甘溫。〔功用〕補心。〔主治〕憂恚膈氣。

【羊毛】〔主治〕轉筋。

【羊汁粥】以羊肉煎汁和米煮粥也。〔主治〕勞瘵虛損。

【羊皮】〔功用〕補虛勞。〔主治〕諸風。腳中虛風蠱毒。下血。打傷靑腫。

【羊皮金】卽皮金紙。

【羊石子】（1）羊卵之別名。（2）雲實之別名。

【羊耳草】接骨草之生於牆崖者。葉如羊耳。

【羊血】〔性味〕鹹平。〔主治〕產後血暈悶絕。生飲一杯卽甦。

【羊卵】羊之睾丸。〔別名〕羊石子。羊外腎。〔主治〕腎虛精滑。

【羊尾骨】〔功用〕益腎明目。〔主治〕下焦虛冷。

【羊尾筍乾】性味功用與衢筍乾同。

【羊肚】卽羊胃。

【羊肚菜】卽蘑菰蕈之狀如羊肚。上有蜂窠眼者。詳蘑菰蕈條。

【羊肝】〔性味〕苦寒。〔功用〕補肝明目。

【羊肝石】砥石之別名。

【羊角】〔性味〕鹹溫。〔功用〕明目殺蟲。〔主治〕產後寒熱餘痛。

【羊角子】紫花地丁之別名。

【羊角牛枝】卽虎牙牛支之葉片大者。

【羊角瓜】越瓜之長者。

【羊角參】百濟參之別名。

【羊角菜】白花菜之別名。

【羊角蕉】芭蕉之實長六七寸。銳似羊角。兩兩相抱。皮黃白色。

【羊乳】（1）地骨皮之別名。（2）沙參之別名。

【羊乳汁】〔性味〕甘溫。〔功用〕補肺腎。潤胃脘。大腸之燥。〔主治〕反胃消渴。口瘡舌腫。蜘蛛咬傷。

【羊刺】雜草類。〔產地〕西番。〔性味〕甘平。〔功用〕

除煩。止渴。開胃。下血。〔主治〕骨蒸。發熱。痰嗽。暴痢。

【羊肺】〔功用〕補肺。止欬嗽。利小便。

【羊屎】〔性味〕苦平〔主治〕小兒洩痢。腸鳴。驚癇。熏塗諸瘡痔漏

【羊屎柴苗葉】隰草類。〔形態〕生於山野。葉類天名精結子如羊屎狀。名鐵草子。其根亦可療疾。另詳本條〔功用〕散膿血。合瘡口。〔主治〕癰疽發背。

【羊屎柴根】〔主治〕下血如傾水。

【羊泉】即蜀羊泉。

【羊胃】〔性味〕甘溫。〔主治〕中風虛弱。胃虛消渴。虛汗。反胃。小便頻數。下虛尿牀。瘰癧。蛇傷手腫。

【羊胎】〔功用〕補腎虛羸瘦。

【羊茅】雜草類。〔主治〕喉痹腫痛。

【羊哀】羊腹中成團之草。〔主治〕噎膈。反胃。解百草藥毒。

【羊負來】蒼耳之別名。

【羊韭】麥虋冬之別名。

【羊首】羖攊羊之別也。

【羊桃根莖】蔓草類。〔別名〕鬼桃。羊腸。萇楚。御弋。細子。〔形態〕山野生草。莖長而弱。葉如掌。花色紫赤。〔性味〕苦寒。〔功用〕去水氣。利小便。洗風癢諸瘡。

【羊桃葉】〔主治〕搗傅蜘蛛咬毒。

【羊胲】羊腹內草積之塊。色微黑。〔主治〕翻胃。

【羊胒】〔功用〕潤肺燥。澤肌膚。滅瘢痕。〔主治〕遠年欬嗽。面上䵟黯。婦人帶下。

【羊脂】〔性味〕甘熱。〔主治〕遊風。鬼疰。爪赤。脫肛。下痢。婦人陰脫。產後腹痛。面上黑䵟。發背。赤丹。疥瘡。

【羊脊骨】〔性味〕甘熱。〔功用〕補腎。通督脈。〔主治〕虛勞。寒中。胃弱。腰痛。虛勞。白濁。下痢。

【羊草】白辛之別名。

【羊起石】即陽起石。

【羊婆嬭】（1）沙參之別名。（2）蘿藦之別名。

【羊脛骨】〔性味〕甘溫。〔功用〕健腰脚。固齒。〔主治〕脾弱。腎虛。虛勞瘦弱。筋骨攣痛。溼熱。白濁。面上䵟黯。及骨鯁咽喉。〔泡製〕煆存性用。〔禁忌〕惟性熱。有宿熱者忌之。

【羊脛骨髓】〔主治〕痘痂落後有瘢痕。

【羊脬】〔主治〕下虛遺溺。

【羊薺薺】薺薺之根皮薄色淡紫。肉輭而肥者。

【羊廌】蕕草之別名。

【羊筋】〔主治〕塵物入目。

【羊粟】蕕草之別名。

【羊腎】〔功用〕補腎氣。益精髓。〔主治〕耳聾。盜汗。

【羊酥】入藥之骨類。欲其易脆斷者。則以羊酥塗燒之。

【羊溺】〔主治〕傷寒熱毒攻手足腫痛。

【羊睛】〔主治〕目赤。翳膜。閉睛。

【羊腦】〔性味〕有毒。〔功用〕潤皮膚。〔主治〕面上䵟黯。丹瘤。肉刺。損傷。此物食之發風病。和酒服迷人心。成風疾。男子食之損精氣。少子。如食白羊黑頭之腦。生腸癰。

【羊腰】即羊腎。

【羊腸】即羊桃。

【羊腸三七】水三七之細曲如羊腸者。功用詳水三七條。

【羊賭】即羊胃。

【羊實】雜草類。〔性味〕苦寒。〔主治〕頭禿。惡瘡。疥瘙。痂癬。

【羊脕脘】羊胃之別名。

【羊膏】羊脂之已熔化者。〔性味〕與脂同。〔功用〕潤肌膚。透肌肉經絡。〔主治〕虛勞。口乾。卒汗不止。賊風。痿痺。風熱。飛尸。勞痢。婦人妊娠下痢。瘡癬。誤吞釘鍼。

【羊飴】（1）蜀羊泉之別名。（2）赤舉之別名。

【羊齒】〔性味〕溫。〔主治〕小兒羊癇寒熱。

【羊蹄】屬水草類。〔別名〕禿菜。水黃芹。羊蹄大黃。〔形態〕越年生草。產溼地極多。高三四尺。莖有縱條溝。葉長尺餘。形如牛舌。花淡綠色。成叢下垂。實三稜形。小而堅。根長近尺。赤黃色。〔入藥部分〕根。其葉與實亦有功用。另詳本條。〔性味〕苦寒。〔功用〕除熱殺蟲。〔主治〕頭禿疥癬。女子陰蝕。貼腫毒。

【羊蹄大黃】即羊蹄。

【羊蹄葉】〔性味〕甘滑寒。〔主治〕腸痔瀉血。小兒疳蟲。殺魚毒。〔禁忌〕作瀉者勿食。

【羊蹄實】〔性味〕苦濇平。〔主治〕婦人血氣。赤白痢。

【羊頭骨】〔性味〕甘平。〔主治〕風眩瘦疾。小兒驚癇。

【羊頭蹄】羊之前蹄也。〔性味〕甘平。〔主治〕風眩瘦疾。小兒驚癇。虛寒腰痛。

【羊胴骨】即羊脛骨。

【羊骱骨】即羊脛骨。

【羊膽汁】〔性味〕苦寒。〔主治〕點風淚眼。赤障白翳。

【羊歡草】白甘菊之別名。

【羊躑躅子】毒草類。〔別名〕黃躑躅。黃杜鵑。羊不食草。鬧羊花。〔形態〕落葉灌木。幹高四五尺。枝葉多毛。葉為倒卵形。花色黃。較杜鵑花為大。根如鐵。實殼似連翹。仁似芝麻。其花與根均可療疾。各詳本條。〔性味〕苦溫。〔功用〕行血。〔主治〕風寒溼痹癧癮腫脹。撲損疼痛。瘋毒疔瘡。〔禁忌〕大損新血。無瘀或體虛有瘀者均忌之。

【羊躑躅花】〔性味〕辛溫大毒。〔主治〕溫瘧諸痺。癱瘓。皮膚風痛。惡毒鬼疰。蠱毒。

【羊躑躅根】〔功用〕追風定痛。〔主治〕痔漏。

【羊鬚】〔功用〕療蠼螋尿瘡。燒灰和油敷小兒口瘡頦瘡。

【羊鬚草】女菀之別名。

【羊靨】〔性味〕甘淡溫〔主治〕項下氣癭。

【羊髓】〔性味〕甘溫。〔功用〕補血。益氣。利血脈。潤肺氣〔主治〕風熱傷中婦女血虛氣悶目中赤翳。

【羽客】鳳仙之別名。

【羽涅】礬石之別名。

【羽澤】礬石之別名。

【老公鬚】忍冬之別名。

【老少年】雁來紅之別名。

【老火靈砂】靈砂之以地數三十日煉成者。

【老米】陳倉米之別名。

【老君鬚】蔓草類〔別名〕社公口鬚。老軍需。〔性質〕辛熱。〔功用〕消血瘕痞塊。〔主治〕風痺瘰癧。

【老材香】古棺木中松脂。〔功用〕生肌。定痛。〔主治〕跌打損骨。金瘡出血。

【老兔】鵂鶹之別名。

【老虎花】羊躑躅花之別名。

【老虎草】鳥不宿之別名。

【老軍需】即老君鬚。

【老軍頭】中粟之別名。

【老翁鬚】忍冬之別名。

【老酒】臘月釀造之酒。經多年而不變性者。〔功用〕和血。養氣。暖胃。辟寒。發痰。動火。

【老陽子】巴豆之別名。

【老鈿螺】海螺之有光彩可飾器具者。功用詳海螺條。

【老鼠刺】枸骨之別名。

【老鴉】即烏鴉。

【老鴉瓜】王瓜之別名。

【老鴉眼睛草】龍葵之別名。

【老鴉蒜】蒜之一種。〔別名〕銀鎖匙。石蒜。一枝箭。〔性味〕有小毒。〔主治〕喉風。痰核。白火丹。肺癰。

【老鴉酸漿草】龍葵之別名。

【老蓍】菥蓂之別名。

【老鸛紅】半嬌紅之別名。

【老鸛草莖嘴】雜草類〔產地〕山東〔性味〕苦微辛〔功用〕去風活血健筋骨通絡脈〔主治〕損傷痺症麻木皮風。

【老鸛菜】苦菜之別名。

【耳垢】耳內之皮垢〔性味〕鹹苦溫有毒〔主治〕癲狂目疾破傷中風疔瘡惡瘡抓瘡傷水腫痛難忍蛇蟲蜈蚣螫傷。

【耳草葉】雜草類〔形態〕藤生藤上有棘葉如木棉〔功用〕止血散血。

【耳葉草】卽耳草。

【耳鼠】卽鼺鼠。

【耳癰草】蒲公英之別名。

【耳璫】蒼耳之別名。

【耳環】明茶之別名。

【耳環尻】琉璃草之別名。

【耳環草】雜草類〔別名〕碧蟬兒花鴨跖草〔主治〕五痔。

【肉杏】杏之實扁大而色赤者。

【肉豆蔻】芳草類〔別名〕肉果〔產地〕南洋羣島及非洲摩洛哥〔形態〕常綠木本幹軀甚高葉長橢圓形互生花白實似梨呈深紅色香味甚烈〔性味〕辛溫氣香〔功用〕理脾暖胃下氣調中逐冷除痰消食解酒辟鬼殺蟲〔主治〕積冷心腹脹痛中惡吐沫乳食不下虛瀉冷痢〔禁忌〕病人有火瀉痢初起皆不宜服

【肉松容】卽肉蓯蓉。

【肉果】卽肉豆蔻。

【肉紅】紫荊皮之別名。

【肉桂】香木類桂之去外面粗皮者〔產地〕以交趾桂爲最佳其次爲蒙古桂及東京桂此外桃桂潯桂紫荊桂則力薄不足恃〔性味〕辛甘大

熱。有小毒〔功用〕補命門相火不足。益陽消陰。疏通百脈。宣導百藥。能抑肝風而扶脾土。引無根之火。降而歸原。通經。催生墮胎〔主治〕痼冷沉寒。下焦腹痛。奔豚。疝瘕。虛寒。惡食。濕盛泄瀉欬逆結氣。目赤腫痛。格陽喉痺。上熱下寒等證。
〔禁忌〕陰虛內熱而有實火者禁用。孕婦尤忌。忌生葱石脂。

【肉桂油】香木類。〔產地〕自粤澳洋舶帶來。色紫香烈如肉桂氣〔性味〕辛熱性猛〔功用〕與肉桂同。入丸。能治各種癖疾。

【肉桂脂】即肉桂油。

【肉棗】山茱萸之別名。

【肉臺】木砧之別名。

【肉蓯蓉】山草類〔別名〕肉松蓉。〔形態〕寄生植物。生於高山。莖爲肉質。葉細如鱗。莖根花皆黃褐色。〔性味〕甘微温〔功用〕補中。強陰。益精髓。悅顏色。長肌肉。暖腰膝〔主治〕勞傷腰痛。莖中寒熱痛。陽痿。洩精。下痢。婦人癥瘕。血崩。帶下陰痛。絕陰不產。

【肉蕈】蘑菰蕈之別名。

【肉餛飩草】即荷包草。

【肌石】即理石。

【自死】麻伯之別名。

【自灸】毛茛之別名。

【自然灰】〔形態〕生海邊。狀如黃土。可澣衣。埋琉璃玉石瑪瑙於其中。則爛如泥。易於雕琢〔主治〕白癜風。癧瘍風。

【自然銅】銅之一種。〔形態〕鑛中所產之純銅。常雜於他銅之鑛脈中。狀如苔蘚。成片成塊。間爲八面之結晶體。新出鑛者。色若紅銅。久則面生斑斕之彩色〔性味〕辛平〔功用〕安心。定驚。散血。止痛。破積聚。消瘀血。排膿。續筋骨〔主治〕心痛。折傷。項下氣癭。產後血邪。

【自然穀】蒒草之別名。

【至掌】水蛭之別名。

【芳蕉】卽荻蕉。

【艾】隰草類〔別名〕氷臺。醫草。黃草。艾蒿。〔產地〕蘄廣〔形態〕山原多年生草二月宿根生苗成叢。莖直色白葉長卵形背面密生灰白柔毛夏秋交葉間出穗開細花淡褐色有筒狀花冠結實纍纍中有細子霜後始枯〔入藥部分〕葉其子與實均有功用各詳本條。〔性味〕苦溫。〔功用〕溫中逐冷除濕開鬱安胎煖子宮殺蚘虫。灸百病。〔主治〕虛羸霍亂轉筋口噤舌縮脾胃冷痛腹脹滿癲癇婦人漏血崩血帶下小兒臍風痔瘡〔用量〕幾分至錢半〔驗方〕治小兒臍風燒灰塡臍中以帛縛定或隔蒜灸之口中有艾氣立愈治產後血和生薑煎濃汁飲〔著名方劑〕膠艾湯艾葉三兩生甘草阿膠各二兩生地六兩白芍四兩川芎二兩當歸三兩治婦人漏下或妊娠下血〔泡製〕採取淨葉入石臼內木杵搗熟羅去渣滓取白者再搗至柔爛如棉爲度焙燥用陳久者良入婦人丸散須熟艾以醋煮乾搗成餅再搗爲末用如煎服宜鮮者〔禁忌〕陰虛火旺血燥津虧者忌之

【艾子】食茱萸之別名

【艾火】艾葉所燃之火也〔功用〕灸百病。

【艾納香】芳草類出西國形似細艾〔性味〕甘溫平〔功用〕去惡氣〔主治〕傷寒瘟疫心脚注氣腹冷腸鳴泄瀉脚氣瘰癧殺蟲辟蛇

【艾茸】艾茵之細葉者

【艾絨】艾葉之已經搗製可用者。

【艾葉豹】豹之皮毛有采文如艾葉者詳豹條。

【艾實】〔性味〕苦辛熱〔功用〕明目助腎壯陽暖子宮〔主治〕鬼氣腰膝虛弱

【艾蒿】艾之別名。

【血見愁】(1)無骨苧麻之別名(2)留江青之別名(3)茜草之別名(4)地錦之別名。

【血珀】琥珀之色紅如血者。

【血風草】地錦之別名。

【血師】代赭石之別名。

【血參】即人參。

【血竭】渴留木中之脂液也。〔別名〕麒麟竭。〔性味〕甘鹹平〔功用〕和血斂瘡散瘀生肌止痛益陽精消滯氣〔主治〕內傷血聚血氣攪刺積血諸痛傷折打損一切疼痛心腹卒痛血痔腸風婦人血氣產後血運小兒瘛瘲惡瘡疥癬金瘡出血嵌甲疼痛臁瘡不合〔禁忌〕善收瘡口卻能引膿性急不可多用無瘀積者忌之。

【血燕】燕窩脚之別名。

【血餘】亂髮之別名。

【血藤】蔓草類〔形態〕葉如蘡薁葉根如大拇指。色黃〔入藥部分〕根〔功用〕攻血〔主治〕氣塊。

【血櫧】即苦櫧。

【血鱔】魚類〔產地〕浙江慈谿縣白龍潭。〔形態〕周身紅赤如血然每年所產亦甚稀少他產者尾尖尚黑不能通體如硃砂紅〔功用〕益血填髓增氣力壯筋骨。

【行夜】化生蟲類〔別名〕負盤。氣蟞。氣盤虫。〔形態〕長八分許全身黃色翅有黑斑二〔性味〕辛溫有小毒〔功用〕利血〔主治〕腹痛寒熱。

【行唐】莨菪之別名。

【行粉】番薯粉之連渣磨製者。其色黃而不白功用甚劣詳番薯粉條。

【衣帶】人體束衣所用者。棍帶尤佳〔主治〕久病不復。男用女。女用男。燒研米飲服即免勞復。妊婦下痢。難產或未至期而產。

【衣魚】化生虫類〔別名〕蠹魚。白魚。蟫魚。蛃魚。壁魚。〔性味〕鹹溫〔功用〕治小兒臍風撮口。客忤。天弔風癇。口喎。重舌。目翳。目眯。尿血。轉胞。小便不通。

【西天王草】茜草之別名。

【西王母杖】枸杞之別名。

【西王母桃】冬桃之別名。

【西王母菜】羅勒之別名。

【西王母簪】即石龍芻之別名。

【西瓜】果類〔別名〕寒瓜。〔產地〕南北皆有。南方所產者。味稍不及北產者。〔形態〕蔓生有卷鬚。雌雄同株。實大皮有深綠淡綠。瓤有紅黃白等色。味甜多汁。中有子。尋常所言西瓜者。係指瓤而言。其皮子殼子仁。皆有功用。各詳本條。〔性味〕甘淡寒。〔功用〕解暑止渴。除煩清熱。醒酒利便。〔主治〕喉痺血痢。兩便不通。解酒毒。療口瘡。子宮內膜炎。子宮實質炎。〔禁忌〕多食則傷胃而致吐利。胃病消化不良者尤屬勿宜。

【西瓜子仁】〔性味〕甘寒。〔功用〕與甜瓜子仁同。

【西瓜子殼】〔主治〕吐血腸紅。

【西瓜皮】即西瓜翠。〔性味〕甘涼。〔功用〕清暑解熱。〔主治〕食瓜過傷口舌唇生瘡。

【西戎金】金之產於古西戎地者。功用詳金條。

【西芎】芎藭之產於陝西者。功用與川芎同。但力量較薄。

【西貝】貝母之產於陝西境者。功用與川貝母同。但力量較薄。

【西使香】或謂特迦香。

【西河柳】檉柳之別名。

【西芩】黃芩之中空而色黯者。

【西施舌】介類〔別名〕車蛤。〔形態〕軟體動物。產海邊沙中。狀如蛤蜊而長大。殼白。足突出二寸許。如人舌。足端有絲狀物。〔入藥部分〕肉。〔性味〕甘鹹平。〔功用〕益精潤臟腑。〔主治〕煩渴。

【西施乳】河豚魚之腹。功用詳河豚魚條。

【西洋參】參之產於歐美諸邦者。〔形態〕色白微黃。皮細。中實。形似遼東糙米參。無香氣。〔性味〕甘寒微苦。〔功用〕滋肺胃。養血氣。生津液。止渴。〔主治〕肺虛欬嗽。胃枯食少。及上中二焦陰虛液少諸證。

【西香】乳香之產於南印度者。

【西國米】沙孤米之別名。

【西國草】覆盆之別名。

【西番蜀秫】薏苡之別名。

【西黃】牛黃之產陝西甘肅者入藥最勝。

【西楞魚】〔產地〕太平洋〔形態〕上半身如男女形下半身則爲魚尾〔入藥部分〕骨〔功用〕止血〔主治〕內傷瘀損

【西蔗】甘蔗之綠嫩皮薄。味極醇厚專用作霜者。

【西壁土】屋西壁上之土也〔性味〕甘溫〔主治〕反胃嘔吐。

七畫

【串珠茶】山茶花之開粉紅色者。功用詳山茶條。

【伯勞】禽類〔別名〕伯鷯博勞伯趙鶪鴂〔入藥部分〕毛〔性味〕平有毒。〔功用〕小兒繼病。取毛佩之。

【伯勞踏枝】伯勞鳥所踏之樹枝也。〔主治〕小兒語遲鞭之即速語

【伯萍】貫衆之訛。

【伽倻香】沉香之一種。〔別名〕琪𤦹奇楠。〔產地〕熱帶地方及廣東瓊州諸山。〔性味〕辛熱氣香〔功用〕下氣辟惡通竅醒神固脾縮二便益命火閉精固氣〔主治〕一切心痛胃痛腹痛氣痛

【何首烏】蔓草類〔別名〕交藤瘡帚夜合〔入藥部分〕根莖葉通常所稱何首烏者皆指根而言也〔性味〕苦澁微溫〔功用〕補肝腎和氣血澁精氣養血祛風烏髭髮悅顏色〔主治〕惡瘡自汗心痛冷氣腸風久痢婦女帶下產後諸疾癰腫頭面風瘡瘰癧五痔破傷出血

【何首烏莖】〔功用〕療風瘡癬疥作癢。

【何首烏葉】功用與莖同。

【何首烏蜜】蜂採何首烏之精英所釀成而色赤者性味功用較尋常蜂蜜爲良。

【何首烏藤】卽夜交藤。

【佛手】卽佛手柑。

【佛手三七】卽人參三七之產於廣西田州土司者。儼似佛手上有指節形野生者尤良。

【佛手山漆】卽佛手三七。

【佛手柏】千頭柏之別名。

【佛手柑】枸櫞之一種。〔產地〕閩廣。〔形態〕幹高丈餘葉橢圓花白皮黃如柚。性味功用同枸櫞。

【佛手草】草類。〔別名〕百合草。〔產地〕杭州。〔主治〕不論何種惡瘡煎湯洗之卽愈。

【佛手參】藏三七之別名。

【佛手蕉】芭蕉之常年開花實小味甜者。功用與尋常芭蕉同。

【佛甲草】石草類。〔性味〕甘寒。〔功用〕研貼湯火灼傷。

【佛耳草】（1）金錢草之別名。（2）鼠麴草之別名。

【佛見笑】十姊妹之別名。

【佛前供花】佛前供養之花。多年陳舊者良。〔主治〕臁瘡爛腿。

【佛指甲】佛甲草與鐵指甲之別名。

【佛指香櫞】佛手柑之別名。

【佛座鬚】蓮鬚之別名。

【佛桑】扶桑之別種。開花丹色。中心層出如樓較他花多一層花瓣者。性味功用與扶桑同。

【佛退】蠶蛻之別名。

【佛袈裟】胞衣之別名。

【佛掌】雜草類。〔形態〕形似櫻桃。〔入藥部分〕根。〔主治〕疔瘡。

【兌草】蔓草類。〔形態〕冬日附木而生。葉黃有毛。〔性味〕酸辛。〔功用〕輕身益氣長年。

【治葛】鉤吻之別名。

【冷石】卽滑石。

【冷飯團】土茯苓之別名。

【初篁】竹筍之別名。

【別仙蹤】徐長卿之別名。

【別枝】即別羈。

【別直參】高麗參之堅實力壯者。

【別羈】雜草類。生於川谷。〔性味〕苦微温。〔主治〕風寒溼痺身重四肢酸疼歷節痛。

【刦貝】吉貝之譌。

【利如】桔梗之別名。

【利茹】防葵之別名。

【利殼】海月之別名。

【君子芋】芋之一種。魁大如斗。功用與尋常芋同。

【君王鹽】即光明鹽之山產者。詳光明鹽條。

【君石】膽礬之別名。

【君莒】麻伯之別名。

【君遷子】牛嬭柹之別名。

【吟蛩】蟋蟀之別名。

【含水藤莖汁】蔓草類。〔形態〕生山野。葉似枸杞。莖如葛。高丈餘。斷之復生。中含水汁甚多。〔性味〕甘平。〔功用〕止渴潤臟。利小便。生髮。〔主治〕天行時氣。瘴癘。煩渴。心躁。丹石毒發動。溼痺身體損痛。

【含水藤葉】〔性味〕與莖汁同。〔主治〕水中爛瘡。皮膚皺裂。

【含生草】苦草類。〔產地〕外國。〔形態〕葉似卷柏而大。〔入藥部分〕葉。〔性味〕平。〔主治〕婦人難產。

【含光】鱣魚之別名。

【含沙】溪鬼蟲之別名。

【含春藤】〔形態〕野生。引蔓木上。四時常青。〔入藥部分〕葉。〔主治〕諸種風疾。

【含桃】即櫻桃。

【含消梨】梨實之大如五升器。墜地即碎者。功用與尋常梨同。

【吳朮】朮之產於浙江孝豐縣天目山仙丈峯者。

性味功用與於朮同。

【吳羊】即山羊。

【吳風草】（1）鹿銜草之葉有毛者。（2）薇銜之別名。

【吳茱萸】茱萸之一種。〔產地〕吳地。〔入藥部分〕枝葉根皮尋常所稱用吳茱萸者。乃指吳茱萸實而言也。〔性味〕辛苦大熱有小毒。〔功用〕溫中下氣。除濕殺蟲。去痰解鬱。開腠理。逐風寒。並能引熱下行。利大腸壅氣。下產後餘血。〔主治〕厥陰頭痛。陰毒腹痛。嘔逆吞酸。痞滿噎膈。食積瀉痢。血痺陰疝。痔疾腸風。脚氣水腫。口舌生瘡。衝脈爲病。氣逆裏急。〔用量〕三分至二錢。〔禁忌〕血虛有火者禁用。

【吳茱萸枝皮】〔主治〕二便卒然不通。

【吳茱萸根】〔主治〕喉痺欬逆。中惡腹中刺痛。下痢不禁。洩瀉。下婦女經。產餘血。三蟲。蟯蟲。牙齒蟲𧏾。癬。漆瘡。

【吳菝蔺】薄荷之別名。

【吳葵】即蜀葵。

【吸毒石】蛇石之別名。

【吸鍼石】磁石之別名。

【吸鐵石】磁石之別名。

【吹沙魚】即鯊魚。

【吹肚魚】河豚魚之別名。

【呂宋果】加穵弄果之別名。

【困來草】雜草類。〔入藥部分〕子。〔形態〕如桑子。形圓而不長。又如茶紙子。色綠而不紅。〔主治〕黃疸。

【均亭李】實紫而肥大。味甘如蜜。功用與尋常李同。

【均薑】即乾薑。

【坙紅鉛】紅鉛之未經昇煉者。

【坙膠】阿膠之近盆底者。性味功用詳阿膠條。

【坎炁】臍帶之別名。

【坐拏草】毒草類。〔形態〕野生。花紫。〔入藥部分〕莖。〔性味〕辛熱有毒。〔功用〕壯筋骨。〔主治〕風痺。打撲傷損。

【坐魚】蛙之別名。

【夾胎瑪瑙】瑪瑙之正視瑩白。側視則若凝血者。功用與尋常瑪瑙同。

【妓女】萱草之別名。

【孝子衫】居喪者之麻衣。〔主治〕面鼾。

【孝子帽】居喪者之麻帽。〔主治〕鼻上生瘡。

【孝文韭】韭之一種。〔產地〕北方山谷中。狀與韭同。〔性味〕辛溫。〔功用〕溫中補虛。〔主治〕腹內冷脹滿。洩痢腸澼。

【孝烏】即慈烏。

【宋半夏】半夏根之以宋氏法製者。其性味與仙半夏同。

【宋陳皮】即青鹽陳皮。以其爲宋氏所創製。故名。

【尿】〔性味〕鹹寒。〔功用〕滋陰降火。清瘀。

【尿石膏】石膏之以人尿製者。〔性味〕甘寒無毒。〔功用〕清溼熱。〔主治〕皮膚瘡瘍。

【尿坑泥】〔主治〕塗治蜂蠍諸蟲咬傷。

【岭茶】茶之產於江西寧都縣者。〔性味〕苦。〔功用〕降火利痰。消宿食。

【希仙】豨薟之譌。

【希灰】即石灰。

【延胡索】山草類。〔別名〕玄胡索。元胡索。〔產地〕西北諸省。〔形態〕多年生草。莖高六七寸。地下有塊根。春日莖頂開紫綠色花。根如半夏。色黃而堅者良。〔入藥部分〕根。〔性味〕辛溫。〔功用〕破血散氣。通經絡。煖腰膝。〔主治〕癥癖崩淋。月經不調。產後血暈。暴血上冲。折傷積血。爲活血理氣之藥。〔用量〕一錢至三錢。〔配合〕配當歸•肉桂。治遍身作痛。配茴香。治小腸疝氣。〔處方〕同蒲黃•芍藥•薑黃•當歸•乳香•木香•官桂•沒藥•甘草。治婦人心腹疼痛。一切血氣經候不調。配沉香•大黃•當歸•川芎•芍藥•桂枝•治產後穢物不盡。
〔驗方〕配金鈴各等分爲末溫酒下一錢治熱
厥心痛。身熱小便不利。配當歸•橘紅•各等分酒
煎米糊丸。梧子大空心艾醋湯下。治婦人腹中
刺痛。經候不調等症。〔泡製〕用於上部宜酒炒。
用于中部宜醋炒。用于下部宜鹹水炒。破血宜
生用。調血宜炒用。〔禁忌〕經事先期體虛崩漏。
產後血虛而暈者忌之。

【延壽果】薇銜子之別名。

【弄水香】煎香之別名。

【形虞】阿魏之別名。

【形鹽】積鹵所結成之鹽。其粒形如虎者。詳鹽條。

【忍冬花】〔性味〕甘溫。〔功用〕除熱。解毒。去風。止
渴。除痢。〔主治〕寒熱。喉痺。乳蛾。

【忍冬草】兔耳一枝箭之別名。

【忍冬藤】即金銀花藤。〔別名〕左纏藤。鴛鴦藤。鷺
鷥藤。金釵股。〔主治〕經絡溼熱。筋骨痠疼。癱疽

癬疥。

【忍凌】麥虋冬之別名。

【志取】沙參之別名。

【忘憂草】萱草之別名。

【快扛鳥】鵂鶹之別名。

【快果】梨之別名。

【戒火】景天之別名。

【扶老】即鶖鶩。

【扶老杖】靈壽之別名。

【扶芳藤】〔性味〕苦微溫。〔主治〕一切血疾。氣
疾冷疾風血腰脚百病。

【扶風蔗】即甘蔗之青皮者。

【扶桑花】灌木類。〔產地〕粵中。〔形態〕幹高四五
尺。枝柔弱婆娑。葉似桑略小。〔功用〕補血潤容。
美顏養血

【扶桑葉】〔性味〕甘平。〔主治〕癰疽腮腫。研敷。

【扶留藤】(1)蒟醬葉之別名。(2)蔞之別名。

【扶筋】狗脊之別名。

【扶蓋】狗脊之別名。

【扶櫺】卽扶留藤。

【把髮】百葉竹之柔者。詳百葉竹條。

【把欖杏】卽巴旦杏。

【折根】連翹之別名。

【折草】芒之別名。

【折傷木藤】〔性味〕甘鹹平。〔功用〕散血補血止痛。〔主治〕筋骨疼痛婦人產後血悶。

【折腰娘】香牙蕉之別名。

【旱三七】人參三七之色白味苦者。

【旱地蓮】金蓮花之別名。

【旱芋】芋之生於旱地者。

【旱芹】芹之一種卽堇菜〔別名〕苦堇堇葵。〔性味〕甘寒微涼〔功用〕散結下瘀血〔主治〕寒熱聚氣結核癧腫䖸蠍咬傷。

【旱金蓮】卽金蓮花。

【旱珍珠】鳳仙之別名。

【旱荷】鬼臼之別名。

【旱蒲】馬藺之別名。

【旱蓮子】連翹之別名。

【旱蓮草】鱧腸之別名。

【旱藕】王孫之別名。

【更生】菊之別名。

【杉】喬木類。〔性味〕辛微溫。〔功用〕散腫脹除風毒去惡氣。〔主治〕霍亂肺壅失音心腹脹滿奔豚脚氣腫痛漆瘡。

【杉子】〔主治〕疝氣痛。

【杉皮】〔主治〕金瘡血出湯火灼傷。

【杉菌】菜類〔形態〕生於積年杉木上其狀若菌。〔性味〕甘辛微溫〔主治〕暴心痛心脾氣疼。

【杉雞】〔產地〕閩越〔功用〕與竹雞同。

【李仁】〔性味〕苦平〔功用〕利小腸下水氣消浮腫。

【李花】〔性味〕苦香。〔功用〕除粉滓䵟黷。令人面澤。

【李根皮】〔性味〕大寒。〔主治〕齒痛。消渴。熱毒煩躁。心煩躁。奔豚氣。赤白痢。脚氣。婦女赤白帶。丹毒。諸瘡。

【李桃】山櫻桃之別名。

【李葉】〔性味〕甘酸平。〔主治〕小兒壯熱。痁疾。驚癇。

【李實】〔性味〕苦酸微温。〔功用〕去痼熱。調中。除骨節間勞熱。

【李樹膠】〔性味〕苦寒。〔功用〕除目翳。定痛。消腫。

【杏仁】喬木類〔產地〕江南多有之。〔形態〕高丈餘。葉圓而尖。春開紅花。與梅相似。實熟時爲黄色。甘美可口。〔入藥部分〕仁。〔性味〕甘温。〔功用〕瀉肺。解肌。潤燥。降氣。行痰。除風。散寒。消腫。定喘。〔主治〕頭痛。肺熱。上焦風燥。咳嗽。喘促。胸膈氣逆。肢體浮腫。〔用量〕三錢至五錢。〔處方〕同麻黄。射干。附子。細辛。川椒。冬瓜子皮。苡仁。治肢體浮腫。同荆芥。防風。前胡。桔梗。貝母。苡仁。茯神。陳皮。遠志。治冒風咳嗽。〔驗方〕小兒臍爛成風。杏仁去皮研敷。〔著名方劑〕(1)三仁湯　薏苡。滑石各六錢。竹葉。通草。厚朴。白蔻各二錢。杏仁。半夏各五錢。治暑濕。(2)杏仁桑皮湯　杏仁。薑汁。白蜜。沙糖各一兩。五味。紫菀各二錢。通草。貝母各四錢。桑皮五錢。治暴嗽。〔泡製〕湯浸去皮尖用。名光杏仁。〔禁忌〕陰虛咳嗽。熱痰失血。便閉者均忌。雙仁者殺人。

【杏仁泥】以杏仁去皮尖。搗爛如泥。

【杏仁霜】以杏仁去油研末也。欲利氣而無須滑泄者用之。

【杏枝】〔主治〕墮傷。

【杏花】〔性味〕苦温。〔主治〕寒熱。痺。厥逆。

【杏根】〔主治〕多食杏仁中毒。迷亂將死。

【杏參】薺苨之別名。

【杏梅】梅之花色淡紅實扁而有斑味甘如杏者。性味功用與尋常梅同。

【杏葉】〔主治〕卒然腫滿身面洪大。

【杏葉沙參】薺苨之別名。

【杏實】〔性味〕酸熱小毒〔功用〕止渴。

【杜】棠梨之赤色者。

【杜父魚】〔別名〕渡父魚。黃鰤魚。茱花魚。舩矴魚。〔產地〕淡水〔形態〕長三四寸。身扁鱗細色蒼褐有黑斑。背上有鬐刺。〔性味〕甘溫〔功用〕補脾胃壯陽道〔主治〕噎膈。水腫。溼氣。小兒差頹。

【杜父魚子】〔功用〕助相火煖腰腎。

【杜牛膝】即土牛膝。

【杜白】蟣之別名。

【杜仲】喬木類〔別名〕思仲、思仙〔產地〕川陝湘鄂。〔入藥部分〕皮葉。通常稱用杜仲者。係指皮而言〔性味〕甘辛而溫。〔功用〕潤肝燥。補肝腎。健筋強骨。〔主治〕腰膝痠痛。陰下濕癢。小便餘瀝。胎漏胎墮。

【杜仲葉】〔主治〕風毒。久積風冷。腸痔。下血。腳氣。

【杜芫】芫之別名。

【杜姥草】雀麥之別名。

【杜若根】芳草類〔別名〕杜衡。杜蓮。楚衡〔形態〕多年生草。產於林野陰地。莖高一二尺。葉似蘘荷〔性味〕辛微溫。〔功用〕溫中下氣。明目止痛。〔主治〕暴冷霍亂。腦風頭腫。目眩。淚涕。口臭。胸脅逆氣。

【杜莖山葉】毒草類。〔形態〕莖高四五尺。葉似苦蕒〔性味〕苦寒〔主治〕寒熱溫瘴。煩渴。頭痛心躁。

【杜逢】祕惡之別名。

【杜葵】即杜衡。

【杜榮】芒之別名。

【杜蓮】杜若之一種。

【杜蔗】甘蔗之一種。

【杜蕈】即土菌。

【杜衡】山草類〔別名〕杜葵。馬蹄香。土細辛。〔形態〕多年生草。常生山中陰地〔性味〕辛微溫。〔功用〕下氣消痰。破瘀行水。殺蟲〔主治〕風寒欬逆喘促。痰哮。噎氣。頭痛。喉閉。痛項間癭瘤。

【杜龍】地膽之別名。

【杜鵑肉】〔性味〕甘平〔功用〕殺瘡瘻蟲。

【杜蘅】杜若之一種。

【杜蘭】（1）即木蘭（2）石斛之別名。

【步驚】即夜蘭。

【毎始王木藤】〔性味〕苦平〔功用〕生肌。破血。止痛。療筋骨折傷。

【決明子】〔性味〕鹹〔功用〕瀉肝。明目。益腎〔主治〕頭風。風熱。頭痛。眼赤腫痛。淚出。羞明。青盲。目淫膚赤白膜。眶爛。內障。翳膜遮睛。鼻衄。

【決明葉】〔功用〕明目〔主治〕風赤眼。

【沉水香】即沉香。

【沉香】〔性味〕辛微溫。〔功用〕溫中。調氣。助脾胃。補命門。暖腰膝〔主治〕氣逆喘急。霍亂轉筋。麻痺。骨節不任。毒腫。風溼。皮膚瘙癢。中惡。邪鬼疰氣。痰涎。血。胃冷。久呃。心腹疼痛。癥癖。噤口毒痢。大腸虛閉。小便氣淋。男子精冷。

【沉藟藤】曼遊藤之別名。

【沒石子】即無食子。

【沒多僧】即密陀僧。

【沒香】即蜜香。

【沒藥】香木類〔產地〕阿拉伯等處〔性味〕苦平。〔功用〕通瘀。散結。消腫。定痛。肌生〔主治〕目翳。宿血。損傷。暈痛。心膽虛弱。癥瘕。痔漏。婦人墮胎。下血。血運。腹痛。產後血氣痛。金瘡。杖瘡。筋骨損傷。

【沔茄】即緬茄。

【沙木】杉之別名。

【沙田柚】柚之產於廣西容縣者。

【沙米】（1）即沙蓬米。（2）東廧之別名。

【沙杏】實味甘而有沙。

【沙角】乃蔆實之一種。小而色紅。僅止有兩角者。〔性味〕甘平〔功用〕補中益氣。健脾解酒。壓丹石。

【沙坪茶】茶之產於四川灌縣西北之玉壘山者。性味功用詳茶條。

【沙孤】穀類〔產地〕暹邏等處。〔形態〕樹如蕉而中空。取其裏皮削之。以水搗過。爲粉和之。爲丸大如綠豆。可以代穀。名沙孤米〔功用〕運胃健脾醒酒。

【沙果】林檎之別名。

【沙苑蒺藜】蒺藜之產於陝西舊同州府境沙苑牧馬草地者。普通用者。係指而言〔性味〕甘溫。〔功用〕補腎明目。益精強陰。〔主治〕虛損勞乏。白癜風。齒衄。腰痛。洩精。陰㿉。痔漏。婦女帶下。蠼螋尿瘡。

【沙苑蒺藜花】〔主治〕白癜風。

【沙苑蒺藜莖】〔主治〕疥癬風瘡作癢。

【沙苑蒺藜葉】〔主治〕蠼尿瘡。

【沙參】山草類〔別名〕白參。〔形態〕多年生草。高二三尺。產南省者根短小。曰南沙參。產北方沙地者根粗大。長尺許。曰北沙參。〔入藥部分〕根〔性味〕苦微寒〔功用〕補中益氣。養陰清肺。除皮肌浮風。排膿消腫。〔主治〕寒熱咳嗽。驚煩。血積結熱。自汗頭痛。肺火肺痿。胃痿。心腹痛。身癢皮熱。疝氣。小便赤濇。婦人白帶。疥癬。

【沙犀】即川犀。

【沙魚皮】〔性味〕甘鹹平〔主治〕吐血。

【沙魚肉】〔功用〕補五臟。

【沙魚翅】鱗部無鱗魚類〔別名〕沙魚。一名鮫魚。〔性味〕甘平〔功用〕消魚積。解蠱毒。清痰開胃進食〔主治〕吐血。

【沙魚胆】〔主治〕喉痺。

【沙鹿】麋之別名。

【沙棠】〔性味〕甘平。〔主治〕水病。

【沙蛤】西施舌之別名。

【沙黃】海藤花蕊之散落石上者。詳海藤條。

【沙溝魚】即鯊魚。

【沙葱】苔葱之生於沙地者。〔產地〕口外。〔形態〕生沙石中。莖細如草。莛攢生甚密。葉似家葱而中不空。根大如雞卵。似蒜頭而味辣尤甚。〔功用〕寬中下氣。消食解肌。活血發汗。散風寒。滌宿滯。

【沙蜂】即石蠶之一種。

【沙蓬】穀類。〔產地〕張家口內保安沙城及西套蒙古等處。〔性味〕甘溫。〔功用〕清熱消風。益脾胃。利大腸。消宿食。〔主治〕噎膈反胃。

【沙蝨】即石蠶之一種。

【沙橘】橘實之細小甘美者。功用與尋常橘同。

【沙糖】〔製法〕取蔗汁加石灰熱之使之蒸發。結晶即成。〔性味〕甘寒。〔功用〕和中助脾。緩肝。

【沙母雞】濕生虫類。〔主治〕口瘡。

【沙鰮】即鯊魚。

【沙蘿蔔】胡蘿蔔之屬。〔功用〕詳胡蘿蔔條。

【牡丹皮】〔別名〕鼠姑。木芍藥。〔性味〕辛甘微寒。〔功用〕瀉血中伏火。和血涼血。生血。破積血。通經脈。下胞胎。〔主治〕吐血。驚癇。瘛瘲。煩熱。攣瘠。骨蒸。〔禁忌〕胃氣虛寒。經行過期不盡者勿服。胎前亦宜酌用。

【牡桂】桂之一種。〔性味〕辛溫。〔功用〕解表通脈。溫經。補中益氣。利關節。關腠理。〔主治〕冷風疼痛。中風口喎。失音。吐血。下血。上氣咳逆。風溼頭風。喉痹。心煩。心痛。胸腹脹痛。脅痛。奔豚。蓄血。外腎偏腫。

【牡荊】灌木類。〔別名〕黃荊。小荊。楚。〔入藥部分〕實。〔性味〕苦溫。〔功用〕和胃止咳。下氣化痰涎。〔主治〕小腸疝氣。濕痰白濁。耳聾。心痛。

【牡荊根】〔性味〕甘苦平。〔功用〕解肌發汗。〔主治〕頭胸肢體諸風。

【牡荊莖】〔主治〕風蟲牙痛。灸瘡火灼爛瘡發熱癰毒。

【牡荊葉】〔性味〕苦寒。〔主治〕霍亂轉筋。九竅出血。久痢。血淋下部瘡。脚氣腫滿蛇咬傷。

【牡荊瀝】〔性味〕甘平。〔功用〕除風熱導痰涎通經絡。行血氣消瘀血。〔主治〕頭風旋暈。消渴中風口噤。目眩失音。目中卒痛。喉痹。心悶熱煩。心虛驚悸。心頭漾漾欲吐。赤白下痢。小兒驚悸淫瘑瘡癬。

【牡麻】大麻之雄者。詳大麻條。

【牡菊】菊之無子者。〔功用〕辟蛙黽。

【牡蛤】即牡蠣。

【牡蒙】〔1〕即牡荊。〔2〕王孫之別名。〔3〕紫參之別名。

【牡蒿】蒿之一種。〔入藥部分〕苗。〔性味〕苦微甘溫。〔功用〕益氣。〔主治〕陰腫。

【牡蠣】介類。〔別名〕牡蛤。蠣蛤。蠔。〔形態〕軟體動物。產於淺海泥水中。右殼小而薄。左殼大而凸。外面磈礧不平。腹緣爲波狀屈折。色淡黃。內面白而滑潤。足漸退化而失其用。常以左殼附著於岩石。連綴至一二丈。嶄岩如山。〔入藥部分〕殼。其肉亦有功用。另詳本條。〔性味〕鹹澀微寒。〔功用〕軟堅破積。清熱解渴。平肝潛陽。補虛斂汗。澀止精帶。〔主治〕亡陽汗脫。氣虛盜汗。驚狂。怒氣煩躁。嘈雜。胸腹氣痛。疝瘕積塊。小便頻數。遺精白濁。崩中帶下。瘰癧癭腫。〔用量〕幾錢至兩許。〔有效成分〕含有加爾叟謨鹽類。炭酸石灰。燐酸石灰。珪酸。動物質等。其所以能消瘰癧者。非因其鹹能軟堅也。蓋其中含有沃度。即海碘。善消瘤贅瘰癧之藥也。加爾叟謨鹽類有強壯作用。增加一般組織之活力。高其抵抗之效能。即我國謂補正以達邪之謂也。〔著名方劑〕

(1)千金溫粉煆龍骨煆牡蠣生黃耆各三錢粳米一兩各爲末絹色撲汗(2)消瘰丸牡蠣元參貝母治瘰癧(泡製)鹽水煮一伏時煆粉或童便浸四五十日五日一換硫黃末和米醋塗上黃泥固濟煆過用補陰則生搗用(禁忌)治房勞精滑則有鹹降之慮治亢陽精傷則有收斂之虞均宜酌用若虛症有寒腎虛無火精寒自出者均忌之

【牡蠣肉】(別名)蠣黃(性味)甘溫

【㹠耳草】馬齒莧之大葉者詳馬齒莧條

【㹠耳草】黃芩之別名

【㹠腸草】旋花之別名

【狄鹽】硇砂之別名

【男王】雄黃之別名

【男續】南燭之別名

【疔見怕】(1)山馬蘭之別名(2)玉淨瓶之別名

【疔瘡草】毛葉仙橋之別名

【疔頭草】玉淨瓶之別名

【皁子】即皁莢子

【皁斗】橡實殼之別名

【皁君】鸛之別名功用詳鸛條

【皁李】即鼠李

【皁角】即皁莢

【皁角子】即皁莢子

【皁角刺】皁莢樹刺之簡稱

【皁角鍼】即皁莢樹刺

【皁刺】皁莢樹刺之簡稱

【皁莢】屬喬木類(別名)皁角雞栖子烏犀懸刀(形態)皁樹高大落如槐針瘦長而尖枝間多刺夏開細黃花結實有三種一種小如猪牙一種長而肥厚多脂而粘一種長而瘦薄枯燥不粘以多脂者爲佳(性味)辛鹹溫有小毒(功用)通九竅搜經絡瀉肝利肺宣壅導滯滌痰

頑痰。破堅。殺虫。拔毒。辟瘟疫邪氣。〔主治〕中風口噤。痰閉胸痺。喉痺。風濕。風癩。咳喘。腫滿堅癥。研末塗則消腫散毒。煎膏貼一切痹痛。〔有效成分〕含有石鹹素甚多。故鄉間多用以滌瑕蕩垢。桔梗遠志亦含有石鹹素。此皆刺戟性驅痰劑也。用法取牙皂去其核刮去其外皮。每日用一克蘭姆作浸劑。已足驅痰之用。若日用兩克蘭姆則服之口中清涎垂垂下矣。其催促分泌之力之大。於此可想矣。〔配合〕本品內服。用治頑痰膠結。取其力猛而捷。故無須他藥配伍。因刺激力過強。有時用甘草大棗以緩和之者。〔著名方劑〕(1)稀涎散。皂莢四挺。白礬一兩。治中風暴仆。痰涎壅盛。氣閉不通。(2)皂莢丸。皂莢三挺。旋覆花一兩。杏仁一兩。治咳嗽上氣。痰閉稠粘。坐臥不安。〔泡製〕去粗皮子弦。或蜜炙。酥炙。絞汁燒灰。各隨本方。〔禁忌〕大傷元氣。不宜輕入湯藥。若體涉虛弱。及鎖喉風症。或孕婦均忌之。

【皂莢子】〔性味〕辛溫。〔功用〕祛風。除穢。和血潤腸。〔主治〕大腸虛秘。下痢不止。瘡癬。瘰癧。腫毒。一切疔腫。〔用量〕七粒。〔著名方劑〕二子消毒散。皂莢子。肥皂子各七個。土茯苓八兩。豬脂二兩。杏仁。殭蠶。蟬蛻各七個。牛膝。荊芥。防風各一錢。金銀花三錢。豬牙皂莢一條。治楊梅下疳。

【皂莢皮】〔功用〕殺虫。〔主治〕風熱痰氣。

【皂莢針】即皂莢樹刺。一名皂角刺。〔性味〕辛溫。〔功用〕搜風殺虫。功同皂莢。其鋒銳利。直達病所。潰散癰疽。通利關竅。〔主治〕癰毒。妬乳。風癘。癬瘡。胎衣不下。〔用量〕一錢至二錢。〔處方〕配當歸。赤芍。草節。殭蠶。甲片。提膿托毒。〔禁忌〕癰疽已潰。氣虛及孕婦均忌之。

【皂莢樹根皮】性味功用與皂莢皮同。

【皂莢樹葉】〔主治〕風瘡。

【皂莢蕈】皂莢樹上所生之木耳也。〔性味〕辛有毒。〔主治〕積垢作痛。腫毒初起。

【皁莢礬】卽皁礬。

【皁莢蠹蟲】蠹蟲之生於皁莢中者。〔性味〕辛温。〔主治〕蛔入耳爲害。

【皁鍼】皁角鍼之簡稱。

【皁鵰】鵰之皁青色者。詳鵰條。

【皁礬】礬石之可染黑色者。〔別名〕綠礬。青礬。煆赤者名絳礬。紅礬。〔性味〕酸濇凉。〔功用〕燥濕化痰。解毒殺蟲。利小便。消食積。散喉痺。

【禿登鹽】戎鹽之別名。

【禿菜】羊蹄之別名。

【禿瘡花】卽紅茂草。詳紅茂草條。

【禿鵚】卽鶖鵚。

【禿鶖】卽鶖鵚。

【肶胵窩】膍窩之別名。

【良棗】卽大棗。

【良無極】古斯之別名。

【良達】雜草類。〔主治〕齒痛。止渴。

【良薑】高良薑之簡稱。

【良耀草】山草類。〔產地〕廣東陽江縣。〔形態〕葉如麻黃。花白如牛李。秋結子。〔功用〕解毒。

【芄蘭】蘿藦之別名。

【芋】菜類。〔性味〕辛冷滑。〔功用〕除煩止瀉。〔主治〕妊婦心煩迷悶。胎動不安。癰腫毒痛。蛇蟲咬傷。蜂螫。蜘蛛咬傷。

【芋子】〔性味〕辛平滑小毒。〔功用〕寬胃通腸。調中下氣。補虛解渴。〔主治〕煩熱虛勞無力。宿血。

【芋艿】芋之別稱。

【芎藭】詳川芎條。

【芐】地黃之別名。

【芑】（1）地黃之別名。（2）白黍之別名。

【芭實】薏苡之別名。

【芒】山草類。〔入藥部分〕莖。〔性味〕甘平。〔功用〕散瘀血。〔主治〕人畜爲虎狼等傷。

【芒芋】澤瀉之別名。

【芒消】朴消之上有細芒如鋒者。〔性味〕辛苦大寒。〔功用〕通經脈。散惡血。破畱血。〔主治〕風疹。時疾壅熱。目疾。積聚。胃熱痰實。結搏黃疸。便閉。五淋。經閉。難產。死胎不下。墮胎。漆瘡。瘰癧。火焰丹毒。

【芒草】即莽草。

【芒硝】即芒消。

【芒種節水】性味功用與小滿節水同。

【見腫消】〔性味〕酸澀微毒〔功用〕消癰腫〔主治〕狗咬。

【角中黃】牛黃之得自殺死牛角中者。

【角沉香】生結香之別名。

【角刺茶】苦丁茶之別名。

【角烏】烏木之別名。功用詳烏木條。

【角黍】糉之別名。功用詳糉條。

【角楸】楸之白色結角者。性味功用與楸同。

【角落木】雜木類。〔形態〕似茱萸。獨莖。〔入藥部分〕皮。〔性味〕苦溫。〔主治〕赤白痢。

【角蒿】蒿之一種。〔性味〕辛苦有小毒。〔主治〕月蝕耳瘡。齒齦宣露。口齒瘡。乾溼䘌。諸惡瘡有蟲者。

【角鴟】鴟鵂之別名。

【角雞】雞之一種。產奉天遼陽縣。味極肥美。功用詳雞條。

【角鷹】鷹之別名。

【豆卷】大豆黃卷之簡稱。

【豆馬黃】無根草之別名。

【豆豉】以豆製成之食物。有鹹豆豉。淡豆豉。蒲州豉。陝州豉等種。各詳本條。

【豆萁】黃大豆之別名。

【豆黃】〔製法〕取黑大豆蒸熟。鋪席上。以蒿覆之。候生黃衣。取出曬乾。〔性味〕甘溫。〔功用〕補虛損。壯氣力。益顏色。潤肌膚。塡骨髓。〔主治〕脾胃氣結。痙痹。膝痛。陰癢汗出。打撲青腫。

【豆煙】鼻煙之一種。作鴨綠色。味稍酸。力量較飛煙稍次。性味功用詳鼻煙條。

【豆稭】黃大豆稭之簡稱。

【豆腐】指黃豆腐而言。

【豆腐皮】豆腐漿於鍋內煮熱時。上面所結之皮也。〔性味〕甘平。〔功用〕養胃解毒。滑胎。治冷嗽水膨脹。

【豆腐衣】卽豆腐皮。

【豆腐沫】豆腐泔水上所結之浮沫也。〔主治〕鵝掌瘋。

【豆腐泔水】製豆腐時所瀝下之水也。〔性味〕淸凉。〔功用〕淸熱滌痰。利小便。去垢膩。

【豆腐渣】製豆腐時所剩餘之渣滓也。〔主治〕腸風下血。一切惡瘡。無名腫毒。脚蛀。

【豆腐漿】製豆腐時將黃豆磨出之漿汁。而尚未成豆腐者。〔性味〕甘微鹹平。〔功用〕瀉火淸咽祛膩。通絡。利便。補血液。〔主治〕勞證。自汗。痰火吼喘。鹽哮。黃疸。欬嗽。氣逆。肺癰。肺痿。淋濁。小便下血。婦女血崩。解鹽滷毒。

【豆腐鍋巴】煮豆腐漿時鍋底所結之焦巴。〔功用〕開胃。消滯。逐積。補血。〔主治〕翻胃。痢疾。淋濁。熱淋。尿血。腸風下血。婦女赤白帶下。

【豆蔻】芳草類。別錄上品。〔產地〕嶺南。〔入藥部分〕仁。其花亦有功用。另詳花條。〔性味〕辛溫濇。〔功用〕燥濕。祛風。開鬱。破氣。消食。補胃。健脾。〔主治〕霍亂。瘧瘴。嘔吐。反胃。噎膈。痞滿。痰飲。積聚。口臭。心胃痛。泄瀉。婦人惡阻。帶下。〔用量〕四分至八分。

【豆蔻花】〔性味〕辛熱。〔功用〕利肺。散鬱。通氣。宜澀。補胃。解酒。〔主治〕嘔逆。霍亂。

【豆蔻檳榔】檳榔之一種。〔性味〕與檳榔同。〔主治〕反胃。噎膈。耳聾。小兒疳積。口瘡。

【豆糵】大豆黃卷之別名。

【家首】(1)天名精之別名。(2)馬藺實之別名。(3)牛舌實之別名。

【家椒】即蔓椒。

【家橐】豬苓之別名。

【貝子】介類。〔性味〕鹹平有毒。〔功用〕散結熱。利水道。下水氣。去目瞖。〔主治〕寒熱。狂熱。溫疰。鬼疰。浮腫。下痢。五癃。腹痛下血。小兒吐乳。疳蝕。鼻淵。出膿血。陰瘡。

【貝齒】即貝子。

【赤土】土之赤色者。〔性味〕甘溫。〔主治〕牙宣。疳䘌。風疹搔癢。湯火傷。

【赤女腸】即白女腸之色赤者。詳白女腸條。

【赤小豆】即赤豆。

【赤水蓍】黃蓍之一種。功用同尋常黃蓍。

【赤爪子】山楂之別名。

【赤弁丈人】赤卒之別名。

【赤朮】即蒼朮。

【赤田簣】蛇頭抓草之別名。

【赤石】赭石之產於山東淄川縣境者。〔性味〕甘平溫。〔功用〕鎭心辟邪。〔主治〕驚恐。身熱。

【赤石英】石英之端赤稜白者。功用詳石英條。

【赤石脂】石類。高嶺土之一類。乃石脂之赤色者。〔性味〕甘酸辛大溫。〔功用〕厚腸胃。生肌肉。收濕。止血。調中。固下。〔主治〕腸膜糜爛。破潰下血色鮮。便膿。晦暗。脈細神疲。崩帶遺精。小便不禁。癰痔潰瘍。〔用量〕三錢。〔驗方〕配炮薑爲丸。治冷痢腹痛。下白凍如魚腦。配伏龍肝末。敷治小兒痢後脫肛。赤石脂破故紙各一兩。爲末。治婦人經水過多。〔著名方劑〕(1)桃花湯。赤石脂粳米各一升。乾薑一兩。治下痢便膿血。(2)赤石脂禹餘粮湯。赤石脂禹餘粮各一斤。治下利不止。(3)烏頭赤石脂丸。烏頭蜀椒乾薑赤石脂一兩。附子五錢。治心痛徹背。背痛徹心。(4)風引湯。大黃乾薑龍骨各四兩。桂枝三兩。甘草牡蠣各二兩。滑石寒水石赤石脂白石脂紫石英石膏各六兩。治小兒驚癎瘛瘲〔泡製〕取細膩粘舌者研如粉新汲水飛過三度晒乾用火煆亦可。〔禁忌〕痢疾初起裏急後重火熱暴注腹有積熱者均忌之。

【赤地利】蔓草類〔入藥部分〕根莖葉〔性味〕苦平〔功用〕破血生肌〔主治〕赤白痢赤白帶赤白遊瘮癰疽腫毒蟲蠶蛇犬咬傷。

【赤衣使者】赤卒之別名。

【赤芍藥】〔別名〕木芍藥〔產地〕赤白原非一種。白者產浙江四川等處赤者產陝西鳳山等處。故白者名杭白芍赤者名京赤芍〔形態〕赤白形態不一。赤芍之皮黑而易碎性甚柔白芍皮紅甚堅硬〔功用〕瀉肝火散惡血利小腸〔主治〕腹痛脇痛堅積血痺疝瘕經閉腸風癰腫目赤〔用量〕錢半至三錢〔處方〕配歸尾桃仁丹皮破血行瘀瘍科多用之。配丹參茺蔚子當歸山稜莪朮攻堅癥積聚婦科方中每多用之。〔有效成分〕安息酸〔禁忌〕血虛病及泄瀉者忌之。

【赤豆】豆之一種。〔性味〕甘酸平〔功用〕下水散血健脾胃堅筋骨利小便〔主治〕消渴吐逆舌衄重舌齒痛關節熱煩腹脹水腫下痢腸痔脚氣產難。

【赤豆花】〔性味〕辛平〔功用〕明目消酒毒下水氣〔主治〕頭痛痰瘧消渴積熱氣滿不食洩痢痔漏下血小兒丹毒熱疹疔瘡惡腫

【赤豆芽】〔主治〕婦人漏胎傷胎

【赤豆葉】〔功用〕明目除煩熱〔主治〕小便頻數。小兒遺尿。

【赤車使者】芳草類〔入藥部分〕根〔性味〕辛苦溫有毒〔主治〕風冷風痺冷氣邪疰癥瘕五臟積氣蠱毒

【赤卒】蜻蛉之小而赤者。功用詳蜻蛉條。

【赤果】榧之別名。
【赤芝】芝之一種。〔性味〕苦平。〔主治〕胸中結氣。
【赤芫】芫之別名。
【赤芹】紫堇之別名。
【赤金】銅之別名。
【赤胡麻子】胡麻子色赤狀如茄子者。〔主治〕痘瘡變黑。
【赤英】紫佳石之別名。
【赤孫施】酢漿草之別名。
【赤根菜】菠菜之別名。
【赤珠】即龍珠。
【赤翅蜂】蜂之一種。〔產地〕嶺南。〔主治〕蜘蛛咬及疔瘡腫。
【赤茯苓】茯苓之赤色者。〔功用〕利竅。行水。破結氣。瀉心小腸膀胱溼熱。
【赤參】即丹參。
【赤啄木鳥】啄木鳥之一種。功用與啄木鳥同。
【赤眼老母草】爵牀之別名。
【赤眼魚】鱒魚之別名。
【赤莧】莧之赤色者。〔性味〕辛微寒。〔主治〕赤痢。小兒緊脣。
【赤蛇】即赤楝蛇。
【赤斑核】即赤斑疔。
【赤棠】杜之別名。
【赤棠椑】椑柹之別名。
【赤黍】黍之赤色者。〔性味〕甘微寒。〔功用〕除熱。止煩。〔主治〕欬逆上氣。霍亂洩利。鼈瘕。
【赤黍根莖】性味功用與穰同。
【赤黍穰】〔性味〕辛熱小毒。〔功用〕止喘消浮腫。下小便。〔主治〕天行豌瘡疳腫傷風。解苦瓠毒。妊婦尿血。
【赤楊】（1）水楊之經霜後葉木俱赤者。詳水楊柳條。（2）即檉柳。
【赤楝蛇】〔性味〕與黃頷蛇同而較毒。〔主治〕貓鬼野道。

【赤楝蛇浴水】山泉之有赤蛇在其中者。於雨後取之。〔主治〕痂瘕結氣惡蟲入腹咬人生瘡一切毒瘡。

【赤榕】榕之赤色而上聳廣大者。功用詳榕條。

【赤綱】菟絲之別名。

【赤蜜】即石蜜。

【赤赫】雜草類。〔性味〕苦寒有毒。〔主治〕敗瘡痂瘍三蟲。

【赤銅】銅之本質也。功用詳銅條。

【赤嘴烏】山鵲之別名。

【赤槿】即朱槿。

【赤潑藤】烏蘞莓之別名。

【赤箭】山草類〔別名〕赤箭芝。功用詳天麻條。

【赤箭芝】即赤箭。

【赤節】萆薢之別名。

【赤膠】紫鉚之別名。

【赤蔘】蔘之赤色者。性味功用與蔘同。

【赤蝦米】即赤黍米。

【赤龍爪】白棘刺之別名。

【赤龍皮】(1)松木皮之別名。(2)槲木皮之別名。

【赤龍浴水】即赤楝蛇浴水。

【赤檀】即紫檀。

【赤檉】即檉柳。

【赤舉】雜草類。〔入藥部分〕葉。〔性味〕甘。〔主治〕腹痛。

【赤薜荔】即赤地利。

【赤蟫蛇】即赤楝蛇。

【赤雞】槐耳之別名。

【赤藤】即省藤。

【赤藥】即黃藥子。

【赤蘇】即紫蘇。

【赤爛死蠶】蠶之爛死而呈赤色者。〔主治〕赤遊疹。

〔赤蘞〕白蘞之色赤者。

【赤罽】〔主治〕夜夢驚寐。

【赤鱗魚】金鯽魚之別名。

【赤蠵龜】蠵龜之背色赤褐。功用詳蠵龜條。

【赤鴿芋】連禪芋之別名。

【車下李】郁李之別名。

【車前】屬隰草類〔別名〕當道。芣苡。馬舄。牛遺。牛舌。車輪菜。地衣。蝦蟆衣。蝦蟆草。俗名打官司草。〔形態〕葉狀如匙。布於地面。中抽數莖。作穗如鼠尾。花細密。青赤色。子小圓扁。赤黑色。通常所稱車前者。係指葉而言。其子另有功用。詳本條。〔性味〕甘鹹寒。〔功用〕下氣。止血。利便。通淋。除濕痺。〔主治〕鼻衄。瘀血。溲赤。尿血。洩精。淋濁。疝氣。〔採取期〕五月。〔用量〕錢半至三錢。〔有效成分〕 揆蘭泰。根能使腸胃子宮之運動亢進。消化液之分泌旺盛。呼吸運動浮大。呼吸減少。鎮咳作用甚顯著。小量能致血壓上升。心臟搏動整規強大。搏動數減少。易現溶解性祛痰作用。大量則能使血壓沉降。心臟來一過性攢張期靜止。但不起心臟麻痺。本成分藥用量之十倍。使動物服之。不現危險之中毒症狀及副作用。是等作用。大部分是因迷走神經末梢之興奮。小部分則由心筋之自動而起。〔處方〕配藿蘇梗。砂仁。猪赤苓。通草。治濕熱水瀉。配生地。丹皮。草梢。木通。山藥。萸肉。猪苓。治淋濁管痛。〔驗方〕 煎湯服。止咳消食。同地黃。麥冬。細搗。蜂蜜為丸。如梧子大。治內障眼。奇效。〔禁忌〕內傷勞倦。陽氣下陷。腎氣虛脫者皆忌。

【車前子】〔功用〕明目。利水道。通小便。清肝肺風熱。滲膀胱濕熱。催生。

【車脂】車軸上之油垢也。〔性味〕辛。〔功用〕定驚。除瘧。催生。〔主治〕霍亂。轉筋。中惡氣。鬼氣。蠱毒。中風發狂。卒心痛。腹脹。婦人妬乳。乳癰。妊娠熱病腹痛。

【車渠】介類。〔入藥部分〕殼。〔性味〕甘鹹大寒微毒。〔功用〕鎭心安神解諸藥毒。

【車蛤】卽西施舌。

【車載板】鵂鶹之別名。

【車輦土】土之附於車輦者。〔主治〕喝死小兒初生無膚色赤惡瘡黃汗。

【車輪土】卽車輦土。

【車輪菜】車前之別名。

【車螯】介類。〔入藥部分〕肉殼。〔性味〕甘鹹辛冷。〔功用〕解酒毒。〔主治〕消渴癧瘇。

【車轂芋】芋之一種。性味功用與芋同。

【車轂脂】卽車脂。

【車轍水】卽車跡中之水也。〔主治〕癧瘍風。

【辛夷】香木類。〔性味〕辛溫。〔功用〕散上焦風熱。通關利竅溫中解肌。〔主治〕陽氣鬱遏寒熱頭風面腫鼻淵。

【辛菜】芥之別名。

【辛雉】卽辛夷。

【辰粉】粉錫之產於湖南舊辰州府境者。其色帶青。性味功用與粉錫同。

【那耆悉】雜草類。〔性味〕苦寒。〔功用〕明目。〔主治〕目赤爛熱障熱黃大小便濇赤丹毒。

【那疏樹子】海藥子之別名。

【邪蒿】菜類。〔形態〕莖高二尺許。葉爲複葉。其紋皆斜分岐甚多。夏開小白花。爲複繖形花序狀。〔性味〕辛溫平。〔功用〕利腸胃通血脈。〔主治〕熱中大渴腸澼惡瘡。

【里木】宜母之別名。

【防己】蔓草類。〔別名〕解離。石解。〔形態〕生於田野。莖細。葉爲卵形。根內黃外白。出漢中根大而虛通心有花紋色黃名漢防己。黑點黃醒木強者名木防己。〔入藥部分〕根。〔性味〕辛平。〔功用〕通腠理利九竅瀉下焦血分濕熱。〔主治〕

風水腫手足拘攣脚氣泄痢二便不利〔用量〕一錢至五錢〔處方〕配木瓜牛膝檳榔黑白丑治腿足腫配澤瀉猪苓木通利濕熱〔著名方劑〕（1）防己茯苓湯防己黃耆桂枝各三兩茯苓六兩甘草二兩治皮水四肢腫（2）防己黃耆湯防己一兩黃耆一兩白朮七錢半甘草五錢治風濕關節煩疼〔禁忌〕多服令人身心煩亂飲食減少若腎虛陰虛自汗盜汗口舌苦乾腎虛小水不利及胎產前後血虛者皆忌之

【防己莖】性味功用同根

【防己實】〔主治〕脫肛

【防風】山草類〔別名〕銅芸回草屏風蕑根百蜚回芸百枝〔產地〕蒙古山野之間暨山西青州等處〔形態〕多年生草似青蒿而短小葉紫紅色五月開五瓣細白花子黑色似胡荽而大根黃色似潞參外皮有毛質軟者佳〔入藥部分〕根〔性味〕甘溫〔功用〕散內外諸風疎通經絡寒濕之凝滯〔主治〕頭痛目赤頸項強骨節痛拘攣癱瘓婦人崩中解諸藥毒〔用量〕六分至二錢〔採取期〕陰曆二月十月採根晒乾七月採種子〔有效成分〕甘露蜜醇有緩瀉祛痰及極弱之痲醉作用〔處方〕同槐花荊芥蒲黃赤芍治腸風便血同荊芥桂枝大力前胡羌獨活治風寒在表〔著名方劑〕（1）玉屏風散防風白朮各二兩黃耆六兩治風邪久留不散及衛虛自汗不止（2）小續命湯麻黃桂枝甘草杏仁白芍川芎防風人參黃芩各一錢四分防己二錢附子七分治中風不省人事喎斜癱瘓痲木眩暈痛痙厥冷〔禁忌〕肺虛有汗喘乏氣升作嘔火升發嗽陰虛盜汗陽虛自汗及婦人產後血虛發痙小兒瀉後脾虛發搐者均忌之

【防風子】〔功用〕治風疾

【防風花】〔主治〕經脈虛羸心腹痛骨節痛四肢拘急

【防風葉】〔主治〕中風熱汗。

【防葵】毒草類〔形態〕生沙土中。葉似葵。根似防風〔入藥部分〕根〔性味〕辛寒〔功用〕宣通氣〔主治〕鬼瘧。癲癇。驚狂。口乾。欬逆。腫滿。臚脹。腸洩。溺閉。疝瘕。痃癖。膀胱結熱。宿水。血氣瘤。

【防黨參】即黨參之老而大者。詳黨參條。

八畫

【乳母鳥】姑獲鳥之別名。

【乳汁】〔性味〕甘鹹平〔功用〕補虛。益氣。潤燥。滑熱。滋血液。益心氣。利腸。悅皮膚。潤毛髮。

【乳汁草】乳藤之別名。

【乳汁藤】即乳藤。

【乳穴水】水類。爲近鍾乳穴處流出之泉〔性味〕甘溫〔功用〕久服肥健。體潤不老。

【乳花】即石花。

【乳門草】乳藤之別名。

【乳柑】柑之花香實圓。膚理瑩澤。擘之有香霧噀人者。爲柑中之絕品。功用最良。

【乳香】〔性味〕辛微毒〔功用〕活血。舒筋。煖腰膝。祛風。下氣。生肌。止痛。托裏。護心。辟瘟疫〔主治〕霍亂。中風。口噤。風水毒腫。疰氣。衝惡。癲狂。不眠。癮疹。耳聾。口臭。口目喎斜。風蟲牙痛。心腹痛。大腸洩澼。淋瀝。溺血。

【乳香草】土三七之別名。

【乳香藤】金錢草之別名。

【乳梨】即雪梨。

【乳塌香】乳香之雜以沙石者。

【乳齊】蠐螬之別名。

【乳橘】橘實之狀如乳柑。皮堅瓤多。味絕酸芳者。功用較尋常橘實爲良。

【乳餅】即乳腐。

【乳蟲】化生蟲類〔別名〕土蛹〔性味〕甘溫〔功用〕補虛羸。益胃氣。溫中。明目。

【乳藤】蔓草類〔別名〕乳汁草〔產地〕粵中〔性

味〕寒涼。〔功用〕排膿敗毒生肌止痛消腫。益血。爲諸乳毒癰瘡之聖藥。並能行乳汁通氣而能入血分。

【乳藤子】〔功用〕行血通婦人乳汁。

【乳藤根】〔主治〕痢疾。

【亞荔枝】龍眼之別名。

【亞麻】麻之一種。〔入藥部分〕子。〔性味〕甘微溫。〔主治〕風疾風熱溼毒瘡癬。

【京三稜】即荊三稜。

【京杏仁】即巴旦杏仁。

【京芎】即西芎。

【佩蘭梗】〔性味〕苦辛溫。〔功用〕宣中。辟穢。祛溼。利氣。開胃。化濁。和脾。行水。〔主治〕癘風。暑熱。寒熱。頭痛。牙疼。口中膩甜。臭氣。胸膈痞悶。噯噫。嘔吐。酸。反胃。水穀不化。嘔噁。不能納食。脾疸。腹脹。心腹痛。腰痛。渴痢。小兒瀉痢。

【佩蘭葉】性味功用同梗。較爲疏散。

【佩蘭實】〔性味〕辛平。〔功用〕明目補中。

【使君子】蔓草類。〔性味〕甘溫。〔功用〕殺蟲。消積。除虛熱。健脾胃。〔主治〕白濁瀉痢。小兒五疳。蛔痛。虛腫。瘡癬。頭齦面瘡。蟲牙。

【侃旦】寒號蟲之別名。

【來甘實】白英子之別名。

【來莓草】葎草之別名。

【來禽】即林檎。

【兒茶】孩兒茶之簡稱。

【兒草】（1）芫之別名。（2）知母之別名。（3）蕘蕕之別名。

【兒踵草】知母之別名。

【兔毛】〔主治〕婦人小便不利。火燒瘡。

【兔皮】〔主治〕帶下。產難胞衣不出。餘血搶心。脹刺欲死。鬼疰。鼠瘻。皮中毒氣痛如鍼刺。碗豆瘡。

【兔耳一枝箭】隰草類。〔入藥部分〕莖葉。〔性味〕苦寒。〔功用〕清肺火。行血。涼血。〔主治〕傷力勞

傷。欬嗽。吐血。咯血。骨蒸勞怯。黃疸。心疼。肺痿。肺
癰。腸癰。縮腳癰。跌打腫毒。

【兔耳酸】穿地鈴之別名。

【兔肉】〔性味〕辛平。〔功用〕補中益氣。涼血解熱。
健脾利腸。解丹石毒。〔主治〕消渴羸瘦。胃熱嘔
逆。腸紅下血。熱氣溼痺。豌豆瘡。

【兔血】〔性味〕鹹寒。〔功用〕涼血活血。催生易產。
解胎中熱毒。

【兔肝】〔功用〕明目。補勞。〔主治〕頭旋眼眩。風熱
目暗。丹石毒發上衝目不見物。

【兔肝草】雞草類〔性味〕甘平。〔功用〕止血生肌。
療金瘡。解丹石發熱。

【兔核】白斂之別名。

【兔背】〔主治〕熱中消渴。鬼疰霍亂吐利瘡疥刺
風。

【兔毫筆頭灰】〔性味〕微寒。〔主治〕中惡。咽喉痛。
心痛不止。小便數難。淋瀝。陰腫。莖痿。脫肛。難產

【兔眼荷蒻】荷蒻實之無核者。

【兔裘】雜草類〔性味〕酸〔功用〕輕身。益氣。

【兔腦】〔功用〕催生滑胎〔主治〕耳聾凍瘡手足
皸裂。

【兔蕈】即兔糞。

【兔頭】〔主治〕發腦。發背。

【兔頭骨】〔性味〕甘酸平〔主治〕癲疾。頭眩痛。消
渴。嘔吐。難產。產後腹痛。餘血不下。陰脫。小兒疳
痢。癰疽惡瘡。

【兔糞】〔功用〕殺蟲解毒。〔主治〕目中浮翳。勞瘵。
瘡痔。寒熱煩躁。四體如焚。大小便祕。月蝕耳瘡。
痘瘡入目。五疳。疳瘡。

【兩頭尖】(1)鼠糞之別名。(2)烏喙之別名。

【兩頭蛇】〔主治〕瘧疾。

【兩頭發】即兩頭尖。

【刮腸篦】竹箭之別名。

【刺】烏不宿之別名。

【刺子】寶石之色紅者。功用詳寶石條。

【刺兒菜】即紫花地丁之生於塞外沙漠者。〔入藥部分〕根。〔功用〕淸火疎風豁痰。〔主治〕一切疔瘡癰疽腫毒。

【刺芥】靑芥之別名。

【刺花】薔薇之別名。

【刺虎】伏牛之別名。

【刺原】白棘花之別名。

【刺桐】海桐之別名。

【刺參】海參之有刺者。詳海參條。

【刺梨】梨之一種。〔性味〕甘酸濇。〔功用〕解悶消積滯。

【刺梨子】金櫻子之別名。

【刺暈】雜木類。〔入藥部分〕葉。〔功用〕治癰疽發背腫痛甚。

【刺榆】榆之有刺如柘者。詳榆條。

【刺楸】楸之葉多刺者。詳楸條。

【刺蒺藜】澤草類。通常用者。係蒺藜之子。〔性味〕苦溫。〔功用〕疏肝風。瀉肺氣。止煩下氣。勝溼破血。益精。〔主治〕風癢浮腫。頭痛喉痺。失明鼻塞。出水牙疼。風祕欬逆。傷肺肺痿。吐膿胸膈滿積聚。蛇咬。心腹痛。奔豚。腰脊疼痛。腎冷溺多。遺瀝洩精。尿血腫痛。陰汗陰癩。婦女帶下。發乳催生。墮胎。諸風癧瘍。癰腫疔腫頭瘡。

【刺蒺藜葉】〔主治〕風癢。

【刺薐】薐之一種。〔性味〕甘平。〔功用〕止渴生津。益血消食。健胃補脾。平肝通腎。

【刺薐根】〔功用〕利水通淋。

【刺蝟】詳蝟條。

【刺豬苓】即土茯苓。

【刺薊】即薊。

【刺蘗】小蘗之樹皮多刺者。詳小蘗條。

【卑共】茵蕷之別名。

【卑相】麻黃之別名。

【卑鹽】麻黃之別名。

【卷耳】卽蒼耳。

【卷柏】苔類。〔性味〕辛平。〔功用〕鎭心。煖胷。強陰。益精。〔主治〕尸疰鬼疰鬼魅啼泣欬逆頭風眩暈面皯瘢瘡腹痛痿躄淋結腸風脫肛經閉陰中寒熱作痛。

【郯蟬草】丹參之別名。

【周盈】菊之別名。

【周麻】卽升麻。

【味芋】芋之一種。功用較常芋爲優。

【呵浪魚】鯊魚之別名。

【呷蛇龜】攝龜之別名。

【呼嘐鷹】鴟鵂之別名。

【命帶】臍帶之別名。

【和合草】雜草類。〔產地〕雲南瀾滄江外。〔主治〕夫婦相憎。

【和事草】葱之別名。

【和姑】半夏之別名。

【和尚頭草】白毛藤之別名。

【和圓子】櫧實之別名。

【固羊石】礜石之別名。

【垂水】薇之別名。

【垂柳】卽檉柳。

【垂珠】黃精之別名。

【垂絲柳】檉柳之別名。

【夜叉頭】牛蒡之別名。

【夜交藤】何首烏之別名。

【夜光】(1)螢火之別名。(2)地錦之別名。

【夜合】(1)何首烏之別名。(2)合歡之別名。

【夜行遊女】姑獲鳥之別名。

【夜呼】商陸之別名。

【夜明砂】蝙蝠糞之別名。

【夜明犀】犀角之夜視有光者。詳犀條。

【夜炤】螢火之別名。

【夜食鷹】鵖鴝之別名。

【夜牽牛】紫菀之別名。

【夜游將軍】蟯蜋之別名。

【夜舒荷】荷葉之夜舒晝卷者。功用與尋常荷葉同。

【夜燕】蝙蝠之別名。

【夜繁花】紫茉莉之別名。

【夜關門皮】〔功用〕治肺癰不斂生肌收口。

【夜關門莢】〔功用〕治疝氣。

【夜蘭】香木類〔產地〕粵省〔入藥部分〕皮〔主治〕寒痰寒暑吐瀉一切風寒諸病。

【奇功石】〔產地〕歐西諸國〔主治〕目疾瘧疾身熱血熱胸中脹悶胃中痰滯疼痛婦人產難瘡疥。

【奇南香】即伽楠香。

【奇楠香】即伽楠香。

【奇鶬】鬼車鳥之別名。

【奈何草】白頭翁之別名。

【姤婦】黃芩之別名。

【姑活】雜草類〔性味〕甘溫〔主治〕大風淫痹寒痛。

【姑勞】車螯之薄殼者。

【姑榔】即桄榔。

【委貝】貝子之色赤而形圓〔功用〕辟鬼魅百獸。

【委蛇】即萎蕤。

【委萎】即萎蕤。

【孟狼】狼尾草之別名。

【孟推】青雌之別名。

【孤兒菊】（1）蘭草之別名。（2）澤蘭之別名。

【官白芷】白芷之色白而香者。功用與尋常白芷同。

【官桂】即桂心。

【官粉】粉錫之別名。

【官脂】即麋脂。

【定心草】雄鼠糞之別名。

【定風草】赤箭之別名。

【定粉】粉錫之別名。

【定參草】麗春草之別名。

【宛童】桑寄生之別名。

【宜母】果類。〔產地〕粵中。〔入藥部分〕實。〔性味〕酸。〔功用〕下氣。和胃。辟暑。解渴。安胎。〔主治〕傷寒。痰火。

【宜男】即萱草。

【宜男子】宜母實之別名。

【宜南】雜草類。〔主治〕中邪。止驚。辟惡。

【宜砂】丹砂之產於廣西宜山縣者。

【宜濛子】宜母實之別名。

【屈人】刺蒺藜之別名。

【屈草】雜草類。〔性味〕苦微寒。〔主治〕邪氣。胸脅下痛。腸間寒熱。陰痺。

【岡桐】白桐之紫花者。

【帕拉聘】山草類。〔產地〕亞洲帕米爾高原。〔主治〕一切陰冷痼疾。

【拜若】雜草類。〔功用〕益肺氣。〔主治〕欬逆上氣。

【幸胡】鷃之別名。

【底野迦】〔產地〕西戎。〔性味〕苦寒。〔主治〕中惡。客忤。心腹積聚。

【彼子】披子之譌。

【忠果】橄欖之別名。

【忽野簪】阿勃勒之別名。

【忽鹿麻】巴旦杏之別名。

【怪鴟】功用與鵂鶹同。

【房木】辛夷之別名。

【房苑】防葵之別名。

【房陵李】李之產於古房陵地方者。功用同常李。

【房圖】桔梗之別名。

【承夜】地錦之別名。

【承膏】薇銜之別名。

【承膱】薇銜之別名。

【承露】落葵之別名。

【承露仙】八肝藤之別名。

【抱牙】即狼牙。

【抱娃子椒】黎椒之別名。

【抱香履】即櫻皮乘鮮時剝削造成之履也。性味功用與櫻皮同。

【抱娘蒿】蘆蒿之別名。

【抱槍】溪鬼蟲之別名。

【抱靈居士】香附之別名。

【押不蘆】毒草類。〔產地〕西域。〔功用〕製痲藥。

【拒冬】續隨之別名。

【拒斧】螳螂之別名。

【拒霜】芙蓉之別名。

【拔】烏蘞莓之別名。

【拔屢子】蕪食子之別名。

【拖白練】練鵲之別名。

【招豆藤】紫藤之別名。

【放光石】菩薩石之別名。

【放杖木】屬灌木類。〔性味〕甘溫。〔功用〕理腰腳。〔主治〕一切風血。

【放杖草】淫羊藿之別名。

【放棍行】淫羊藿之別名。

【於朮】白朮之產於浙江於潛縣。縣治後鶴山者爲第一。〔性味〕甘溫。〔功用〕和中益氣。開胃。補脾。燥濕。生血。定痛。助津液。利小便。〔主治〕勞倦嘔吐。痰水。心下急滿。癥癖泄瀉。腰臍血結。周身濕痺。

【昆布】水草類。〔性味〕鹹寒滑。〔功用〕破積聚。利水道。〔主治〕十二水腫。面腫。結氣。噎膈。

【昌支】知母之別名。

【昌本】白菖之別名。

【昌娥】車螯之謠。

【昌陽】即菖蒲。

【昌鼠】鯧魚之別名。

【昌歜】白菖之別名。

【明月】茶之產於四川者。功用詳茶條。

【明月砂】兔糞之別名。

【明水】〔製法〕以大蚌磨之令熱。向月取之。或入冰片數分。便可得水。〔性味〕甘寒。〔功用〕明目定心。止渴除煩。〔主治〕小兒煩熱。湯火瘡。

【明瓦】海月殼之別名。

【明石】即絡石。

【明乳香】揀香之別名。

【明珀】琥珀之色若松香。紅而且黃者。

【明茶】六安茶之一種。

【明礬】礬石之無色透明者。功用與礬石同。

【明黨】即人參。黨參中實不明。而人參有時透明。故名。

【昔邪】垣衣之別名。

【服翼】蝙蝠之別名。

【柹】柹之譌也。

【東方宿】羊蹄之別名。

【東京桂】桂之產於安南東京一帶者。質鬆皮直。有花。肉紫。油黃。辣多甜少。爲桂之中品。

【東門雞棲木】即東家雞棲木。

【東洋參】參之產於日本者。〔性味〕溫平。微有羊羶氣。〔主治〕小兒溫疫痘瘡。

【東流水】水之向東流者。〔性味〕甘平。〔主治〕奔豚霍亂。吐利勞傷。陽盛陰虛病後虛弱。目不能瞑。腎虛脾弱。煩悶。

【東風菜】蔬菜類。〔產地〕嶺南。〔性味〕甘寒。〔主治〕風毒壅熱。頭痛目眩。肝熱眼赤。

【東家雞棲木】雜木類。〔性味〕平。〔主治〕失音不語。

【東海夫人】淡菜之別名。

【東陽酒】金華酒之別名。

【東壁土】〔性味〕甘溫〔主治〕目翳。溫瘧。霍亂。煩悶。急心痛。泄痢。小兒臍風。乾癬。浸淫癬。耳瘡。唇瘡。豌豆瘡。下部瘡。脫肛。解烏頭毒。六畜肉毒。

【東廧】穀類〔入藥部分〕子〔性味〕甘平〔功用〕堅筋骨。益氣。

【東牆上畜獸腐骨】〔主治〕風牙痛。水痢。

【杲】梅之別名。

【杵頭糠】粳稻粟扺之糠粃沾於杵頭上者。〔性味〕辛甘熱〔主治〕卒噎膈氣。

【柂】與檣同。

【枇木】芙蓉之別名。

【枇皮樹】芙蓉之別名。

【松子松】五鬣松之別名。

【松化石】古松折入潤水中。得地氣所化之石也。〔主治〕相思病。令人忘情絕想。

【松木皮】〔功用〕生肌。止血〔主治〕癰疽。白禿。金瘡。杖瘡。湯火瘡。瘡口不合。

【松毛】即松葉。

【松衣】艾茹內之別名。

【松卵】即松實。

【松明】即松節。

【松油】〔主治〕疥瘡久遠不愈。

【松狗】栗鼠之別名。

【松肪】即松脂。

【松花】〔性味〕甘溫。〔功用〕益氣。除風。止血。潤心肺。〔主治〕痘瘡濕爛。

【松花蕈】松黃之別名。

【松香】即松脂。

【松根白皮】〔性味〕苦溫。〔功用〕補勞。益氣。

【松烟墨】〔性味〕辛溫。〔功用〕止血。生肌。通淋。利小便。止血痢。〔主治〕婦人經閉。難產。胎死腹中。胞衣不出。產後血暈。崩中。卒下血。小兒客忤。癰腫。飛絲塵物入目。

【松脂】〔別名〕松香。松膏。松膠。松肪。瀝青。〔性味〕

苦甘溫燥。〔功用〕祛風燥濕。化毒生肌。止痛崩中。惡痺。牙痛。〔禁忌〕血虛者勿服。

【松寄生】松蘿之別名。

【松毬】即山松毬。

【松黃】〔性味〕甘平。〔功用〕生津。消痰。治溲濁不禁。

【松楊木】喬木類。〔性味〕甘鹹平。〔功用〕和血。安胎。止痛。生肌。破惡血。〔主治〕折傷。

【松楊皮】〔性味〕苦平。〔主治〕冷熱水痢。

【松腴】茯苓之別名。

【松葉】〔性味〕苦溫。〔功用〕生毛髮。辟天行瘟疫。〔主治〕中風。歷節風痛。脚痺。惡瘡。凍瘡。濕瘡。

【松鼠】即栗鼠。

【松實】海松子之別名。

【松膏】即松脂。

【松節】〔性味〕苦溫。〔功用〕燥溼。祛風。〔主治〕風虛。筋骨風溼。歷節風病。風蛀牙痛。反胃吐食。脚痺疼痛。顛撲傷損。

【松膠】即松脂。

【松湝】燒松枝滴下之液也。〔主治〕疔瘡。馬牛瘡。

【松蕈】蔬菜類。〔主治〕溲濁不禁。

【松蕊】即松花。

【松蘿】寓木類。〔別名〕女蘿。〔性味〕甘平。〔功用〕平肝。去寒熱。療溫瘧。吐痰涎。

【松蘿茶】木類。〔產地〕徽州。〔功用〕消積滯油膩。清火。下氣。降痰。

【板扛歸】雷公藤之別名。

【板枝】蒲包草之別名。

【板栗】栗實之中心扁者。功用同尋常栗實。

【板蕉】芭蕉之常年開花結實大而味淡者。功用與尋常芭蕉同。

【板藍】即馬藍。

【板藍根】即馬藍根。

【枇杷】果類。〔性味〕甘酸平。〔功用〕止渴。下氣。利肺氣。止吐逆。除上焦熱。潤五臟。〔禁忌〕多食發痰熱。傷脾。

【枇杷花】〔主治〕頭風。鼻流清涕。

【枇杷核】〔性味〕大寒。〔功用〕化痰。疎肝。實去黴垢。〔主治〕肝經有餘諸證。

【枇杷葉】〔性味〕苦平。〔功用〕瀉肺。和胃。下氣。降火。清熱。消痰。〔主治〕嘔逆。渴疾。衂血。卒啘。熱嗽。脚氣。婦人產後口乾。肺風瘡。痘瘡潰爛。胸面上瘡。

【枇杷樹白皮】〔主治〕吐逆不下食。

【枌】白楡之別名。

【柍移】屬喬木類。〔別名〕移楊。唐棣。〔入藥部分〕皮。〔性味〕苦平小毒。〔功用〕去熱。和血。殺瘃蟲。〔主治〕痛痺風瘙蹏損瘀血痛脚氣。

【析目】菥蓂之別名。

【析易】即蜥蜴。

【枕】釣樟之別名。

【林檎】果類。〔別名〕來禽。文林郎果。〔性味〕酸甘溫。〔功用〕下氣。消痰。止消渴。〔主治〕霍亂下痢。

【林檎根】〔主治〕消渴。好睡。白蟲。蚘蟲。

【林蘭】（1）即木蘭（2）石斛之別名。（3）梔花之別名。

【果瓜】即甜瓜。

【果宗】梨之別名。

【果然】獸類。〔地產〕非洲印度等處。〔性味〕甘鹹溫。〔功用〕食之不眛不飢。令人善走。窮年無厭。可以辟穀。

【果蠃】蠮螉之別名。

【果臝】括樓之別名。

【武吉】婆羅子之別名。

【武威】即紫葳。

【武陵李】李之產於武陵者。

【武夷茶】屬木類。〔產地〕福建崇安縣。〔性味〕酸溫。〔功用〕消食下氣。醒脾解酒。〔主治〕休息痢

【歧頭蛇】即兩頭蛇。

【毒公】草烏頭之別名。

【毒砂】礜石之別名。

【毒根】鉤吻之別名。

【毒魚】芫之別名。

【河白草】雷公藤之別名。

【河西羊】羖羊之產於甘肅西部者。

【河車】紫河車之簡稱。

【河柳】即檉柳。

【河砂】即河中之石屑〔性味〕微寒〔主治〕絞腸痧痛風溼頑痺不仁筋骨攣縮冷風癱緩血脈斷絕石淋。

【河豚魚】〔別名〕鯸鮧鰗鮧魚嗔魚吹肚魚氣包魚〔性味〕甘溫〔功用〕補虛去濕氣理腰脚去痔疾殺蟲。

【河豚魚子】〔性味〕辛鹹大毒〔主治〕疥癬蟲瘡。壁蝨。

【河豚目】〔性味〕大毒〔功用〕與輕粉同拌埋地中化水拔婦人脚上雞眼瘡可以脫根。

【河豚肝】〔性味〕大毒〔主治〕疥癬蟲瘡。

【河煎】雜草類生於海中〔性味〕酸〔主治〕結氣喉癰。

【河鳧茈】慈姑之別名。

【河鮀魚】即河豚魚。

【河邊木】河邊之雜木〔功用〕令人飲酒不醉。

【沸波】鵁之別名。

【沸泉】溫泉之沸者。功用與溫泉同。

【油胡桃仁】即胡桃核仁之日久生油者〔性味〕辛熱有毒〔功用〕殺蟲攻毒潤鬚髮〔主治〕癘風癰腫疥癬白禿楊梅諸瘡。

【油桐子油】〔性味〕甘微辛寒有大毒〔主治〕風痰喉痺風熱爛眼水腫癰腫初起疥癬毒腫惡瘡蟲瘡凍瘡。

【油珠子】無患之別名。

【油梳】梳之用過而有油者。功用詳梳條。
【油豉】蒲州豉之別名。
【油麻】即胡麻。
【油結】伽㑲香之產於粵東及占域等處者。爲伽㑲香中最上品。詳伽㑲香條。
【油菜】蕓薹之別名。
【油菜粥】〔功用〕調中。下氣。
【油綠】綠豆皮薄而粉多粒小而色深者。功用詳綠豆條。
【油橘】橘實之皮似油飾。中堅外黑者。功用與尋常橘同。
【油鴨】鸊鷉之別名。
【治豆】即營豆。
【治蘠】菊之別名。
【沿鉤子】懸鉤子之別名。
【沿籬豆】藊豆之別名。
【法落梅】山草類。〔產地〕雲南東川地方。〔入藥部分〕根。〔性味〕甘苦。〔主治〕心腹痛。
【泡】柚之別名。
【泡桐】桐之別名。
【泡頭】人參之皮糙體鬆者。力量較緊練者爲薄。
【波淡樹】匾桃之別名。
【波斯白礬】礬石之文如束鍼。狀似粉撲者。〔性味〕酸濇溫。〔主治〕目赤腫。齒痛。洩痢。婦人赤白漏下。陰蝕瘡疥。一切毒蛇蟲毒。
【波斯皁莢】阿勃勒之別名。
【波斯紫礬金】金之產於波斯。作紫色者。
【波斯紫礬】礬石之產於波斯。狀如紫石英者。可療瘡毒。
【波斯棗】海櫻實之別名。
【波斯菜】即波菜。
【波斯鉛】鉛之產於波斯者。質堅白。功用最佳。
【波斯橄欖】橄欖實之核作兩瓣。其種來自波斯者。功用與尋常橄欖同。

【波羅蜜】果類。〔別名〕曩伽結。〔產地〕嶺南東印度。〔性味〕甘香微酸平。〔功用〕止渴解煩醒酒益氣。

【泥丸脂】耳垢之別名。

【泥油】卽石油。

【泥洛】卽犀洛。

【泥蛆】蛆之生於泥中者。可治目赤。

【泥菖蒲】白菖之別名。

【泥黃】鹽筍乾之別名。

【泥滑滑】竹雞之別名。

【泥裏頁】綠筍片之最美者。功用詳綠筍片條。

【泥精】寒水石之別名。

【泥綠】綠膏爛如碎石者。爲綠青中之下品。

【泥螺】吐鐵之別名。

【泥鰌】卽鰌魚。

【泥鰍】卽泥鰌。

【炊帚】炊物所用之帚。〔主治〕面生白駁。

【炊單布】甑中所用以蒸物之布。〔主治〕面目浮腫。墜馬及一切筋骨損傷。湯火熏蒸。

【炒麵】麵粉之經炒過者。〔主治〕白痢。

【牀腳下土】〔主治〕猘犬咬傷。

【版魚】比目魚之別名。

【牥牛】獨峯駝之別名。

【牦牛喉】獸類。〔主治〕項下癭氣。

【牧宿】卽苜蓿。

【物象珀】琥珀之內有物象者。功用較尋常琥珀爲良。

【物羅】皐盧之別名。

【狀元子】山蟻子之別名。

【狐】〔性味〕甘溫。〔功用〕暖中去風。

【狐皮】〔功用〕辟惡。〔主治〕牛疫。

【狐目】〔主治〕破傷風。

【狐尾】〔功用〕辟邪魅。

【狐尾草】隰草類。〔別名〕狐䋺花。〔入藥部分〕根。

藥。〔主治〕吐血。金瘡。一切癰毒。

【狐肝】〔性味〕苦微寒。〔主治〕諸風驚癇。

【狐足】〔主治〕痔漏下血。

【狐香】〔功用〕辟邪定驚絕惡夢。

【狐涎】狐口中之涎液。〔功用〕入媚藥用。

【狐唇】〔主治〕惡刺入肉。

【狐陰莖】〔性味〕甘微寒有毒。〔主治〕婦人陰脫。陰癢絕產小兒陰頹卵腫。

【狐媚花】即狐尾草之花。詳狐尾草條。

【狐實】飛松子之別名。

【狐貍刺】即狐尿刺。

【狐鼻】〔主治〕狐魅。

【狐頭】〔功用〕辟邪。療瘰癧。

【狐糞】〔功用〕辟惡。〔主治〕瘟疫。肝氣心痛。顏色蒼蒼如死灰喉如喘息者。一切惡瘻惡刺入肉。

【狐膽】〔功用〕辟邪瘧。解酒毒。〔主治〕卒中暴亡。

【狐麝】即狐香。

【狒狒肉】〔功用〕療疥癬。能引蟲出。

【狖】米然之別名。

【狗肉】〔性味〕鹹酸溫。〔功用〕補腎。利血脈。厚腸胃。實下焦。暖腰膝。益氣力。壯陽道。塡精髓。〔主治〕勞傷虛寒瘧疾。

【狗心】〔主治〕風痺鼻衄。下部瘡。狂犬咬。

【狗心血】〔主治〕心痹心痛。

【狗毛】〔主治〕邪瘧。婦人難產。小兒夜啼。

【狗牙半支】半支之一種。〔主治〕黃疸。天蛇頭。喉癬。癧。疽疔瘡。便毒。

【狗皮】〔主治〕諸風腰痛灸熱。

【狗耳草】牽牛之別名。

【狗舌草】隰草類。〔入藥部分〕莖。〔性味〕苦寒小毒。〔功用〕殺小蟲。〔主治〕蟲疥瘙瘡。

【狗血】〔性味〕鹹溫。〔功用〕熱飲治虛勞吐血。傷寒熱病發狂見鬼。鬼擊病。辟諸邪魅。點眼治痘瘡入目。塗癬瘡疔瘡。

【狗卵】狗之陰卵。〔主治〕婦人諸疾。

【狗卵草】雜草類〔性味〕溫〔功用〕發汗〔主治〕腰痛。疝氣。

【狗尾半支】即狗尾草。

【狗尾草】隰草類〔入藥部分〕莖。〔主治〕赤眼睫毛倒植。疣目。風粟癬疹。羊毛痧。

【狗肝】〔主治〕脚氣攻心。

【狗乳汁】〔功用〕點眼治青盲。塗赤禿髮落。

【狗乳草】蒲公英之別名。

【狗青】即狗脊。

【狗涎】〔主治〕諸骨鯁咽。誤吞水蛭。

【狗脂】〔功用〕療面上䵟䵳。手足皴皺。柔五金。

【狗脈】性味功用與脂同。

【狗脊】山草類〔別名〕金毛狗脊強膂扶筋百枝。狗青〔入藥部分〕根〔性味〕苦平〔功用〕強肝。補腎。益血。養氣。健脊骨。利俛仰〔主治〕風邪寒溼周痺。目闇。腎虛腰背強。機關緩急。失溺不節。膝痛。脚弱。病後足腫。婦人傷中。

【狗骨】〔性味〕甘平〔功用〕補虛〔主治〕休息痢。婦人產後煩懣。小兒驚癇客忤。桃李鯁咽。鼻瘡。馬瘡。妬乳。癰腫。瘻瘡。

【狗陰莖】〔性味〕鹹平〔功用〕補精髓。〔主治〕絕陽。傷中。陰痿不起。婦女陰瘻帶下。令人強熱生子。

【狗魚】海鰻鱺之別名。

【狗椒】即蔓椒。

【狗痧】即烏鴉痧。

【狗腎】〔性味〕平微毒〔主治〕婦人體冷。產後腎勞如瘧。

【狗溺泥】〔主治〕妊娠傷寒。令胎不墮。

【狗溺硝】狗溺石上多年結成青白色如硝者。鄉村中及人家石墻上多有之〔性味〕涼〔功用〕降虛火〔主治〕咽喉腫痛。

【狗腦】〔主治〕頭風痺。眉髮火瘢。鼻中瘜肉。下部屬瘡。猘犬咬傷。
【狗精】功用與陰莖同。
【狗膏】豨薟之別名。
【狗鼻梁骨】〔主治〕潰泄。
【狗瞌睡魚】鯛魚之別名。
【狗蝨】胡麻之別名。
【狗齒】〔性味〕平微毒。〔主治〕寒熱。癲癇。犬癇。風痱。疔瘡。倒陷發背。馬鞍瘡。
【狗蹄肉】〔性味〕酸平。〔主治〕婦人乳汁不通。
【狗頭朮】種白朮之皮赤而大者。功用與尋常種白朮同。
【狗頭灰】馬勃之俗稱。
【狗頭骨】〔性味〕甘酸平。〔功用〕壯陽。〔主治〕瘧痢。勞弱。婦人崩中帶下。產後血亂。小兒解顱。頭風。白屑。癰疽。惡瘡。金瘡出血。打損骨斷。
【狗頭猴】狒狒之別名。
【狗頷骨】〔性味〕甘酸平。〔主治〕小兒諸癇。及諸瘻。
【狗糞】〔性味〕熱毒。〔主治〕霍亂。心腹疼痛。勞瘧。瘟瘧。魚肉成癥。經水不調。小兒痘瘡倒靨。發背。癰腫。疔瘡。惡腫。馬鞍瘡。瘰癧。瘻瘡。漏脯毒。蛇毒。一切毒。
【狗糞中米】性味功用與糞中粟同。
【狗糞中骨】〔主治〕寒熱。小兒驚癇。
【狗糞中粟】〔主治〕噎膈。風病。痘瘡倒陷。
【狗膽】〔性味〕苦平小毒。〔功用〕明目。〔主治〕消渴。血積。腸中膿水。血氣痛。及傷損。眼赤澀癢。鼻衄。鼻齆。鼻中瘜肉。聤耳。痂瘍。
【狗薺】葶藶之別名。
【狗蠅】蟲類。〔主治〕痎瘧不止。去翅足。蠟丸酒服。並治痘瘡倒靨。
【狗寶】獸類。〔形態〕生癩狗腹中。狀如白石。帶青色。〔性味〕甘鹹平有小毒。〔主治〕噎食。癰疽瘡瘍。

【狗鷲】鵰之一種。功用詳鵰條。

【狗獾】獸類。〔性味〕甘酸鹹平。〔功用〕補中益氣。〔主治〕小兒疳瘦蛕蟲。

【玫瑰】灌木類。〔入藥部分〕花。〔性味〕甘微苦溫。〔功用〕理氣破積和血行血。〔主治〕吐血胸鬱肝胃氣痛新久風痹噤口痢疾腫毒初起跌打損傷瘀痒乳癰。

【玫瑰花露】〔性味〕香酸淡。〔功用〕平肝。養胃和營。悅脾寬胸活血散鬱進食調和肝脾〔主治〕肝胃氣。脘痛。鬱結心痛。

【的】蓮實之別名。

【盱】蛇牀之別名。

【直石】即長石。

【直腳】鹽筍乾之別名。

【直殭蠶】即白殭蠶之直者。

【知母】山草類。〔別名〕蚳母。連母。蝭母。兒草。貨母。地參。水參。〔產地〕河內川谷間今瀕河諸郡。及解州滁州亦有之。〔形態〕多年生草。根橫生。狀類萬年青根。脊處多縐紋有鬚根。外部為黃褐色內部呈茶褐色。〔入藥部分〕根。〔性味〕苦寒。〔功用〕潤肺安心滋腎益氣。消痰消腫止咳嗽。〔主治〕火熱煩熱消渴熱中骨蒸頭痛喉臭。小便不通。〔用量〕錢半至三錢。〔處方〕配玉竹麥冬玄參西洋參治肺燥乾咳。配鱉甲秦艽地骨皮紫菀歸身柴胡青蒿治陰虛骨蒸。配黃芩白芍甘草枳實川朴草菓柴胡檳榔治一切瘧疾。〔著名方劑〕（1）達原飲黃芩錢半甘草白芍厚朴草菓各一錢知母檳榔各二錢治時疫邪氣壯熱多汗而渴。（2）知柏八味丸熟地山萸山藥各四兩丹皮茯苓澤瀉各三兩知母黃柏各二兩治勞熱骨蒸虛煩盜汗。〔泡製〕去鬚根剉用用酒浸焙則上行。鹹水潤焙則下行。〔禁忌〕苦泄之品不宜多服若外感表症未除及脾胃虛弱腎虛溏瀉者均忌之。

【知杖】雜草類。〔性味〕甘。〔主治〕疝氣。

【知風草】蔓草類。〔主治〕一切風痹。

【社公口鬚】老君鬚之別名。

【社公蚍】蜘蛛之別名。

【社壇餘胙酒】〔主治〕耳聾。小兒語遲。辟蚊。

【祁婆藤】〔形態〕多生山谷。引蔓木上。四時常有。
〔入藥部分〕葉。〔主治〕諸種風疾。

【秈粟】粟之別名。

【秈稻米】稻之早熟而黏性不多者。〔性味〕甘溫。
〔功用〕溫中補氣。和脾養胃。除溼止洩。

【秈稻稈】〔主治〕反胃。

【空心菜】蕹菜之別名。

【空沙參】薺苨之別名。

【空青】石類。〔性味〕甘酸寒。〔功用〕養精神。益肝氣。鎮肝逆。利九竅。通血脈。〔主治〕多年青盲目赤。瞳人損破。內障翳膜。淚出。耳聾。頭風。中風口喎。堅積。關節不通。水道不利。婦人乳塞。

【空草】貝母之別名。

【空疏】楊櫨之別名。

【空腸】黃芩之別名。

【空慈子】魁蛤之別名。

【竻竹】即棘竹。

【羌青】即羌活。

【羌活】〔別名〕羌青。護羌使者。胡王使者。〔性味〕苦辛溫。〔功用〕發表去溼。〔主治〕遊風。頭痛。頭旋目赤。脊強。風溼。剛痓。柔痓。中風不語。口面喎斜。手足不遂。筋骨攣拳。百節痠疼。肌膚不仁。遍身作癢。瘡痍。血癩。勞傷。〔禁忌〕血虛者忌。

【羌桃】即胡桃。

【羌鹽】即戎鹽。

【肥皁參】海參之產於福建。皮白肉硬。糙厚無刺者。功用與尋常海參同。

【肥皁莢】〔性味〕辛溫。〔功用〕瀉熱毒。除風溼。去垢膩。〔主治〕風虛牙腫。腸風下血。下痢噤口。便毒初起。陰莖淫癢。瘡癬惡毒初起。

【肥皁莢子】〔性味〕甘腥溫〔功用〕除風氣。〔主治〕大腸虛祕。

【肥兒草】雜草類〔產地〕廣西平樂縣境。〔主治〕痧脹。小兒一切疾病。

【肥松節】松節之肥實者。

【肥珠子】無患之別名。

【肥藤】即甘露藤。

【肺砂】丹砂之凝結而不實者。功用較尋常丹砂爲遜。

【舍利】梵語兔之別名。

【舍利子】野馬豆之別名。

【舍利別】宜母果之別名。

【茈石華】即紫石華。

【芙蓉花】〔性味〕微辛平。〔功用〕瀉熱。涼血。淸肺。排膿。止痛。消腫。解毒。〔主治〕赤目腫痛。婦人經水不止。癰疽腫毒。惡瘡。湯火瘡。

【芙蓉砂】光明砂之別名。

【芙蓉根】〔主治〕癰疽發背。惡瘡。婦人乳癰。

【芙蓉葉】性味功用與花同。

【芙蕖】荷之別名。

【芝麻】即胡麻。

【芝麻殼】即胡麻殼。

【芝麻蟲】化生蟲類〔形態〕生芝麻梗中。形如蠶。綠色〔性味〕熱。〔功用〕助陽。〔主治〕痔管。

【芝菌香】沉香之形似芝菌者。

【芝蘭】即珠蘭。

【芡】水草類〔別名〕雞頭。雁頭。蔿子。水流黃。〔入藥部分〕通常所用者係芡實。〔性味〕甘濇平。〔功用〕固腎益精。補脾去濕。〔主治〕泄瀉帶濁。小便不禁。夢遺滑精。腰膝痠痛。

【芡根】〔主治〕小腹結氣痛。

【芡粉】芡實搗浸澄出之粉。〔功用〕固精。添髓。益血氣。強智力。聰耳目。

【芡莖】〔性味〕鹹甘平。〔主治〕虛熱。煩渴。

【芣苡】車前之別名。

【芣菜】蘋之別名。

【芤】葱之別名。

【芥】菜類。〔性味〕辛溫。〔功用〕通肺利膈。開胃下氣豁痰。〔主治〕咳嗽上氣。漆瘡。痔瘡。

【芥子】〔性味〕辛熱。〔功用〕通竅。散瘀。溫中。豁痰。散寒。〔主治〕邪惡疰氣。目翳。耳聾。鼻衂。喉痺。口噤。胃寒吐食。肺寒欬嗽。風冷氣痛。心痛。腰痛。臍下絞痛。風毒腫痲。痹。婦女經閉。撲損。癰腫。

【芥心草莖】〔主治〕治瘡疥。

【芥心草葉】性味功用與莖同。

【芥苴】水蘇之別名。

【芥菜】卽芥。

【芥菜滷汁】醃芥菜之鹽滷汁。以之貯甕中埋行人處。至三五年方可用。〔性味〕鹹涼。〔功用〕清熱。下痰。定嗽。〔主治〕肺癰喘脹。

【芥葅】卽芥苴。

【芧】橡實之別名。

【芧栗】栗實之小如指頂者。功用詳栗條。

【芨】（1）草烏頭之別名。（2）蒴藋之別名。

【芩雞舌草】鴨跖草之別名。

【芫花】毒草類。〔別名〕杜芫。赤芫。去水。毒魚。頭痛花。根名黃大戟。〔性味〕苦寒有毒。〔功用〕去水飲痰癖。〔主治〕皮膚脹滿。喘急。痛引胸脇。欬嗽。瘴瘧。〔禁忌〕虛人忌服。

【芫青】蟲類。〔別名〕青娘子。〔性味〕辛微溫有毒。〔功用〕利小水。消瘰癧。下痰結。〔主治〕耳聾。目翳。疝氣。猘犬傷毒。餘同斑蝥。

【芫根】〔主治〕背腿痛。疥瘡。瘰癧。癰瘍。乳核。痔瘡。便毒。

【芭竹】卽刺竹。

【芭苴】卽芭蕉。

【芭蕉】隰草類。〔性味〕甘寒。〔功用〕潤肺。止渴。破血。通血脈。塡骨髓。解酒毒。壓丹石毒。〔主治〕肌熱。煩渴。小兒客熱。金瘡。

【芭蕉汁】以竹管削尖插入皮中。自然有汁流出。再以瓷器盛之。〔性味〕甘冷。〔主治〕風熱頭痛。煩渴。暗風癎病。暈悶欲倒。血淋濇痛。婦女髮落。癰疽結熱。發背腫毒。湯火傷。

【芭蕉花】〔主治〕心痹痛。

【芭蕉根】〔性味〕甘大寒。〔功用〕瀉熱解毒。〔主治〕風熱頭痛。風蟲牙痛。躁熱口乾。天行熱狂。黃疸。煩悶消渴。骨節煩熱。赤遊風。㾦金石發動。婦人產後血脹。癰腫結熱。一切毒腫。發背欲死。瘡口不合。

【芭蕉乾】蕉子以梅汁漬暴。壓扁有微霜而味甘酸者。功用與芭蕉實同。

【芭蕉葉】〔主治〕腫毒初發。小兒遊風。

【芰】蔆實之作四角三角形者。詳蔆條。

【芰草】黃蓍之別名。

【芰荷】卽荷葉之出水者。功用詳荷葉條。

【芰實】卽蔆實

【花木香】必栗香之別名。

【花奴玉蒸】木槿之別名。

【花交菜】黃芽菜之別名。

【花乳石】石類〔別名〕花蕊石。〔性味〕酸濇而平。〔功用〕化瘀血。止金瘡出血。下死胎胞衣。〔主治〕產後惡血血暈。

【花珀】琥珀之紋如馬尾松心者。功用同尋常琥珀。

【花相】芍藥之別名。

【花紅】林檎之別名。

【花粉】天花粉之簡稱。

【花草】翹搖之別名。

【花紫蘇】紫蘇葉之細齒密紐如剪成者。功用同尋常紫蘇。

【花莧】卽赤莧。

【花椑】卽椑柹。

【花椒】椒之一種。〔性味〕辛温有毒。〔功用〕散寒。燥溼。除風。下氣。明目。温中。殺蟲。滅瘢。下腫溼氣。〔主治〕風溼寒痺。出汗。惡風。癗痺。上氣咳嗽。吐逆。牙齒風痛。齒浮搖動。喉痺。腹中冷痛。疝瘕。久痢。婦女經閉。

【花蛤】卽文蛤。

【花管草】琉璃草之別名。

【花蜘蛛】〔主治〕瘧疾。

【花蜘蛛絲】〔主治〕疣瘤。

【花蓯蓉】列當之別名。

【花蕊石】卽花乳石。

【花蕎】卽蕎麥。

【花櫚木】櫚木之有花紋者。功用與尋常櫚木同。

【花露牙】茶之產於四川舊雅州府境者。詳茶條。

【花鹼】卽石鹼。

【芳香】白芷之別名。

【芸香】雜草類。〔性味〕辛。〔功用〕解蠱。〔主治〕癰瘧邪蠱毒瘡。一切瘡毒。

【芸蒿】茈胡之產於甘肅寧夏者。〔入藥部分〕葉。性味功用與茈胡同。惟力較薄弱。

【芹菜】指水芹而言。

【芙樹枝葉】雜木類。〔性味〕大毒。〔主治〕風痺偏枯。筋骨攣縮。癱瘓。皮膚不仁。疼冷。

【芽茶】茶之產於湖南舊常德府境者。詳茶條。

【茵草】穀類。〔形態〕生廢田中。形如燕麥。子似彫胡。〔入藥部分〕子。〔性味〕甘寒。〔功用〕去熱。利腸胃。益氣力。

【虎子桐】卽罌子桐。

【虎爪】〔主治〕小兒惡魅。

【虎牙】〔功用〕殺勞蟲。〔主治〕猘犬傷。發狂。男子疽瘻陰瘡。

【虎牙半支】半支之一種。〔性味〕寒涼。〔主治〕疔腫。火毒。痔漏。

【虎皮】〔主治〕瘧疾卒中惡。

【虎皮百合】百合之一種食之殺人詳百合條。

【虎目樹】樗之別名。

【虎耳草】石草類〔性味〕微苦辛寒小毒。〔主治〕瘟疫。聤耳痔瘡腫痛。

【虎肉】〔性味〕酸平。〔功用〕益氣力止多唾。〔主治〕瘧疾。脾胃虛弱。惡心欲嘔。

【虎血】〔功用〕壯神。强志。

【虎杖】隰草類〔別名〕苦杖。大蟲杖。斑杖。酸杖。〔入藥部分〕根。〔性味〕微溫。〔功用〕通經破結止渴利便〔主治〕產後瘀血血痛。墜撲昏悶。

【虎沙】沙魚之背茶色微紅體側有紅斑者。性味功用詳沙魚條。

【虎肚】即虎胃。

【虎豆】即黎豆。

【虎刺】伏牛之別名。

【虎卷】貫衆之別名。

【虎胃】〔主治〕反胃吐食。

【虎脂】〔主治〕反胃。

【虎骨】用頭骨脛骨良。〔性味〕辛微熱。〔功用〕追風健骨定痛辟惡〔主治〕風痺拘攣疼痛驚悸癲癇犬咬骨哽。

【虎骨膠】虎骨熬成之膠也〔功用〕補益氣血壯健筋骨。

【虎眼】樗之別名。

【虎脛骨】功用詳虎骨條。

【虎麻】馬先蒿之別名。

【虎掌】（1）天南星之別名。（2）漏籃子之別名。

【虎斑金絲結】伽倆香之歲月尚淺木蜜之氣未融木性多而香味少者。詳伽倆香條。

【虎腎】〔主治〕瘰癧。

【虎睛】〔功用〕明目去翳。鎮心安神。〔主治〕癲疾。瘧病小兒熱疾驚悸夜啼客忤疳氣。

【虎蒲】澤蘭之別名。

【虎貍】貍之一種。有斑如貙虎。功用詳貓貍條。

【虎鼻】〔主治〕癲疾。小兒驚癇。

【虎魄】虎之精魄也。當殺虎時。記其頭項之處。於黑夜掘地下尺許。得狀如石子琥珀。淪入地中者便是。〔功用〕鎮心辟惡。〔主治〕驚邪。小兒驚癇。

【虎頭骨】功用詳虎骨條。

【虎頭蕉】草類。蕉之一種。形似蕉而小。〔產地〕臺灣。〔性味〕溫有毒。〔主治〕風痺。血淋白帶。吐血。

【虎頭螞蟻】山蟻之別名。

【虎糞】〔功用〕辟惡氣。〔主治〕骨鯁。癰疽。惡瘡。痔漏。

【虎糞中骨】〔主治〕破傷風。火瘡。

【虎膽】〔主治〕打傷垂死。飲食不進。前後不通。瘀血在心。命在旦夕者。小兒驚癇。疳痢。

【虎薊】即大薊。

【虎脬草】耳草之別名。

【虎蘭】即澤蘭。

【虎鬚】虎之鬚。〔主治〕齒痛。

【虎鬚草】燈心草之別名。

【虹蛭】蜻蛉之別名。

【迎春】隰草類。〔入藥部分〕葉。〔性味〕苦澀辛平。〔主治〕腫毒惡瘡。

【返魂香】香木類。〔功用〕辟瘟疫。起死回生。

【返魂草】紫菀之別名。

【返魂烟】即烟草。

【邵陽魚】海鷂魚之別名。

【采鷄】鸐雉之別名。

【金子瑪瑙】即截子瑪瑙。

【金不換】雜草類。〔別名〕救命王。〔入藥部分〕根葉。〔性味〕平。〔功用〕破瘀生新。止血行血。〔主治〕風氣肺癰。癰疽腫毒。跌打疼痛。癬疥。

【金公】鉛之別名。

【金毛狗脊】狗脊根有金黃色毛者。入藥最良。

【金牛兒】蟬蛻之別名。

【金句葉】水楊梅紅子者之葉。〔主治〕牙疼。

【金汁】糞清之別名。

【金石】石之中有金屑作赤褐色者。〔性味〕甘溫。〔功用〕益氣壯陽補精澤顏色。〔主治〕羸瘦不能食暴熱脫髮腰脚冷。

【金石斛】（1）金釵石斛之簡稱。（2）木斛之別名。

【金竹衣】金竹內之衣膜。〔產地〕廣東。〔主治〕勞瘵。痰嗽喉啞。

【金竹青皮】卽金竹茹之頭層。功用同金竹茹。力遜之。

【金竹茹】功用與金竹衣同。

【金竹瀝】功用與金竹衣同。

【金衣公子】鶯之別名。

【金杏】實大如梨功用同杏。

【金芍藥】卽白芍藥。

【金谷香】紅木香之別名。

【金豆】豆之一種。〔性味〕淡。〔主治〕疔瘡癰疽。

【金豆葉】〔主治〕腫毒。

【金松】松之一種。〔產地〕浙省天台山中。〔入藥部分〕子。〔主治〕腸風。

【金粟】海櫻實之別名。

【金果欖】蔓草類。〔產地〕廣西。〔性味〕苦寒。〔功用〕祛熱解毒。〔主治〕咽喉急痺。口爛目痛耳脹熱嗽嵐瘴吐衄癰疽發背焮赤疔瘡蛇蠍蟲傷。

【金果欖根藤】〔性味〕苦大寒。〔功用〕解毒。〔主治〕山嵐瘴癘。咽喉急痺。雙單喉蛾口爛齒痛。目痛耳脹熱嗽吐衄。遍身惡毒癰疽發背焮赤。疔瘯腫毒蛇蠍蟲傷。

【金沸草】（1）旋覆花之別名。（2）綿絮頭草之別名。

【金狗脊根】〔功用〕殺蟲。〔主治〕頑痺。諸瘡出血。

【金芙蓉】金蓮花之別名。

【金芝】即黃芝。

【金花菜】苜蓿之別名。

【金花鉚】與紫銅鉚相類性味功用亦同。

【金花蟲】金龜子之別名。

【金星八角】八角盤之起金星者。

【金星石】石類〔性味〕甘寒。〔功用〕解衆毒。鎭心神。下痰涎。〔主治〕脾肺壅毒。肺損吐血。嗽血。

【金星地鱔】金蛇之別名。

【金星妬】丹砂之一種。

【金星草】鳳尾草之別名。

【金星鳳尾】即鳳尾金星。

【金星礜石】礜石之含有金星者。

【金柑】即金橘。

【金苦欖】即金果欖。

【金剛石】石類〔別名〕金剛鑽。〔產地〕西番天竺諸國。〔功用〕磨水塗湯火傷。作釵環佩之辟邪惡毒氣。

【金剛拳】肉杏之別名。

【金剛根】菝葜之別名。

【金剛草】雜草類〔主治〕肺癰。疔腫。痔漏。

【金剛纂】灌木類。〔產地〕雲南緬甸等處〔性味〕大毒〔功用〕伏硫。

【金剛鑽】即金剛石。

【金屑】金之烹鍊爲屑者。〔性味〕辛平有毒。〔功用〕鎭心肝。安魂魄。堅骨髓。破冷氣〔主治〕癲癇。風熱上氣。風疾欬嗽。肺損吐血。骨蒸勞極作渴。小兒驚傷。

【金座砂】丹砂之不經丹竈。服之可面白延壽者。

【金桂】木犀之開黃花者。

【金桃】桃之與柹接成者。結實深黃色。性味功用同桃。

【金茶匙】兔耳一枝箭之葉底紅色者。詳兔耳一枝箭條。

【金寄奴】即劉寄奴。

【金第】番薯之別名。

【金莖】雜草類。〔性味〕苦平。〔主治〕內漏。金瘡。

【金蛇肉】〔性味〕鹹平。〔功用〕解中金藥毒。衆毒。〔主治〕邪熱洩瀉。久痢。

【金釧草】鳳尾草之別名。

【金釵石斛】石斛莖之細長而作黃色者。似金釵。較尋常石斛涼性多而黏性少。於小兒胃熱證。最宜鮮者尤良。

【金釵股】(1)即釵子股。(2)忍冬之別名。

【金釵草】(1)九龍草之別名。(2)千里光之別名。

【金陵草】鱧腸之別名。

【金雀兒】即金雀。

【金雀兒椒】白鮮之別名。

【金雀花】〔性味〕平。〔功用〕發痘瘡。〔主治〕跌撲損傷。婦女乳癰。

【金雀根】〔功用〕追風。活血。煖筋骨。通血脈。消結毒。〔主治〕欬嗽。風痛。跌打損傷。

【金頂龍芽】龍芽草之開黃色花者。詳龍芽草。

【金魚】鱗類。〔性味〕甘鹹平。〔主治〕久痢。

【金棗】牛奶柑之別名。

【金稜藤】〔性味〕辛溫。〔主治〕筋骨疼痛。

【金椒】即蔓椒。

【金絲虎斑】即虎斑金絲結。

【金絲草】山草類。〔產地〕甘肅舊慶陽府境。〔性味〕苦寒。〔功用〕涼血。散熱。〔主治〕吐血。欬血。衄血。癧氣。下血。婦人血崩。癰疽疔腫。惡瘡。解諸藥毒。

【金絲結】伽楠香之色微黃者。

【金絲烟】即烟草葉之產於閩中者。力強氣勝。可以發散。祛溼尤佳。

【金絲醺】淡巴菰之別名。

【金華酒】浙江金華縣所產之酒。〔性味〕辛微甘。

〔功用〕制諸藥毒。

【金黃】五羽石之別名。

【金盞草花】〔性味〕酸寒。〔主治〕腸痔下血日久不止。

【金盞銀臺】（1）王不留行之別名。（2）水仙之別名。

【金脚砒】砒之色白有黃暈者。詳砒石條。

【金脚腦】龍腦香之一種。性味功用同龍腦香。

【金鈴子】楝實之別名。

【金鈴草】即金線釣蝦蟆。

【金鈴菊花】菊之一種。〔性味〕苦寒。〔主治〕頭風目疾風火眼內熱熱瀉一切腫毒諸蟲咬螫。

【金鉑】即金薄。

【金鉢盂】紫接骨之別名。

【金鉤】枳椇之別名。

【金漆】漆之產於陝西者。性味功用與乾漆同。

【金箔】即金薄。

【金精石】〔產地〕福建永春縣雙髻山等處。〔功用〕去翳明目。

【金銀花】忍冬花之別名。

【金銀藤】忍冬藤之別名。

【金鳳毛】雜草類。〔主治〕耳疔痔漏。

【金鳳花】鳳仙之別名。

【金瘡草】隰草類。〔性味〕甘平。〔功用〕止血長肌。〔主治〕鼻衄瘀血下血金瘡。

【金箭頭】風藥菊之別名。

【金線巴豆】巴豆之殼有縱文隱起如線一條至兩三條者。為最上品。

【金線重樓】即金線釣蝦蟆。

【金線草】菟絲之別名。

【金線釣蛤螞】即金線釣蝦蟆。

【金線釣蝦蟆】蔓草類。〔別名〕獨脚蟾蜍。金線重樓。〔入藥部分〕根。〔性味〕苦涼。〔功用〕追風散毒。託癰疽。〔主治〕瘰癧吐痰涎。可代瓜蒂。

【金線釣蝦蟆莖汁】〔功用〕伏雄。制硫。煉雌。煮汞。
【金線釣蝦蟆葉】〔功用〕敗毒。〔主治〕心疼。惡毒流注。癉毒。鼠瘻。疔瘡。腫毒。破爛。痔瘡。
【金線蛙】〔主治〕蝦蟆瘟。
【金線礬】黃礬之產於波斯。擊破中有金絲文者。
【金剪刀】玉如意之別名。
【金剪花】王不留行之別名。
【金蓮】蔓草類。〔別名〕旱地蓮。金芙蓉。〔產地〕直隸山西等省五臺山及塞外尤多。〔入藥部分〕花。〔性味〕苦寒。〔主治〕口瘡。喉腫。浮熱。牙宣。耳疼。目痛。
【金蓮子】落葵之別名。
【金鵶】草烏頭之別名。
【金橘】〔別名〕盧橘。夏橘。山橘。給客橙。〔性味〕酸甘溫。〔功用〕消食。下氣。快胸膈。止渴。解酲。辟臭。〔主治〕胸中痞悶。
【金橘實皮】性味功用與實同。

【金燈】山慈姑之別名。
【金燈籠】即天燈籠草。
【金蕎麥】羊蹄實之別名。
【金錢松】羅漢松之別名。
【金錢花】旋覆之別名。
【金錢草】隰草類。〔性味〕微甘寒。〔功用〕定喘。止哮。寧嗽。下痰。祛風。散毒。溫肺。〔主治〕寒熱。瘧疾。淫熱。頭風。腦漏。牙疼。肺脹。泄瀉。白濁。熱淋。陰莖腫痛。婦人產後發風。肚癰。疥瘡。鵝掌風。疔瘡。走黃。便毒。痔漏。
【金錢橘】即金橘。
【金錢薄荷】薄荷之香盛者。
【金薄】金之製成極薄之片。可包裹丸散者。性味功用與金屑同。
【金簪花】蒲公英之別名。
【金薯】即番薯根之形圓而黃色者。功用詳番薯條。

【金蟲】即金龜子。

【金鍋天】灰藋之別名。

【金鎖銀開】蔓草類〔別名〕鐵邊箕〔入藥部分〕根。〔主治〕一切喉症。

【金鎖銀開莖葉】〔主治〕痰核。瘰癧。

【金雞】鷩雉之別名。

【金雞樹】櫟之別名。

【金雞獨立草】翠羽草之別名。

【金邊兔耳】草類〔形態〕如兔耳草。葉邊有黃毛作金色〔性味〕甘淡。〔主治〕虛勞。吐血。

【金寶相】紫接骨之別名。

【金罌】石榴之別名。

【金鐘薄荷根】薄荷之山產者。〔主治〕蜂刺。蟲叮。蜈蚣咬傷。

【金鐘薄荷葉】〔功用〕殺腹蟲。除一切風氣。〔主治〕吐血。黃疸。

【金鯽魚】鯽魚之紅色者。〔性味〕甘鹹平。〔主治〕久痢及噤口痢。

【金櫻子】灌木類〔別名〕刺梨子。山石榴。山雞頭子。〔性味〕酸澀平〔功用〕固精秘氣〔主治〕夢洩。遺精。泄痢。便數。

【金櫻花】〔功用〕止冷熱痢。殺寸白蟲。黑髮染鬚。

【金櫻根】〔主治〕滑痢。骨哽。殺寸白蟲。

【金櫻根皮】〔主治〕瀉血。崩中帶下。

【金櫻葉】〔功用〕塗癰腫。敷金瘡出血。

【金鬚鈄】金鎖銀開之別名。

【金鹽】五加之別名。

【金鑰匙】即荷包草。

【長生不死草】卷柏之別名。

【長生果】落花生子之別名。

【長生草】（1）獨活之別名。（2）紅茂草之別名。

【長石】石類〔別名〕方石。直石。硬石膏〔形態〕如馬齒。玉色。生長子山谷。〔性味〕辛苦寒。〔功用〕除胃熱。下結氣。止消渴。利小便。通血脈。去目翳。

【長豆】即豇豆。

【長命菜】馬齒莧之別名。

【長松】山草類。〔別名〕仙茆。〔入藥部分〕根。〔性味〕甘溫。〔功用〕去風解諸蟲毒。〔主治〕風血冷氣宿疾。

【長肱】青蛙之別名。

【長青】羅漢松之葉長而結實者。性味功用詳羅漢松。

【長春花】金盞草之別名。

【長孫】即王孫。

【長壽】可聚實之別名。

【長壽仙人柳】檉柳之別名。

【門冬】天門冬麥門冬之簡稱。

【門臼塵】〔主治〕諸般毒瘡金瘡出血。

【阜螽】即皁螽。

【阿月渾子】無名子之別名。

【阿片】即鴉片。

【阿兒只】雜草類。〔產地〕西域。〔主治〕婦人損胎打扑損傷。

【阿芙蓉】鴉片之別名。

【阿勃勒】喬木類。〔別名〕婆羅門皂莢。波斯皂莢。〔產地〕西域。〔入藥部分〕子。〔性味〕苦辛大寒。〔功用〕通經絡殺三蟲。〔主治〕熱病咳痰小兒痞氣。

【阿勃參】草類。〔產地〕佛林國。取油用。〔主治〕塗疥癬。

【阿息兒】雜草類。〔產地〕西域。〔主治〕胞衣不下。金瘡膿不出。

【阿藜】阿勃勒之別名。

【阿虞】即阿魏。

【阿膠】〔製法〕相傳此藥用黃牛水牛驢皮者為上。豬馬騾駝皮者次之。取生皮水浸四五日。洗刮極淨。以山東阿井水熬煮。時時攪之。水乾則添煮。皮至爛。濾汁再熬成膠。傾入盆中。待冷凝固。黃透如琥珀色。或光黑如黳漆。以淸而不膩。入藥易溶化者爲佳。今人或以馬皮舊革鞍靴之類。用他水熬煮。其氣濁臭。入夏烊軟。皆不堪入藥。〔別名〕傅致膠。〔性味〕甘平。〔功用〕淸肺。養肝。滋腎陰。和血。止血。安胎。堅筋骨。利大小腸。〔主治〕癱緩。偏風。風痛。虛勞羸瘦。肺痿吐膿。欬嗽。喘急。吐血。衄血。腰痛。四肢酸痛。骨節疼痛。血淋。尿血。婦女血痛。血枯。經水不調。經水不止。崩中。帶下。妊娠尿血。胎前產後諸疾。〔用量〕三錢至兩許。〔處方〕配天麥冬。玉竹。桑皮。生地。兜鈴。川貝。杏仁。治肺虛咳嗽吐血。配杜仲。杞子。白芍。艾絨。續斷。治婦人崩中下血。阿膠二錢。蒲黃六合。生地黃三錢。煮服。治吐血不止。阿膠二兩。黃連三兩。茯苓二兩。搗丸。治下痢赤白。裏急後重。〔療效原理〕此藥富于膠粘性。使破裂之血管易于凝固。〔著名方劑〕補肺阿膠湯。阿膠兩半。大力。甘草各二錢半。兜鈴五錢。杏仁七個。糯米一兩。治肺虛有火。嗽無津液。〔禁忌〕性至粘膩。胃弱作嘔。氣虛溏泄均勿宜用。

【阿馹】無花果之別名。

【阿[illegible]】蜜香之別名。

【阿魏】香木類。〔別名〕阿虞。薰渠。哈昔泥。〔產地〕西番。〔入藥部分〕脂。〔性味〕辛平。〔功用〕消肉積。殺細蟲。去臭氣。解蕈菜自死牛馬肉毒。〔主治〕心腹冷痛。瘧痢。傳尸。疳勞。疰蠱。

【阿魏根】性味功用與脂同。

【阿羅魚】〔主治〕癥瘕。

【阿羅漢草】狗尾草之別名。

【阿鵴】鶻嘲之別名。

【陀得】雜草類。〔入藥部分〕花。〔性味〕甘平。〔主治〕一切風血。

【陀僧】蜜陀僧之簡稱。

【附子】毒草類。其母曰烏頭。附生者爲附子。〔產地〕陝西出者爲西附。體堅而外皮光潔。四川出者爲川附。體鬆而外皮多細塊。川附較勝。以皮黑體圓底平八角頂大者良。〔形態〕多年生草。莖高二三尺。作四稜。葉互生。有光澤。花紫碧色。成穗狀。如帽。實小細而黑。形如桑椹。其根附生于正根之旁。八月成熟。圓小如子。〔入藥部分〕根。〔性味〕辛甘溫。大熱。有大毒。〔功用〕回陽。退陰。溫中。散寒。煖脾胃。堅肌骨。開關門。縮小便。逐風寒溼。補腎命火。〔主治〕寒疝。瘴氣。中風。中寒。氣厥。痰厥。癲癇。柔痓。自汗。頭風。頭痛。耳聾。口噤。霍亂轉筋。痲痺。痿躄。風痺。拘攣。半身不遂。欬逆。嘔噦。噎膈。反胃。蚘動。心腹冷痛。癥堅。積聚。血瘕。腫滿。脾溼。寒疝。脫陽。暴瀉。赤白久痢。膝痛。脚氣。婦女經閉。死胎不下。小兒慢驚。癰疽灰白不斂。努肉。久漏冷瘡。疔瘡。腫痛。〔用量〕五分至八錢。〔配合〕引補氣藥。行十二經。以復散失之元陽。引補血藥入血分。以養不足之眞陰。引發散藥開腠理。以逐在表之風寒。引溫煖藥達下焦。以除在裏之寒溼。〔處方〕配人參。五味。龍骨。牡蠣。回陽斂汗。配甘草。茯苓。炮薑。砂仁。治中寒。泄瀉。配川軍。烏藥。當歸。兩頭尖。紅花。桃仁。炮薑。治因寒停瘀。配防已。木瓜。桂枝。威靈仙。溫利經脈。〔療效原理〕恢復細胞之生活力。〔著名方劑〕(1)附子湯。生附子二枚。茯苓三兩。人參。二兩。白朮四兩。白芍三兩。治肢冷背寒。體痛。腸鳴。腹痛。泄瀉。(2)附子理中湯。附子二錢。乾薑。白朮。人參。甘草各二錢半。治脾胃虛寒。飲食不化。肢冷腹痛。霍亂轉筋。〔泡製〕取川產豐實盈握正節。角少頂細臍正。花白重約一兩上下者。生製去皮臍。以東流水并黑豆浸五日。漉出曬乾。用熟製以水浸過。泡令發拆。去皮臍。乘熱切片。炒令內外俱黃。或每個用生甘草一錢。鹽水。薑汁。童便各半盞。同煮曬乾用。凡製皆宜埋土中一宿。以去火毒。〔禁忌〕熱厥似寒。及霍亂由於熱結。一切陽證火證陰虛內熱。血液衰少者。

均不可用。

【附子香】沉香之形似附子者。功用詳沉香條。

【附支】木通之別名。

【附地菜】雞腸草之別名。

【附蚓】即蚯蚓。

【雨前茶】木類。〔產地〕杭州龍井。〔性味〕甘微寒。〔功用〕清咽喉。明目。補氣。益心神。通竅。消食。下氣。清火。

【雨韭】慈菇花之青色者。

【雨師】檉柳之別名。

【青丹】雄雀糞之別名。

【青介石】礜石之別名。

【青木香】香木之帶青色者。氣味較尋常爲烈。

【青水蔆】浮根蔆之別名。

【青牛腸】牛之青色者。其腸不可與犬肉合食。

【青布】〔功用〕止嗽。解毒。

【青玉】〔性味〕甘平。〔主治〕婦人無子。

【青白蘇】薺薴之別名。

【青皮】青橘皮之簡稱。

【青石英】石英之端青而赤者。功用詳石英條。

【青石脂】〔性味〕酸澀平。〔功用〕明目。養肝膽氣。〔主治〕黃疸。洩痢。腸澼。帶下。疽痔。惡瘡。

【青竹筍】〔性味〕甘。〔主治〕吐血。鼻衄。肺痿。五痔。

【青羊】羊之青色者。功用與尋常羊同。

【青沙】沙魚之青色者。功用與尋常沙魚同。

【青芋】〔性味〕有毒。〔功用〕止渴。〔主治〕冷熱。

【青刺薊】小薊之別名。

【青果】橄欖之別名。

【青芝】芝之一種。〔性味〕酸平。〔功用〕明目。強志。補肝氣。安精魂。

【青芥】芥之似白菜而有柔毛者。功用與尋常芥同。

【青花豆】〔產地〕雲南永昌。〔主治〕諸瘡。

【青花龍骨】龍骨之作青花色者。功用良。

【青金】鉛之別名。

【青科】蓬草之一種。

【青背仙禽】玉淨瓶之別名。

【青苔衣】垣衣之別名。

【青虹】地膽之別名。

【青娘子】芫青之別名。

【青桂香】沉香之傍木皮而結緊實細枝香氣尤烈者。

【青煙白鶴草】雜草類。〔功用〕消積氣。散鬱血。續筋骨。

【青珠】即青琅玕。

【青紙】〔功用〕殺蟲解毒。妬精瘡。

【青蚨】蟲類〔別名〕蚨蟬。蟱蠋。蒲虻。〔產地〕南海。〔形態〕如蟬。〔性味〕辛溫〔功用〕補中益陽道去冷氣。縮小便。

【青啄木鳥】啄木鳥之一種。功用與尋常啄木鳥同。

【青琅玕】石類。〔性味〕辛平。〔功用〕破血。〔主治〕身癢。石淋。婦人產後惡血。火瘡。癰瘍。

【青符】青石脂之別名。

【青雀】桑鳫之別名。

【青魚】〔性味〕甘平。〔功用〕補肝。逐水濕。益氣力。〔主治〕脛痺。煩悶。脚弱。脚氣。

【青魚目汁】〔功用〕明目。

【青魚頭中枕骨】〔功用〕平水氣。解蠱毒。〔主治〕血氣心痛。心腹卒氣痛。

【青魚膽汁】〔性味〕苦寒。〔主治〕目暗。赤熱腫痛。障翳。喉痺。痰涎。痔疾。骨鯁。火瘡。惡瘡。

【青斑豆】豌豆之別名。

【青棵】棵梂之別名。

【青椒】即辣茄。

【青筍乾】〔產地〕浙江臨安天目山者最佳。〔性味〕鹹甘平。〔功用〕爽胃消痰。

【青菀】即紫菀。

【青菜】菘之葉柄厚而色青者。詳菘條。

【青蛙】〔性味〕甘寒。〔功用〕利水。消腫。止痛。解熱毒。〔主治〕勞熱。渾身水腫。單腹脹。痔疾。疼痛。小兒赤氣。肌瘡。臍傷。熱瘡。月蝕瘡。癌瘡如眼。

【青蛤粉】(1)蚌殼粉之別名。(2)青黛之別名。

【青楊】卽水楊。

【青稞】穀類。〔產地〕川滇新疆西藏高寒地。〔入藥部分〕子。〔性味〕鹹平。〔功用〕除溼。發汗。寬中。下氣。壯筋。益力。止洩。

【青粱】粱之青色者。〔入藥部分〕米。〔性味〕甘微寒。〔功用〕補中。健脾。益氣。辟穀。〔主治〕胃痺。消渴。熱中。洩痢。小便不通。遺精。

【青腰蟲】卵生蟲類。〔性味〕有大毒。〔功用〕殺癬蟲。〔主治〕惡瘡。瘜肉。

【青葙子】隰草類。〔別名〕草決明。〔性味〕苦微寒。〔功用〕祛風熱。鎮肝明目。〔主治〕青盲障翳。蟲疥惡瘡。〔禁忌〕瞳子散大者忌服。

【青葙莖葉】〔別名〕草蒿。萋蒿。崑崙草。雞冠莧草。〔功用〕散熱。殺蟲。療瘡疥。止金瘡血。

【青葛】大麻子之別名。

【青雌】草類。〔別名〕蟲損。孟推。〔產地〕方山。〔性味〕苦。〔功用〕殺蟲。療瘡。

【青鼠】鼯鼠之青色者。功用詳鼯鼠條。

【青精乾石䭀飯】穀部造釀類。〔別名〕烏飯。〔性味〕甘平。〔功用〕益腸胃。補精髓。堅筋骨。好顏色。滅三蟲。

【青蒿】隰草類。〔別名〕犼蒿。香蒿。〔性味〕苦辛寒。〔功用〕明目。〔主治〕骨蒸勞熱。蓐勞虛熱。風毒熱黃。久瘧。久痢。瘙疥惡瘡。鬼氣尸疰。

【青蒿子】〔主治〕骨蒸勞熱。

【青蒿莖】專用則發散力少。體虛者宜之。

【青蒿葉】專用則發散力多。

【青蒿露】以青蒿蒸取之露也。〔功用〕明目。退熱。清暑。辟穢。〔主治〕勞瘦。骨蒸。虛熱。虛煩。盜汗。久瘡。久痢。痔瘻。

【青蒿蠹蟲】蠹蟲之生於青蒿節中者。〔主治〕小兒急慢驚風。

【青棠】合歡之別名。

【青膠】牛皮膠之別名。

【青蜂蛇】竹根蛇之別名。

【青橘】橘實之青而未黃者。

【青橘皮】〔別名〕小青皮。青皮。〔性味〕苦辛甘溫。〔功用〕消痰破滯。削堅散痞。下食發汗。疏肝膽。瀉肺氣。〔主治〕久瘧。呃逆。聤耳出汁。胸膈氣逆。氣滯。肝氣鬱積。脅痛多怒。結癖。小腸疝氣。下焦溼氣。婦人乳腫。小兒食積。脣燥生瘡。

【青麮】麥麮之別名。

【青螺】螺之生於花盆中者。〔主治〕鼻疔。

【青黛】隰草類〔別名〕靛花。青蛤粉。〔性味〕鹹寒。〔功用〕瀉肝。散鬱火。解中下焦蓄蘊風熱。〔主治〕傷寒發斑。吐咯血。痢。小兒驚癇。疳熱。丹熱。塗癰瘡。蛇犬毒。

【青礞石】〔性味〕甘鹹平。〔主治〕欬嗽喘急。積痰。驚癇。食積留滯。臟腑結塊。婦人積年食癥。攻刺心腹。小兒食積羸瘦。急驚。

【青藤】即清風藤。

【青藤仔】藤類〔產地〕粵中〔入藥部分〕花。〔主治〕瘰疬。

【青逸芋】芋之一種。功用與尋常芋同。

【青鵻肉】鵃之一種。〔性味〕甘平〔功用〕助氣補虛。活血排膿〔主治〕瘰癧癰瘻惡瘡。

【青礬】即綠礬。

【青露】芙蓉葉之別名。

【青囊】胡麻葉之別名。

【青蘭】建蘭花之青色者。和氣血甚良。

【青蠵】地膽之別名。

【青鹽】鹽之青色者。詳戎鹽條。

九畫

【侯桃】辛夷之別名。

【侯莎】香附之別名。

【侯騷子】夷果類。〔性味〕甘冷。〔功用〕消酒除濕。〔主治〕煩熱口渴齒痛牙衄。

【便特】牛扁之別名。

【便牽牛】牛蒡之別名。

【保生挺子】即保生錠子。

【保和枝】荔枝之產福建晉江縣北陳巖山蓮花峯者。〔功用〕調逆氣導營衛〔主治〕胸膈煩悶。

【保和枝核】〔主治〕腹痛痢疾。

【保蠵龜】蠵龜之背色暗綠有主紋片十三枚。喜食植物。功用與蠵龜同。

【信石】石類。〔別名〕砒石人言生者名砒。黃鍊者名砒霜。〔產地〕江西舊信州。〔性味〕辛酸大煖大毒。〔功用〕殺蟲可用少許拌治癖積風痰多服則傷人。外科敷藥多有用之者。

【冠鳧】鳧之頭上有冠者。乃石首魚所化。功用與尋常鳧同。

【冠蟬】蟬花之別名。

【前胡】山草類。〔性味〕甘苦辛微寒。〔功用〕解表下氣泄熱降痰。〔主治〕痰飲哮喘欬嗽嘔逆痞膈霍亂。〔禁忌〕無實熱與外感者忌用。

【南山茶】山茶之花大色淡。葉薄有毛。結實大如拳中有數子如肥皁核者。

【南天竹】南燭之別名。

【南天笠草】（1）羊躑躅之別名。（2）瞿麥之別名。

【南天燭】即南燭。

【南木香】木香之產於南方者。

【南瓜】菜類。〔性味〕甘溫。〔功用〕補中益氣。

【南瓜蒂】〔性味〕甘酸。〔功用〕益肝保胎。〔主治〕疔瘡。

【南瓜瓤】〔主治〕湯火傷。

【南白膠香】即白膠香。

【南沙參】沙參之產於南省者。功用與尋常沙參同。惟體虛力遜。

【南居李】李之核如杏子者。功用與尋常李同。

【南客】孔雀之別名。

【南星】天南星之簡稱。

【南苜蓿】苜蓿之產於南方者。

【南茈胡】茈胡之產於南方者。力量最薄。

【南海貝】貝子之白駁如珠礫者。〔功用〕解水毒。

【南珠】南番珠之簡稱。

【南草】續斷之別名。

【南蛇】即蚺蛇。

【南連】山草類〔性味〕寒。〔主治〕血痢。

【南棗】棗實之產於浙江金華者。〔性味〕甘微酸溫。〔功用〕補心斂肝。〔主治〕腸紅下血。痔瘡走馬牙疳。除壁蝨。

【南椒】即蜀椒。

【南番珠】珍珠之產於南海中潔白而圓耀者。功用最良。

【南硼砂】硼砂之產於南方者。

【南壁土】屋南壁上之土也。〔性味〕甘溫。〔主治〕瘴瘧。

【南豬】豬之產於南方者。

【南燭子】灌木類〔別名〕楊桐。南燭草木。〔性味〕苦酸澀平。〔功用〕強筋益氣力。止泄除睡。

【南燭枝】〔主治〕膈食膈氣。一切風疾。

【南燭草木】南燭之別名。

【南燭葉】〔性味〕苦平。〔功用〕烏鬚。補陰活血散瀉。止泄解肌熱。清肝火。強筋骨。益氣力。〔主治〕感冒寒邪。頭疼身體酸困。眼中風火赤痛。眵淚熱腫。小兒疳病。瘰癧初起。誤吞銅錢。

【南薄荷】薄荷之產於江南者。入藥最良。

【南藤】蔓草類〔入藥部分〕莖葉。〔性味〕辛甘溫。〔功用〕除痹起陽。排風邪。逐冷氣。強腰腳。補衰老。〔主治〕風血上氣。欬嗽。金瘡疼痛。

【卻死香】返魂香之別名。

【卻老】枸杞之別名。

【卻節】臭藤之別名。

【卽炤】螢火之別名。

【厚皮】朴皮之簡稱。

【厚朴】卽榛樹喬木類。〔別名〕劉朴。赤朴。厚皮。重皮〔產地〕山谷間川產者佳。〔形態〕高四五丈。皮如鱗皺。葉作倒卵形而長。夏開淡黃色花。香氣芳烈。結實如冬青子。生青熟赤。有核。〔入藥部分〕皮。其子花皆可入藥。各詳本條。〔性味〕苦溫。〔辨僞〕以紫厚油潤者爲佳。薄而白者最下。〔功用〕下氣。燥濕。平胃。消瘀。化食。寬胸。散結。厚腸。行水。〔主治〕反胃嘔逆。喘欬。瀉痢。冷痛。霍亂。胸滿腹痛。氣脹。一切氣病。婦女經閉。〔用量〕八分至錢半。〔處方〕配大黃。木香。山查。良薑。黃芩。陳皮。附子。檳榔。枳實。白朮。治腹痛百積。〔驗方〕厚朴炙黑爲末。陳米飯調服二錢。日三服。治反胃泄瀉。厚朴一兩。薑汁炙黃爲末。米飲下二錢。治痰壅嘔逆。心胸滿悶。飲食少下。〔著名方劑〕(1)達原飲。黃芩錢半。白芍。知母。甘草。厚朴。草菓各一錢。檳榔二錢。生薑一片。大棗十二枚。治少陽寒瘧(2)霍香正氣散。藿香。腹皮。紫蘇。茯苓。白芷。白朮各三兩。陳皮。厚朴。半夏。桔梗各二兩。甘草一兩。解一切不正之氣。(3)平胃散。蒼朮。厚朴。陳皮。甘草。生薑。大棗。能健胃散滿。〔泡製〕去粗皮。用薑汁炙。或浸炒用。〔禁忌〕脾胃虛者及孕婦忌之。

【厚朴子】〔性味〕甘溫。〔功用〕益氣明目。〔主治〕鼠瘻。

【厚朴花】〔性味〕苦辛平。〔功用〕快膈開鬱和肝脾。

【厚實】卽厚朴子。

【叛奴鹽】鹽麩子之別名。

【咬人狗】雜木類。〔產地〕臺灣。〔主治〕瘰癧。

【咸】玄參之別名。

【哈昔泥】阿魏之別名。

【垣衣】苔類〔性味〕酸冷。〔主治〕欬逆。衂血。暴風口噤。腸胃暴熱。心煩。黃疸。金瘡。湯火傷。

【垣嬴】即垣衣。

【姚桂】桂之產於雲南姚安縣者。體重皮不直。辣多甜少。為桂之下品。

【姿公魚】鱵魚之別名。

【姹女】汞之別名。

【威蛇】蛇含之別名。

【威靈仙】蔓草類。〔入藥部分〕根鬚。〔性味〕苦溫。〔功用〕行氣。祛風。散風邪。〔主治〕中風。黃疸。頭痛。風溼痰。氣噎膈。心膈痰水。大腸冷積。腹內冷滯。久積癥瘕。痃癖氣塊。冷痛。大小腸閉。膀胱宿濃惡水。頭痺。風痛。浮腫。腰膝冷痛。腰腳諸痛。腳氣入腹。筋骨毒痛。痔瘡。折傷。骨哽。

【娃草】萎蕤之別名。

【孩兒茶】〔製法〕以細茶末入竹筒內。堅塞兩頭。埋汚泥溝中。日久取出。搗汁熬之。〔性味〕苦濇平。〔功用〕化痰。生津。止血。收溼。清上膈熱。〔主治〕鼻淵流水。一切瘡瘡。

【孩兒參】人參之形似孩兒者。

【孩兒魚】鯑魚之別名。功用詳鯑魚條。

【孩兒撑傘】草八角之別名。

【客尖】六安茶之一種。功用詳六安茶條。

【宣連】宣黃連之簡稱。

【宣黃連】南連之產於安徽宣城縣境者。治血痢尤良。

【封牛】獨峯駝之別名。功用詳獨峯駝條。

【封石】〔性味〕甘。〔主治〕消渴。熱中。婦女疽蝕。

【封羊】羊之背有肉封如駝者。亦稱駝羊。功用與尋常羊同。

【封華】雜草類。〔性味〕甘有毒。〔功用〕養肌。去惡肉。〔主治〕疥瘡。

【封頭】明茶之別名。

【屋內牆下土】〔主治〕惡瘡久不乾。

【屋內牆下塵】功用與屋內牆下土同。

【屋遊】苔類。〔性味〕甘寒。〔主治〕往來寒熱。時疫。煩悶鼻衄。消渴。熱毒牙齦。宜露皮膚浮熱。小兒癇熱。犬咬傷。

【屎蚵蜋】蜣蜋之別名。

【帝休】雜木類〔功用〕消愁。

【帝秋】草烏頭之別名。

【度穀】黃環之別名。

【建水草】雜草類〔入藥部分〕葉。〔主治〕流注風痛。

【建神麴】神麴之產於福建晉江縣者。〔性味〕苦、甘。〔功用〕搜風解表。消積行痰。開胸理膈。調胃。健脾。止瀉。消腫。散疹消斑。〔主治〕瘟疫。嵐瘴。發熱。感冒。頭痛。頭眩。瘧疾。霍亂。嘔惡。吞酸。欬嗽。心煩。食滯。吐瀉。腹痛。赤白痢疾。

【建茶】即閩茶。

【建參】人參之產於福建省者。〔性味〕辛熱。〔功用〕益氣。〔主治〕風火牙疼。

【建蘭花】草蘭之產於福建者。〔功用〕解鬱。調氣。和血。寬中醒酒。止瀉催生。〔主治〕青盲瞽目。

【建蘭花露】〔性味〕氣薄味淡。〔功用〕明目舒鬱。

【建蘭根】〔性味〕甘。〔功用〕和血。〔主治〕痰嗽吐血。跌打損傷。

【建蘭葉】〔性味〕辛平甘寒。〔功用〕開胃。清肺。下氣解鬱。利水消痰。生津止渴。除穢。散結滯。洩風邪。養營氣。舒經絡。潤肌肉。殺蠱毒。烏鬚髮。〔主治〕消渴。噎膈。胸中痰癖。肺氣鬱結。胃氣凝滯。婦女月經不調。

【後庭花】臭梧桐之樹大而花微紅者。

【思仙】杜仲之別名。

【思仙木】杜仲之別名。

【思仲】即杜仲。

【思安茶】茶之產於思安地方者。性味功用。詳茶條。
【思蓰】蛇牀之別名。
【急性子】鳳仙子之別名。
【急解索】半邊蓮之別名。
【恆山】即常山。
【扁竹】(1)扁蓄之別名。(2)射干之別名。
【扁豆】即藊豆。
【扁毒】牛扁之別名。
【扁青】石類。〔性味〕甘苦平。〔功用〕益精平肝氣。〔主治〕目痛。寒熱。風痰。癲癇。風痹。積聚。莖中百病。金瘡。折跌。癰腫。
【扁前】化生蟲類。〔性味〕甘有毒。〔功用〕利水道。〔主治〕癃閉。鼠瘻。
【扁枎】貫衆之別名。
【扁桃】巴旦杏之苦者。
【扁特】牛扁之別名。
【扁蒲】壺盧之別名。
【扁蔓】萹蓄之別名。
【扁蝨】即壁蝨。
【扁辨】即萹蓄。
【扁螺】蜆之別名。
【括耙草】雷公藤之別名。
【拱鼠】鼴鼠之別名。
【故綿】綿絮之陳舊者。〔主治〕吐血。衄血。下血。婦女崩中。赤內帶下。聤耳出汁。臍瘡。疳瘡。金瘡出血。
【斫合子】蘿藦子之別名。
【星洛】即犀洛。
【映山紅】即羊躑躅花之黃色者。
【映日果】無花果之別名。
【春哥兒】鴝鵒之別名。功用詳鴝鵒條。
【春桂】山礬之別名。
【春海棠】海棠之產於粵省濟遠縣之歸猿洞。以及高要縣之羚羊峽者。性味功用與秋海棠同。而香氣尤多。

【春草】白薇之別名。

【春魚】鱎魚之別名。

【春筍】卽冬筍之一種。

【春葵】功用詳葵條。

【昨葉何草】瓦松之別名。

【昭參】參之產於雲南昭通地方者。〔性味〕微苦甜。〔功用〕補血生津。〔主治〕虛弱勞損。

【曷旦】寒號蟲之別名。

【枯芩】黃芩之中虛者。

【枯餅】雜木類〔入藥部分〕皮葉。〔功用〕下積除垢。〔主治〕瘡疥皮風瘙癢。

【枯蟬】蟬蛻之別名。

【枯礬】礬石之經煅過者。

【枲耳】卽蒼耳。

【枲蔴】大蔴之雄者。

【枳首蛇】兩頭蛇之別名。

【枳根皮】〔主治〕齒痛便血。野雞病有血。

【枳茹】卽枳樹皮也。〔主治〕中風身直口僻眼斜。水脹暴風骨節疼急。

【枳椇子】喬木類〔性味〕甘平。〔功用〕解酒止渴。除煩。〔主治〕頭風膈熱嘔逆小腹拘急利大小便。辟蟲毒。

【枳椇木汁】性味功用與子同。

【枳椇木皮】〔性味〕甘溫。〔主治〕五痔。

【枳殼】〔性味〕苦酸微寒。〔功用〕散結逐滯下氣。消痰化食。〔主治〕霍亂水腫咳嗽嘔逆反胃痰滯結氣。枳實小而力速有攻堅盪滌之能。枳殼大而力緩爲導滯利氣之品。〔用量〕八分至錢半。〔禁忌〕體虛者忌之。

【枳椒】卽枳椇。

【枳葉】〔功用〕祛風。

【枳實】灌木類〔產地〕河內川澤。今洛西州郡皆有之。以商州產者爲佳。近道所出。俗名臭橘。不堪入藥。〔形態〕大如橘而小。幹高五七尺。枝間多刺。葉亦如橘。春生白花。至秋成實。皮厚而小者爲枳實。全大者爲枳殼。皆以翻白如盆口狀。陳久者爲勝。〔性味〕苦微寒。〔功用〕破氣逐水。行痰。止喘。消痞脹。除後重。〔主治〕胸痺。脘滿結胸。腹脹。食積。五膈。痰癖。癥結。嘔逆。喘咳。水腫。脇脹。痢疾。便閉。淋閉。〔用量〕小量八分。中量二錢。大量五六錢。〔配合〕配白朮。治水飲盤據心下。配大黃。芒硝。治腹痛便結。配桂枝。薤白。治胸痺氣塞短氣。配瓜蔞。治痞結。配生薑。橘皮。治胸痺噫氣。配延胡。青皮。治氣滯。配桃仁。赤芍。治血瘀。〔驗方〕枳實。皂莢等分。飯丸如梧子大。每服五丸。治大便不通。枳實醋浸火炙熨。可治皮膚癢。〔著名方劑〕（1）枳實導滯丸。枳實。神麴各五錢。白朮。黃芩。茯苓。黃連各三錢。澤瀉二錢。大黃一兩。治濕熱胸悶。腹痛。積滯。泄痢。（2）六磨湯廣木香。枳實。大黃。沉香。烏藥。檳榔各等分。治氣滯腹急。便閉。〔泡製〕去瓤核麩炒用。〔禁忌〕氣弱脾虛。以致停痰痞滿者。及孕婦均忌之。

【枸杞】灌木類。〔別名〕枸檵。枸棘。苦杞。天精。地骨。地節。地仙。羊乳。仙人杖。西王母杖。〔性味〕甘平。〔功用〕補勞傷。強筋骨。益精氣。明目安神。

【枸杞子】〔性味〕甘微溫。〔功用〕滋肝益腎。生精助陽。補虛勞。強筋骨。養營。除煩。去風。明目。利大小腸。〔主治〕嗌乾消渴。〔禁忌〕便滑者勿用。

【枸杞苗】〔功用〕除煩益志。明目除風。

【枸杞莖】〔功用〕除熱祛風。明目。止口渴。解煩。消瘡腫。

【枸杞葉】〔性味〕苦甘涼。〔功用〕清上焦熱。〔主治〕消渴。火赫毒瘡。

【枸杞蟲】卵生蟲類。〔別名〕蠋。〔形態〕生枸杞上。狀如蠶。有五色。老則作繭化蛾。〔性味〕辛鹹溫。〔功用〕起陽益精。〔主治〕腎家風虛。

【枸骨木皮】喬木類。〔性味〕微苦涼。〔功用〕滋陰。益肝腎。

【枸骨枝】〔功用〕祛風。〔主治〕白癜風。

【枸骨葉】〔功用〕生津止渴。

【枸棘】即枸杞。

【枸橘】灌木類。〔別名〕臭杞。〔性味〕辛溫。〔功用〕解酒毒。〔主治〕胃脘結痛。子癰疝氣。內傷諸痛。

【枸橘皮】〔主治〕中風強直。不得屈伸。

【枸橘刺】〔主治〕風蟲牙痛。

【枸橘葉】〔性味〕辛溫。〔功用〕消腫。解毒。〔主治〕喉瘻。咽喉怪證。下痢膿血後重。中酒毒。

【枸橘實核】〔主治〕腸風下血。

【枸檵】枸杞之俗稱。

【枸櫞】喬木類。即佛手柑。俗稱香櫞。〔性味〕辛酸。〔功用〕理氣止嘔。健脾進食。下氣除心頭痰水。〔主治〕欬嗽痰氣。心下氣痛。鼓脹。

【枸櫞根葉】性味功用與實同。

【枹】樹之小而叢生者。性味功用與樹同。

【枹薊】白朮之別名。

【柹】喬木類。〔性味〕甘冷。〔功用〕潤肺止欬嗽。清胃理焦煩。〔禁忌〕肺經無火。風寒作嗽者忌用。若與蟹同食。令人腹痛作瀉。

【柹木皮】〔主治〕下血火瘡。

【柹花】白柹之別名。

【柹根】〔主治〕血痢血崩。

【柹蔕】〔性味〕濇平。〔主治〕欬逆噦氣。

【柹錢】柹蔕之如錢者。

【柹霜】白柹霜之簡稱。一名白柹。今人謂之柹餅。〔功用〕生津化痰。清上焦心肺之熱。〔主治〕咽喉口舌瘡痛。

【柹餅】白柹之別名。

【柀子】榧之木理粗而色赤。實稍肥大。圓而不尖者。〔性味〕甘溫有毒。〔主治〕腹中邪氣。鬼疰伏尸。三蟲蛇螫蠱毒。

【柏子仁】側柏子仁之簡稱。

【柏枝瑪瑙】瑪瑙之中有花紋如柏枝者。

【柏油】側柏油之簡稱。

【柏葉】側柏葉之簡稱。

【柏實】側柏仁之簡稱。

【柑】果類〔別名〕木奴。〔性味〕甘寒。〔功用〕利腸胃中熱毒。止暴渴。利小便。

【柑皮】〔性味〕辛甘寒。〔功用〕下氣調中。解酒毒及酒渴。

【柑核】〔功用〕作塗面藥。

【柑葉】〔主治〕聤耳流水或膿血。

【染指甲草】鳳仙之別名。

【染絳子】落葵子之別名。

【染菽】南燭之別名。

【染緋草】茜草之別名。

【染藍布水】浸藍汁染布之水也。〔主治〕噎疾咽喉諸病。

【柘木白皮】灌木類。〔性味〕甘溫。〔主治〕婦人崩中血結。瘧疾。風虛耳聾。

【柘耳】蔬菜類。〔別名〕柘黃。〔主治〕肺癰欬唾膿血腥臭。

【柘花】山礬之別名。

【柘根白皮】以東行根上者爲佳。性味功用與木白皮同。

【柘黃】即柘耳。

【柘蠹蟲】蠹蟲之生於柘樹者。其糞可療疾。〔功用〕破血。

【柚花】灌木類。〔功用〕澤面長髮。潤燥。

【柚葉】〔主治〕頭風痛。

【柚實】〔性味〕酸寒。〔功用〕消食。解酒毒。〔主治〕口中酒氣。腸胃惡氣。姙婦口淡不思食。

【柚實皮】〔性味〕甘辛平。〔功用〕消食。化痰。快膈。下氣。散憤懣氣。

【柞】灌木類。〔別名〕鑿子木。〔入藥部分〕皮。〔性味〕苦平。〔功用〕下行利竅催生。〔主治〕鼠瘻。橫生逆產。

【柞子】橡實之別名。

【柞木枝】〔功用〕催生。

【柞葉】〔主治〕癰疽腫毒。

【枏】與楠同。

【杳克木】灌木類。〔產地〕塞外及西域淮河等處。〔主治〕心痛婦人難產。

【柯樹皮】〔性味〕辛平小毒。〔主治〕大腹水病。

【柰杏】杏之一種實色靑而帶黃者。

【柰花】茉莉之別名。

【柰桃】卽山櫻桃。

【柰實】〔性味〕苦寒小毒。〔功用〕止渴生津耐飢。和脾益心氣補中氣不足。〔主治〕卒食飽氣壅塞。

【柱下士】士之在宅中柱下者。〔主治〕卒暴腹痛。胞衣不下。

【柳耳】木耳之生柳上者。〔功用〕補胃理氣。

【柳枝】〔功用〕去風止痛消腫。〔主治〕黃疸痰熱。齒痛風腫瘙癢白濁淋疾小兒寒熱翻花惡瘡陰腫痛一切腫痛。

【柳花】〔性味〕苦寒。〔功用〕止血去面熱黑。〔主治〕溼痺風水黃疸四肢攣急膝痛。

【柳屑】卽空心柳樹中之屑也。〔功用〕治溼氣腿腫。

【柳根白皮】〔主治〕黃疸痰熱牙疼耳痛淋濁。

【柳桂】桂之產於廣西舊柳州府境者。性味功用與桂枝同。

【柳寄生】寄生之生柳上者。〔性味〕苦平。〔主治〕膈氣刺痛。

【柳絮】柳花之隨風飛散如絮者。〔主治〕吐血咯血脚汗痂疥惡瘡金瘡出血。

【柳絮礬】礬石之輕而白者。〔性味〕酸寒。〔功用〕消痰止渴潤心肝。

【柳椹】卽柳蕊未放花時枝下垂者。

【柳葉】〔功用〕生肌止痛續筋骨下水氣解丹毒。〔主治〕天行熱病傳尸骨蒸癆毒入腹腹內血疾。小便白濁小兒丹毒惡疥痂瘡馬疥漆瘡疔瘡惡瘡面上惡瘡痘爛生蛆

【柳實】〔功用〕止渴逐膿血〔主治〕潰癰。

【柳膠】〔主治〕惡瘡。

【柳蕈】蕈之生於柳上者。〔主治〕心痛。

【柳蕊】〔功用〕驅風明目聰耳烏髮駐顏堅齒。

【柳蠹蟲】蟲類。〔性味〕甘辛平小毒。〔主治〕瘀血心腹腰脊諸痛風瘮風毒目中膚翳。

【柳蠹蟲糞】〔主治〕腸風下血產後下痢口瘡耳腫齒䶠風毒。

【柴胡】山草類古作茈胡。〔別名〕地薰芸蒿山菜茹草。〔產地〕關陝江湖皆有以銀州產者為佳。〔形態〕多年生草有南北二種北柴胡莖高二尺許葉狹長南柴胡高四五尺葉狀如箭鏃無柄葉腳頗闊圍抱其莖皆於夏日開小黃花五瓣〔入藥部分〕根其莖葉亦有功用另詳本條。〔性味〕苦平微寒〔功用〕宣氣散結調經解鬱。退熱除肝胆火〔主治〕寒熱往來陽氣下陷瘧疾潮熱頭眩目赤胸痛脇痛口苦耳聾熱入血室痘疹五疳〔用量〕四分至三錢〔處方〕配防風陳皮芍藥甘草生薑治外感風寒發熱惡寒頭痛身疼痎瘧等配當歸白芍青皮鬱金香附治肝鬱氣滯配升麻葛根黃蓍白朮治清陽下陷腹鳴溏泄配半夏茯苓為鎮嘔劑〔驗方〕檳榔常山草菓柴胡治瘧如神與西藥金鷄納霜相將。〔著名方劑〕(1)大柴胡湯柴胡半夏各八兩黃芩芍藥各三兩生薑五兩枳實四枚大棗十二枚治心煩便秘胸下硬滿嘔吐不止寒熱往來。(2)小柴胡湯柴胡八兩黃芩人參甘草生薑各三兩半夏五合大棗十二枚治往來寒熱胸脇苦滿不食心煩喜嘔口苦耳聾(3)

逍遙散。柴胡七分。白朮。茯苓。當歸各一錢。白芍一錢。甘草。陳皮各八分。薄荷五分。煨薑三片。治肝氣抑鬱。寒熱。咳嗽。頭痛。目眩。(4)柴胡清肝散。柴胡。黃芩。人參。甘草各三分。山梔。川芎各五分。連翹。桔梗各四分。主治憎寒壯熱。耳衄。發背。〔泡製〕以銀刀削去赤薄皮少許。粗布拭淨。挫用。勿令犯火。〔禁忌〕陰虛火炎氣升者忌。

【柴胡莖】〔主治〕卒聾。

【柵木】雜木類。〔入藥部分〕皮。〔性味〕苦溫。〔功用〕煖胃。〔主治〕霍亂吐瀉。小兒吐乳。

【毗陵茄子】畢澄茄之別名。

【毗梨勒】喬木類。〔形態〕樹如胡桃。實亦似之。核似訶梨勒而圓短無稜。〔入藥部分〕實。〔性味〕苦寒。〔功用〕下氣。烏鬚髮。暖腸腹。〔主治〕一切冷氣。風虛。乾血。瀉痢。

【泉龍】蜥蜴之別名。

【洋伽倆】伽倆香之產於南洋羣島者。質料最佳。

【洋菜】(1)石花菜之別名。(2)波斯菜之別名。

【洋鴨】水禽類。〔功用〕助陽道。健腰膝。補命門。煖水臟。

【洋蟲】〔別名〕九龍蟲。〔性味〕溫。〔功用〕行血分。煖脾胃。健筋骨。去濕。搜風。壯陽道。〔主治〕怯弱。

【洋蟲糞】〔功用〕敷金刃傷。結痂止血。

【泊夫藍】番紅花之別名。

【洗手土】〔產地〕雞足山中。〔主治〕頭痛。

【洗手水】〔主治〕病後勞復。

【洗瘴丹】檳榔之別名。

【洗鍋羅瓜】絲瓜之別名。

【洛神珠】即酸漿之一種。

【洛陽】瞿麥之家種者。

【洞石】即理石。

【洞庭柑】柑之產於洞庭山者。實熟最早。皮細味美。

【津符】山果類。〔入藥部分〕子實。〔性味〕苦滑平。

〔功用〕止渴。生津液。益心血。養肺金。〔主治〕虛勞。肺癰。肺痿。欬嗽。吐膿血。聲啞欲死。瀉痢不止。

【洮羊】羊之產於臨洮等處者。重至百斤。尾似鹿。功用較尋常羊爲良。

【活東】蝌蚪之別名。

【活師】蝌蚪之別名。

【活莌】通脫木之別名。

【流星草】穀精草之別名。

【炭皮】占斯之別名。

【炮薑】乾薑根炮黑者。〔製法〕取乾薑切厚片。入鐵銚內。以烈火燒至銚面火燃。罨嘪以水急挑數轉。置罈中深藏。勿使泄氣。候冷則裏外通黑。〔性味〕苦辛溫。〔功用〕溫經止血。去臟腑沉寒錮冷。健脾腎元陽。

【猎猸】風狸之別名。

【狨】獸類。〔產地〕川峽深山中。〔入藥部分〕皮肉。血。〔主治〕五痔。

【狨脂】〔主治〕瘡疥。

【玳瑁】瑇瑁之俗寫。

【珂】介類。螺屬。〔別名〕馬珂。馬珂螺。〔性味〕鹹平。〔功用〕消目翳。去面䵟。

【珊瑚】石部玉類。〔性味〕甘平。〔功用〕鎮心止驚。癇。明目。點眼去飛絲。

【珊瑚架】天燈籠之草植於盆內者。

【珊瑚配】攦攦活之別名。

【珊瑚菜】石防風之嫩苗。

【珍珠】即眞珠。

【珍珠母】即眞珠母。

【珍珠倒捲簾】落得打之別名。

【珍珠菜】即眞珠菜。

【界橋茶】茶之產於江西舊袁州府境者。功用較尋常茶爲良。

【疥拍腹】雜草類。〔性味〕辛溫。〔功用〕除痹。

【皆治藤】蔓草類。〔入藥部分〕根葉。〔主治〕中暑虛損。

【皇】茵草之別名。

【皇尖】即貢尖。

【盆砂】硼砂煉時結成於盆中者。

【盆桂】樗之別名。

【盆消】土消之在盆中煎鍊過者。

【盆甑草】牽牛之別名。

【盆邊零飯】飯之黏連於盆邊上者。〔主治〕鼻中生瘡。

【相思】樹名。喬木類。〔產地〕嶺南。〔入藥部分〕子。〔性味〕苦平小毒。〔功用〕通九竅。殺三蟲。〔主治〕蠱毒。頭痛。風痰。熱悶。瘴癘。寒熱。心腹邪氣。

【相思草】(1)秋海棠之別名。(2)烟草之別名。

【相烏】芳草類。〔性味〕苦。〔主治〕陰痿。

【省頭草】佩蘭之別名。

【省藤】灌木類。〔性味〕苦平。〔主治〕諸風。大痲風。腦漏。齒痛。腸癰。

【砂仁】縮砂蔤仁之簡稱。

【砂仁花】即縮砂蔤花。

【砂仁殼】縮砂蔤仁殼之簡稱。

【砂挼子】溼生蟲類。〔性味〕有毒。〔功用〕殺飛禽走獸。

【砑螺】紫貝之別名。

【砒素】即砒石。

【砒黃】砒石之未經煉製者。〔性味〕苦酸暖有毒。〔功用〕益腎氣。解熱毒。

【砒霜】砒石之已經煉過者。〔主治〕諸瘧。風痰在胸膈。癰疽。惡瘡。諸蟲。

【禹穴石】〔產地〕四川石泉縣禹穴下。〔功用〕催生。〔主治〕難產。

【禹韭】麥虋冬之別名。

【禹孫】澤瀉之別名。

【禹哀】太一餘糧之別名。

【禹餘糧】石類。〔產地〕池澤山島中。〔性味〕甘寒。

〔主治〕欬逆寒熱。煩滿大熱。骨節疼。四肢不仁。小腹痛結。赤白痔瘻。婦人血閉癥瘕。崩中泄利。

【秋石】人尿合石膏所製成者。〔性味〕鹹温。〔功用〕明目清心。〔主治〕虛勞痰嗽。噎食。骨蒸。腫脹。

【秋氷】秋石之精。〔性味〕鹹温。〔功用〕補虛羸。

【秋風子】海蛇皮之別名。

【秋海棠花葉】隰草類。〔性味〕酸寒。〔功用〕生津。澤肌潤肉。殺蟲。〔主治〕癬疾。

【秋海棠梗】〔主治〕咽喉痛。

【秋麻】大麻之雌者。

【秋葉】臭梧桐之別名。

【秋葵子】葵之種於初秋者。〔性味〕甘寒滑。〔功用〕催生。〔主治〕小便淋疾。

【秋葵花】〔功用〕消癰腫。〔主治〕湯火傷。

【秋露】深秋時所降之露。〔性味〕甘平。〔功用〕止瘧。除煩。

【穿山甲】鯪鯉之別名。

【穿地鈴】雜草類。〔主治〕跌打損傷。

【突厥白】蔓草類。〔入藥部分〕根。〔性味〕苦。〔功用〕生血。止血。補腰。續筋。〔主治〕金瘡。

【突厥鳥】原禽類。〔性味〕甘熱。〔功用〕補虛。暖中。

【紅三七】即小三七。

【紅心灰藋】藜之別名。

【紅木香】藤類。〔入藥部分〕根。〔性味〕辛涼。〔功用〕行血。散氣。〔主治〕雷頭風。風氣痛。傷力。胃氣痛。食積。痧脹。腫痛。跌撲損傷。

【紅毛子】即小鰕。產於平海。製醬最佳。詳鰕醬條。

【紅毛石皮】石類。〔產地〕粵省澳門。〔主治〕金瘡。

【紅毛茶】茶之產於臺灣者。〔主治〕時氣腹脹悶鬱不舒。

【紅毛參】草類。參之由外洋來者。〔形態〕與建參相似。〔主治〕瀉痢。

【紅皮】黃橘皮之別名。

【紅皮藤】省藤之別名。
【紅百合】山丹之別名。
【紅肉】紫荊皮之別名。
【紅豆】(1)即赤豆。(2)相思子之別名。
【紅豆蔻】高良薑子之別名。
【紅姑娘】(1)燈籠草之別名。(2)雀甕之別名。
【紅杞子】南燭子之紅色者。
【紅松脂】琥珀之大而濁肥有橫紋者。
【紅果草】雜草類。〔產地〕廣西。〔性味〕辛。〔主治〕牙痛酒刺。
【紅花】紅藍花之簡稱。
【紅花茶】茶之產於廣西省者。〔功用〕辟瘴氣。消暍滯宿食。
【紅花菜】山丹之別名。
【紅孩兒】草八角之別名。
【紅茂草】石草類。〔入藥部分〕根葉。〔性味〕苦大涼。〔主治〕癰疽瘡腫。
【紅茄】陰茄之紅色者。
【紅娘子】樗雞之頭翅皆作赤色者。
【紅海粉】海珠吐絲之紅色者。〔主治〕風痰痞積傷眼赤痢。
【紅珠大鋸】雜草類。〔功用〕清火敗毒消腫散結。〔主治〕黃疸鼓脹。
【紅茶】〔功用〕開胃消食。去油滯。餘與尋常茶同。
【紅梔子】梔之花開爛紅色者。
【紅棉】紅綿之譌。
【紅棗】棗實之色紅者。
【紅絨】即紅色絨線。〔主治〕秤勾瘡。
【紅栗】波斯棗之別名。
【紅旗參】遼參之別名。
【紅綿】胭脂用蘇木製或浸入絲綿中者。
【紅蓮米】秈稻米之帶紅色者。〔性味〕甘平。〔功用〕補血。
【紅蓮花】即荷花之紅色者。〔性味〕甘平。〔功用〕

久服令人好顏色。變白。卻老。

【紅糖】即沙糖。

【紅蒨】功用與尋常茜蔗同。

【紅龍鬚】龍鬚藤之紅色者。

【紅螺】海螺之色微紅者。

【紅薯】番薯之紅色者。滋養料最富。

【紅藍子】隰草類。〔主治〕天行瘡痘。血氣刺痛。婦人中風。

【紅藍花】〔性味〕辛溫。〔功用〕通行血。潤燥。消腫。止痛。〔主治〕喉痹。口噤。血滯。婦人經閉。難產。胎死腹中。產後血運。腹內惡血。絞痛。小兒痘瘡。蠱毒。

【紅藍苗】〔主治〕游腫。

【紅藍棗】牛嬭柿之別名。

【紅藏】藏香之紅色者。

【紅藤】省藤之紅色者。

【紅藥子】即黃藥子。

【紅麴】〔性味〕甘溫。〔功用〕破血。活血。消食。健脾。〔主治〕下痢。婦人血氣痛。惡露不盡。跌打損傷。

【紅蘭】建蘭花之紅色者。

【紅蘺】乾苔之別名。

【紅鹽】戎鹽之紅色者。

【缸膏】車脂之別名。

【美人草】麗春草之別名。

【美原烟】烟草之產於美原地方者。功用與尋常烟草同。

【美草】（1）甘草之別名。（2）山薑之別名。（3）旋之別名。

【美棗】即大棗。

【羿先】菥蓂之別名。

【耐冬】絡石之別名。

【朐腮】蚯蚓之別名。

【胖大海】夷果類。〔別名〕安南子。大洞子。〔產地〕安南大洞山中。〔性味〕甘淡。〔功用〕去暑。下食。

消毒。〔主治〕勞傷。吐衄。時行赤眼。風火牙疼。乾欬。無痰骨蒸。內熱。蟲積下血。三焦火證。一切熱疾。諸瘡火閉痘瘡痔瘡漏管。

【胞衣】即胎衣。〔別名〕紫河車。混沌衣。〔性味〕甘鹹溫。〔功用〕大補氣血。〔主治〕一切虛勞損極。恍惚失志癲癇。

【胡王使者】(1)羌活之別名。(2)白頭翁之別名。

【胡瓜】蔬菜類。〔別名〕黃瓜。〔性味〕甘寒有小毒。〔功用〕清熱解渴利水道。

【胡瓜根】〔功用〕搗敷狐刺毒腫。

【胡瓜葉】〔性味〕苦平小毒。〔主治〕小兒閃癖。

【胡沙】即虎沙。

【胡豆】即登豆。

【胡芥】即白芥。

【胡芹】馬蘄之別名。

【胡枲】蒼耳之別名。

【胡韭子】補骨脂之別名。

【胡桃】果類。〔別名〕核桃。羌桃。〔性味〕甘熱。肉潤皮澀。〔功用〕補氣養血。潤燥化痰。益命門。利三焦。潤腸胃。悅肌膚。溫肺補腎。〔主治〕虛寒喘嗽。腰腳重痛。心腹疝痛。血痢腸風。〔禁忌〕肺有痰熱。命門火熾者勿服。

【胡桃皮】〔功用〕止水痢。染鬚髮。

【胡桃青皮】〔性味〕苦澀。〔功用〕烏髭髮。

【胡桃殼】〔功用〕燒灰入下血崩中藥。

【胡桃樹皮】〔功用〕黑髮。〔主治〕水痢。

【胡桐】香木類。〔產地〕甘肅蒙古等處。〔入藥部分〕樹脂滲入土中久而結成堅實之塊。極類黃礬。名胡桐淚。〔性味〕鹹苦大寒。〔功用〕瀉熱殺蟲。輭堅。〔主治〕毒熱。風勞。風疳。風蚛。溼熱牙痛。牙痛出血。咽喉熱痛。心腹煩悶。瘰癧結核。骨槽。齲齒。牛馬急黃黑汗。火毒。麪毒。砒石。為金銀銲藥。

【胡桐律】即胡桐淚。

【胡桐瀝】即胡桐淚。

【胡桐鹼】胡桐淚之堅實如石者爲最上品。

【胡粉】粉錫之別名。

【胡胭脂】胭脂以紫鉚染綿而成者、功用較尋常胭脂畧遜。

【胡乾薑】即天竺乾薑。

【胡荽子】蔬菜類〔別名〕香荽。胡菜。蒝荽。〔性味〕辛溫微毒、〔功用〕消穀。止頭痛。通小腹氣及心竅。利大小腸。辟一切不正之氣。痧疹痘瘡不出煎酒噴之。

【胡荽根葉】〔性味〕辛溫。〔主治〕飛尸。鬼疰。頭風。面上黑子。四肢熱結。腸風。脫肛。產後無乳。小兒赤丹。痧疹痘瘡不出。虺螫傷。解蠱毒。魚肉毒。伏石鐘乳。

【胡莧】即白莧。

【胡連】胡黃連之簡稱。

【胡麻】穀部麻類〔別名〕巨勝子。脂麻。芝麻。油麻。〔產地〕相傳漢張騫自大宛得種來故名胡麻。以別中國大麻也。今處處有之〔形態〕一年生草。高三四尺。莖方。葉長橢圓形而尖有柄。夏日莖腋開小唇形花。色白帶淡紫有黃色暈。結實有小刺毛。中含有數之黑色或白色或赤色細粒。即其子也。可供食品。又可療疾。黑者爲勝。入藥以黑者爲多。其莖。葉。花。子。殼。子油。子粉。油渣。各有功用。另詳本條。〔性味〕甘平。〔功用〕補中益氣。涼血。解毒。潤五藏。滋肺氣。補肝腎。烏鬚髮。明耳目。堅筋骨。塡精髓。利大小腸。〔主治〕病後虛熱。羸困。頭面遊風。齒齦腫痛。陰瘡。難產。〔用量〕四錢至兩許。〔有效成分〕胡麻油。脂肪油。〔驗方〕新胡麻熬香杵末。日服一小升。溫酒蜜湯薑汁皆可下。治腰脚疼痛。〔泡製〕水淘去浮者。晒乾以酒拌蒸半日。攤出再晒。臼中舂去粗皮。〔禁忌〕精氣不固者忌。

【胡麻油】〔性味〕甘微寒。〔功用〕解熱毒。利大腸。〔主治〕滑胎。熬膏多用之。

【胡麻花】〔功用〕潤大腸。生禿髮。

【胡麻苗】〔別名〕青蘘。〔性味〕甘寒。〔功用〕祛風解毒潤腸。

【胡麻粃】即胡麻油滓。〔功用〕殺疳瘡蟲。

【胡麻莖】〔功用〕點痣去惡肉。

【胡麻殼】〔主治〕半身不遂湯火傷。

【胡麻葉】〔性味〕甘寒。〔功用〕祛風解毒。潤髮利腸。補腦髓益氣血。澤皮膚堅筋骨。〔主治〕風寒溼痹。傷暑熱。婦人崩中血凝。注飛絲入喉。

【胡麻腐】胡麻子小粉所造成者。製法與豆腐畧同。〔性味〕甘平。〔功用〕清胃滑腸。潤肌解毒。

【胡梨】蜻蛉之小而黃色者。功用與尋常蜻蛉同。

【胡椒】木類。〔性味〕辛大熱有毒。〔功用〕溫中下氣。快膈消痰。〔主治〕寒痰食積。腸滑冷痢。陰毒腹痛。胃寒吐水。牙齒浮熱作痛。殺一切魚肉鱉蕈毒。〔禁忌〕多食損肺。走氣動火。動血損齒昏目。發痔瘡臟毒。有熱者尤當切忌。

【胡椒菜】石龍芮之別名。

【胡菜】（1）即胡荽。（2）蕓薹之別名。

【胡堇】雜草類。〔入藥部分〕葉。〔性味〕辛滑。〔功用〕止痛散血。〔主治〕癰腫金瘡。跌打傷骨。

【胡黃連】山草類。〔產地〕波斯沿海地。今廣東南海及陝甘諸省亦產之。〔入藥部分〕根。〔性味〕苦平。〔功用〕明目消果積。解煙巴巴豆毒。補肝膽。厚腸胃。理腰腎。〔主治〕欬嗽溫瘧。骨蒸勞熱。三消五心煩熱。霍亂下痢。陰汗。婦人胎蒸。小兒目赤潮熱。驚癇寒熱。不食。楊梅瘡。五痔癰疽。

【胡猻薑】骨碎補之別名。

【胡葱】葱之一種。〔性味〕辛溫。〔功用〕溫中下氣。消穀殺蟲。〔主治〕腫毒。

【胡葱子】〔性味〕有毒。〔主治〕中諸肉毒。吐血不止。萎黃憔悴。

【胡葵】即蜀葵。

【胡蜂】大黃蜂之黑色者。功用詳大黃蜂子條。

【胡榛子】即無名子。

【胡蔓草】鉤吻之別名。

【胡燕卵黃】燕身有黑斑而鳴聲大者。〔主治〕卒水浮腫。

【胡燕脂】落葵之別名。

【胡燕窠土】〔主治〕小兒驚邪丹毒。白禿口瘡皮膚中毒。

【胡燕糞】〔主治〕小兒驚邪。

【胡頹子】〔性味〕酸濇平。〔主治〕水痢。

【胡頹根】〔主治〕吐血不止。喉痹痛塞。惡瘡疥犬馬瘑瘡。

【胡頹葉】〔功用〕斂肺氣。〔主治〕肺虛短氣喘欬。

【胡薄荷】積雪草之別名。

【胡蟬】蟬花之產於邊外者。

【胡藭】芎藭之產於邊外者。

【胡蘆巴】即胡蘆菔之產於海南諸番者。〔別名〕苦豆。

【胡蘿蔔】菜類。〔性味〕甘辛平微溫。〔功用〕寬中。補中散滯。下氣利胸膈腸胃。

【胡蘿蔔子】〔性味〕苦大溫。〔功用〕散寒除溼。補右腎。暖丹田。壯元陽。〔主治〕腎臟虛冷。冷氣寒溼。疝瘕久痢。小腸氣。陰囊腫。脚氣。

【胡鹽】即戎鹽。

【胥餘】椰子之別名。

【致神】螵蛸之別名。

【苔衣】即垣衣。

【苔菜】紫堇之別名。

【苕搖】即翹搖。

【苘麻根】〔性味〕苦平。〔主治〕目生翳膜。一切眼疾。痢疾。

【苘麻實】〔功用〕去目翳。〔主治〕眼生瘀肉。倒睫拳毛。赤白冷熱痢。癰腫無頭。

【苜蓿】蔬菜類。〔別名〕木粟。光風草。〔性味〕苦平而濇〔功用〕去邪熱氣。利大小腸。

【苜蓿根】〔性味〕寒〔功用〕除煩熱。利小便。〔主治〕沙石淋痛。

【荷斗】即荷印。

【荷印】蛇屬。〔產地〕粵省。如蛇而有四足。〔入藥部分〕膏〔主治〕耳聾。

【荷格】黃精之別名。

【苡仁】薏苡仁之簡稱。

【苣瓜】千歲虆之別名。

【苣勝】胡麻之別名。

【若三】衛矛之別名。

【若芝】杜若之別名。

【苦丁香】甜瓜蒂之別名。

【苦丁茶】取安徽歙縣之茶葉。以苦丁葉焙製而成。〔性味〕甘苦〔功用〕散肝風。清頭目〔主治〕耳鳴耳聾。

【苦丁葉】枸骨葉之別名。

【苦瓜】菜類〔性味〕苦寒〔功用〕明目清心。除邪熱。

【苦瓜子】〔性味〕苦甘。〔功用〕益氣。壯陽。

【苦瓜花】〔主治〕目痛。胃氣疼。徽瘡。

【苦瓜葉】〔主治〕一切丹火毒氣。金毒。結毒。脂麻疔。大疔。疼痛。

【苦地膽】即地膽草。

【苦竹肉】即苦竹上所生之竹蓐。〔性味〕有大毒。〔功用〕破老血。殺三蟲。毒

【苦竹根】〔主治〕五臟熱毒氣。

【苦竹茹】〔功用〕下熱壅。〔主治〕尿血。

【苦竹筍】〔性味〕苦甘寒〔功用〕化痰。消渴。下氣。明目。利水道。益氣力〔主治〕面目并舌熱黃。不眠。中風。風熱失音。出汗。熱氣。心胸煩悶。脚氣。酒毒。牙痛。

【苦竹葉】〔性味〕苦冷。〔功用〕明目。發汗。利九竅。

〔主治〕煩熱。不睡。消渴。中風。痔瘻。目痛。口瘡。耳瘡。癬疥。一切惡瘡。頭瘡。

【苦竹瀝】〔功用〕明目利九竅。〔主治〕目痛。牙疼。口瘡。

【苦低草】茺蔚之別名。

【苦杏仁】杏仁之味苦者。

【苦杖】卽虎杖。

【苦杞】枸杞之苦者。

【苦豆】胡蘿蔔子之別名。

【苦板】卽苦芺。

【苦芺】隰草類。〔別名〕鉤芺。苦板。〔性味〕苦微寒。〔功用〕下氣解熱。煎湯洗痔。燒灰敷漆瘡及金瘡。

【苦猞】雜草類。〔產地〕秦州。〔入藥部分〕子。〔性味〕苦寒。〔功用〕明目。〔主治〕血風煩燥。

【苦花】貝母之別名。

【苦花子梗葉】雜草類。〔主治〕瘡毒。熱喉風。疔瘡。蛇傷。

【苦花椒】卽苦花子。

【苦苣】卽苦菜。

【苦茄】茄之一種。〔形態〕野生。小而有刺。其根子。皆可療疾。各詳本條。

【苦茄子】〔主治〕癰腫。

【苦茄根】〔主治〕瘡氣。癰腫。

【苦桔梗】桔梗根之苦者。開肺最佳。

【苦消】消石之別名。

【苦耽】卽酸漿。

【苦草】水草類。〔性味〕苦溫。〔主治〕嗜食乾茶。面黃。婦女白帶。產後惡露。

【苦酒】醋之別名。

【苦骨】卽苦參。

【苦匏】卽苦瓠。

【苦參】山草類。〔別名〕苦識。苦骨。地槐。白莖。〔產地〕河南四川最多。〔形態〕山野多年生草。高三四尺。六月開淡黃色花。花冠蝶形。成長穗花序。七月結實。爲細長結莢。內有二三子。如小豆而堅。根黃色。〔入藥部分〕根。其子與實亦有功用。另詳本條。〔性味〕苦寒。〔功用〕燥濕。淸熱。祛風。逐水。殺虫。〔主治〕大熱。熱毒。骨蒸。黃疸。腸風熱痢。癰腫。瘡疥。大風癩疾。濕瘡。〔用量〕一錢半〔處方〕配玉竹。丹皮。通草。茯苓。生地。六一散。蟬衣。蔡豆衣。治遍體濕瘡。浸淫作癢。〔著名方劑〕三物黃芩湯。黃芩一兩。苦參二兩。地黃四兩。治產後冒風。肢熱頭痛。〔泡製〕浸糯米濃泔汁一宿。其腥穢氣並浮于水面。重重淘過。即蒸晒切用。〔禁忌〕不可久服。致損腎氣。若脾胃虛而飲食減少。肝腎虛而火衰。精冷。及年高之人均忌。

【苦參子】〔別名〕鴉胆子。俗名鴉蛋子。〔性味〕苦寒。〔功用〕涼血解毒。防腐生肌。爲熱性赤痢特效藥。〔主治〕花柳毒淋。搗敷疔毒。〔用量〕少則七粒。極多五十粒。〔驗方〕耳中生瘜肉。以鴉胆子爛之。其肉即逐漸剝落。以龍眼肉裹之。內服治痔瘡。〔修治〕外裹黑殼。質頗堅硬。藥用須去殼。惟敲破時宜謹慎。不可傷其內仁。以仁含味極苦。每令人嘔吐也。

【苦參實】〔性味〕苦寒。〔功用〕明目。

【苦梗】苦桔梗之簡稱。

【苦瓠】菜類。〔別名〕苦匏。苦壺盧。〔入藥部分〕瓤。子。〔性味〕苦寒有毒。〔功用〕下水。通淋。利小便。〔主治〕大水腫滿。癰疽。瘡癬。

【苦瓠花】〔主治〕一切瘻瘡。

【苦瓠莖】〔功用〕治痲瘡。

【苦瓠蔓】即苦瓠莖。

【苦魚】〔性味〕苦微辛。〔功用〕消酒。除瘧。解酒毒。

【苦壺盧】苦瓠之別名。

【苦棗】果類。〔別名〕蹙洩。〔性味〕苦大寒。〔主治〕傷寒熱伏。狂蕩煩滿。大小便閉澀。

【苦菜】〔別名〕茶。苦苣。苦蕒。〔性味〕苦寒。〔主治〕

血淋痔瘻疔瘡癰腫。
【苦棠子花】〔性味〕甘平。〔主治〕黃疸。
【苦棠根】〔主治〕血淋便濇赤白痢。
【苦菫】(1)石龍芮之別名。(2)旱芹之別名。
【苦楝】楝之別名。
【苦楝子】楝實之別名。
【苦督郵】黃芩之別名。
【苦葫蘆】葫蘆之苦者。
【苦葴】即酸漿。
【苦葵】即龍葵。
【苦葶藶】葶藶之苦者。
【苦實把豆】番木鼈之別名。
【苦榛子】苦參子之譌。
【苦蜜】〔產地〕浙江處州。〔性味〕苦。〔功用〕驅風。
〔主治〕積熱暑積煩渴熱痢腸燥。
【苦魯麻棗】海欖實之別名。
【苦樹】梣之別名。

【苦澤】甘遂之別名。
【苦䔲】皐蘆之別名。
【苦蕎麥】蕎麥之一種。〔性味〕甘苦溫小毒。〔功用〕救荒充飢。
【苦蕒】即苦菜。
【苦薏】(1)即蓮薏。(2)野菊之別名。
【苦藉】苦芙之大者。
【苦藥子】解毒子之別名。
【苦櫧】櫧之木文粗赤而實大者。
【苦櫪】梣之別名。
【苦蘵】(1)即酸醬一種之小者。(2)敗醬之別名。
【苦蠪】蟾蜍之別名。
【苦識】即苦參。
【苦鹽】鹽池中未經煎煉之顆鹽。其味鹹苦者。詳鹽條。
【苧根】苧麻根之簡稱。

【苧蔴】隰草類。〔入藥部分〕根。〔性味〕甘寒。〔主治〕小便不通。痰哮欬嗽。脫肛不收。血淋。胎不安。

【苧蔴葉】〔主治〕金瘡傷折。血出瘀血。

【茵】芒之別名。

【英豆】山櫻桃之別名。

【英消】朴消之形似白石英。粒作四五稜。瑩澈可愛。〔性味〕功用與芒消同。

【英草】雜草類。〔入藥部分〕花。〔性味〕辛平。〔功用〕解煩。強陰。堅筋骨。〔主治〕頭風痹氣。女勞疸。

【英雞】原禽類。〔性味〕甘溫。〔功用〕益陽道。補虛損。令人肥健。悅澤。能食。不患冷。

【苴麻】大麻之雌者。詳大麻條。

【苻】白英之別名。

【苻蘺】白芷之別名。

【范志麴】建神麴之一種。福建晉江縣范志吳亦飛所創造者。〔性味〕甘淡。〔功用〕搜風。解表。開胸快膈。調胃健脾。和中。消積。進食。解酒。利水。止瀉。〔主治〕瘧疾。發熱。頭眩。瘴氣。欬嗽。嘔吐。傷食。腹痛。痞滿。氣痛。泄瀉。痢疾。

【茄】蔬菜類。〔別名〕落蘇。崑崙瓜。草鼈甲。〔性味〕甘寒。〔功用〕散血。止痛。消腫。寬腸。〔禁忌〕多食動風發病。

【茄花】〔主治〕金瘡。牙痛。

【茄根】〔功用〕散血消腫。〔主治〕血淋。下血。血痢。陰挺。齒䘌。口蕈。煮汁漬凍瘡。

【茄連】草類。〔功用〕解煤毒。

【茄蒂】〔主治〕腸風下血。血痔。口齒瘡䘌。生擦癜風。

【茄稞蟲】蟲類。〔主治〕男女童癆。

【茅爪子】仙茅之別名。

【茅朮】蒼朮之產於江蘇茅山者。

【茅竹筍】〔性味〕甘平。〔功用〕利竅。通血脈。化痰。

消食。

【茅花】茅草之花。詳黃白茅條。

【茅香】芳草類。〔入藥部分〕花。〔性味〕苦溫。〔功用〕溫胃。〔主治〕中惡嘔吐。冷勞久病。心腹冷痛。

【茅香莖葉】〔功用〕辟邪氣。令人香。

【茅栗】茅栗之譌。

【茅根】茅草之根。詳黃白茅條。

【茅蒐】茜草之別名。

【茅櫨】即山櫨。

【茅鍼】茅花之未曾開出如鍼者。力量較茅花為重。

【茒】（1）葦之別名。（2）女菀之別名。

【茒朮】茅朮之俗寫。

【茒蒜】即小蒜。

【茒質汗】雜草類。〔入藥部分〕根。〔功用〕去風行血。〔主治〕風癰。

【茇華】紫葳之別名。

【茇葀】薄荷之別名。

【茈胡】柴胡之正寫。

【茈草】即紫草。

【茈萎】瞿麥之別名。

【茈莨】即紫草。

【茉莉】芳草類。〔別名〕柰花。〔性味〕辛熱。〔功用〕澤髮潤肌。可作面脂。

【茉莉根】〔性味〕熱有毒。〔功用〕以酒磨一寸服。則昏迷一日乃醒。二寸二日。三寸三日。凡跌損骨節脫臼接骨者用此便不知痛。

【虹】鱟魚之別名。

【虹蟲】於海濱見虹處掘地所得之紅色蟲。〔功用〕益幃箔。

【虺】與蝮蛇同類。眼色如土。見人即昂頭相逐之。〔性味〕大毒。〔主治〕治癉疾。大風。惡疾。內漏。破傷風。

【虺牀】即蛇牀。

【虻】亦作䖟。(1)與蝱同。(2)貝母之別名。

【衍草】䕭伯之別名。

【貞女】即女貞。

【貞蔚】即茺蔚。

【負革肪】猪項下之脂肪。道家爲煉五金之用。

【負燊】負盤之譌。

【負勞】蜻蛉之別名。

【負殼蜒蚰】蝸牛之別名。

【負盤】爲行夜。蜚蠊。𧓍螽三蟲之統稱。

【負擔】茺蔚之別名。

【負蟠】鼠婦之別名。

【負蠜】即負盤。

【赴魚】三葉之別名。

【郁李仁】灌木類〔別名〕莫李。棠棣。〔性味〕辛苦甘平。〔功用〕下氣行水。破血潤燥。〔主治〕水腫癃急。大腸氣滯。關格不通。心悸。目張不瞑。〔禁忌〕津液不足者勿用。

【郁李根】〔性味〕酸涼〔功用〕散結氣。破積聚。

【重生果】婆羅得之別名。

【重皮】即厚朴皮。

【重石油】石油之加熱三百度至三百六十度者。功用較尋常石油爲良。

【重臺】(1)玄參之別名。(2)蚤休之別名。

【重樓】黃精之別名。

【重樓金線】蚤休之別名。

【重箱】百合之別名。

【重降】甘遂之別名。

【重邁】百合之別名。

【降香】降眞香之簡稱。

【降眞香】香木類〔產地〕蘇門答臘及南方諸省。〔別名〕紫藤香。雞骨香。〔性味〕辛溫〔功用〕辟惡氣怪異。傷折金瘡。止血定痛。消腫生肌。〔禁忌〕陰虛火盛者勿用。

【革蜂窠】山中大黃蜂之窠。入藥最佳。性味功用。詳露蜂房條。

【韭】蔬菜類〔別名〕草鍾乳。起陽草。〔性味〕辛微酸溫〔功用〕溫脾益胃。止瀉痢。散逆冷。助腎補陽。固精氣。煖腰膝。散瘀血。逐停痰〔主治〕吐衄損傷。一切血病。噎膈反胃。胃脘痛。藥毒食毒。狂犬蛇蟲毒〔禁忌〕多食神昏目暗。

【韭子】〔性味〕辛甘溫。〔功用〕補肝腎。助命門。煖腰膝。〔主治〕筋痿遺尿。洩精溺血。白帶白淫。燒烟薰蟲牙。〔禁忌〕下部有火。陰氣不固者勿服。

【韭花】食之動風。素有風疾者忌之。

【韭芽】韭葉嫩而黃者。食之滯氣。最爲無益。

【韭根】〔性味〕溫〔功用〕詳韭條。并可入生髮膏用。

【韭葉】〔性味〕熱。〔功用〕詳韭條。

【韭葉上露】〔性味〕甘平。〔主治〕白癜風。

【韭葉芸香】芸香草葉之似韭形者。

【風化消】鹵石類。即芒消於風日中。消去水氣者。〔功用〕清肺解暑。〔主治〕上焦風熱。小兒驚熱膈痰。點赤眼腫痛。

【風生獸】即風貍。

【風延苺】蔓草類〔產地〕南海。〔性味〕苦寒。〔主治〕小兒驚癇。寒熱。三消五淋。赤白毒痢。一切瘡腫。

【風車兒草】土茜草之別。

【風草】山草類。〔產地〕廣東高要縣境七里嚴中。〔主治〕風疾。太陽頭疼。昏目眩。瘡疾。

【風梢蛇】狀類烏蛇。性味功用。詳烏蛇條。

【風迹】即風延苺。

【風棗】即風草。

【風蛤】濕生蟲類。〔產地〕福建邵武縣。〔性味〕溫煖〔主治〕風痺。手足拘攣。折傷。

【風脚駝】駝之產於于闐縣境。行疾如風。日行千里者。功用較尋常駝爲良。

【風葉】〔性味〕微熱。〔功用〕追風活血。〔主治〕頭風。

【風葱】葱之一種。〔產地〕臺灣。〔主治〕風疾。

【風貍】〔產地〕嶺南及蜀西徼外山林中〔入藥部分〕屎腦〔主治〕諸風大風。

【風磨銅】〔產地〕西番〔主治〕一切風疾。

【風薑】即生薑根之風乾者〔性味〕與生薑根同。〔功用〕温中益肺。〔主治〕偏風頭痛寒嗽霍亂嘔吐腹痛脹滿冷痢血閉。

【風藤】即南藤。

【風藤草】即風草。

【風藥】(1)即風草(2)石南之別名。(3)澤蘭之別名。

【風藥菊】菊之一種。〔主治〕頭風。

【飛丹】黃丹之飛過者。

【飛天蜈蚣】地蜈蚣草之延蔓上樹者。

【飛生蟲】化生蟲類天牛之一種〔入藥部分〕角。〔主治〕難產。

【飛沉香】香木類。〔功用〕能和陰陽二氣可升可降外達皮毛內入骨髓益血明目活絡舒筋。

【飛來鳳】金雀之別名。

【飛松】屬夷果類。〔別名〕狐實梧實。〔產地〕滇中。〔功用〕下氣消痰和血脈定神魂〔主治〕怔忡。

【飛蚿蟲】馬陸之別名。

【飛魚】文鰩魚之別名。

【飛廉】隰草類。〔別名〕飛雉飛輕漏盧〔入藥部分〕花根〔性味〕苦平〔主治〕頭風旋運痟蟲。

【飛煙】鼻煙之一種滋潤不烈追風發汗尤良餘詳鼻煙條。

【飛雉】即飛廉。

【飛鼠】(1)即鼺鼠。(2)蝙蝠之別名。

【飛輕】即飛廉。

【飛蓬】蓬草之別名。

【飛藤】骨路支之別名。

【飛鸞草】雜草類。〔形態〕浙江杭縣葛嶺後山中。〔性味〕苦寒〔主治〕咽喉及口內諸病。

【食火雞糞】性味功用與駝鳥糞同。

【食茱萸】茱萸之一種。〔性味〕辛苦熱。〔功用〕暖胃溫中燥溼去水氣。〔主治〕欬逆上氣中惡心腹冷痛飛尸著喉口暴冷腹痛食不消冷痢滯下。

【食蛇鼠尿】〔主治〕蛇虺螫傷。

【食錦蟲】金蠶蠱之別名。

【首烏】何首烏之簡稱。

【香牙蕉】蕉之一種。性味功用與芭蕉同。

【香瓜】長生果之別名。

【香芋】蔓草類。〔性味〕香甜〔功用〕久服令人多男。

【香果】芎藭之別名。

【香油】蕓薹油及胡麻子油之別稱。

【香油蟲】馬陸之別名。

【香金板】甜橘紅之別名。

【香附】芳草類。〔別名〕莎草根。莎草香附。雀頭香。草附子水香稜水巴戟地藾根〔產地〕浙江金華縣〔形態〕多年生草。產田野及海岸砂地。莖高尺餘夏日開濃褐色花結子地下塊根有細黑毛肉白〔入藥部分〕根。尋常所稱香附者皆指根而言其子苗花亦有功用另詳本條〔性味〕辛微甘苦而平。〔功用〕開鬱破氣為婦科要藥〔主治〕痰飲積聚痞滿霍亂及胎產百病。〔用量〕錢半至三錢〔配合〕得參朮則補氣得歸地則補血得木香則疏滯和中得檀香則理氣醒脾得沉香則升降諸氣得芎藭蒼朮則解諸鬱得梔子黃連則降火熱得茯苓則交心腎。得茴香補骨脂則引氣歸元得厚朴半夏則決壅消脹得紫蘇葱白則散邪氣得三稜莪朮則消積塊得艾葉則治血氣暖子宮〔禁忌〕苦燥而耗血散氣若經水先期而淡氣血兩虛及失氣無聲無臭者均忌之。

【香附花苗】〔功用〕散氣降痰。〔主治〕多憂少氣。羸瘦。心忪心肺虛風胸膈不利腹中客熱膀胱連脅下常有氣妨礙皮膚瘙痒癮疹。

【香珀】琥珀之有香氣者。性味功用詳琥珀條。

【香茅】白茅之一種生湖南及江淮間性味功用。與尋常白茅同。

【香娘子】蜚蠊之別名。

【香茸】卽香薷。

【香茹】香薷之俗寫。

【香草】芳草類。〔產地〕西域。〔入藥部分〕葉。〔功用〕生津解鬱。〔主治〕心神善忘齒痛搖動胃火盛口臭食不知味體受風寒不快頭多風痱。髮穢觸人面生黑瘢瘟疫嵐瘴蚤虱壁蝨。

【香草枝花】〔功用〕辟諸蟲。

【香絨蔓】都管草之一種。〔入藥部分〕根。〔主治〕風毒瘡腫。

【香荽】卽胡荽。

【香豉】淡豆豉之炒香者。

【香麻】茅香之別名。

【香菜】(1)香薷之別名。(2)羅勒之別名。

【香楓】楓之別名。

【香葇】卽香薷。

【香鼠】獸類。〔產地〕雲南。〔主治〕疝。

【香蒿】卽青蒿。

【香蓋】菴羅果之別名。

【香貍陰】卽香貍之生殖器。〔性味〕辛溫。〔功用〕鎮心安神。〔主治〕中惡狂邪鬼神夢寐邪魔飛尸蠱疰瘧疫心腹卒痛。

【香蓼】蓼之有香氣者。

【香蕈】菜部芝栭類。〔性味〕甘平。〔功用〕益氣不飢。〔主治〕破血。

【香蕉】〔產地〕粵東。〔性味〕甘涼。〔功用〕潤腸清肺能收痲瘋毒。

【香菜】蘭芳草。【別名】香柔。香耳。香菜。蜜蜂草。【入藥部分】梗葉。【性味】辛溫。【功用】散皮膚蒸熱。解心腹凝結。清暑。消小便。【主治】嘔逆。水腫。脚氣。口氣。霍亂轉筋。【禁忌】性善溫散。無表邪而氣虛熱盛者忌之。

【香櫞】卽枸櫞。

【香爐灰】【功用】止血生肌。【主治】跌撲金刃傷損。

【香爐岸】香爐之口邊。【主治】疥瘡。

【香蘇】（1）卽水蘇。（2）卽紫蘇。（3）爵牀之別名。

【香櫞】櫞俗作圓。卽枸櫞。一名佛手柑。詳佛手柑條。

【香麝】麝之別名。

【香欒】果類。【性味】苦甘辛酸。【功用】下氣消食。快膈。化痰。解酒毒。【主治】腸胃中惡氣。憤懣痰氣欬嗽。濁惡之氣。【禁忌】無滯而虛者忌用。

十畫

【修脆】薯蕷之別名。

【俳蒲木】雜木類。【性味】甘平。【功用】止煩。【主治】少氣。

【倍子】五倍子之簡稱。

【倒吊】山果類。【產地】秦中及遼化沿邊等各處。【入藥部分】果。【性味】溫。【功用】利胸膈。健脾消食。

【倒生樹】榕之別名。

【倒回蟲】【主治】瘡瘍移動。

【倒行狗子】砂挼子之別名。

【倒金鉤】雷公藤之別名。

【倒捻子】都念子之別名。

【倒掛紫金鉤】雷公藤之別名。

【倒掛塵】卽梁上塵。

【倒掛藤】【性味】苦。【主治】一切老血。婦人產後諸疾結痛。血上欲死。

【倒摘刺】黃寮郎之別名。

【倒黏子】即倒捻子。

【倚待草】雜草類。〔性味〕甘溫。〔主治〕血氣虛勞。腰膝疼弱。風緩羸瘦。顏色枯槁。絕陽無子。婦人老血。

【倚商】通脫木之別名。

【倭硫黃】石類。〔產地〕日本。〔性味〕微酸大熱有小毒。〔功用〕補下元。助陽道。益命門火衰。滅斑殺蟲。通血止瀉痢。〔主治〕疥瘡。

【倮蟲】蝸牛之別名。

【淩水石】即寒水石。

【淩泉】黃環之別名。

【淩霄】紫葳之別名。

【凍青】即冬青。

【凍瓊枝】石花菜之別名。

【剛子】巴豆之別名。

【剛前】淫羊藿之別名。

【原蠶沙】〔性味〕甘辛溫。〔功用〕燥熱。去風除溼。〔主治〕爛弦風眼。消渴。熱中。癥結。腸鳴。心痛。腹內宿冷。冷血。瘀血。偏風。風痺。筋骨癱緩。皮膚頑痹。腰脚冷。輭半身不遂。婦人經閉。

【原蠶蛾】即原蠶沙。

【員實】即雲實。

【唐夷】雜草類。〔性味〕苦。〔主治〕踒折。

【唐婆鏡】鬼臼之別名。

【唐棣】扶移之別名。

【唐蒙】菟絲之別名。

【唐蜜根】紫荊皮根之別名。

【埊松】天名精之別名。

【埋頭蛇】蚺蛇之別名。

【城東腐木】即城東古木在土中腐爛者。〔性味〕鹹溫。〔主治〕鬼氣。心腹痛。下洩。便膿血。手足掣痛。蜈蚣咬傷。

【城裏赤柱】淮木之別名。

【城頭菊】菊之一種。〔產地〕浙江諸城垣上石罅中。〔性味〕甘寒。〔功用〕明目涼血。〔主治〕頭風喉痹瘍毒。

【城頭菊枝葉】〔主治〕疔瘡。瘰癧。眼瘡。天泡瘡。梅瘡。蛇傷。

【夏生】萊菔之別名。

【夏石】石鐘乳之別名。

【夏枯草】隰草類。〔別名〕夕句。鐵色草。〔入藥部分〕莖葉。〔性味〕辛苦微寒。〔功用〕補肝血緩肝火解內熱散結氣。〔主治〕瘿癧濕痹目珠夜痛。

【夏草冬蟲】即冬蟲夏草。

【夏菊】旋覆之別名。

【夏臺】草類艾之屬。〔性味〕味甘。〔功用〕主百病濟絕氣。

【奚毒】草烏頭之別名。

【娑羅】夷果類。〔產地〕蜀中及西歐等處。〔入藥部分〕子。〔性味〕甘溫。〔功用〕寬中下氣平胃通絡殺蟲。〔主治〕勞傷吐血心胃寒痛蟲痛胃脘肝膈膨脹疳積瘧痢風攣。

【宮粉茶】山茶之開粉紅色花者。

【害母草】鬼臼之別名。

【家母利】水楊梅之子紅如楊梅者詳水楊梅條。

【家母藤】葛公草之別名。

【家畜心】〔主治〕心昏健忘心虛作痛驚悸恐惑。

【家畜毛蹄甲】〔性味〕鹹平有毒。〔主治〕鬼疰蠱毒寒熱驚癇癲痓狂走。

【家茵陳】茵陳蒿之一種。〔功用〕解肌下隔。〔主治〕胸中煩。

【射干】隰毒草類。〔別名〕烏扇。烏翣。烏蒲。鳳翼。鬼扇。扁竹。仙人掌。紫金牛。野萱花。〔入藥部分〕根。〔性味〕苦寒有毒。〔功用〕瀉火解毒散血消痰利大腸鎮肝明目。〔主治〕喉痺咽痛結核瘕疝便毒瘧母經閉。〔禁忌〕有寒者多服作瀉

【射父】麝之別名。

【射罔】毒草類。〔性味〕苦有大毒。〔主治〕風痺頑瘡。〔禁忌〕虛人忌用若瘡腫而無膿水者亦不可塗。

【射洪煙】煙草之產於射洪縣者。其性清肅。善能導氣。餘詳煙草條。

【峭粉】即汞粉。

【師系】雜草類。〔性味〕甘。〔主治〕癰腫惡瘡。

【帥姑草】王瓜之別名。

【徐李】〔功用〕輕身益氣。

【徐長卿】山草類。〔入藥部分〕根。〔性味〕辛甘溫。〔功用〕殺精鬼辟瘟疫解蠱毒。

【徐黃】芳草類。〔性味〕辛平。〔主治〕心腹積瘕惡瘡。

【息王藤】〔性味〕苦溫。〔主治〕婦人產後腹痛惡露不盡。

【拳參】山草類。〔功用〕消腫氣。〔主治〕淋濁。

【拳黃雞子】雜草類。〔主治〕瘧疾霍亂吐痢。

【振靈香】返魂香之別名。

【挺領魚】鋸沙之別名。

【挾劍豆】刀豆之別名。

【旁其】烏藥之別名。

【旁通】刺蒺藜之別名。

【晉礬】即明礬。

【晏青】斑蝥之別名。

【栒】雜草類。〔入藥部分〕核。〔性味〕苦。〔主治〕身面癰腫。

【栗】果類。〔性味〕鹹溫。〔功用〕厚腸胃補腎氣。生嚼小兒疳瘡。〔禁忌〕小兒不可多食。生則難化。熟則滯氣。

【栗毛毬】〔主治〕火丹毒腫。

【栗花】〔主治〕瘰癧。

【栗根】〔主治〕偏腎氣。

【栗扶】栗實中薄皮。〔性味〕甘平澀。〔功用〕去面上皺文。

【栗殼】栗實外之黑殼。〔主治〕消渴。反胃。瀉血。解人參之力勝於萊菔。

【栗楔】即一毬三顆中之扁者。〔功用〕活血。〔主治〕筋骨風痛。腎虛腰脚無力。破冷痃癖。虛寒暴泄。拔惡刺。箭頭。瘰癧腫毒痛。

【栗當】即列當。

【栗鼠】功用與貂鼠同。

【栗樹皮】〔主治〕沙蝨溪毒。丹毒五色無常。及一切瘡毒。

【栝子松】海松之一叢三葉者。

【　樓仁】蔓草類。〔別名〕果蠃。瓜蔞。〔性味〕甘寒。〔功用〕瀉火。潤肺。滑腸。止血。降痰。瀉滌胸中鬱熱垢膩。生津。止渴。清咽。利腸。通乳。消腫。〔主治〕結胸。胸痺。酒黃。熱痢。二便不通。〔禁忌〕瀉者忌用。

【栝樓皮】栝樓實之外皮。〔主治〕欬嗽。口渴。

【栝樓根】〔別名〕天花粉。〔性味〕苦寒。〔功用〕瀉火。潤燥。滑痰。解渴。補虛。安中。通婦女月水。乳汁。〔主治〕痰熱。熱狂。八疸。煩滿。大熱。消渴。耳聾。唇乾。口燥。短氣。腸胃痼熱。疝痛。

【栝樓莖葉】〔性味〕酸寒。〔主治〕中熱傷著。

【栟椇】枳椇之別名。

【栩】橡實之別名。

【栯李】即郁李。

【栲】山樗之別名。

【核桃】即胡桃。

【根子】即筋子根。

【根韭】黃環之別名。

【格注草】毒草類。〔性味〕辛苦溫。大毒。〔主治〕蠱疰諸毒疼痛。

【桀步】擲劍之別名。

【桂】香木類。〔產地〕西川。廣西。安南。〔形態〕常綠喬木。高二三丈。葉長尺許。夏月開淡黃色或白色小花四出。其嫩枝皮肉多而半卷。中心皺起。去外面粗皮名肉桂。去內外皮者名桂心。頂上細枝名桂枝。結子曰桂丁。年老生蕈。名桂耳。其葉。根皮及花露。各有功用。別種曰牡桂。箘桂。天竺桂。各詳本條。

【桂丁】〔功用〕辟寒邪。〔主治〕心痛。胃痛。

【桂子】天竺桂子之簡稱。

【桂心】〔性味〕苦辛。〔功用〕補陽活血。通竅。利關節。煖腰膝。續筋骨。托癰疽痘瘡。生肌肉。消瘀血。殺三蟲。解草木毒。蛇蝮毒。〔主治〕一切風氣。勞傷。陽虛失血。風僻。結氣。壅痹。骨節攣縮。偏正頭風。噎膈。欬逆。心痛。腹滿。腹內冷氣。痃癖。癥瘕。下痢。經閉。血崩不止。〔用量〕四分至一錢。〔禁忌〕陰虛大旺者忌。

【桂耳】即多年老桂樹蒸出之蕈也。面紅色。〔主治〕一切血證。

【桂枝】〔性味〕辛甘溫。〔功用〕溫經。通脈。發汗。解肌。止煩。止唾。下氣。調營衛。〔主治〕自汗。傷風頭痛。骨節攣痛。風痹。鼻齆。欬嗽。手足痛風。脅風痛。〔用量〕幾分至二三錢。〔處方〕配麻黃。柴胡。荊芥。防風。生薑。葱白治風寒束表。配桑枝。附子。牛膝。威靈仙。茯苓。防己治關節疼痛。配芥子。厚朴。杏仁。半夏。治上氣咳逆。〔著名方劑〕(1)桂枝湯。桂枝。芍藥。生薑。各三兩。甘草二兩。大棗十二枚。治頭痛發熱。有汗惡風。鼻鳴乾嘔。(2)麻黃湯。麻黃三兩。桂枝二兩。甘草一兩。杏仁七十枚。治無汗身疼。胸滿咳喘。〔禁忌〕性能動血。陰虛大盛者忌之。

【桂花】即木犀花。

【桂根皮】〔主治〕牙痛。

【桂粉】粉錫之產於廣西桂林縣者。

【桂荏】紫蘇之別名。

【桂圓】龍眼之別名。

【桂葉】〔功用〕去髮垢。〔主治〕頭風。

【桃】〔性味〕辛酸甘熱微毒。〔功用〕解勞熱。益顏色。〔主治〕白禿頭瘡。

【桃仁】果類〔形態〕落葉並喬木。高丈餘。春時開花色紅或白。夏日實熟。甜美可口〔入藥部分〕仁。其花葉枝皮梟膠各有功用。另詳本條〔性味〕苦甘平〔功用〕破血去瘀。消炎鎭咳。緩肝潤燥。通大腸血秘。殺蟲〔主治〕熱入血室。風痺熱狂。骨蒸咳逆上氣。心下堅硬。瘰癧。惡瘡癥結經閉〔用量〕錢半至三錢〔采取期〕七月〔處方〕配歸尾。川軍。香附。紫參。紅花。艾葉。治血瘀經閉。少腹拒按痛脹〔著名方劑〕(1)桃仁承氣湯。桃仁五十個。大黃四兩。甘草。桂枝。芒硝各二兩。熱結膀胱。小腹結急如狂。(2)大黃䗪蟲丸。大黃二兩五錢。䗪蟲五合。黃芩二兩。甘草三兩。桃仁。杏仁。蝱蟲各一升。芍藥四兩。乾漆一兩。地黃十兩。水蛭。蠐螬各百枚。治內有乾血。肌膚甲錯。兩目黯黑。(3)千金葦莖湯。葦莖二升。薏苡。絲瓜瓣各五合。桃仁五十粒。治肺癰。咳有微熱煩滿〔禁忌〕無瘀血而悞用之。大傷陰氣。雙仁者有毒不可用。

【桃心】桃葉之嫩者。

【桃毛】桃實上之細毛。〔性味〕辛平微毒。〔主治〕寒熱積聚。癖氣。婦女血瘕。血閉。崩中帶下。

【桃奴】即桃梟。

【桃竹筍】〔性味〕苦小毒。〔主治〕六畜瘡中生蛆。

【桃杙】即桃橛。

【桃枝】性味功用與樹皮同。

【桃枝竹】百葉竹之滑可爲席者。

【桃花】〔性味〕苦平〔主治〕風狂。痰飲。腹痛。積滯腫滿。宿水。水氣。石淋。三蟲。惡氣。疰惡鬼。禿瘡。瘑瘡。

【桃花石】即赤白石脂之不黏舌。堅而有花點者。〔性味〕甘溫〔主治〕大腸冷。膿血痢。

【桃花鹽】鹽之一種〔主治〕胃痛。

【桃金孃】草類。〔別名〕金絲桃。〔產地〕廣西桂林。〔功用〕花能行血。子味甘。養血明目。

【桃柳藤】何首烏之別名。

【桃寄生】寓木類。〔性味〕苦辛。〔主治〕小兒中蠱毒。腹內堅痛。面目青黃。淋露骨立。

【桃梟】桃實着樹經冬不落者。〔性味〕苦微溫小毒。〔主治〕邪瘧。中惡。吐血。心痛。腰痛。小兒虛汗。頭上肥瘡。軟癤。痔瘡。

【桃絲竹二黃】竹之一種。〔產地〕兩廣交趾等處。即桃絲竹茹。

【桃絲竹青】即桃絲竹茹之第一層。功用相同而力遜之。

【桃絲竹茹】〔功用〕降痰火。〔主治〕血崩。疔癰。痘瘡。發背。蛇咬。天蛇毒。

【桃絲竹筍】〔主治〕白濁。

【桃絲竹筍殼】〔主治〕楊梅瘡。

【桃絲竹蝨】化生蟲類。〔主治〕疔瘡。痘疔。毒痧。痧疹。痔。癍。

【桃葉】〔性味〕苦平。〔功用〕發汗。〔主治〕風痹無汗。頭風。霍亂腹痛。惡氣。尸蟲。二便不通。小兒寒熱。客忤。瘡中小蟲。

【桃膠】〔性味〕苦平。〔功用〕止痛。和血。益氣。耐風寒。〔主治〕中惡疰忤。下痢。

【桃樹皮】〔性味〕苦平。〔功用〕辟疫癘。〔主治〕黃疸。胃熱。心腹痛。

【桃橛】〔功用〕卒心痛。鬼疰。破血。辟邪。〔主治〕風蟲牙痛。

【桃蟲】鷦鷯之別名。

【桃蠹蟲】蟲類。〔性味〕辛溫。〔功用〕殺鬼邪。辟不祥。食之令人悅顏色。

【桃蠹蟲糞】〔功用〕辟瘟疫。令不相染。

【桄桹】即桄榔。

【桄榔】喬木類。〔入藥部分〕子。〔性味〕苦平。〔功用〕破宿血。

【桄榔麵】〔性味〕甘平。〔主治〕虛羸損乏。腰脚無力。

【桐木】〔主治〕腫從脚起。

【桐皮】〔功用〕潤髮殺蟲。〔主治〕傷寒發狂。頭風。奔豚。五淋五痔小兒丹毒惡瘡跌撲傷損。

【桐花】〔主治〕豬瘡。

【桐蛀】化生蟲類。生桐樹中。〔主治〕惡腫毒。

【桐葉】〔性味〕苦寒。〔功用〕生髮消腫毒。〔主治〕惡蝕陰瘡。

【桑上寄生】卽桑寄生。又爲桑耳等物之統稱。

【桑木耳】木耳之生於桑上者。〔性味〕甘平有毒。〔功用〕宣腸胃益氣排毒氣。止血衂。〔主治〕癖飲癥瘕痃癖。積聚。久洩。腸風瀉血。丹石發熱。婦女血病。心腹痛。陰痛。經水不調。崩中帶下。陰陽寒熱。無子。產後血凝。金瘡。

【桑牛】(1)緣桑螺之別名。(2)嚙桑之別名。

【桑白皮】桑根白皮之簡稱。

【桑皮】桑根白皮之簡稱。

【桑耳】桑木耳之簡稱。

【桑臣】卽桑耳。

【桑枝】〔性味〕苦平。〔功用〕通關節。行津液。祛風利水。〔主治〕風寒濕痺諸痛。水氣。脚氣。

【桑花】苔草類。〔別名〕桑蘚。〔性味〕苦溫。〔功用〕健脾濇腸。止血。

【桑根下土】〔主治〕中惡風。惡水。

【桑根白皮】〔性味〕甘寒。〔功用〕補虛益氣。調中。開胃消痰。解渴。化食。殺蟲。瀉肺火。行水道。散瘀血。〔主治〕勞極。傷中。羸瘦。霍亂。吐瀉。虛勞客熱。渴熱。水腫。頭額痛。臚脹。髮鬢墮落。欬嗽。吐血。肺熱喘滿。消渴。尿多。婦人產後下血。惡露不絕。小兒重舌。流涎。鵝口瘡。天弔。墜跌損傷。金瘡。

【桑根白皮汁】〔功用〕生眉髮。解毒氣。〔主治〕破傷中風。小兒口瘡。唇腫。斫傷。燥痛。蛇蜈蚣蜘蛛咬傷。

【桑根蛇】赤楝蛇之別名。

【桑脂】卽桑葉滋。

【桑寄生】寓木類。〔性味〕苦甘平。〔功用〕堅腎助筋骨固齒長髮益血止崩漏下乳安胎散瘡瘍追風濕。

【桑寄生實】〔性味〕甘平。〔功用〕明目。

【桑莖實】雜草類。〔性味〕酸溫。〔功用〕益氣。〔主治〕婦人乳孕諸病。

【桑梨】梨之一種。〔主治〕口渴。

【桑黃】卽桑耳。

【桑椹】卽桑子。〔別名〕文武實。〔性味〕甘酸微溫。〔功用〕滋腎水利關節安魂鎭神聰耳明目生津止渴利水消腫解酒烏鬚。〔禁忌〕不可多食。多食致衄。

【桑葉】灌木類。〔性味〕苦甘涼。〔功用〕滋燥涼血止血去風長髮明目止消渴止盜汗。

【桑葚】卽桑椹。

【桑蛾】卽桑耳。

【桑榾柮】〔主治〕膈證。

【桑蝎】桑蠹蟲之別名。

【桑鳸】林禽類。〔性味〕甘溫。〔功用〕益皮膚。〔主治〕肌肉虛羸。

【桑錢】卽桑花。

【桑螵蛸】蟲類卽螳螂子房。〔別名〕蜱蛸。〔性味〕甘鹹平。〔功用〕益精氣固腎。〔主治〕虛損陰痿夢遺白濁血崩腰痛傷中疝瘕五淋小兒夜尿。

【桑檽】卽桑耳。

【桑蟲】桑蠹蟲之簡稱。

【桑雞】卽桑耳。

【桑蘚】卽桑花。

【桑癭】〔主治〕胃痛諸痙風痺。

【桑蠹蟲】〔別名〕桑蝎。〔性味〕甘溫。〔主治〕小兒驚風婦人崩漏墮胎下血產後下痢。

【桑蠹蟲糞】〔主治〕腸風下血婦人崩中產痢小

兒驚風胎癬。咽喉骨哽。

【桓】無患之別名。

【桊】榛之別名。

【桊栗】栗之叢生者。實大如杏仁。性味功用與栗同。

【桔枸】枳椇之別名。

【桔梗】山草類〔別名〕白藥。梗草。又名薺苨。今稱薺苨爲甜桔梗。〔形態〕多年生草。秋初開五瓣大花色紫或白根似牛蒡〔入藥部分〕根其蘆亦有功用另詳本條〔性味〕苦辛平〔功用〕破積。排膿。通竅。開提氣血。表散風寒。利頭目咽喉。開胸膈滯氣。〔主治〕痰壅喘促。鼻塞目赤。喉痺咽痛。齒痛。口瘡。肺癰乾咳。胸膈刺痛。下痢腹痛。腹滿腸鳴。〔用量〕小量幾分。中量三錢。大量兩許。〔有效成分〕石鹼素。〔配合〕配杏仁。貝母。前胡。遠志。瓜蔞。豁痰止咳。配蘇葉。前胡。牛蒡。貝母。疏散發表。配鬱金。枳殼。貝母。陳皮。治胸悶氣窒。配馬勃。貝母。甘草。牛蒡。治咽喉痛。〔著名方劑〕（1）桔梗湯。桔梗一兩。甘草二兩。治咽痛肺癰咳滿吐膿。（2）甘桔湯。甘草。桔梗各一錢。治咽腫喉痺〔泡製〕刮去浮皮。米泔水浸一夜。切片微炒用〔禁忌〕陰虛久嗽者忌。

【桔梗蘆】〔主治〕上膈風熱實痰。

【般孽】石類。卽石鍾乳之根部。附石而生。〔性味〕辛溫。〔功用〕強筋骨。〔主治〕瘀血結氣。寒熱洩痢。癥瘕。脚冷疼弱。婦人乳汁不通。爛傷鼠瘻。痔瘻。

【氣包魚】河豚魚之別名。功用詳河豚魚條。

【氣泥】煙油之別名。

【泰和老雞】雞之產於江西泰和吉水諸縣。〔性味〕甘辛熱〔功用〕內托痘瘡。

【浙朮】白朮之產於浙江者。

【浙貝母】貝母之產於浙江者。以象山產最著名。〔性味〕苦寒〔功用〕利痰解毒。宣肺氣。化堅痰。

開鬱結。清肝火。明耳目。消脹滿。降痰氣。止疼痛。〔主治〕時感煩熱。黃疸。喉痺。咽喉風。痰風。火痰嗽。咳嗽。喘吐血。衄血。肺痿。肺癰。疝瘕。淋閉。溺血。便血。風瘧。溼熱。婦人乳癰。妊娠小便難。癰瘍。瘰癧。腫毒。惡瘡。對口。面部惡瘡。頂上結核。發背。

【浙烏頭】即烏頭之產於浙江者。〔入藥部分〕根。〔功用〕追風活血。〔主治〕風痰。

【浙驢皮膠】浙人所造之黑驢皮膠。〔功用〕補血。潤燥。強力。伸筋。添精。固腎。〔主治〕內傷腰痛。

【浣草】天虋冬之別名。

【浮小麥】小麥入水浮起者。〔性味〕甘鹹寒。〔功用〕斂汗。益氣。除熱。〔主治〕自汗。盜汗。骨蒸虛熱。婦人勞熱。

【浮石】石類。〔別名〕海石。海浮石。〔性味〕鹹辛寒。〔功用〕軟堅。潤下。清肺。甯嗽。止渴。通淋。化上焦老痰。消癭瘤結核。〔禁忌〕多服損人血氣。

【浮貝】貝子之黑白各半者。〔功用〕令人寡色慾。

【浮蛆】酒釀之別名。

【浮麥】浮小麥之簡稱。

【浮罶】即扶罶藤。

【浮萍】即萍。

【浮爛羅勒】喬木類。〔性味〕酸平。〔功用〕補心開胃。〔主治〕冷痺。一切風氣。

【浴香】(1)即乳香。(2)即檀香。

【海月】介類。〔性味〕鹹大寒。〔功用〕瀉溼熱。〔主治〕鶴膝風。

【海月殼】〔功用〕瀉溼熱。〔主治〕溼爛瘡。

【海牛】介類海螺之屬。〔產地〕東海中。〔性味〕鹹溫。〔功用〕益腎固精興陽。

【海瓜皮】海參之產於南海泥塗中。無滋補力。

【海石】海浮石之簡稱。

【海石榴】石榴之高一二尺即結實者。功用與尋常石榴同。

【海米】蔄草子之別名。

【海羊】蝸牛之別名。

【海艾】艾之產於浙江鄞縣者。

【海男子】卽海參。以狀如男子之陰莖。故名。

【海芋】毒草類〔別名〕天荷。觀音蓮。羞天草。隔河仙〔性味〕辛大毒〔主治〕瘴瘧。風癩。蠱腫。伏硇砂。

【海松子】果類〔別名〕新羅松子〔性味〕甘辛溫〔功用〕潤肺開胃。散水氣。除諸風〔主治〕肺燥欬嗽。大便虛秘〔禁忌〕便溏精滑及有溼痰者勿食。

【海狗】膃肭之別名。

【海狗油】膃肭脂之別名。

【海狗腎】膃肭臍之別名。

【海虎】卽海獺。

【海金沙】隰草類〔別名〕竹圓荽〔性味〕甘滑寒〔功用〕除小腸膀胱血分濕熱〔主治〕腫滿。五淋莖痛。傷寒熱狂。

【海金砂】卽海金沙。

【海南沉香】沉香之產於瓊州島洞者。爲諸品之最。

【海砂】鹽之別名。

【海紅】海棠梨實之別名。

【海紅豆】喬木類〔性味〕微寒小毒〔主治〕花癬。頭面遊風。黑皮鼾黯。

【海紅柑】柑之樹小實大皮厚色紅者。功用同尋常柑。

【海胡桃】甘劍子之別名。

【海苔】苔草類〔性味〕鹹寒〔功用〕殺蟲〔主治〕癭瘤結氣。諸痔。鼻衄。

【海孫】卽王孫。

【海扇】車渠之別名。

【海根】隰草類〔入藥部分〕根〔性味〕苦溫〔主治〕喉痺。赤白遊瘮。霍亂。中惡心腹痛。鬼氣疰忤。飛尸。蠱毒。癰疽。惡腫。蛇咬大毒。

【海桐皮】喬木類。【別名】刺桐。【產地】廣南。【性味】苦溫。【功用】祛風去濕殺蟲能行經絡達病所。【主治】風蹷頑痺腰膝疼痛疳䘌疥癬目赤牙蟲。

【海桐花】【主治】金瘡出血。

【海浮石】即浮石。

【海荏】水英之別名。

【海蚆】貝子之別名。

【海馬】介類。【性味】甘溫平。【功用】壯陽道暖水臟。【主治】血氣痛瘕塊婦人難產疔瘡腫毒。

【海參】蟲類有刺者名刺參無刺者名光參。【產地】遼海。【性味】甘鹹溫。【功用】補腎益精壯陽療痿。

【海帶】水草類。【性味】鹹寒。【功用】下水。祛風。催生消癭。【主治】水病婦人病。

【海梧子】果類。【產地】安南。【性味】甘平。【功用】利大腸小腸。益智慧。開心胸。明耳目。【主治】怔忡健忘。

【海犀皮】【功用】活血。【主治】風疾。

【海犀膏】黃明膠之別名。

【海豚魚】鯨屬。【性味】鹹腥。【主治】瘴瘧飛尸蠱毒。

【海豚魚肪】【功用】殺蟲。【主治】痔瘻。惡瘡疥癬。犬馬瘑疥。

【海棗】海椶實之別名。

【海棠梨】棠梨之一種。【形態】其種來自海外春開紅花結實如木瓜而小秋日成熟。【入藥分部】實。【性味】酸甘平。【主治】洩痢。

【海菜】即海藻。

【海蛤粉】介類。【性味】苦鹹平。【功用】化痰。清熱。利濕。通便。消積聚。除血痢。【主治】嘔逆熱痰頑痰喘息上氣搐搦中風癱瘓煩滿腰痛胸痛脹急水氣。

【海蛇】鱗部無鱗魚類。【別名】水母。樗蒲魚。一作海蟄。〔性味〕鹹平。〔功用〕退熱化痰。〔主治〕婦人勞損積血帶下小兒風疾丹毒湯火傷。

【海檾】喬木類。〔入藥部分〕實。〔性味〕甘溫　〔功用〕補中益氣除痰止咳。

【海腴】人參之別名。

【海蜇】即海蛇。

【海蛙】淡菜之別名。

【海瘋藤】辣茄之別名。

【海精木】水英之別名。

【海蒳】鳳仙之別名。

【海豨】即海豚魚。

【海髮】海藻之類功用與海藻同。

【海榴】山茶之花帶色靑者功用詳山茶條。

【海燕】介類。〔性味〕鹹溫。〔主治〕損傷陰雨發痛。

【海蛳】介類。〔性味〕鹹寒。〔功用〕瀉熱降鬱氣解胸悶。〔主治〕瘰癧結核。

【海龍】魚類。〔產地〕閩粵南海中。〔功用〕益房幃。催生。

【海龍膏】湧泉膏之別名。

【海螵蛸】烏賊魚骨之別名。

【海螺】介類。〔入藥部分〕肉。〔性味〕甘冷。〔主治〕目痛累年心痛。

【海藤】〔入藥部分〕莖。〔主治〕目疾腫痛。

【海藥】蔓草類。〔入藥部分〕子。〔性味〕辛溫　〔功用〕破血消腫補骨髓續絕傷。〔主治〕蠱疰諸瘧酸疼痢疾解蛇毒。

【海藻】藻之一種。〔性味〕苦鹹寒。〔功用〕瀉熱散結去宿食。消五膈利小便下水腫。〔主治〕氣急痰飲心下滿癥瘕堅氣腹中雷鳴水氣浮腫皮間積聚暴㿉瘤氣結熱奔豚疝氣陰㿗卵腫脚氣頸下硬核瘻瘤瘰癧癰腫馬刀諸瘡。

【海蘇】積雪草之別名。

【海蘊】水草類。〔性味〕鹹寒。〔主治〕結氣在喉水癃。瘻瘤。水腫。

【海鰌】鰌魚之產於海中者。功用詳鰌魚條。

【海鰕】介類。〔性味〕甘平有小毒。〔主治〕飛尸疣蟲口中甘䘌齲齒頭瘡疥癬風瘙身癢。

【海鰩魚】〔性味〕甘鹹平。〔主治〕膏淋白濁。除莖澀痛。

【海鰩魚尾】〔主治〕齒痛。

【海鰩魚齒】〔主治〕瘴瘧。

【海鰻鱺】〔主治〕惡瘡疥瘡。疳䘌。痔瘺。

【海鰾鮹】即海螵蛸。

【海蘿】即海藻。

【海鹽沙】〔性味〕鹹大溫。〔主治〕虛勞冷氣。諸風不遂。

【海鹽】鹽之以海水製成者。功用詳鹽條。

【海驢】產於海島中。能入水不濡。其皮功用與尋常驢皮同。

【涅石】即礬石。

【消石】鹵石類。〔別名〕火硝。焰硝。地霜。〔性味〕辛苦微鹹。大熱有毒。〔主治〕霍亂吐利。心腹痛。破積散堅。〔禁忌〕性極猛烈。挾虛者勿輕服。

【消石朴】朴消之別名。

【消梅】即榔梅。

【涎衣草】地膚之別名。

【烈朴】即厚朴。

【烈節】蔓草類。〔入藥部分〕莖。〔性味〕辛溫。〔主治〕肢節風冷。筋脈急痛。

【烏丁泥】即烏爹泥。

【烏女】萎蕤之別名。

【烏文木】即烏木。

【烏木】喬木類。〔產地〕熱帶。〔性味〕甘鹹平。〔功用〕解諸毒。〔主治〕霍亂吐利。

【烏牛】牛之黑色者。功用較尋常牛為優。

【烏牛子】絲瓜子之別名。

【烏禾】稊苗似稗而穗如粟。有紫色毛者。功用與稗同。

【烏臼】即烏柏。
【烏吹】射干之別名。
【烏芋】荸薺之別名。
【烏豆】即黑大豆。
【烏花蛇】即烏蛇。
【烏金】（1）鐵之別名。（2）墨之別名。
【烏金石】石炭之別名。
【烏金磚】糞窖中多年之磚也。〔主治〕痘不灌漿。虛弱無力。
【烏桸】桸實之用火熏乾者。〔性味〕甘溫。〔主治〕下痢口苦嘔逆。金瘡。火瘡。狗咬傷。
【烏韭】苔類。〔性味〕甘寒。〔功用〕補中益氣。烏髮。〔主治〕寒熱。黃疸。腰脚風冷。小腸膀胱氣。金瘡內塞。湯火灼傷。
【烏食草】七葉黃荊之別名。
【烏扇】射干之別名。
【烏桕油】〔性味〕涼甘。〔功用〕烏髮。〔主治〕陰下水氣。瘡疥。腫毒。小兒蟲瘡。
【烏桕根皮】〔性味〕苦微溫。〔功用〕瀉熱毒。通二便。〔主治〕頭風。暴水。癥結積聚。二便祕結。小兒鹽齁。痰喘。疔腫。脚氣。溼瘡。蛇毒。鼠莽毒。砒毒。
【烏桕葉】〔主治〕中六畜肉毒。生疔腫欲死。
【烏爹泥】孩兒茶之別名。
【烏草】鼠尾草之別名。
【烏骨雞】〔性味〕甘平。〔功用〕補虛。退熱。〔主治〕一切虛損。消渴。中惡。鬼擊心腹痛。噤口痢。婦人崩中帶下。產後羸弱。
【烏鬼】鸕鷀之別名。
【烏巢子】鼠李子之別名。
【烏梅】〔性味〕酸溫平澀。〔功用〕斂肺。澀腸。利筋脈。生津。止渴。下氣。定心。安眠。除熱。涌痰。醒酒。去痺。殺蟲。解毒。消腫。止血。〔主治〕傷寒煩熱。虛勞。骨蒸。瘴瘧。霍亂。吐逆。蚘厥。口乾。牙關緊閉。噎膈。反胃。久嗽。好唾。煩滿。瀉痢。冷熱痢。休息痢。血痢。

大便不通。氣奔欲死。肢體疼痛。偏枯不仁。婦女崩中下血。脚上雞眼。

【烏梢駝】即烏蛇。

【烏犀】（1）即犀角之純黑無紋花者。性味最劣。（2）皁莢之別名。

【烏犀外丹】皁莢之別名。

【烏蛇】〔性味〕甘平。〔功用〕去風溼。〔主治〕大風。

【烏蛇皮】〔主治〕氣眼生翳。風毒。唇緊。唇瘡。

【烏蛇卵】〔主治〕大風癩疾。

【烏蛇草】七葉黃荊之別名。

【烏蛇膽】〔主治〕大風癘疾。木舌脹塞。

【烏魚】（1）即鱧魚。（2）烏賊魚之別名。

【烏魚蛋】即烏賊魚腹中卵。

【烏麥】即蕎麥。

【烏喙】皁烏喙之簡稱。

【烏椑】椑柹之別名。

【烏殼硬蟲】蟯蜋之別名。

【烏絨樹】合歡之別名。

【烏綷子】牛李子之別名。

【烏雄雞】雄雞之色黑者。〔性味〕甘微溫。〔功用〕補中。安胎。止痛。〔主治〕虛羸。耳聾。咳嗽。肚痛。風溼脚氣。癰疽。

【烏園】鳶尾之別名。

【烏滑石】滑石之色烏似黳上有青白膩文者。

【烏藥】南燭之別名。

【烏賊】烏賊魚之簡稱。

【烏賊骨】烏賊魚骨之簡稱。

【烏賊魚】鱗部無鱗魚類。〔別名〕烏鰂。墨魚。纜魚。〔性味〕酸平。〔功用〕益氣強志。通月經。

【烏賊血】〔主治〕耳聾。

【烏賊魚骨】〔別名〕海螵蛸。〔性味〕鹹溫。〔功用〕通血脈。祛寒溼。〔主治〕血枯。血瘕。血崩。血閉。腹痛。陰蝕。腫痛。瘧痢。疳蟲。目翳。淚出。聤耳出膿。

【烏賊魚腹中卵】〔性味〕鹹。〔功用〕開胃利水。

【烏賊魚腹中墨汁】〔主治〕血刺心痛。

【烏雌雞肉】〔性味〕甘酸溫平〔功用〕安心定志。辟惡。補血。助氣。益色。排膿。生血〔主治〕中風舌強。心中宿血。反胃。血邪。腹痛。踒折骨痛。風寒溼痺。婦人胎動。死胎。產後虛羸。乳癰。癰疽。

【烏飯草】南燭之別名。

【烏槎子】鼠李子之別名。

【烏翣】即烏扇。

【烏蒜】即石蒜。

【烏蒲】即烏扇。

【烏銀】銀之色黑者。〔功用〕辟惡。〔主治〕反胃。

【烏鳶】鳶尾之別名。

【烏樟】即釣樟。

【烏樠木】即烏木。

【烏蓲】菼薍之別名。

【烏蔆】蔆實之老而殼黑硬者。功用與尋常蔆實同。

【烏鴉肉】〔性味〕酸濇平。〔主治〕暗風癇疾。勞傷。骨蒸勞疾。吐血。欬嗽。小兒癇疾。辟鬼魅。殺蟲。

【烏鴉心】〔主治〕卒然欬嗽。

【烏鴉目】〔功用〕令人見鬼魅。

【烏鴉翅羽】〔主治〕從高墜下。瘀血搶心。面青氣短。痘瘡後陷。

【烏鴉頭】〔功用〕燒灰塗土蜂瘻。

【烏鴉胆汁】〔主治〕點風眼紅爛。

【烏癩樹】即烏絨樹。

【烏頭】毒草類。〔性味〕辛甘大熱。〔功用〕同附子而少緩。性輕疏。溫脾。逐風。宜風痰。〔禁忌〕陰虛而有熱者禁用。

【烏頭附子尖】附子正附根之尖端。〔性味〕辛溫大毒。〔主治〕風痰。癲癇。

【烏龍尾】倒掛塵之別名。

【烏龍刺】焦火把之別名。

【烏龍粉】燒馬糞釜臍上之煙煤。〔功用〕生肌。

【烏龍翅】焦火把之別名。
【烏龍草】七葉黃荆之別名。
【烏龍鬚】雞草類〔主治〕瘋疾勞瘵。一切血證。癰腫。
【烏氈】黑色之氈。〔主治〕賊風。婦人產後血下不止。火瘡。
【烏壘泥】即烏爹泥。
【烏蝣】蝣蛇之黑色者。
【烏雞冠血】〔性味〕鹹平。〔主治〕鬼擊卒死。暴赤目。目淚不止。婦人乳難。
【烏鯉魚】即鯉魚。
【烏藤菜】劉寄奴之別名。
【烏藥】香木類〔別名〕矮樟。鰟魮樹。〔性味〕辛溫。〔功用〕疏胸腹邪逆氣。散風順氣。〔主治〕中風中氣。膀胱冷氣。小便頻數。反胃吐食。宿食不消。瀉痢。霍亂。女人血凝氣滯。小兒蚘蛔。瘡癤疥癘。療猫犬百病。〔禁忌〕氣虛氣熱者禁用。
【烏藥子】〔主治〕陰毒傷寒。腹痛欲死。
【烏藥葉】〔功用〕補中益氣。〔主治〕小便滑數。
【烏蔗子】覆盆之別名。
【烏鰂】即烏賊。
【烏爛死蠶】蠶之爛死而呈黑色者。〔主治〕諸瘡腫毒。
【烏蘞莓】蔓草類〔別名〕五葉莓。龍草。龍葛。赤葛。赤潑藤。五爪龍。〔入藥部分〕根莖。〔性味〕酸苦寒。〔功用〕涼血解毒。利小便。癰腫。
【烏欖】橄欖之一種。〔性味〕甘澀溫。〔功用〕補血。
【烏欖仁】〔產地〕廣東。〔性味〕甘淡。〔功用〕潤肺下氣。補血。殺諸魚毒。
【烏鬱】菰手之別名。
【烘柹】〔性味〕甘寒澀。〔功用〕潤肺。寧嗽。澀腸。清胃。理焦煩。續經脈氣。通耳鼻氣。止口乾。除胃間熱。〔主治〕酒毒。
【烙鐵草】雷公藤之別名。

【烟藥】石類。〔性味〕辛溫有毒。〔主治〕瘰癧。瘻瘤。痔瘻。瘡根惡腫。

【特生礜石】礜石之不附著於他石者。〔性味〕甘溫有毒。〔功用〕聰耳明目。〔主治〕腹內絕寒堅結。鼠瘻。

【特迦香】香木類。〔產地〕西域。〔功用〕辟邪除穢。去疫祛鬼魅安魂魄定驚悸。

【狼子】(1)即狼牙。(2)狗胎骨之別名。

【狼牙】狼之齒。〔功用〕辟邪惡氣。猘犬傷。

【狼牙草】屬毒草類。〔別名〕牙子。狼齒。狼子。犬牙。〔入藥部分〕根莖。〔性味〕苦寒有毒。〔功用〕殺腹臟一切蟲。止赤白痢。洗惡瘡。

【狼牙葉】〔主治〕金瘡出血。婦女陰蝕。小兒陰瘡。

【狼皮】〔功用〕暖人辟邪惡氣。

【狼肉】〔性味〕鹹熱。〔功用〕補五臟。厚腸胃。塡骨髓。

【狼尾】〔功用〕辟邪氣。

【狼尾草米】穀類。〔性味〕甘平。〔功用〕令人不飢。

【狼把草】隰草類。〔入藥部分〕葉。〔性味〕苦鹹平。〔主治〕寒熱血痢。赤白久痢。積年疳痢。小兒大腹痞滿。丹毒。多年癬疾。

【狼杷草】即狼把草。

【狼毒】毒草類。〔入藥部分〕根。〔性味〕苦平有大毒。〔功用〕除胸下積癖。痰飲。癥瘕。療惡瘡。塗疥癬。〔禁忌〕氣虛者忌用。

【狼茅】即狼尾草。

【狼脂】〔功用〕補中益氣。潤燥澤皺。〔主治〕積久風痹。逆結之氣。諸惡瘡。

【狼喉靨】〔主治〕噎病。

【狼跋子】黃環子之別名。

【狼嗉下皮】〔功用〕去風止痛。

【狼齒】即狼牙。

【狼糞】〔功用〕燒灰油調塗瘰癧。水服治骨哽不下。

【狼糞中骨】〔功用〕燒灰水服。止小兒夜啼。又能斷酒。

【珠子草】七葉黃荊之別名。

【珠貝】貝子之素質紅章者〔功用〕明目。

【珠兒粉】〔性味〕甘滑。〔功用〕明目。開胃。運脾。解酒。生津。強腎。

【珠兒參】人參之產於閩中者。〔性味〕苦寒微甘。〔功用〕補肺。降火。下氣。〔主治〕牙痛。

【珠參】珠兒參之簡稱。

【珠樹】青琅玕之別名。

【珠蘭】蘭之一種。

【珠蘭根】〔入藥部分〕根。〔主治〕癰癤。

【珠鼈】鼈之一種。〔性味〕甘酸。〔功用〕辟疫癘。

【畜獸朽骨】〔主治〕骨蒸。

【畜獸血】〔性味〕甘平。〔主治〕煩熱。血枯。丹毒。菌毒。

【益母】卽茺蔚。

【益決草】雜草類。〔性味〕辛溫。〔主治〕久欬傷肺。

【益明】(1)茺蔚之別名。(2)地膚之別名。

【益符】溼生蟲類。〔主治〕閉。

【益智】芳草類。〔產地〕閩廣。〔入藥部分〕仁。〔性味〕辛溫。〔功用〕調氣安神。開鬱。濇精。益脾胃。補腎。利三焦。〔主治〕嘔吐。吐血。涎湧。客寒犯胃。熱傷心系。心氣不足。腹中冷痛。腹脹。瀉痢。遺精。虛漏。滑瀝。夢洩。小便赤濁。夜多小便。婦人血崩。

【益嬭草】芳草類。〔產地〕浙江永嘉縣。〔性味〕苦平。〔功用〕止血。〔主治〕五痔脫肛。

【盌兒胭脂】油胭脂之別名。

【盡旦】寒號蟲之別名。

【盡合子】預知子之別名。

【眞汞】靈砂之由硃砂中鍊出者。

【眞芋】芋之一種。性味功用與芋同。

【眞珠】介類。〔別名〕珍珠。蚌珠。蠙珠。〔產地〕廣東廉州。〔性味〕甘鹹寒。〔功用〕鎮心安魂墜痰拔毒收口生肌。下死胎胞衣。〔主治〕驚熱痘疔點目去翳膜綿裹塞耳治聾。〔禁忌〕病不由火熱者忌之。

【眞珠母】蚌殼之別名。

【眞珠草】草類。〔別名〕假油草。〔主治〕小兒百病。諸疳瘦弱眼欲盲。

【眞珠菜】蔬菜類。〔性味〕辛甘滑。〔功用〕利水通淋結消腹脹下氣。〔主治〕癃閉。

【眞甯豆】穀部豆類。〔產地〕陝西慶陽眞甯等處。〔性味〕甘平。〔功用〕解諸藥毒。

【鈸鉆】即菝葜。

【砥石】〔性味〕甘。〔功用〕止痛。〔主治〕血瘕目翳。熱瘙。

【砱砱石】即井泉石。

【破布】雜木類。〔產地〕廣東高要陽江陽春恩平等處。〔入藥部分〕葉。〔功用〕醒迷解夢香毒。

【破地錐】萊菔之別名。

【破故紙】補骨脂之別名。

【破管草】雀麥之別名。

【破銅錢】蘋之別名。

【破甕澄漿】髮頭走馬之別名。

【破關草】即破管草。

【砷】即砒石。

【祕惡】雜草類。〔性味〕酸。〔主治〕肝經邪氣。

【神丹】石類。〔性味〕辛溫小毒。〔主治〕百病寒熱。

【神木】茯神木之簡稱。

【神仙對坐草】隰草類。〔主治〕陰證傷寒黃疸初起脫力虛黃黃白火疸反胃噎膈水腫膨脹一切疝氣毒蛇咬傷。

【神末砂】丹砂之一種。

【神守】即鼈。

【神屋】水龜甲之別名。

【神座砂】丹砂之不經丹竈服之可面白延壽。

【神桃】即桃梟。

【神草】(1)人參之別名。(2)赤箭之別名。

【神符白雲】鉛霜之別名。

【神符樹】夜蘭之別名。

【神黃豆】〔產地〕雲南西南境。〔功用〕稀痘解痘毒。

【神狸】即香狸。

【神漿】甘露之別名。

【神箭】衛矛之別名。

【神箭打】即鬼箭打。

【神錦花】翠羽草之別名。

【神麴】穀部釀造類〔性味〕甘辛溫。〔功用〕散氣。調中開胃。化水穀。消積滯。〔主治〕痰逆癥結腹痛瀉痢脹滿翻胃回乳下胎目病〔禁忌〕脾陰虛胃火盛者勿用。能損胎。

【秦木】木之別名。

【秦爪】即秦艽。

【秦王試劍草】鹿蹄草之別名。

【秦皮】即梣皮。

【秦艽】山草類〔入藥部分〕根。〔性味〕苦平。〔功用〕宣通經絡。養血益膽。榮筋骨。〔主治〕煩渴寒熱。寒溼風痹虛勞發熱傳尸骨蒸潮熱酒疸黃疸頭風口噤牙痛胃熱。偏身攣急肢節痛手足不遂腸風下血二便不通小兒疳氣發背口瘡瘡口不合酒毒。

【秦荻藜】菜類藜之一種〔性味〕辛溫。〔功用〕破氣消食下氣〔主治〕心痛悒悒氣滿心腹冷脹。

【秦荻藜子】〔主治〕腫毒。

【秦椒】(1)花椒之產於秦中者。(2)辣茄之別名。

【秦菘】萊菔之別名。

【秦膠】即秦艽

【秦燕】燕之由於古秦地南來者。〔入藥部分〕毛。〔功用〕解諸藥毒。

【秦龜】即山龜以古秦中最多。

【秦歸】馬尾歸之別名。

【秧雞】原禽類。〔性味〕甘溫。〔功用〕療蟻瘻。

【秫米】穀類。〔別名〕黃米糯秫糯粟黃糯。〔性味〕甘微寒。〔主治〕肺瘧陽盛陰衰夜不得眠食鷄鴨成癥妊娠下黃汁。

【秫根】〔功用〕煮湯治風。

【笆笆】即芒。

【笆茅】即笆芒。

【粉口兒茶】即孩兒茶。

【粉沙參】南沙參之產於浙省者。〔功用〕散毒消腫排膿。

【粉兒茶】粉口兒茶之簡稱。

【粉草】甘草之大徑寸而結緊斷紋者。入藥最佳。

【粉團花】灌木類。〔性味〕寒。〔主治〕腎囊風除脉楊臭蟲。

【粉團根】〔主治〕喉爛。

【粉節草】萹蓄之別名。

【粉錫】鉛粉之別名。

【粉歸】當歸之色白者。質劣不入補劑。

【納鼈甲】〔性味〕小毒。〔主治〕傳尸勞婦女經閉。

【純陽草】金剛纂之別名。

【紗羊】蜻蛉之別名。

【紗帽翅】雜草類。〔入藥部分〕葉。〔主治〕癬疾。

【紙錢】〔性味〕與楮紙同。〔主治〕癰疽將潰。

【素心蘭】建蘭花之素心者。入藥最佳。

【素芝】即白芝。

【素柰】柰實之白色者。功用與尋常柰同。

【素燕窩】燕窩之以人工另製者。〔功用〕解食烟毒。

【素馨】銀雀之別名。

【紡車絃】紡紗車上所用之絃。〔主治〕坐馬癰。

【索干】雜草類。〔性味〕苦。〔主治〕耳病。

【羔羊】羊之幼者。

【羖羊】卽牡羊。產於西套蒙古。有青褐黑白等色。俗名河西羊。

【羖羊齒】百里奚草之別名。

【羖攊羊】羊之一種。產陝西河東等處。體甚健。

【耕香】芳草類。〔性味〕辛溫。〔功用〕調中去臭辟鬼。

【耿子】草烏頭之別名。

【胭支】胭脂之譌。

【胭脂】顏料之屬。〔產地〕江蘇廣東。〔性味〕甘平。〔功用〕活血解痘毒。防痘入目。〔主治〕小兒聤耳。鵝口。

【胯子金】金之一種。性味功用詳金條。

【能消】威靈仙之別名。

【能鼈】鼈之一種。〔產地〕吳與陽羨。〔性味〕大寒有毒。〔功用〕化血止痛。辟厭穢死氣。療折傷。

【脂衣柰】紫柰之別名。

【脂麻】卽胡麻。

【脂麻蟲】卽芝麻蟲。

【胒蛇】蛇之一種。〔產地〕雲南貴州及崑崙山中。〔性味〕有毒。〔主治〕癘風癧疽。

【胒蛇骨】〔主治〕腫毒。

【臭牡丹】牡丹之別種。〔入藥部分〕枝葉。〔主治〕一切癰疽疔瘡痔瘡脫肛。

【臭花娘草】天名精之別名。

【臭芙蓉】卽臭梧桐。

【臭桐】臭梧桐之簡稱。

【臭草】雜草類。〔產地〕西域。〔入藥部分〕花蕊葉。〔主治〕昏暈耳目痛。鼻血泄瀉洩。牆蚘蟲。心氣痛梅瘡。

【臭梧桐皮】〔主治〕一切風溼瘡疥汗斑鵝掌風。梅瘡痔腫溼火腿腫臁瘡。

【臭梧桐花】〔主治〕風氣頭風痢疾。

【臭梧桐根】〔主治〕牛支風。

【臭梧桐梗中蟲】〔主治〕風毒流注。

【臭梧桐葉】〔主治〕牛支風。偏頭痛。拄心疝疾。鼓脹。一切內外痔疾。脫肛。

【臭黃】形似雄黃而氣臭者。〔主治〕疥瘡。

【臭葡萄】臭藤之別名。

【臭蒿】即黃花蒿。

【臭樗】即樗也。以其有臭氣。

【臭橘】即枸橘。

【臭蟲】即壁蝨。

【臭藤】蔓草類。〔入藥部分〕根。〔功用〕散鬱結氣。〔主治〕風疾。風火流注。風痛。腸癰。疝氣。腿足風寒溼。折拘攣。瘰癧。痔毒。跌打損傷。

【臭蘇】薺薴之別名。

【䑕趾】雜草類。〔性味〕酸。〔主治〕煩渴。下氣。

【茖葱】葱之一種。〔性味〕辛微溫。〔主治〕瘴氣惡毒。諸蠱。狐尿。沙蝨。射工等毒。

【茖葱子】〔主治〕洩精。

【茗】茶之晚採者。

【荔支】即荔枝。

【荔支紅】山牛膝之別名。

【荔枝】喬木類。〔別名〕離枝。丹荔。〔產地〕閩粵四川。〔性味〕甘酸。熱。〔功用〕止渴。解煩。〔主治〕瘰癧。瘤贅。赤腫。疔腫。發小兒痘瘡。〔禁忌〕其性最熱。鮮者尤甚。多食發熱。火病人尤忌食之。

【荔枝奴】龍眼之別名。

【荔枝皮花根】〔主治〕喉痹腫痛。

【荔枝核】荔枝實內之核也。〔性味〕甘溫澀。〔功用〕散寒溼。〔主治〕心痛。胃脘痛。脾痛。小腸氣痛。㿗疝氣痛。婦人血氣刺痛。

【荔枝草】草類。〔別名〕皺皮葱。〔性味〕涼。〔功用〕涼血解毒。〔主治〕咽喉各症。癰。腫。楊梅。痔瘡。

【荔枝殼】荔枝實之殼。〔功用〕理血。〔主治〕婦女血崩。小兒痘瘡無漿。

【荔枝橘】橘實之膚理皺密如荔枝者。功用同常橘。

【荔實】馬藺實之別名。

【荔錦】荔枝肉之曝乾者。

【茛】草烏頭之苗。

【茜根】茜草根之簡稱。

【茜草】屬蔓草類〔別名〕蒨。茅蒐。茹藘。地血。染緋草。血見愁。風車草。過山龍。牛蔓。〔入藥部分〕根。〔性味〕酸鹹而溫〔功用〕行血止血。消瘀通經。〔主治〕風痺黃疸。崩暈撲損。痔瘻瘡癤。〔禁忌〕血少者忌用。

【茜草莖】性味功用與根同。

【茜草藤】即茜草。

【茡麻】即犬麻。

【茥】覆盆之別名。

【茨】即刺蒺藜。

【茨梧桐】烏不宿之別名。

【茨菇】即慈菇。

【茨菰】即慈菇。

【茭】馬蘄之別名。

【茭白】菰筍之別名。

【茭米】即菰米。

【茭杷】菰手之別名。

【茭草】即菰。

【茭蚤】壁蝨之別名。

【茭筍】即菰筍。

【茭蝨】即壁蝨。

【茭雞】即鵁鶄。

【茯兔】即茯苓。

【茯苓】屬寓木類〔別名〕伏靈。伏兔。松腴。不死麪。〔產地〕雲南。內質堅重。外如樹皮。形如龜鳥者佳。輕虛者次之。人種者力薄不堪用。〔形態〕菌類之一種。生松林中。成塊大如拳。皮黑而縐。內白微赤。或云松脂變成。或云假松氣而生。抱根而質鬆者名茯神。另詳〔性味〕甘溫〔功用〕益脾助陽。利竅除濕。定魄安魂。生津止渴。除虛熱。

通關節。【主治】寒熱煩滿。欬逆。嘔噦。水腫。淋瀝。泄瀉。【用量】二錢至六錢【有效成分】今尚未明大概。否有類似脂肪。及澱粉之含水炭素等。【處方】配猪苓澤瀉滑石通草等同用。爲利水劑。配黨參。白朮。甘草同用。爲補益劑。配薏仁。厚朴。砂仁。陳皮同用。爲健胃劑。配半夏陳皮枳殼蘇梗同用。爲化痰劑。【禁忌】凡腎虧。陰虛。小便不利。或不禁。虛寒精滑者。均忌之。

【茯苓皮】【功用】利水道。開腠理。【主治】水腫。膚脹。

【茯神】茯苓之抱根生者。【性味】甘平。【功用】行水。化痰。寧心。益智。安魂魄。養精神。【主治】五勞。風虛。風眩。口乾。驚悸。多恚。善忘。心虛氣痛。心下堅滿。

【茯神木】【性味】甘平。【主治】諸筋攣縮。偏風口面喎斜。毒風口噤不語。心神驚掣。健忘。脚氣痹痛。

【茯靈】即茯苓。

【茳芒】茳芒決明之簡稱。

【茳芒決明】隰草類。【性味】甘平。【功用】除痰。止渴。調中。令人少睡。

【茴芸】防風之別名。

【茴香八角珠】蒔草子之別名。

【茴香子】【性味】辛平。【功用】下氣。止痛。開胃。補命門。暖丹田。【主治】口臭。嘔吐。霍亂。瘧痞。膀胱腸胃間冷氣。腎勞。腎虛腰痛。癩疝。陰疼。小便數。傷寒脫陽。乾濕脚氣。諸瘻。蛇傷。

【茴香子油】【功用】驅風。祛痰。健胃。調味。

【茴香油】茴香子油之簡稱。

【茴香酒】茴香所浸之酒。【主治】卒然腎氣痛。睾丸偏墜。牽連心腹痛。

【茴香莖葉】【主治】卒惡。心腹不安。腎氣衝脅刺痛。不便。喘息。小腸氣卒。

【茴香蟲】卵生蟲類。【主治】小腸疝氣。

【茴草】即茴芸。

【茵芋】毒草類。〔別名〕芫草。卑共。茵蕷。〔入藥部分〕莖葉〔性味〕辛苦微溫有小毒〔主治〕風濕拘攣痺痛。

【茵陳】茵陳蒿之簡稱。

【茵陳蒿】隰草類〔入藥部分〕莖葉。〔性味〕苦寒。〔功用〕燥濕勝熱。發汗利水。〔主治〕黃疸。傷寒時疾。狂熱瘴瘧。頭痛頭旋。女人瘕疝。

【茵蔯蒿】即茵陳蒿。

【茵蕷】即茵芋。

【茶子】〔性味〕苦寒有毒。〔主治〕欬嗽。喘急。痰垢。

【茶油】㭎油之別名。

【茶枘】山果類。〔產地〕遼東塞外。〔入藥部分〕子。〔性味〕甘。〔主治〕脾胃一切病。

【茶根】〔性味〕苦。〔主治〕口爛。

【茶烏】烏木之置水即沉者。功用較尋常烏木為良。

【茶婆蟲】蜚蠊之別名。

【茶蛀蟲】蠹蟲之生於茶葉籠中者。〔入藥部分〕蛀屑。〔主治〕聤耳出汁。

【茶蟲蛀糞】即茶蛀蟲蛀屑。

【茶晶】水晶之雜有植物質而成茶褐色者。功用與尋常水晶同。

【茶菊】菊之一種。〔產地〕浙江省。〔性味〕苦甘平。〔功用〕明目。祛風。燥濕。除煩熱。益肺腎。搜肝氣。〔主治〕頭風。頭暈。目眩。咳逆。疔瘡。

【茶菊根】〔功用〕利水。〔主治〕癃閉。喉疔。喉癬。疔腫。紅絲疔。瘰癧。

【茶菊葉】〔主治〕紅絲疔。撲打損傷。

【茶葉】〔性味〕苦甘微寒。〔功用〕瀉熱。清神。消食。下氣。止渴。清頭目。利二便。通大小腸。〔主治〕傷暑。瘴氣。中風昏憒。霍亂煩悶。風熱痰涎。痰熱昏睡。熱毒頭痛。煩渴。心痛。腰痛。赤白下痢。婦人經水不通。小兒痘瘡。作癢。螻蛄瘡。瘻瘡。陰囊生瘡。脚丫溼爛。解酒食油膩燒炙毒。

【茸母】鼠麴草之別名。

【茹】即番薯。

【茹根】白茅根之別名。

【茹草】柴胡之別名。

【茹藘】茜草之別名。

【茺蔚子】隰草類。即益母草之子。〔性味〕辛微苦寒。〔功用〕調經益精。明目活血。順氣逐風。〔主治〕心煩痛。胎產帶崩。令人有子。

【茺蔚花】〔性味〕甘微苦〔功用〕與莖同。

【茺蔚根】〔性味〕甘〔功用〕與莖同。

【茺蔚莖葉】〔性味〕辛微苦〔功用〕行血活血。下水調經。解毒消腫。〔主治〕聤耳。面斑。喉閉。浮腫。瀉血。尿血。痔疾。二便不通。婦人崩中漏下。胎漏。產難。胎衣不下。子死腹中。產後血脹。血運。血風。血痛。血閉。乳癰。小兒疳痢。癰疹。疔腫。丹遊。惡瘡。撲損瘀血。馬咬。瘡蛇虺傷。硫黃。雄黃。砒石毒。

【茼蒿】蔬菜類。〔別名〕蓬蒿。〔性味〕甘辛平。〔功用〕安心氣。養脾胃。消痰飲。利腸胃。

【荁羊】山羊之細角者。功用與尋常山羊同。

【荅】即赤豆。

【荆三稜】三稜之產於湖北舊荆州府者。藥力最勝。

【荆芥】芳草類。〔別名〕假蘇。薑芥。鼠蓂。〔產地〕江蘇蘇州太倉出者佳。〔形態〕一年野生草。莖高二尺許。葉如針形。色淡黃綠。至夏梢頭成穗。開細小之唇形綠色花。略如紫蘇。實中有細子。如葶藶子。黃赤色。〔入藥部分〕莖。穗。尋常所稱荆芥者。皆指莖而言。其穗另詳後條。〔性味〕辛溫。〔功用〕發表。祛風。理血。散瘀。醒酒。清頭目。利咽喉。〔主治〕寒熱。風熱。惡風。腸風。赤痢。風氣壅滿。暴傷寒。頭痛。頭旋。目眩。口面喎斜。中風口噤。身強項直。產後中風。〔用量〕錢半至三錢。〔處方〕配防風。丹皮。赤芍。黃芩。黃連。枳實。大黃。治赤利腹痛。配防風羌獨活前柴胡桔梗川芎枳殼人參茯苓甘草薑葱。主治外科之增寒壯熱。並能消腫。配桑葉薄荷豆豉牛蒡葛根川貝桔梗銀花連翹。治風溫之寒熱及咽喉痛。〔著名方劑〕(1)荊防敗毒散。防風錢半。羌活獨活前胡柴胡枳殼桔梗赤苓川芎薄荷荊芥各一錢。人參甘草各五分。風熱相搏。邪氣在表。(2)防風通聖散。防風川芎當歸芍藥大黃蘇葉薄荷麻黃連翹芒硝各五錢。石膏黃芩桔梗各一兩。滑石三兩。甘草二兩。荊芥白朮梔子各二錢半。治一切風濕暑濕內外諸邪。(3)消風散。荊芥甘草各一錢。人參茯苓殭蠶川芎防風藿香羌活蟬蛻各五分。陳皮厚朴各三分。治頭目昏痛項背拘急目眩肢痛鼻塞多嚏。〔禁忌〕凡表虛有汗血虛寒熱及頭痛而赤因於陰虛火炎者均忌之。

【荊芥穗】性味功用與莖同而輕揚發散治上焦證尤宜。

【荊桃】卽櫻桃。

【荊黃楸】椅楸之別名。

【荊葵】卽錦葵。

【荊瀝】牡荊瀝之簡稱。

【荊鐵】鐵之產於當陽縣境者色紫而堅利功用較常鐵爲良。

【茈草】雜草類。〔性味〕辛。〔主治〕金瘡。

【荇絲菜】莕菜之別名。

【草八角】木八角之一種。〔產地〕浙江省之於潛昌化等處。〔入藥部分〕根。〔性味〕溫。〔功用〕消毒。〔主治〕骨內風痰癰毒。

【草木之王】南燭之別名。

【草王】桑蒸實之別名。

【草甘遂】蚤休之別名。

【草石蠶】山草類。〔入藥部分〕根。〔性味〕甘鹹平。〔功用〕除風破血下氣淸神散血止痛。〔主治〕

風痺。流注。眼疾。羊毛痧。黃疸。熱淋。癰疽。發背。結核。陰溼瘡。虎咬成瘡。諸刺入肉。硫黃毒。溪毒。蛇毒。

【草血竭】地錦之別名。

【草決明】青葙子之別名。

【草豆蔻】卽豆蔻。

【草果】芳草類。〔產地〕桂滇。〔入藥部分〕仁。〔性味〕辛熱。〔功用〕祛寒溼。除痰。破氣。消食化積。〔主治〕瘧癘。寒瘧。脾痛脹滿。婦人赤白帶下。

【草河車】草紫河車之簡稱。

【草金鈴】牽牛之別名。

【草附子】香附之別名。

【草禹餘糧】土茯苓之別名。

【草烏】草烏頭之簡稱。

【草烏喙】卽草烏頭之兩岐相合者。〔性味〕辛微溫。大毒。〔主治〕寒熱。風溼頑痺。腎氣衰弱。陰汗。腎溼。陰寒。腰痛。墮胎。癰腫。膿結。瘰癧。

【草烏頭】毒草類。〔別名〕土附子。〔性味〕辛苦大熱。有大毒。〔功用〕搜風勝濕。開頑痰。〔主治〕頭瘡。〔禁忌〕其性至烈。不可輕投。

【草珠兒】薏苡之別名。

【草紙】稻草所造之粗紙。〔性味〕甘平。〔主治〕腸風下血。癰疽惡瘡。小兒臍瘡。疹瘖。

【草素】草蘭之蕚中無紅斑點而色純者。氣最香而功效最多。

【草荔】木蓮之別名。

【草犀】山草類。〔入藥部分〕根。〔性味〕辛平。〔主治〕寒熱。欬嗽。痰壅。飛尸。瘧癘。喉痺。注忤。血痢。小兒寒熱。丹毒。瘡腫。虎狼蟲虺等傷。溪毒。野蠱。惡刺。諸毒。

【草紫河車】蚤休之別名。

【草豉】菜類。〔性味〕辛平。〔功用〕調中開胃。除惡氣。

【草雀】卽蒿雀。

【草魚】即鯶魚。

【草棉】草類〔別名〕古終。棉花。〔性味〕甘溫。〔功用〕花能止血殼可治膈燒灰用可敷凍瘡。

【草棉花子】〔性味〕苦辛溫〔功用〕外科用治惡瘡諸毒。

【草棉實殼】〔主治〕膈食膈氣。

【草雲母】雲實之別名。

【草當歸】當歸之色白而味薄者功力稍遜。

【草蜂】蜂之依草而居者其窠可療疾性味功用與露蜂房同。

【草裏金釵】玉釵草之開黃花者。

【草裏銀釵】玉釵草之開白花者。

【草蒿】(1)即黃花蒿之別名(2)青蒿之別名。(3)青葙之別名。

【草蜘蛛】蜘蛛之一種。〔主治〕疔腫。

【草蜘蛛絲】〔主治〕瘧疾。瘤贅。疣子。

【草蜜】即刺蜜。

【草節鉛】鉛之產於四川犍爲縣者。

【草蓯蓉】列當之別名。

【草藺】鹿豆之別名。

【草鞋】草製之履破壞者入藥。〔功用〕催生下胎。〔主治〕霍亂吐瀉骨痛小兒熱毒遊腫行路足腫。

【草鞋底】蒸筍片之別名。

【草鞋鼻】功用與草鞋同。

【草鞋鼻上布】即草鞋鼻上所緣之布〔功用〕發瘄疹。

【草鞋蟲】治詳蛐蜒條。

【草頭】苜蓿之別名。

【草鴟頭】貫衆之別名。

【草龍珠】葡萄之別名。

【草龍芻】龍鬚草之別名。

【草龍膽】即龍膽。

【草蘘】射干之別名。

【草螽】阜螽之生於黃上者。功用詳阜螽條。

【草鍾乳】韭之別名。

【草藺茹】藺茹之白色者。

【草續斷】石龍芻之別名。

【草藺子】〔主治〕目赤翳眼生膜。塵物入目。

【草蘭花】〔性味〕苦。〔功用〕宣氣利水道。〔主治〕痢疾滯下。

【草蘭根】〔主治〕瘋狗咬。

【草蘭葉】〔性味〕辛平。〔功用〕和血。調氣生津。去惡。利水道。〔主治〕消渴。膽疸。風病痰癖。婦人月經不調。癰腫。

【草麝香】鬱金香之別名。

【草鼅鼄】即草蜘蛛。

【草蟲蟲】蟲蟲之一種。詳蟲虫。

【章鼈甲】茄之別名。

【荍】即錦葵。

【荍麥】即蕎麥。

【荎藸】即五味。

【茌】白蘇之別名。

【茌桐】即油桐。

【荒夫草】無風獨搖草之別名。

【茵草】即莽草。

【蚖烏蠋】枸杞蟲之別名。

【蚊帳】青色夏布所製之辟蚊帳。〔主治〕遊風。陰癢難忍。

【蚊鷥樹】夜蘭之別名。

【蚌水】蚌殼中所含之水也。〔性味〕涼。〔功用〕清熱。消痰。除溼。〔主治〕雀目夜盲。婦人胎動。小兒啞驚。湯火傷瘡。酒積。丹石藥毒。

【蚌肉】〔性味〕甘鹹冷。〔功用〕止渴除煩。去溼。退熱明目。〔主治〕眼赤眼昏。痔瘻。婦人勞損。血下。血崩帶下。酒毒。丹石藥毒。

【蚌蛛】即眞珠。

【蚌淚】即蚌水。

【蚌殼】〔功用〕滋肝陰。清肝火。〔主治〕顛狂。驚癇。頭眩。耳鳴。心跳。胸腹䐜脹。婦女血熱。血崩。小兒驚搐。發痙。

【蚌殼灰】即蚌殼粉。

【蚌殼粉】即蚌殼製成之粉。〔性味〕鹹寒。〔功用〕明目。化痰。消積。止痢。清溼熱。〔主治〕反胃。嘔逆。水嗽。心胸痰飲。溼腫。婦女白濁。帶下。小兒疳疾。癰腫。瘰癧。溼瘡。陰瘡。

【蚍蜉】蟻之別名。

【蚍蜉酒草】鼠麴草之別名。

【蚑】水蛭之別名。

【蚓螻】蚯蚓泥之別名。

【蚳母】即知母。

【蚖青】地膽之別名。

【蚝蟲】蛄蟖之別名。

【蚝蟲窠】雀甕之別名。

【蚰蚭】即蚰蜒。

【蚤休】毒草類。〔別名〕草河車。重樓。金線。蚩休。草甘遂。〔產地〕江南卑濕之地。〔形態〕一莖獨上。高尺餘。莖當葉心。葉爲長卵形。色綠似芍藥。秋結紅子。根大如鬼臼。或蒼朮狀。又如尺二蜈蚣。又如肥紫菖蒲。外紫中白。有粘糯二種。各詳本條。〔入藥部分〕根。〔性味〕苦微寒。有毒。〔功用〕開結。導熱。涼泄內熱。〔主治〕小兒胎風。驚癇。疔毒。癰疽。瘰癧。蛇虫毒。〔用量〕二錢至四錢。〔處方〕同菊花。地丁草。丹皮。赤芍。主治疔毒初起。〔驗方〕小兒手足抽搐。蚤休末五分。冷水下。立效。〔禁忌〕元氣虛者忌。

【蚦蛇】〔性味〕甘溫。〔功用〕殺蟲。辟溫疫。瘴癘氣。〔主治〕癘風。飛尸。游蠱。喉中有物。吞吐不出。手足風痛。皮膚風毒。急疳。蝕爛。疥癬。惡瘡。疳瘡。狂犬嚙傷。

【蚦蛇膏】〔性味〕甘平小毒。〔主治〕耳聾。皮膚風毒。癩疾。婦人產後腹痛。

【蚺蛇膽】〔性味〕甘苦寒小毒。〔功用〕明目。護心。瀉熱。涼血。除疳殺蟲。〔主治〕大風疾。目中翳膜。目中腫痛。心腹䘌痛。血痢。蟲蠱下血。小兒八癇。腦熱。急疳。疳痢。齒疳。宣露。疳瘡。䘌漏。下部䘌瘡。痔瘡腫痛。

【蚨蚢】蚰蜒之別名。

【蚩休】即蚤休。

【豇豆】〔別名〕䜵䝈。〔性味〕甘鹹平。〔功用〕散血消腫。清熱解毒。〔主治〕消渴。吐逆。泄痢。便數。鼠莽毒。

【豹肉】〔性味〕酸平。〔功用〕壯筋骨。補絕陽。強志氣。耐寒暑。辟鬼魅。益氣。

【豹足】卷柏之別名。

【豹脂】即豹肉所製成之脂膏。〔功用〕生髮。澤膚。

【豹鼻】〔主治〕鬼交。狐魅。

【豹頭骨】〔功用〕辟邪。作枕臥。療頭風白屑。

【豺】酸熱有毒。食之損精神。消脂肉。令人瘦。

【豺皮】〔性味〕熱。〔主治〕冷痹。軟脚氣。小兒夜啼。疳痢。䘌齒瘡。腹中諸瘡。

【豺漆】即豺節。

【豺節】五加之別名。

【貢尖】六安茶之最佳者。功用詳六安茶條。

【貢麴】建神麴之黃淡色者佳。其青黑色者則較為和平。

【起貧草】紫堇之別名。

【起陽草】韭之別名。

【軒于】蕕草之別名。

【迷迭香】芳草類。〔產地〕西域。〔性味〕辛溫。〔功用〕除惡氣。辟鬼邪。

【追風使】五加之別名。

【逆流水】水之倒流者。〔功用〕吐痰飲。〔主治〕中風卒厥。痱疾。頭風。咽喉諸病。

【郎君子】介類。〔主治〕婦人難產。

【郎耶草】即狼把草。

【酒】〔性味〕苦甘辛大熱。〔功用〕和血行氣。壯神禦寒。除風散濕。逐穢辟邪。行藥勢。〔禁忌〕多飲則傷神耗血。損胃爍精。動火生痰。發熱助慾。致生濕熱諸病。

【酒母】即麴。

【酒杯藤】果類。〔產地〕西域。〔入藥部分〕子。〔性味〕甘辛平。〔功用〕消食下氣。消酒。止渴。辟邪瘧。殺蚘蟲。〔主治〕勞瘵尸疰。蟲蠱食果成積。癰腫瘰癧。瘿瘤結核。癰疽潰爛。

【酒泥草】即酒罈頭泥中之草。〔主治〕剪刀風。

【酒窩】即酒釀。

【酒漿】甘露之別名。

【酒蕈】即罈中酒年久所結之蕈。〔主治〕酒傷酒勞酒疸。

【酒糟】〔性味〕甘辛。〔功用〕溫中。消食。除冷。殺腥。潤皮膚。〔主治〕暴發紅腫。撲損瘀血。凍瘡。杖瘡。蛇咬。蜂叮。草菜毒。

【酒罈上紙】即封蓋酒罈口上之紙。〔主治〕皮膚間忽然血濺出。

【酒釀】〔性味〕甘辛溫。〔功用〕發痘。行血。益髓脈。生津液。〔禁忌〕性善升透。凡火上行者忌之。

【釜月中墨】即釜臍墨。

【釜炲】即釜臍墨。

【釜煤】即釜臍墨。

【釜臍墨】即釜臍下之黑灰。〔性味〕辛溫。〔功用〕消食積。〔主治〕鼻氣壅塞。舌腫。喉痺。陽毒發狂。霍亂心痛。中惡。蠱毒。吐血。血運。轉筋入腹。婦人逆產。惡血不下。小兒口瘡。金瘡。手搔瘡腫。

【陜州豉汁】陜州之豆豉汁。內有鹽椒生薑和製者。〔主治〕煩熱。

【陟釐】苔類。〔性味〕甘溫。〔功用〕溫中。消穀。強胃。止泄痢。〔主治〕天行病。消渴。心悶。心腹大寒。赤遊丹毒。

【除辛】鉤吻之別名。

【馬刀】介類。蚌蛤之屬。〔別名〕馬蛤。齊蛤。〔入藥部分〕殼。〔性味〕辛微寒有毒。〔功用〕消水癭氣痰飲。

【馬口鐵】馬口中所銜嚼之鐵環。〔性味〕辛。〔主治〕吐血氣促。婦人難產小兒驚風癇疾馬喉痺腫連頰。

【馬心】〔主治〕心昏善忘。

【馬牙半支】草類。〔別名〕醬瓣。半支。鐵梗半支。山半支。〔性味〕寒。〔功用〕消癰腫袪濕熱。利水和血。〔主治〕腸癰痔漏。瘰癧疔疽。蛇狗咬傷。

【馬牙匡骨】〔主治〕臁瘡潰爛。

【馬牙砂】丹砂之大者如拇指。小者如杏仁。光明無雜質者。

【馬牙消】朴消之結於上。而生牙如圭角。作六稜。〔性味〕甘大寒。〔主治〕目赤翳障澀淚痛積熱伏氣。小兒重舌鵝口。

【馬牙硝】即馬牙消。

【馬甲】江珧之別名。

【馬皮】〔主治〕難產。赤禿頭瘡。

【馬目毒公】鬼臼之別名。

【馬目奪公】八角連之別名。

【馬矢】即馬糞。

【馬矢蒿】即馬先蒿。

【馬先蒿】蒿之一種。〔別名〕馬新蒿。馬矢蒿。虎麻。練石草。爛石草。〔性味〕苦平。〔主治〕寒熱鬼疰。中風濕痺風癩癰閉石淋。

【馬耳】索干之別名。

【馬肉】〔性味〕辛苦冷有毒。〔功用〕除熱。下氣。長筋骨強腰脊。〔主治〕寒熱痿痺。傷中頭瘡白禿。豌豆瘡毒。

【馬肉蛆】〔主治〕牙蟲。

【馬行】紫參之別名。

【馬尾】〔主治〕女人崩中。小兒客忤。

【馬尾香】乳香之別名。

【馬尾連】草類。〔產地〕雲南。〔性味〕苦寒。〔功用〕去邪熱。〔主治〕小兒傷風及痘疹。

【馬尾絲】草類。〔產地〕臺灣。〔主治〕蛇蜂諸毒。

【馬尾歸】當歸之產於陝西頭圓多尾色紫氣香而肥潤者佳。

【馬屁勃】即馬勃。

【馬疕】即馬勃。

【馬肝】〔性味〕大毒。〔主治〕經水不通。

【馬肝石】何首烏之別名。

【馬豆】雲實之別名。

【馬辛】(1)土辛之別名。(2)菥蓂之別名。

【馬乳汁】〔性味〕甘冷。〔功用〕除熱止渴。

【馬乳葡萄】葡萄之實長者功用最良。

【馬夜眼】在馬足膝上。〔主治〕卒死尸厥齲齒疼。

【馬帝】即馬藺。

【馬明退】蠶蛻之別名。

【馬牀】即蛇牀。

【馬脯】〔主治〕寒熱陰萎。

【馬金南】馬檳榔之別名。

【馬金囊】馬檳榔之別名。

【馬前子】即車前子。

【馬勃】〔別名〕馬疕。馬氣。灰菰。牛屎菰。〔性味〕辛平。〔功用〕清肺散血熱解毒傳諸瘡。〔主治〕喉痺咽痛。

【馬思荅吉】木類。〔產地〕西域。〔形態〕似椒而香。〔功用〕開胃消食破積除邪。

【馬珂螺】珂之別名。

【馬胸】白棘花之別名。

【馬胞衣】〔主治〕經水不通。

【馬韭】麥虋冬之別名。

【馬唐】蕕草之別名。

【馬爬瓜】王瓜之別名。

【馬料豆】(1)黑大豆之別名。(2)黑小豆之別名。

【馬草】敗醬之別名。

【馬骨】〔功用〕止邪瘧燒灰和油敷小兒瘡痕敷乳頭飲兒止夜啼佩之辟温疫氣。

【馬兜鈴】蔓草類。〔別名〕都淋藤。〔性味〕微苦辛寒。〔功用〕清肺熱降肺氣。〔主治〕痰嗽喘促血痔瘻瘡。〔禁忌〕肺虛挾寒者勿用。

【馬兜鈴根】〔別名〕土青木香獨行根雲南根三百兩銀藥。〔性味〕辛苦冷。〔功用〕利大腸塗諸毒熱腫。

【馬勒口鐵】即馬口鐵。

【馬眼】〔主治〕驚癇寒熱腹滿小兒鬾病。

【馬絆繩】即繫馬之繩。〔主治〕小兒癎疾鼻瘡。

【馬脛骨】〔性味〕甘寒。〔功用〕補中氣降陰火。

【馬莧】馬齒莧之簡稱。

【馬蚰】馬陸之大者。

【馬蚿】即馬陸。

【馬通】即馬糞。

【馬通水】馬糞之用水化開以布濾汁澄清者。

【馬蓬】雜草類。〔性味〕辛。〔功用〕殺癬蟲。

【馬陰莖】〔性味〕甘鹹平。〔功用〕強志益氣長肌肉益陰氣。〔主治〕傷中絕脈小兒驚癇令人肥健。

【馬陸】溼生蟲類。〔性味〕辛温有毒。〔主治〕寒熱邪瘧堅癥痞結積聚腹大脅滿瘰白禿惡瘡瘜肉。

【馬陸】蟲類。〔別名〕馬蚿百足百節千足香油蟲。〔性味〕辛温有毒。〔功用〕消痞積辟邪瘧。

【馬湖連】黃連之產於四川馬湖者。

【馬策】即馬鞭。

【馬舃】車前之別名。

【馬蛤】即馬刀。

【馬蛭】即馬蜞。

【馬軸】即馬陸。

【馬新蒿】即馬光蒿。

【馬楝】馬藺之譌。

【馬溺】〔性味〕辛寒。〔功用〕殺蟲。〔主治〕癥堅積聚反胃消渴乳腫白禿牙疼。

【馬腦】〔性味〕有毒〔功用〕斷酒。

【馬蒁】鬱金之別名。

【馬蜂】卽土蜂。

【馬飯】蕕草之別名。

【馬瘍木】雜木類〔入藥部分〕根皮。〔主治〕惡瘡。疥癬生蟲奇癢。

【馬精香】返魂香之別名。

【馬蜞】水蛭之大者。

【馬蜩】蟬之別名。

【馬蟣】卽馬陸。

【馬銜】鐵馬銜之簡稱。

【馬銜芎藭】芎藭之節大莖細狀如馬銜者。

【馬鳴退】卽馬明退。

【馬價珠】眞珠之產於西番地方者。

【馬氣】卽馬勃。

【馬箭】黃精之別名。

【馬蓼】〔性味〕辛溫。〔功用〕去腸中蛭蟲。伏丹砂。雌黃。

【馬蝗】卽螞蝗。

【馬駒】菥蓂之別名。

【馬齒】〔性味〕甘平有小毒。〔主治〕小兒馬癇。水磨服。

【馬齒莧】蔬菜類。〔別名〕馬莧。五行草。五方草。長命菜。九頭獅子草。〔性味〕酸寒。〔功用〕散血解毒。祛風殺蟲利腸滑產。〔主治〕諸淋痔瘻血癖惡瘡。小兒丹毒。〔禁忌〕勿與魚鼈同食。

【馬齒莧子】〔功用〕明目利大小腸。〔主治〕青盲白翳。

【馬齒礬】礬石之色青白者。

【馬蹄】〔性味〕甘平。〔主治〕腸癰。瘀血。帶下。燒灰入鹽少許。摻走馬疳蝕。

【馬蹄決明】即決明。

【馬蹄金】金塊之形如馬蹄者。

【馬蹄香】杜衡之別名。

【馬蹄草】蕁之別名。

【馬錢子】番木鱉之別名。

【馬頭骨】〔性味〕甘微寒小毒。〔主治〕喜眠。齒痛。頭耳瘡。

【馬額】江珧之別名。

【馬氈】馬毛所織之氈。〔主治〕墜損疼痛。

【馬糞】〔性味〕微溫。〔功用〕止渴。〔主治〕傷寒勞復。攪腸痧痛。積聚脹滿。卒中惡死。衄血。鼻齆。吐血。口鼻出血。風蟲牙痛。熱毒攻肢。一切漏疾。下血。赤白久痢。婦人崩中。產後寒熱悶脹。小兒客忤。軀啼。惡瘡。凍瘡。金瘡。疔腫。杖瘡。傷風。筋骨傷破。馬咬瘡毒。馬汗入瘡。及剝死馬骨刺傷。

【馬糞中粟】〔主治〕脅痛。小兒寒熱。客忤不能食。金瘡。

【馬薊】（1）大薊之別名。（2）白朮之別名。

【馬薤】即馬藺。

【馬檳榔】檳榔之一種。〔入藥部分〕仁。〔性味〕苦甘寒。〔主治〕傷寒熱病。婦人產難。惡露不下。斷產。惡瘡腫毒。

【馬薰】秦蘳之別名。

【馬藍】藍之葉如苦蕒者。〔主治〕婦人敗血。

【馬蟥】水蛭之腹作黃色者。

【馬鞭】策馬之物以竹與革製成者。〔主治〕狐尿刺瘡。腫痛。

【馬鞭草】隰草類。〔別名〕龍牙草。鳳頸草。〔性味〕苦微寒。〔功用〕破血通經。殺蟲消脹。〔主治〕氣血癥瘕。下部䘌瘡。陰腫。發背。癰疽。楊梅毒氣。

【馬鞭草根】〔性味〕辛澀溫。〔主治〕赤白下痢。

【馬蟻】即蚍蜉。

【馬蟻草】即地錦。

【馬顛】雜草類。〔性味〕甘有毒。〔主治〕浮腫。

【馬驂】即馬鬐毛。

【馬蘭花】隰草類。（性味）甘平。（主治）面皰鼻齄。

【馬蘭根】（主治）喉痺。腫死。瘰癧。惡瘡。白蟲。

【馬蘭葉】（主治）面上瘢黶。

【馬蘭實】（性味）甘平無毒。或作寒。（功用）通小腸。利二便。（主治）皮膚寒熱。風寒溼痺。鼻衄。吐血。黃病。胃熱。心煩滿。小腸疝痛。水痢。婦人血氣煩滿。崩中。帶下。經行不止。血暈。癰腫。瘡癧。金瘡。蛇蟲咬傷。

【馬藻】即水藻。

【馬蘄子】菜類。（性味）甘辛溫。（功用）開胃。下氣。消食。溫中。暖脾。（主治）反胃。心腹脹滿。卒心痛。令人得睡。

【馬蘄莖】（功用）利胸膈。益脾胃。去冷氣。

【馬鬐毛】（性味）有毒。（主治）婦女崩中。

【馬蘭根葉】（性味）辛平。（功用）涼血。養新血。破宿血。（主治）瘧疸。衄。痢。金創。痔瘡。

【馬蘭頭】即馬蘭之嫩尖。

【馬鐲】即馬陸。

【馬蠸】即馬陸。

【馬鼈】即馬蜞。

【馬鬉】即馬鬐毛。

【骨托禽】鴕鳥之別名。

【骨咄犀】蛇角之別名。

【骨美】白薇之別名。

【骨貀】膃肭之別名。

【骨牌草】辟瘟草之小者。

【骨碎補】屬石草類。（別名）猴薑。猢猻薑。石菴閭。（入藥部分）根。（性味）苦溫。（功用）堅腎。（主治）耳鳴。腎虛久瀉。牙疼。行血。傷折骨痿。

【骨路支】蔓草類。（別名）飛藤。（形態）苗似凌霄。根如青木香。（性味）辛平。（主治）上氣浮腫。水氣嘔逆。婦人崩中餘血。癥瘕。殺三蟲。

【高良薑】芳草類。（別名）蠻薑。（產地）嶺南高州。

〔性味〕辛熱。〔功用〕暖胃散寒消食醒酒。〔主治〕胃脘冷痛嵐瘴瘧疾霍亂瀉痢吐惡噎膈冷癖。〔禁忌〕虛人慎用。

【高良薑子】〔性味〕辛溫。〔功用〕散寒燥溼辟瘴霧。溫腹腸消酒食。〔主治〕霍亂噎膈。反胃嘔吐酸水。虛瘧寒脹風寒牙痛心腹絞痛腸虛水瀉痢疾。

【高飛】（1）白楊之別名。（2）扶移之別名。

【高粱】稷之別名。

【高腳黃】茶菊花之黃色者。

【高麗參】人參之產於朝鮮者。又有百濟與新羅之別。力較吉林人參為遜。

【鬲子】附子根之左右附而偶生者。

【鬼仙橋】山馬蘭之別名。

【鬼目】（1）麂目之別名。（2）白英子別名。（3）石南實之別名。（4）紫葳之別名。（5）羊蹄之別名。

【鬼考】蛇牀子之別名。

【鬼臼】毒草類。〔別名〕九臼。天臼。鬼藥。馬目毒公。羞天花。璚田草。〔入藥部分〕根。〔性味〕辛溫有毒。〔功用〕殺蟲毒。解百毒。除鬼物。辟惡氣。下死胎。〔主治〕邪瘧。

【鬼皁莢】〔主治〕風瘡疥癬。

【鬼芋】芋之一種。〔功用〕充飢。

【鬼見愁】無患之別名。

【鬼車鳥】九頭鳥之別名。

【鬼油麻】漏蘆之別名。

【鬼芭】斷系之別名。

【鬼屎】土類。〔主治〕人馬反花瘡。刮取油塗之。

【鬼柳】櫸之別名。

【鬼面青】瑪瑙之青黑色者。

【鬼香油】雜草類。〔入藥部分〕根葉。〔功用〕潤肌膚。滋顏色。〔主治〕癀毒。冬瓜癰。附骨疽。瘤腫。毒蛇咬。蜂蠆螫。毛傷。

【鬼扇】射干之別名。

【鬼扇草】石草類。〔主治〕打傷。

【鬼桃】卽羊桃。

【鬼眼】龍眼之最小者。

【鬼釵】鬼鍼草之別名。

【鬼鳥】(1)鬼車鳥之簡稱。(2)姑獲鳥之別名。

【鬼卿】藁本之別名。

【鬼督郵】卽徐長卿。

【鬼腰帶】雜草類。〔入藥部分〕葉。〔功用〕散毒。

【鬼膊】蔓草類。〔入藥部分〕葉藤。〔性味〕苦辛溫。〔功用〕消癧腫。〔主治〕風血。

【鬼蒟蒻】天南星之別名。

【鬼蓋】人參之別名。

【鬼箭】衞矛之別名。

【鬼箭羽】卽衞矛枝幹上之羽。〔性味〕苦寒。〔主治〕歷節風。諸痺。腹痛。中惡。癥結。婦人崩中。經閉。〔入藥部分〕子。〔功用〕通氣。透膿。落胎。

【鬼骷髏】葵之殘老者。

【鬼齒】腐敗竹根之入地者。〔性味〕苦平。〔主治〕中惡。疰忤。心腹痛。魚骨鯁喉。尿血。小兒頭瘡。

【鬼燈檠】山慈菇之別名。

【鬼頭】蒟蒻之別名。

【鬼臉升麻】升麻根之內白外黑而緊實者。去鬚及頭蘆用之。

【鬼螺螄】卽石上螺螄其生於溪澗中者。〔主治〕白火丹。

【鬼醜】甘遂之別名。

【鬼鍼】卽鬼齒。

【鬼鍼草】隰草類。〔性味〕苦平。〔主治〕蜘蛛咬。蛇咬。蠍蠆螫傷。

【鬼藏】玄參之別名。

【鬼藥】卽鬼臼。

【鬼麗】烏韭之別名。

【鬼饅頭】木蓮之別名。

【鬼蠟燭】蒲包草實之別名。

【鬼髑髏】桃梟之別名。

十一畫

【乾冬菜】冬菜之蒸熟曝乾者。〔性味〕甘平。〔功用〕開胃和中下氣益血生津利三焦通二便。〔主治〕痰嗽聲音不出噤口痢疾白火丹湯火傷。

【乾地黃】即近時所稱之生地。〔產地〕懷慶。〔性味〕甘苦寒。〔功用〕滋陰退陽生血涼血調經安胎利大小便。〔主治〕血虛發熱勞傷咳嗽痿痺驚悸吐衄尿血血運崩中。〔禁忌〕凡脾虛泄瀉胃虛食少者禁用。

【乾陀木】木類。〔產地〕西域安南。〔入藥部分〕皮。〔性味〕溫平。〔功用〕主癥瘕氣塊溫腹暖胃止嘔逆破宿血。

【乾柹】即柹餅。

【乾苔】海苔之乾者。

【乾討叢】獨脚一枝蓮之別名。

【乾魚】鮑魚之乾者。

【乾棗】棗實之曝乾者。

【乾葛】葛根之曬乾者。

【乾漆】喬木類。〔性味〕辛溫。〔功用〕行血殺蟲破年深凝結之積滯瘀血續筋骨絕傷。〔禁忌〕虛人及慣生大瘡者禁用。

【乾薑】蔬菜類。〔性味〕辛熱。〔功用〕逐寒燥濕發表溫經定嘔消痰通四肢關節宣淸絡脈開胃扶脾消食去滯。〔主治〕冷痺寒痞反胃下痢腹痛癥瘕積脹。

【乾歸】即當歸。

【乾雞筋】淫羊藿之別名。

【乾藕節】藕節之陰乾者。

【乾蟾】蟾之曬乾者。

【乾蠍】蠍之曬乾者。

【偃鼠】即鼴鼠。

【假油柑】珍珠草之別名。

【假建】煙草葉絲之非產於福建者。

【假素馨】青藤仔花之別名。

【假豬螺】海螺之別名。

【假蘇】荊芥之別名。

【偏核桃】桃實之肉薄而尖者功用與尋常桃實同。

【偏精】黃精之葉偏生不對者。

【做打廳】即香打馬。

【側子】毒草類或作前子。〔性味〕辛大熱有大毒。〔主治〕冷風濕痺筋骨拘攣腰腳疼冷。

【側金盞花】黃蜀葵花之別名。

【側柏子仁】〔性味〕甘平。〔功用〕益心智。寧神。安魂定魄。補氣益血。止汗。補心脾。滋肝腎。興陽道。〔主治〕驚悸。恍惚。頭風。歷節風。風溼。腰中重痛。宿水。腸風下血。小兒驚癇。軀啼。疥癬。溼頭髮。

【側柏子殼】〔功用〕解砒霜毒。

【側柏枝節】〔主治〕風痺。歷節風。癘。疥。蟲癩。

【側柏油】即側柏樹榨取之油〔主治〕諸癬。癰毒。赤遊丹。禿瘡。頭面耳部黃水瘡。

【側柏根白皮】〔性味〕苦平。〔功用〕涼血生毛髮。〔主治〕火灼爛瘡。

【側柏脂】〔主治〕身面疣。

【側栢葉】〔性味〕苦濇微寒。〔功用〕補陰涼血。止吐衂崩淋腸風尿痢。去冷風濕痺歷節風痛。塗湯火傷。生肌殺蟲。炙罯凍瘡。汁烏髭髮。

【側柏瘿】老柏枝節間所生其狀如瘿瘤者。〔功用〕平胃。〔主治〕胃痛。

【側梨】陟釐之別名。

【兜木香】返魂香之一種。

【兜納香】芳草類。〔性味〕辛平。〔功用〕溫中。安神。除冷。辟惡。止痛。生肌。〔主治〕惡瘡。腫瘻。

【兜婁婆香】（1）櫰香之別名。（2）藿香之別名。

【兜鈴】馬兜鈴之簡稱。

【勒佉】紫鑛之別名。
【勒草】卽葎草。
【勒魚】〔產地〕東南海中。〔性味〕甘平。暖中開胃。
【勒魚鰓】〔主治〕瘧疾。
【勒鮝】勒魚之曝乾者。
【匏瓜】壺盧實之無柄而圓大形扁者。
【區余】雜草類。〔性味〕苦。〔主治〕心腹熱癃。
【晻叭香】藏香之黑色者。
【啄木鳥肉】〔性味〕甘酸平。〔主治〕風癇。勞瘵。噎膈。齲齒。䘌蟲牙。痔瘻。
【啄木鳥舌】〔主治〕齲齒痛。
【啄木鳥血】〔功用〕令人面增色澤。光彩射人。
【商陸】毒草類。〔別名〕當陸。〔性味〕苦辛寒有毒。〔主治〕水腫脹滿。瘕疝。癰腫。喉痺不通。濕熱之病。瀉蠱毒。塗惡瘡。墮胎孕。〔禁忌〕虛人勿服。
【商陸花】〔主治〕心神昏塞。健忘喜臥。
【商陸葉】〔主治〕腫疾。

【問荊】接續草之別名。
【國老】甘草之別名。
【國豆】卽豌豆。
【堅蚕】蚯蚓之別名。
【堇】（1）堇堇菜之簡稱。（2）草烏頭之別名。
【堇堇菜】旱芹之別名。
【堇葵】（1）卽堇堇菜。（2）石龍芮之別名。
【婆子】水黽之別名。
【婆木香】煎香之別名。
【婆那婆】波羅蜜之別名。
【婆固脂】卽補骨脂。
【婆律膏】龍腦膏之別名。
【婆娑石】〔產地〕南海。〔性味〕甘淡寒。〔主治〕瘴疫。頭痛煩悶。解一切藥毒。
【婆婆鍼袋兒】蘿藦之別名。
【婆婆鍼線包】卽婆婆鍼袋兒。
【婆婦草】百部之別名。

【婆羅門阜莢】阿勃勒之別名。

【婆羅門參】仙茅之別名。

【婆羅得】處喬木類。〔產地〕波斯。〔入藥部分〕子。〔性味〕辛溫。〔功用〕溫中。補腎。烏髭鬚黑髮。〔主治〕冷氣塊。痃癖。

【婆羅樹】天蘡冬之別名。

【婢屣魚】比目魚之別名。

【宿田翁】狼尾草之別名。

【宿芩】黃芩之舊根中皆朽者。

【寄生】鐵指甲之別名。

【寄生草】即桑上寄生。

【寄居蟲】蟲之寄居於螺殼中者。〔功用〕益心志。美顏色。〔主治〕難產。

【寄屑】即桑上寄生。

【密陀僧】金類。〔別名〕沒多僧。爐底。〔性味〕辛鹹平。有小毒。〔功用〕墜痰。鎮驚。止血。散腫。消積。殺蟲。〔主治〕腫毒。凍瘡。狐臭。

【密香】即沉香。

【密蒙花】灌木類。〔性味〕甘平微寒。〔主治〕目中赤脈。青盲膚翳。赤腫眵淚。羞明怕日。肝燥。

【寇脫】即通脫木。

【寇雉】即突厥鳥。

【將軍】(1)大黃之別名。(2)石硫黃之別名。

【將離】芍藥之別名。

【屏風】(1)防風之別名。(2)莕菜之別名。

【崑崙】白斂之別名。

【崑崙瓜】茄之別名。

【崑崙桃】冬桃之別名。

【崑崙草】青葙之別名。

【崑崙蔗】紅蔗之別名。

【崖香】海南沉香之產於崖州者。

【崖椒紅】〔性味〕辛熱。〔主治〕肺氣上衝。喘急欬嗽。

【崖棕】石草類。〔入藥部分〕根。〔性味〕甘辛而溫。

〔主治〕勞傷婦女血氣諸疾。
【崖蜜】石蜜之別名。
【崖鹽】光明鹽之山產者。
【巢鉤子】鉤栗之別名。
【帶柳】帶魚之小者。
【帶魚】鱗類〔性味〕甘平〔功用〕和中開胃。
【帶鳥】鵜鶘之別名。
【常山】毒草類〔別名〕恆山。亘草。雞尿草。鴨尿草。翻胃木葉名蜀漆〔性味〕辛苦寒有毒〔功用〕引吐行水袪老積飲〔主治〕諸瘧痰涎項下瘤癭〔禁忌〕挾虛者禁用忌葱茗。
【常山苗】〔性味〕辛平有毒〔功用〕破血散上焦邪熱〔主治〕傷寒寒熱溫瘧鬼瘧欬逆痰飲癥堅痞積鬼疰蠱毒。
【常吏之生】雜草類〔形態〕結實有刺。大如稻粱。〔性味〕苦平無毒〔功用〕明目。
【常更之生】常吏之生之譌。

【常春實】〔性味〕甘溫〔功用〕強腰腳〔主治〕風血羸老衄血不止。腹內諸冷。婦女血閉。
【常春藤葉】〔性味〕苦〔主治〕癰疽腫毒初起。疔瘡黑陷。
【常枲】蒼耳之別名。
【康伯豉】蒲州豉之別名。
【強仇】即百合。
【強膂】狗脊之別名。
【強瞿】即強仇。
【彫胡】菰米之別名。
【彫苽】即彫胡。
【彫蓬】即彫胡。
【御弋】鬼桃之別名。
【御米】罌粟之別名。
【御米殼】即罌粟殼。
【御棠】落葵之別名。
【惧華】雜草類〔性味〕甘無毒〔功用〕解心煩堅

筋骨。〔主治〕上氣。

【惟那木】南燭之別名。

【戚施】蟾蜍之別名。

【捻頭】寒具之別名。

【掃帚】地膚之別名。

【掃盆】輕粉之別名。

【排風】白英之別名。

【排草香】芳草類。〔產地〕嶺南及安南。〔入藥部分〕根。〔性味〕辛溫。〔功用〕辟臭。〔主治〕惡氣。鬼精天行時氣。風瘙浮腫。

【掘据】藺茹之別名。

【掛金燈】酸漿之別名。

【掛金藤】金線釣蝦蟆之別名。

【掛綠】荔枝實之最佳者。產廣東增城縣。詳荔枝條。

【接余】荇菜之別名。

【接骨】(1)攀倒甑之別名。(2)續斷之別名。

【接骨木】〔性味〕甘苦平。〔功用〕續筋骨。〔主治〕風痹齲齒。婦人產後血運。折傷。

【接骨木皮】〔主治〕金瘡。

【接骨木根皮】〔功用〕行血止血。下水氣。〔主治〕痰飲。痰瘧。產婦惡血。血氣。跌撲損傷瘀血。

【接骨仙桃】隰草類。〔性味〕甘淡溫。〔功用〕和胃。〔主治〕勞損虛怯。吐血。肝氣。癰腫。跌打。

【接骨草】隰草類。〔產地〕廣西省。〔功用〕續斷骨。〔主治〕折傷。

【接骨葉】〔主治〕痰瘧。

【接續草】隰草類。〔性味〕苦平。〔主治〕上氣。氣急。結氣。瘤痛。

【推石】綠膚青之別名。

【推車客】蜣螂之別名。

【推車蟲】即推車客。

【推青】即推石。

【推屎蟲】蜣螂之別名。

【推藁】千歲藁之別名。

【掬天皮】地衣草之別名。

【救火】(1)螢火之別名。(2)景天之別名。

【救命王】雜草類〔主治〕傷力吐血諸風痛損傷。無名腫毒小兒感冒風寒欬嗽。

【救赦人者】雜草類〔性味〕甘有毒。〔功用〕通氣。〔主治〕疝瘕羸弱。

【救窮草】黃精之別名。

【敗石】雜草類。〔性味〕苦。〔主治〕渴痹。

【敗芒箔】〔功用〕止血去瘀。〔主治〕鬼氣。疰痛。癥結。產婦血滿血渴腹脹惡露不盡經閉。

【敗弩筋】舊弓弩上之敗筋。〔功用〕伸筋痛絡。

【敗毒菜】羊蹄之別名。

【敗將】水龜甲之別名。

【敗蒲】芫花之別名。

【敗龜版】水龜甲之朽敗者。入藥最良。

【敗醬】隰草類〔別名〕苦菜。苦蘵。澤敗。鹿腸。鹿首。馬草。〔入藥部分〕根莖。〔性味〕苦平。〔功用〕解毒排膿行經破血。〔主治〕癰腫內癰。蠼螋尿瘡。

【旋花】蔓草類〔別名〕旋葍。續筋根。鼓子花。纏枝牡丹。〔性味〕甘辛溫。〔功用〕補勞損益精氣續筋骨。

【旋栗】即榛栗。

【旋根莖】〔性味〕辛溫。〔功用〕與花同。

【旋復】旋覆之俗寫也。

【旋葉】性味功用與根同。

【旋龜】龜之一種。〔主治〕耳聾。

【旋覆花】隰草類〔別名〕金沸草。金錢花。滴滴金。夏菊。〔產地〕河南山西最多。〔形態〕多年生野草。莖高二尺許。夏秋開狀頭花。深黃色。生水旁者花小。單瓣。人家栽者花大。蕊簇。葉橢圓形。互生。曝乾則變黑。根細白。〔入藥部分〕花。其根與葉另有功用。各詳本條。〔性味〕辛鹹溫有小毒。〔功用〕軟堅下氣行水通血脈消痰結堅痞唾如膠漆。〔主治〕噫氣。大腸水腫。頭目風。喘嗽嘔逆。脇滿痛。濕痺。〔用量〕錢半至二錢。〔處方〕配蔞皮。薤白。半夏。瓦楞。畢澄茄。佛手。治脇脹脘痛噫氣不舒。〔著名方劑〕（1）旋覆花湯。旋覆花三兩。葱白十四莖。新絳少許。治婦人半產漏下。（2）旋覆代赭石湯。旋覆花三兩。代赭石一兩。人參二兩。半夏五合。生薑五兩。甘草三兩。大棗十二枚。治汗吐下後。心下痞硬。噫氣不除。〔泡製〕去皮蒂及蕊殼。蒸用。入煎劑須以絹包之。〔禁忌〕陰虛勞嗽。風熱燥咳。及虛人大腸冷利者均忌之。

【旋覆根】〔主治〕風溼。筋斷。

【旋覆葉】〔主治〕疔瘡腫毒。金瘡出血。

【晚娘棒】烏不宿之別名。

【晚蠶】原蠶之晚成者。其砂入藥最佳。

【曹公爪】枳椇之別名。

【曹末砂】丹砂之一種。

【曼陀羅花】毒草類。〔別名〕風茄兒。山茄子。〔性味〕辛溫有毒。〔主治〕諸風寒濕。脚氣。驚癇。脫肛。

【曼遊藤】蔓草類。〔性味〕甘溫。〔主治〕久嗽。癬。

【望月沙】兔糞之別名。

【望江青】〔別名〕還精草。玉星草。銀脚鷺鷥。血見愁。〔性味〕苦寒。〔主治〕吐血。肺癰。星障。驚風。打傷。撲傷。

【望見消】石菖蒲之別名。

【望果】蜜望子之別名。

【望魚】即鱅魚。

【梁上塵】屋梁倒掛之塵。〔性味〕辛苦微寒。〔主治〕中惡。霍亂吐利。食積腹痛。噎膈反胃。吐食。鼻衄。齒衄。小便不通。婦人妊娠胎動。橫生逆產。妬乳。

【梅仁】梅實仁之簡稱。

【梅片】梅花冰片之簡稱。

【梅冰】梅花冰片之簡稱。

【梅杏】杏之實黃而味酸者。功用與尋常杏同。

【梅花】〔性味〕微酸濇。〔功用〕開胃。散鬱。生津。止渴。解暑。滌煩。安神。定魂。淸頭目。利肺。平肝。〔主治〕痰熱壅滯。唇瘡。瘰癧。結核。先天胎毒。痘毒。

【梅花冰片】卽梅花腦。

【梅花鹿】鹿之毛褐色而有白暈斑點者。以之合全鹿丸最良。

【梅花腦】龍腦香之狀如梅花者。爲最上品。詳龍腦香條。

【梅雨水】黃梅時節之雨水。〔性味〕鹹平。〔功用〕瘡疥。滅瘢痕。

【梅柏砂】丹砂之大如梅子。夜生光。

【梅核仁】卽梅實核中之仁。詳梅實仁條。

【梅根】〔主治〕風痺。霍亂。休息。

【梅梗】〔功用〕通上下膈氣。〔主治〕婦人胎孕三月久慣小產。

【梅葉】〔主治〕霍亂。休息痢。

【梅實】〔性味〕酸平。〔主治〕梅核膈氣。

【梅實仁】〔功用〕明目。益氣。〔主治〕煩熱。

【梅精】冰片之別名。

【梅螺】吐鐵之別名。

【梅邊】鞭筍之感梅雨溼氣而早生者。功用詳鞭筍條。

【梓根皮】〔性味〕苦寒。〔主治〕溫病感寒。變爲胃啘。時氣溫病。頭身煩熱。目疾。皮膚瘙癢。吐逆反胃。小兒壯熱。熱瘡。蝕瘡。瘡疥。熱毒。三蟲。

【梓葉】〔主治〕手足火爛瘡。豬瘡。

【梓藻】父陛根之別名。

【梔子】灌木類。〔性味〕苦寒。〔功用〕瀉心肺三焦火。〔主治〕心煩懊憹不眠。五黃。五淋。吐血。衄血。血崩。血痢。目赤。紫癜。白癩。皰皶。瘡瘍。〔禁忌〕損胃伐氣。虛者忌之。

【梔子仁】卽梔子中之仁。熱之蘊於內者用之。

【梔子皮】梔子之外皮。熱之在表面者用之。
【梔花】〔功用〕悅顏色。
【梗草】卽桔梗。
【梗雞】溼生蟲類。〔性味〕甘。〔主治〕痹。
【條】卽柚。
【條芩】卽子芩。
【梟】卽鴞。
【梟羊】狒狒之別名。
【梟景】桃梟之別名。
【梟鴟】鴞之別名。
【梣皮】〔性味〕苦微寒。〔功用〕明目。涼肝。益精。瀉熱。止痢。〔主治〕身熱。風寒。溼痺。目赤腫痛。赤眼。青翳。熱痢。帶下。驚癇。
【梣油】〔性味〕甘涼。〔功用〕益目。清胃。潤腸。殺蟲。解毒。除髮膩。
【梧桐子】〔性味〕甘平。〔主治〕小兒口瘡。白髮。
【梧桐皮】〔性味〕苦鹹寒。〔功用〕烏鬚髮。殺三蟲。〔主治〕腸痔脫肛。小兒丹毒。惡瘡。
【梧桐花】〔主治〕獺頭。杖丹。湯火傷。
【梧桐葉】〔功用〕消腫毒。生毛髮。〔主治〕癰疽。發背。蝕陰。惡瘡。
【梧鼠】螻蛄之別名。
【梧實】飛松子之別名。
【梫】桂之別名。
【梬棗】牛嬭柹之別名。
【梭子香】沉香之形似梭子者。
【液石】卽滑石。
【液雨水】卽液時之雨水。立冬後十日爲入液。至小雪爲出液。〔性味〕鹹平。〔功用〕宜煎殺蟲消積藥。
【涼木】松楊之別名。
【涼粉草】仙人凍之別名。
【淅二泔】卽洗米第二次之清水。性味功用與粳米泔同。

【淡巴菰】煙草之一稱。功用詳煙草條。

【淡竹花】小青草之別名。

【淡竹根】〔性味〕甘寒。〔功用〕消痰。去風熱。墮胎。〔主治〕煩熱。驚悸。迷悶。熱渴。子宮下脫。小兒驚癇。

【淡竹茹】〔製法〕於鮮竹上刮取之。先去青皮。用其內層。〔性味〕甘微寒。〔功用〕涼血除熱。〔主治〕傷寒勞復。驚癇。鼻衄。齒血不止。吐血。唾血。肺痿。胃熱噎膈。嘔啘。煩熱。五痔。崩中。胎動。小兒熱癇。

【淡竹殼】即淡竹嫩時之筍籜。〔功用〕去目翳。

【淡竹筍】〔功用〕消痰。〔主治〕熱狂。温疫迷悶。驚悸。頭風。顛仆。驚癇。天吊。

【淡竹葉】隰草類。〔性味〕甘寒。〔功用〕去煩熱。利小便。清心。

【淡竹瀝】〔性味〕甘寒。〔功用〕瀉火。降痰。潤燥。清胃。〔主治〕煩悶。消渴。中風。口噤。失音不語。顛狂。欬嗽。反胃。

【淡竹籜】即淡竹殼。

【淡肉果】煙草之別名。

【淡豆豉】〔製法〕黑大豆夏日水浸一宿。蒸熟攤席上。微温覆以蒿。約數日俟黃衣滿。以水拌之。乾濕得中。裝罌內。以厚桑葉覆之。泥封口。七日取出。晒一時。又水拌入甕。如是七次。再蒸。攤去火氣。貯甕內備用。〔性味〕苦寒。〔功用〕解表。發汗。除煩。下氣。調中。〔主治〕寒熱。瘧疾。疫氣。瘴氣。熱病。盜汗。煩躁。滿悶。懊憹。及不眠。頭痛。頭風。〔用量〕三錢。〔配合〕得葱則發汗。得鹽則湧吐。得酒則治風。得薤則治痢。炒熟則止牙。〔處方〕配山梔。葛根。豬赤苓。澤瀉。滑石。枳實。半夏。竹茹。治身熱汗出。頭痛口渴。胸悶泛噁。配枇杷葉。鬱金。射干。通草。治濕温氣分痺鬱而噦。〔驗方〕口舌生瘡。胸膈疼痛。用焦豉末。含一宿即瘥。〔著名方劑〕宣痺湯。枇杷葉二錢。鬱金。豆豉各錢

牛射干通草各一錢治濕溫痺鬱而欬〔禁忌〕熱結胸悶宜下不宜汗者忌之

【淡菜】介類〔別名〕殼菜海蚌東海夫人〔性味〕甘鹹溫〔功用〕補五臟益陽事理腰腳潤肺化痰止嗽滋陰〔主治〕虛勞傷憊精血衰少吐血久痢

【淨粉】番薯粉之依法製成者詳番薯粉條

【淫羊藿】山草類〔別名〕仙靈脾放杖草棄杖草千兩金乾雞筋黃連祖三枝九葉草剛前〔入藥部分〕根〔性味〕辛香甘溫〔功用〕補命門益精氣堅筋骨利小便〔主治〕絕陽不興絕陰不產冷風勞氣四肢不仁〔禁忌〕相火易動者禁用

【淮木】雜木類〔產地〕山西平陽縣及河東地方〔性味〕苦平〔功用〕補中益氣〔主治〕久欬上氣傷中虛羸淫痺婦女陰蝕漏下赤白沃難產

【淮豆】豌豆之大者詳豌豆條

【淮東子】溼生蟲類〔主治〕風痺溼腫

【淮烏頭】草烏頭之生於淮域者

【混元母】胞衣之別名

【混沌】雞卵殼之別名

【混沌衣】胞衣之別名

【清風藤】蔓草類〔主治〕風溼流注歷節鶴膝麻痺瘙癢瘡腫損傷

【牶】牛之牝者

【牶牛酥】酥之以牶牛乳製成者〔性味〕甘微寒〔功用〕潤臟腑和血脈利大小腸澤肌膚毛髮〔主治〕心熱肺痿胸中客熱渴嗽吐血虛勞急痛口瘡諸瘡

【牽牛】屬蔓草類〔別名〕草金鈴盆甑草狗耳草黑者名黑丑白者名白丑〔入藥部分〕子〔性味〕辛熱有毒〔功用〕瀉濕熱通下焦鬱遏及大腸風秘氣秘利大小便逐水消痰殺蟲墮胎〔主治〕水腫喘滿痃癖氣塊〔禁忌〕濕熱在血

分胃弱氣虛人禁用。

【犀皮】〔功用〕活血〔主治〕風。

【犀角】獸類〔性味〕苦酸鹹寒〔功用〕涼心瀉肝。淸胃中火熱祛風利痰辟邪解毒〔主治〕傷寒時疫發黃發斑吐血下血畜血發狂痘瘡黑陷消癰化膿定驚明目〔禁忌〕非大熱者不可輕服孕婦服之能消胎。

【犀洛】草類〔別名〕星洛泥洛〔性味〕甘〔主治〕小便癃閉。

【琉璃】石類〔主治〕目赤。

【琉璃草】雜草類〔產地〕廣東始興縣之玲瓏巖。〔主治〕風疾。

【琉璃燈浮子】〔主治〕火燒傷。

【瓠瓜】壺盧實之首尾如一者性味功用詳壺盧條。

【瓠壺】卽瓠瓜。

【瓷甌中白灰】瓷器初燒時相隔之灰〔主治〕游腫。

【甜勾根】覆盆根之別名。

【甜瓜】果類〔別名〕甘瓜果瓜熟瓜〔性味〕甘寒滑有小毒〔功用〕止渴除煩熱利小便通三焦間壅塞氣〔主治〕口鼻瘡〔禁忌〕胃寒者勿食多食作痢。

【甜瓜子仁】〔性味〕甘寒〔功用〕淸肺潤腸和中止渴解口臭〔主治〕腸癰。

【甜瓜花】〔主治〕心痛欬逆。

【甜瓜葉】〔功用〕補中〔主治〕小兒疳打傷損折。瘀血

【甜瓜蔓】〔主治〕經閉。

【甜瓜蒂】〔別名〕瓜丁苦丁香〔性味〕苦寒有小毒〔功用〕吐風熱痰涎上膈宿食〔主治〕風眩頭痛懊憹不眠癲癇喉痺頭目濕氣水腫黃疸濕熱諸病〔禁忌〕無實邪者禁用。

【甜石斛】卽霍石斛。

【甜杏仁】杏仁之味甘者。

【甜貝母】即川貝母。

【甜柑】柑實之先霜而黃每顆八瓣者功用較尋常柑為良。

【甜桔梗】薺苨之別名。

【甜消】即芒消英消與蘿蔔同煮煉去鹹味者功用與芒消英消同。

【甜茶】茶葉之不苦者。

【甜菜】枸杞之別名。

【甜葡萄酒】〔功用〕令病人精神速復。

【甜橘紅】即糖橘紅。

【甜蕎麥】即蕎麥。

【甜藤莖】蔓草類。〔性味〕甘寒。〔功用〕調中。解毒。止洩。令人肥健。〔主治〕蛇咬。瘡狂犬牛馬熱黃病。

【甜藤葉】〔性味〕辛臭。〔主治〕小兒痞滿。閃癖。

【甜櫧】櫧之木紋細白而實小者。

【甜櫧子】鉤栗之別名。

【產死婦人塚上草】雜草類。〔主治〕小兒醋瘡。

【畢石】膽礬之別名。

【畢豆】即豌豆。

【畢勃】即蓽茇。

【畢茄煙】煙草之一種。詳煙草條。

【畢楞伽】覆盆之別名。

【畢澄茄】〔性味〕辛溫。〔功用〕下氣。消食。暖脾胃。〔主治〕嘔吐噦逆。霍亂吐瀉。一切冷氣。痰澼。痘瘡入目。鼻塞。心腹氣脹。肚腹痛。膀胱冷。

【畢撥】即蓽茇。

【略石】即絡石。

【皁盧葉】灌木類。〔性味〕苦平。〔功用〕明目。除煩。止渴。消痰。利水。利咽喉。清上膈。通小腸。〔主治〕頭痛煩熱。淋疾。令人不睡。

【盒子草】天毬草之別名。

【盒兒藤】即盒子草。

【眾】秫之別名。
【眾戎】紫參之別名。
【硃砂】卽丹砂詳丹砂條。
【硃砂根】山草類〔性味〕苦涼。〔主治〕咽喉腫痹。
【硃砂魚】金魚之別名。
【硃砂銀】以諸藥合硃砂煉製而成者。〔性味〕冷。〔功用〕鎭心安神。〔主治〕驚悸中惡蠱毒心熱煩躁。憂忘虛弱。
【硇砂】鹵石類。〔別名〕磠砂。狄鹽。氣砂。北庭砂。透骨將軍。〔性味〕鹹苦辛熱有毒。〔功用〕消食破瘀。〔主治〕噎膈癥瘕去目翳胬肉。
【研星草】小將軍之別名。
【研茶】卽烏藥茶。
【研硃石鎚】研硃砂之石鎚。〔功用〕煮熨妬乳。
【研藥】香木類。〔產地〕南方諸省。〔入藥部分〕根。〔性味〕苦溫。〔主治〕霍亂中惡蠱毒腹內不調。痢下赤白。
【移角】車螯之角不正者。
【章柳】商陸之別名。
【章魚】〔性味〕甘鹹寒。〔功用〕益氣養血。
【章舉】卽章魚。
【笠】〔主治〕鬼疰精魅。
【符扈】桔梗之別名。
【粗榧】柀子之別名。
【紫丹】卽紫草。
【紫玉環】荔枝實之產於四川瀘縣者。〔功用〕辟除瘴癘。
【紫玉簪】玉簪花之開紫色者。
【紫石英】石類。〔性味〕心神不安。肝血不足。女子血海虛寒不孕者宜之。
【紫衣】卽古木錦花石瓦皆有之。〔性味〕苦。〔主治〕暴熱目黃黃疸下水熱痢。
【紫李】實甘美堪食功用與李同惟核仁不入藥。
【紫沙糖】〔功用〕和中和血。〔主治〕小兒痘痂不落。

【紫貝】貝子之類。〔性味〕鹹平。〔功用〕明目去目翳。解熱毒。〔主治〕小兒癍疹。

【紫貝齒】即紫貝。

【紫貝螺】即紫貝。

【紫佳石】〔產地〕直隸邯鄲縣。〔性味〕酸。〔主治〕瘀血氣。

【紫河車】(1)胞衣之別名。(2)金線重樓之別名。

【紫芺】紫草之別名。

【紫芝】芝之一種。〔性味〕甘溫。〔功用〕堅筋骨利關節。〔主治〕虛勞耳聾痔疾。

【紫花地丁】隰草類。〔別名〕箭頭草。獨行虎。羊角子。米布袋。〔性味〕苦辛寒。〔主治〕一切癰疽發背疔腫瘰癧無名腫毒惡瘡。

【紫花桐】紫桐之別名。

【紫花梨】梨之一種。〔主治〕心熱。

【紫花菘】菘之別名。

【紫金牛】山草類。〔產地〕福州。〔性味〕辛平。〔功用〕解山嵐瘴毒。瘡毒。中諸毒。

【紫金皮】(1)紫荊皮。(2)紅木香之別名。(3)野萊菔之別名。

【紫金沙】露蜂房頂上之實處。

【紫金藤皮】〔主治〕腎氣。惡瘡腫毒。損傷瘀血。

【紫建】黑老虎之別名。

【紫柰】柰之花青核紫實大如升。其汁如漆者。功用與尋常柰同。

【紫背天葵】雜草類。〔入藥部分〕根。〔性味〕辛涼。〔功用〕清熱。〔主治〕勞傷疝氣。癰疽腫毒。疔瘡瘰癧。痔瘡。跌撲。瘋犬傷。

【紫背仙橋】毛葉仙橋葉之紫背者。詳毛葉仙橋條。

【紫背金盤】石草類。〔入藥部分〕根。〔性味〕辛澀。熱。〔主治〕婦女血氣痛。

【紫背浮萍】即紫萍。

【紫背稀奇】蔓草類〔主治〕疔毒。

【紫背龍芽】蛇含之別名。

【紫苜蓿】性味功用與苜蓿同。

【紫苧】苧麻葉面之紫色者。

【紫茄】即茄。

【紫茉莉子】〔別名〕土山柰。〔性味〕寒。〔功用〕其粉可去面上瘢痣粉刺。

【紫茉莉花】〔別名〕狀元紅。〔性味〕辛香。〔功用〕去風活血。

【紫茉莉根】〔主治〕乳癰白濁。

【紫述香】鬱金香之別名。

【紫桐】桐之花紫而葉上密生黏毛。功用與桐同。

【紫珠】紫荊之別名。

【紫粉霜】銀硃之別名。

【紫納】蘇枋木中蠹之糞。功用與蘇枋木同。

【紫荊皮】灌木類。〔別名〕紫珠。肉紅。內消。〔性味〕苦平。〔功用〕活血行氣。消腫解毒。〔主治〕婦人血氣疼痛。經水凝濇。鶴膝風痛。癰疽痔瘡。

【紫荊花】〔主治〕鼻中疳瘡。

【紫荊桂】桂之一種。功用與姚桂同。

【紫荊梗】性味功用與皮同。

【紫草】屬山草類。〔別名〕紫丹。紫芙。地血。鴉銜草。〔入藥部分〕根。〔性味〕甘鹹寒。〔功用〕凉血活血。利九竅。通二便。〔主治〕痘瘡血熱毒盛。二便閉濇。〔禁忌〕便滑者勿用。

【紫草貝母】貝母之產於四川東境者。形較川貝母爲大。而力遜之。

【紫草茸】草類。〔產地〕西藏。非紫草之嫩苗。別有一種。〔功用〕凉血解毒。〔主治〕痘疹。諸腫毒惡瘡。

【紫參】山草類。〔別名〕牡蒙。五鳥花。〔入藥部分〕根。〔性味〕苦微寒。〔主治〕心腹堅脹。瘀血。婦人血閉不通。諸血病。寒熱瘧痢。癰腫金瘡。

【紫接骨】〔功用〕散風透膿〔主治〕跌撲勞傷血瘀。

【紫梗】(1)即紫鑛。(2)胡胭脂之別名。

【紫莧】莧之紫色者〔性味〕甘〔主治〕氣痢。蟲毒。諸蛇螫傷。

【紫蛞】石蜐之別名。

【紫頂龍芽】龍芽草之開紫花者。

【紫稍花】弔精之別名。

【紫筍】茶之產於浙江舊湖州府境者功用詳茶條。

【紫給】雜草類。〔入藥部分〕根〔性味〕鹹〔主治〕毒風洩注頭部。

【紫菀】隰草類〔別名〕青菀。紫蒨。返魂草。夜牽牛。〔入藥部分〕根〔性味〕辛苦溫〔功用〕潤肺下氣。補虛調中。消痰止渴。開喉痺。取惡涎〔主治〕寒熱結氣。欬逆上氣。欬吐膿血。小兒驚癇〔禁忌〕其氣辛散性滑。不宜多用獨用。

【紫菀茸】紫菀根之最柔軟者。

【紫菊】馬蘭之別名。

【紫菜】蔬菜類。〔別名〕紫莢。〔性味〕甘寒。〔主治〕癭瘤腳氣。

【紫藤花】〔性味〕酸微溫。〔主治〕脫肛。

【紫菫葉】〔性味〕苦澀。〔功用〕刺汞煮雌黃伏硃砂擒三黃。

【紫萍】萍之葉體較大而青背紫而多下垂之鬚根者入藥甚佳。

【紫雲瑪瑙】瑪瑙之產於安徽和縣者功用同尋常瑪瑙。

【紫葛】蔓草類。〔入藥部分〕根皮〔性味〕甘苦寒。〔主治〕癱緩痛風產後煩渴癰腫惡瘡瘀血。

【紫葡萄】葡萄之紫色者功用最良。

【紫葳花根】〔性味〕酸微寒〔功用〕瀉血熱破瘀血。〔主治〕寒熱風痛。遊風。䠞熱。毒風。風瘙。消渴。羸瘦。癥瘕。腸中結實二便不利淋瀝糞後下血。

崩中帶下。產後奔血。產乳餘疾。

【紫葳葉(藤)】〔性味〕苦平。〔功用〕益氣。涼血。生肌。〔主治〕喉痺。熱痛。耳卒聾。閉遊風。風疹。風熱身癢。痿躄。瘀血。婦女帶下。

【紫英】卽紫荣。

【紫鉚】卽紫鑛。

【紫團參】黨參之產於紫團山。紫色稍扁者。

【紫蒨】卽紫菀。

【紫銅鑛】〔產地〕雲南。〔功用〕鎮心。利肺。降氣。墜痰。續筋骨。折傷。

【紫膠】火漆之別名。

【紫蓼】蓼之紫色者。功用與尋常蓼同。

【紫蝴蝶】射干之開紫花者。

【紫蔕盤桓】茶菊花蔕之紫色者。

【紫蕈】香蕈之作赭紫色者。爲蕈中之下品。

【紫龍鬚】龍鬚藤之紫色者。

【紫檀香】檀香之紫色者。〔入藥部分〕木。〔性味〕鹹微寒。〔功用〕和血。調營。〔主治〕惡毒。風毒。淋疾。金瘡。卒腫。止血。止痛。辟臭氣。

【紫檳榔】卽馬檳榔。

【紫藍】雜草類。〔性味〕鹹。〔功用〕解諸肉毒。

【紫藏】藏香之紫色者。

【紫礬石】礬石之紫色者。

【紫羅毬】石將軍之別名。

【紫羅蘭】卽紫羅欄。

【紫羅欄】山草類。〔入藥部分〕根。〔功用〕利水道。〔主治〕腹部膨脹。腫滿。跌打損傷。

【紫藤】〔性味〕甘微溫。小毒。〔主治〕下水。陰病。

【紫藤香】降眞香之別名。

【紫蘀】蘆之未解葉者。詳蘆條。

【紫蘇】芳草類。〔別名〕赤蘇。桂荏。〔入藥部分〕葉。其子與梗另有功用。詳見各本條。〔性味〕辛溫。〔功用〕通心利肺。開胃益脾。發汗散寒。和血下氣。寬中消痰。祛風定喘。止痛安胎。利大小腸。解魚蟹毒〔禁忌〕表弱氣虛者忌用。

【紫蘇子】〔功用〕潤心肺下氣定喘止嗽消痰利膈寬腸溫中開鬱〔禁忌〕滑腸氣弱者禁用。

【紫蘇梗】〔功用〕順氣安胎。

【紫櫻】櫻桃之實紫色皮裏有細黃點者功用與尋常櫻桃同。

【紫囂】石蜐之別名。

【紫礦】〔產地〕南番〔性味〕甘鹹平〔功用〕益陽精去陰滯氣發痘瘡破積血止痛生肌〔主治〕婦女帶下崩漏產後血暈金瘡溼癢瘡疥。

【細子】羊桃之別名。

【細赤豆】卽赤小豆。

【細辛】山草類〔別名〕小辛少辛馬辛〔產地〕陝關中道奉天遼東〔形態〕多年生草葉如杜衡無光無斑有長葉柄直生於根莖〔入藥部分〕根〔性味〕辛溫〔功用〕散風袪寒溫中下氣破痰開竅行水氣〔主治〕咳逆上氣癲癇濕痺拘攣頭痛耳聾齒痛〔處方〕配當歸芍藥白芷芎藭丹皮藁本甘草治婦科諸疾配麻黃附子桂枝杏仁羌獨活生薑散寒溫表配桂枝茯苓附子麻黃乾薑五味葶藶半夏治水腫痰飲〔用量〕二分至三錢〔著名方劑〕(1)麻黃附子細辛湯麻黃二兩附子一枚細辛二兩治腎臟發咳腰背引痛欬涎(2)小青龍湯麻黃芍藥細辛乾薑甘草桂枝各三兩半夏五味各五合治欬嗽喘急肺脹胸滿鼻塞流涕〔泡製〕揀去雙葉切去頭長流水浸一宿曝乾用〔禁忌〕性甚烈不可過用過用則令人氣悶而死凡血虛內熱氣虛有汗火鬱頭痛發熱咳嗽者忌之。

【細茶】雨前茶之別名。

【細草】遠志之別名。

【細理石】石膏之別名。

【細莧】卽野莧。

【細連枝】六安茶之一種。

【細腰蜂】蠮螉之別名。

【細葉冬青】冬青之葉細而木皮可製黐者。功用同尋常冬青

【細葉菖蒲】石菖蒲之別名。

【細礪石】砥石之別名。

【紵麻】即苧麻。

【紺蠶】蜻蛉之大而色玄紺者。

【終石】石類。〔性味〕辛。〔主治〕陰痿痺。小便難。

【羚羊】獸類。〔別名〕麢羊。麙羊。〔性味〕甘平。〔主治〕筋骨急強。中風。

【羚羊角】〔性味〕鹹寒。〔功用〕定風安魂。辟惡。明目。平肝。舒筋。散血。〔主治〕驚悸。驚夢。狂越。山瘴煩悶。卒熱悶。熱毒風。毒風卒死。昏亂不識。惡血注下。心胸惡氣。中風筋攣。附骨疼痛。熱在肌膚。腹痛熱滿。血疝氣。熱毒痢。婦人墮胎。腹痛。產難。產後惡血衝心煩悶。

【羚羊肺】〔主治〕水腫鼓脹。小便不利。

【羚羊鼻】〔功用〕炙研治五尸遁尸。邪氣。

【羚羊膽】〔性味〕苦寒。〔主治〕面䵟雀斑。

【羞天花】鬼臼之別名。

【羞天草】海芋之別名。

【羞寒花】鬼臼之別名。

【脫石】即滑石。

【脫尾】白辛之別名。

【舂杵頭糠】舂米杵頭上之糠。〔主治〕噎膈。

【舂鉏】即鷺。

【舵菜】海船舵上所生之菌。〔性味〕鹹甘寒。〔主治〕痰飲。癭瘤結氣。

【舶上硫黃】硫黃之由番舶來者。最爲上品。

【舶沉香】即番沉香。

【舶茴香】茴香自番舶來者。實大如柏實。裂成八瓣。一瓣一核。大如豆。黃褐色。有仁。味更甜。

【舶磅黃】舶上硫黃之簡稱。

【船矴魚】杜父魚之別名。

【船底油石灰】船底中塗隙之桐油和石灰。（功用）止血。殺蟲。（主治）金瘡。瘡瘻。瘰癧。跌撲損傷。破皮出血。

【船底苔】苔之生於船底中者。（性味）甘。冷。（主治）天行熱病。伏熱頭目昏眩。神志不清。鼻洪。吐血。淋疾。

【船茹】即刮竹茹以補船之缺漏者。今或以麻筋和油石灰為之。（性味）平。（主治）吐血。血痢不止。婦人崩中。月經不斷。尿血。遺尿。金瘡。

【船篷篛】即船篷上之竹篛。（主治）耳內膿爛脹痛。

【荷包牡丹】牡丹之一種。（入藥部分）根。（功用）搗汁。和酒冲服。能令人沉醉。（主治）金瘡。

【荷包草】草類。（別名）肉餛飩草。金鎖匙。（性味）微寒。（功用）點熱眼。止吐血。洗痔瘡。調婦人經。（主治）黃白火丹。濕熱。

【荷花】（別名）蓮花。芙蓉。芙蕖。水華。（功用）辟暑。滌煩。泌肺。悅心。

【荷茄】藕之別名。

【荷魚】海鰣魚之別名。

【荷梗】即荷葉之莖。（功用）通胃氣。（主治）瀉痢。

【荷葉】（別名）荷錢。蒂荷。（性味）苦。平。（功用）助脾胃。升陽氣。發痘瘡。散瘀血。（主治）吐衄崩淋。損傷產瘀。一切血證。腎囊風。

【荷鼻】即荷蒂。

【荷蒂】（功用）與葉同。（主治）肛門病。腸病。

【荷錢】荷葉之最小嫩者。清透力最良。

【荷蘧】即荷葉。

【荸薺】果類。（別名）鳧茈。鳧茨。烏芋。地栗。（性味）甘。微寒。滑。（功用）益氣安中。開胃消食。除胸中實。能毀銅。（主治）五種噎膈。消渴黃疸。血證蠱毒。

【荸薺三七】即佛手三七。

【荸薺山漆】即荸薺三七。

【荻】雜木類。〔產地〕江南。〔入藥部分〕皮。〔性味〕苦。〔功用〕益氣殺白蟲。〔主治〕消渴。

【荻粱】蜀黍之別名。

【荻蔗】甘蔗之節疎而細者。

【荼苦蒿】白菊之別名。

【菰莨】即雜莨。

【莕】鳧葵之別名。

【菨莃薟】即豨薟。

【菝茶】菝葜之別名。

【莎草】蒲包草之別名。

【莎草香附】香附之別名。

【莎婆子】即婆羅子。

【莎結】香附之別名。

【沈藩】知母之別名。

【莔】貝母之別名。

【莕公鬚】莕菜之別名。

【莕菜】水草類。〔性味〕甘冷。〔主治〕寒熱消渴熱。

淋。小便不通。火丹。遊腫。腫毒。殺追生瘡。

【菫蒲】白菖之別名。

【莘栗】栗實之圓小如橡子者。

【莘草】雜草類。〔性味〕甘。〔主治〕瘀血。跌撲損傷。

【莙牛藻】聚藻之別名。

【莙薘菜】菾菜之別名。

【莜子】蘿之別名。

【莞】白芷之別名。

【莞草】茵芋之別名。

【莠】狗尾草之別名。

【莢榆】榆之大者。

【莢蒿】漏盧之別名。

【莢蒾】灌木類。〔入藥部分〕枝葉。〔性味〕甘苦平。〔功用〕下氣。消食殺三蟲。〔主治〕六畜瘡中生蛆。

【莧菜】〔性味〕甘冷滑利。〔功用〕利大小腸。滑胎。〔主治〕初痢。

【莧菜子】〔性味〕甘寒。〔功用〕明目。益精。去寒熱。利二便。殺蚘蟲。〔主治〕肝風客熱。目翳黑花。青盲白翳。

【莧菜根】〔主治〕陰下冷痛。入腹腫滿欲死。

【莨菪子】毒草類。〔性味〕苦寒。〔主治〕癲狂風癇。顛倒拘攣。蛀牙痛。〔禁忌〕多食令人狂走。

【莨菪根】〔性味〕苦寒有毒。〔主治〕邪瘧。疥癬。犬咬傷。惡刺傷。蟲蠱。

【莪朮】蓬莪茂之別名。

【莪蒿】即蘪蒿。

【處石】(1)即磁石。(2)即玄石。

【處連】南連之產於浙江舊處州府境者。

【處筍片】〔性味〕甘微鹹平。〔功用〕利血消痰。

【蚯蚓】蟲類。〔別名〕螼螾。地龍。曲蟺。〔性味〕鹹寒有小毒。〔功用〕清熱利水。〔主治〕濕病大熱狂言。大腹黃疸。腎風脚氣。

【蚯蚓泥】即蚯蚓屎。〔別名〕蚓螻。六一泥。〔性味〕甘寒。〔功用〕瀉熱解毒。〔主治〕赤白久痢。敷小兒陰囊熱腫腮丹毒。

【蚯蚓糞】即蚯蚓泥。

【蛋蟺】蚯蚓之別名。

【蚱蜢】阜螽之別名。

【蚱蟬】即蟬。

【蚵蚾】蟾蜍之別名。

【蚵蚾草】大名精之別名。

【蚵蚾蟲】䗪蟲之別名。

【蚶】魁蛤之別名。

【蚹蝸】蛞蝓之別名。

【蚹蠃】蝸牛之別名。

【蚼蟓】蟻之別名。

【蛐蟱】蜘蛛之別名。

【蚿】馬陸之別名。

【蛀蟲】即木蠹蟲。

【蚾】金龜子之別名。

【蛃魚】即衣魚。

【蛆蟝】馬陸之別名。

【蛇口牛枝蓮】蛇草之別名。

【蛇皮】即蛇蛻。

【蛇石】毒蛇腦中所生之石。〔產地〕洋島中。〔主治〕癰疽惡瘡一切無名腫毒蜈蚣毒蟲等傷。

【蛇米】即蛇牀。

【蛇肉】〔性味〕微毒。〔功用〕袪風濕。

【蛇含】隰草類〔別名〕蛇銜威蛇小龍芽紫背龍芽。〔性味〕苦微寒。〔主治〕驚癇邪熱產後瀉痢。咽喉中痛金瘡惡癬。解一切蛇毒。

【蛇角】此係大蛇之角。〔別名〕骨咄犀碧犀。〔產地〕西番。〔主治〕腫毒諸毒蠱毒。

【蛇牀子】〔性味〕苦平。〔功用〕溫中下氣。散寒去風。補腎利關節。益陽事縮小便。〔主治〕癲癇毒風。溼癬風瘙痛。齒痛大風身癢腰胯酸疼四肢頑痹。陰痿溼癢陰腫陰汗婦人子臟冷陰中腫痛。赤白帶下小兒驚癇。溼瘡。溼癬惡瘡。痔瘡。

【蛇莓】蔓草類〔別名〕蛇藨地蕪雞莓〔性味〕甘酸大寒。〔功用〕除熱解毒〔主治〕小兒口噤生瘡。蛇傷湯火傷。

【蛇草】草類〔主治〕蛇傷。

【蛇菌】赤地利之別名

【蛇退】即蛇蛻。

【蛇婆】蛇屬〔產地〕東海水中。〔性味〕鹹平。〔主治〕赤白毒痢蠱毒下血五野雞病惡瘡

【蛇眼草】即蛇草。

【蛇符】即蛇蛻。

【蛇脫】即蛇蛻。

【蛇荇藤】蔓草類〔產地〕福建舊福甯府境。〔主治〕喉齒百病。

【蛇魚】即鰻鱺魚。

【蛇魚草】雜草類〔主治〕金瘡血出。

【蛇殼】即蛇蛻。

【蛇筋】即蛇蜕。
【蛇粟】即蛇牀。
【蛇黄】生蛇腹中。如牛黄之屬。〔產地〕嶺南。〔性味〕冷〔主治〕石淋。驚癇。腫毒。
【蛇蜕皮】即蛇蜕。
【蛇銜】即蛇含。
【蛇頭抓草】即蛇草。
【蛇藍】（1）即六月霜之葉。（2）曲節草之別名。
【蛇繭草】隰草類〔主治〕蛇虺毒。蟲螫傷。辟蛇虺。
【蛇藨】即蛇莓。
【蛇癥】即蛇瘕。
【蚨母】蠐螬之別名。
【蚨蝎】蠐螬之別名。
【蚨蠐】即蠐螬。
【蛤蚿】蚰蜒之別名。
【訥會】蘆薈之別名。
【豉】豆豉之簡稱。
【豉母蟲】即豉蟲。
【豉豆蟲】即豉蟲。
【豉蟲】溼生蟲類〔主治〕射工毒。惡瘡。瘜肉。
【豚顛】即豚之卵。
【貨母】即知母。
【貫中】貫衆之譌。
【貫仲】即貫衆。
【貫衆】山草類〔別名〕貫節。貫渠。百頭。草鴟頭。管仲。黑狗脊〔入藥部分〕根〔性味〕苦微寒有毒〔功用〕解邪熱。發斑痘。化骨哽。殺三蟲。其汁能制三黃。化五金。伏鍾乳。結砂。制汞。解毒。軟堅。浸水缸中。能辟時疫〔主治〕崩中帶下。產後血氣脹痛。癥結。
【貫衆花】〔功用〕令人洩。〔主治〕惡瘡。
【貫渠】即貫衆。
【貫節】即貫衆。
【透山根】毒草類。〔產地〕蜀中。〔性味〕大毒。〔功用〕點鐵成金謂服能令人血肉俱化爲水。

【透血紅】山牛膝之別名。

【透骨白】鳳仙花之白色者。

【透骨紅】鳳仙花之紅色者。

【透骨草】雜草類。〔功用〕輭堅。補髓。〔主治〕反胃。吐食。風氣。疼痛。痞疾。熱毒。筋骨攣縮。寒溼脚氣。婦女難產。瘡癬。金瘡。一切腫毒初起。

【透骨將軍】硇砂之別名。

【逐折】厚朴子之別名。

【逐馬】（1）丹參之別名。（2）玄參之別名。

【通石】孔公孽之別名。

【通竹】竹之空心直上而無節者。功用詳竹條。

【通血香】芳草類〔產地〕西洋〔主治〕血證。膨脹。痔漏。

【通泉草】紅茂草之別名。

【通香木】灌木類〔產地〕塞外內蒙古。〔功用〕辟瘟疫。穢氣。〔主治〕無名奇疾。

【通草】卽通脫木莖中之髓。〔性味〕甘淡寒。〔功用〕利水退熱。明目。瀉肺。催生。下乳。利小便。解諸毒。〔主治〕頭風痛。耳聾。目昏。鼻塞。失音。水腫。癃閉。五淋。蟲痛。

【通草子】卽木通實。

【通犀】犀角之紋形如魚子。紋中有眼者。入藥爲上。

【通脫木】灌木類。〔入藥部分〕花上粉。〔主治〕瘰癧。蟲瘻。痔瘡。

【通漆】節華之別名。

【通靈草】忍冬之別名。

【速香】卽伽南香。

【速腦】龍腦香之一種。功用與龍腦香同。

【逢東根】知母之別名。

【連】連翹之簡稱。

【連及草】白及之別名。

【連木】海藥之別名。

【連母】即知母。
【連枝草】苜蓿之別名。
【連珠】山丹之別名。
【連珠風】即連珠蛾。
【連軺】即連翹。
【連錢草】積雪草之別名。
【連禪芋】芋之一種。魁大子少。功用與芋同。
【連翹仁】〔功用〕瀉心火。
【連翹根】〔別名〕連軺。竹根。〔性味〕甘寒。有小毒。
〔主治〕傷寒瘀熱發黃。
【連翹莖葉】〔主治〕心肺積熱。
【連翹殼】隰草類。〔別名〕異翹。旱蓮子。蘭華。三廉。
〔性味〕苦微寒。〔功用〕瀉火除濕熱。散諸經血
凝氣聚。利水通經。殺蟲止痛。消腫排膿。
【連蟲陸】羊蹄之別名。
【郭公】鳴鳩之別名。
【郭公刺根】雜草類。〔主治〕哮喘。
【郭公刺葉】〔主治〕天泡瘡。
【野丈人】草類。〔功用〕去腸垢。消積滯。
【野三七】即瓊州三七。
【野山漆】即野三七。
【野天麻】茺蔚之別名。
【野天蘿冬】百部之別名。
【野毛豆】蔬菜類。〔別名〕勞豆。〔主治〕痘毒。肝痏
初起。
【野朮】朮之野生而非由人工栽種者。入藥最佳。
【野生薑】黃精之別名。
【野百合】即山百合。
【野延胡】即一粒金丹。
【野李】李實之味苦者。功用較常李為遜。
【野芋】海芋之小者。
【野芋艿】芋之野生者。〔性味〕滑大毒。〔功用〕止
痛下石毒。〔主治〕癰風腫毒。腫傷瘡癬痔漏跌
打損傷。婦女乳癰。

【野芋頭】野芋之一種。〔主治〕諸物食積痞塊。

【野芡草】雜草類。〔主治〕痞滿。

【野豆】野毛豆之簡稱。

【野油花】旋覆花之別名。

【野狐絲】菟絲之別名。

【野狐鼻涕】蠨蛸之別名。

【野紅花】即薊。

【野胡蘿蔔】胡蘿蔔之一種。功用與胡蘿蔔同。

【野苜蓿】即苜蓿。

【野莧】此物不可同蜜食。否則生內痔。

【野苧麻】苧麻之野生者。〔別名〕銀苧。亦名天名精。〔入藥部分〕根。〔性味〕涼。〔功用〕活血止血。發散。止渴安胎。〔主治〕小兒丹毒。通蠱脹。崩淋。哮喘。白濁。滑精。牙痛。喉閉。骨哽。火丹。癰毒。發背。疔瘡。跌撲損傷。

【野茄】蒼耳之別名。

【野席草】草類。〔入藥部分〕根。〔功用〕清利濕熱。〔主治〕癃淋。精濁。崩中。濕痺。鼻衄。痄腮。瘰癧。痰核。鶴膝風。

【野烏頭】即草烏頭。

【野脂麻】玄參之別名。

【野茴香】馬蘄之別名。

【野馬肉】〔產地〕塞外。〔性味〕甘平有小毒。〔主治〕人病馬癇。筋脈不能自收。周痺。肌肉不仁。

【野馬豆】草類。〔產地〕西藏。〔性味〕辛微平。〔主治〕百病。

【野馬草】雜草類。〔產地〕西藏。番僧以之搗碎為末。合成藥品如豆形。名野馬豆。〔主治〕百病。

【野馬陰莖】〔性味〕酸鹹溫。〔主治〕陰莖痿縮。少精。

【野馬蘭】雜草類。〔性味〕寒。〔功用〕涼血。〔主治〕溼熱。小兒蛇吸癰瘡。

【野甜瓜】王瓜之別名。

【野荸薺】荸薺之野生者。〔入藥部分〕根。〔功用〕

消痞。〔主治〕目星。瞖障。努肉。面䵟。斑痣。

【野莧】莧菜之野生者。功用與莧菜同。

【野麥】卽雀麥。

【野棃】(1)棠棃之別名。(2)鹿棃之別名。

【野椒】卽崖椒。

【野萱】萱茅之別名。

【野菊】隰草類。〔別名〕苦薏。〔入藥部分〕根。葉。莖。花。〔性味〕苦辛溫小毒。〔功用〕調中止洩破血〔主治〕癰腫疔毒。瘰癧眼瘜。

【野萊菔】萊菔之野生者。〔入藥部分〕根。〔性味〕寒。〔主治〕癰疽肺癰。

【野園荽】石胡荽之別名。

【野萱花】射干之別名。

【野葛】鉤吻之別名。

【野葡萄】(1)蘡薁之別名。(2)臭藤之別名。

【野葱】卽茖葱。

【野葵】紫給之別名。

【野慈姑】澤瀉之別名。

【野槐】苦參之別名。

【野綠豆】卽野毛豆。

【野蓼】知母之別名。

【野菱】菱之結實最小角形極銛者。功用較常菱爲遜。

【野豌豆】卽薇。

【野蕎麥】金鎖銀開之別名。

【野豬】〔性味〕甘平。〔功用〕補肌膚。〔主治〕顛癇。腸風下血。

【野豬皮】〔功用〕燒灰塗鼠瘻惡瘡。

【野豬尾】蔓草類。〔產地〕施州。〔性味〕苦濇微涼。〔主治〕心氣痛熱毒。

【野豬脂】〔功用〕悅顏色。除風毒。〔主治〕疥癬。

【野豬陰卵】〔主治〕腸風瀉血。血痢。婦人崩中赤白帶下。

【野豬黃】〔性味〕甘平。〔功用〕止血。生肉。〔主治〕

令瘡癩痂惡毒風。

【野豬齒】〔主治〕蛇咬毒。

【野豬頭骨】〔主治〕邪瘧。積年下血。

【野豬膽】〔主治〕鬼疰癲癇。小兒諸疳。

【野靛青】雜草類〔主治〕結熱黃疸。瘡毒疼痛。

【野鴨】即鳧。

【野薔薇】蔓草類〔別名〕雪客〔入藥部分〕花。葉。莖。根〔功用〕清暑退熱解毒〔主治〕暑天瘡癤。

【野薔薇子】〔主治〕產後輭癰。

【野薔薇枝】〔主治〕婦人禿髮。

【野薔薇花】〔主治〕瘧疾。婦人鬱結。吐血。

【野薔薇花露】即野薔薇花蒸取之露〔功用〕散風邪。利溼熱。定驚悸。止消渴〔主治〕牙痛。口疳。口糜。癰疽。瘡癬。

【野薔薇根】〔主治〕肺癰。吐膿痰。口瘡。

【野鴿】〔功用〕較家鴿畧遜。

【野雞冠】靑葙之別名。

【野蘭】石草類〔入藥部分〕根〔性味〕微苦而溫〔功用〕與崖櫻根同。

【野蘿蔔】即野萊菔。

【野鷰豆】翹搖之別名。

【釣樟根皮】香木類〔性味〕辛溫〔功用〕止諸血〔主治〕霍亂。水腫。奔豚。脚氣。瘡痍。疥癬。風瘙。金瘡。

【釣樟莖】〔功用〕辟天行時氣。

【釣樟葉】功用與莖同。

【敘子股】山草類〔產地〕川粵等省〔入藥部分〕根〔性味〕苦平〔主治〕熱痰。瘰癧。喉痹。癰疽。蠱毒。諸藥毒。

【陰土鹽】戎鹽之別名。

【陰地厥】隰草類〔產地〕山谷〔入藥部分〕苗。根〔性味〕甘苦微寒〔功用〕制丹砂硫黃〔主治〕腫毒。風熱。

【陰地蕨】即陰地厥。

【陰成】菊之別名。

【陰成砂】丹砂之一種。

【陰洛】雞涅之別名。

【陰飛】姑獲鳥之別名。

【陰陽水】（1）生熟湯之別名。（2）即河水井水相合之水。

【陰陽草】眞珠草之別名。

【陰煉淡秋石】〔製法〕將大缸一隻。近底三寸許。艾火燒三十餘灶。打成一孔。杉木塞之。秋月取童子溺入缸內。衝河水。攪澄定。去木塞。放去上水。每日增童便河水。如前攪之。祇留缸底者。積至月餘。用絹篩襯紙灑乾收之。〔性味〕淡微涼。〔主治〕夏暑熱淋。小便不通。濁淋。沙石淋。肉淋。老人絕慾太早。小便淋澀溺痛。

【陰精石】（1）即玄精石。（2）菩薩石之別名。

【陰膠】飯垢之別名。

【陰蘽】即蓬蘽。

【陳玄】即墨。

【陳皮】黃橘皮之乾燥而陳者。

【陳知白】何首烏之別名。

【陳思岌】千金藤之別名。

【陳廩米】穀類。〔別名〕陳倉米。老米。〔性味〕甘淡平。〔功用〕養胃調腸。利小便。去濕熱。除煩渴。

【陳家白藥】蔓草類。〔產地〕蒼梧陳州。〔入藥部分〕根。〔性味〕苦寒。〔功用〕去心胸煩熱。善解諸藥毒。〔主治〕天行瘟瘴。

【陳橘皮】即陳皮。

【陵石】石類。〔性味〕甘。〔功用〕益氣。耐寒。〔主治〕汗後耳聾。

【陵苕】紫葳之別名。

【陵時】即陵苕。

【陵渴】赤舉之別名。

【陵游】龍膽之別名。

【陵澤】甘遂之別名。

【陵龜】即攝龜。

【陵藁】即陵澤。

【陵螽】蟋蟀之別名。

【陵蘽】即蓬蘽。

【陸英】隰草類〔別名〕蒴藋。〔性味〕苦寒。〔主治〕風痺脚氣。四肢拘攣。水氣虛腫。皮膚瘙癢。

【雀】〔性味〕甘溫。〔功用〕壯陽益氣。增精血。補五臟。暖腰膝。縮小便。〔主治〕婦人血崩帶下。令人有子。

【雀卵】〔性味〕酸溫。〔功用〕下氣。益精。〔主治〕男子陰痿不起。疝瘕。婦人血枯帶下。便溺不利。令人有子。

【雀肝】〔主治〕腎虛陽弱。

【雀角花】〔別名〕破管草。〔性味〕熱烈。〔功用〕爛痔漏。不入湯劑。

【雀兒臥單】地錦之別名。

【雀兒酥】胡頹子之別名。

【雀兒飯甕】即雀甕。

【雀兒酸】酢漿草之別名。

【雀林草】酢漿草之別名。

【雀梅】草類〔別名〕爵梅。〔入藥部分〕葉。〔性味〕酸寒有毒。〔功用〕瀉熱解毒。蝕惡瘡。〔主治〕脛骨乳癰便毒。

【雀喙】〔主治〕小兒乳癖。

【雀麥】麥穀部麥類〔別名〕燕麥。杜姥草。牛星草。〔性味〕甘平。〔功用〕充饑滑腸。

【雀麥苗】〔主治〕婦人胎死腹中。胞衣不下。

【雀粟】九熟草之別名。

【雀腦】〔性味〕平。〔主治〕耳聾。肌膚凍瘡。

【雀腦芎】芎藭之產於陝西形塊重實作雀腦狀者。

【雀瓢】〔1〕蘿藦子之別名。〔2〕女青之別名。

【雀頭血】〔主治〕雀盲。

【雀頭香】香附之別名。

【雀甕】蛄蟖所作之繭。〔別名〕天漿子。〔性味〕甘平。〔主治〕寒熱。結氣。蠱毒。鬼疰。喉痺。婦人乳蛾。小兒驚癇。撮口噤風。

【雀瓢】隰草類。〔性味〕鹹。〔功用〕明目益氣。

【雀醫草】雜草類。〔性味〕苦。〔主治〕風水諸病。爛瘡。

【雀餳】甘露之別名。

【雀髀斛】石斛莖之如雀髀。葉生莖端者。

【雀蘇】雄雀糞之別名。

【雀癰】即雀甕。

【雀鷹】鴟之別名。

【雪朮】即玉朮。

【雪芝】芝之爲冰雪所結。歲久蒸積而成者。〔產地〕陰崖絕壁間。衡岳等處多生之。〔功用〕降火清心。〔主治〕肺疾。

【雪花石膏】石膏之細粒相集。色白如雪者。

【雪花菜】豆腐渣之別名。

【雪客】〔1〕野薔薇之別名。〔2〕即鷺。

【雪茶】草類。〔產地〕雲南永善縣山中雪地。〔性味〕甘苦温。〔主治〕胃氣積痛。痢疾。

【雪荷】雜草類。〔產地〕伊犁西北及金川等處大寒之地。〔入藥部分〕花。〔性味〕大熱。〔功用〕補陰益陽。除冷疾。助陽道。〔主治〕一切寒證。小兒悶痘。

【雪蛆】即雪蠶。

【雪黎】黎之佳嫩如雪者。

【雪裏花】雪裏開花之簡稱。

【雪裏青】草類。〔別名〕土犀角。過冬青。〔性味〕苦大寒。〔功用〕瀉熱。〔主治〕咽喉急閉。肺癰。肺痿。

【雪裏青葉】〔主治〕單雙喉蛾。

【雪裏草】即雪裏開。

【雪裏開花】雜草類。〔產地〕生深谷中。〔主治〕痔疾。

【雪裏開根】〔主治〕喉瘡。熱毒。砒毒。

【雪蓮】即雪荷。

【雪蝦蟆】溼生蟲類。〔產地〕巴里坤雪山中。〔性味〕大熱微辛。〔功用〕壯陽。卻冷。補命門。益丹田。〔主治〕陰莖痿弱。〔禁忌〕性大熱。火盛者忌之。

【雪鲐】魚類。〔產地〕廣東。〔功用〕活血。行氣。逐水。利溼。健筋骨。益氣力。

【雪雞】雞之一種。〔產地〕西陲。〔功用〕煖丹田。壯元陽。〔主治〕一切積冷陰寒痼癖之疾。

【雪礬】礬石之潔白如雪者。

【雪蠶】蟲類。〔別名〕雪蛆。〔性味〕甘寒。〔功用〕解內熱渴疾。

【魚丁】即魚魫。

【魚子】〔主治〕目中翳障。

【魚父】青蚨之別名。

【魚生】即魚膾。

【魚目青】白青之形如魚目者。

【魚伯】即魚父。

【魚尾花】雷公藤之別名。

【魚尾草】即醉魚草。

【魚油】即魚脂。

【魚狗】水禽類。〔別名〕翠鳥。天狗。水狗。魚虎。魚師。〔性味〕鹹平。〔主治〕魚哽及魚骨入肉不出痛甚者。

【魚狗舌】〔主治〕頭風。

【魚虎】即魚狗。

【魚津草】水英之別名。

【魚師】即魚狗。

【魚脂】魚之脂肪。〔性味〕甘溫小毒。〔主治〕癥疾。牛狗疥。

【魚筍】〔主治〕魚骨哽咽。

【魚腥草】蕺菜之別名。功用詳蕺菜。

【魚網】〔主治〕魚骨哽咽。

【魚膏】即魚鰾熬成之膏。

【魚膏火】互魚腹中之脂或肉煉之成膏所燃之火。〔功用〕除蠹辟蚊蛾。

【魚鰾】即魚鰾。

【魚魫】魚之腦骨〔功用〕消毒辟蠱毒。

【魚鮓】魚之用鹽藏貯以爲食品者。〔性味〕甘鹹平。〔主治〕下痢膿血痔瘻聤耳癬瘡。

【魚鮨】魚鮓之小者。

【魚鯹草】即魚腥草。

【魚鱵】絲瓜之別名。

【魚鰾】即魚胞。〔性味〕甘平。〔主治〕陰瘡瘻瘡月蝕瘡竹木刺入肉折傷出血

【魚鱗】〔主治〕食魚中毒心中煩亂或成癥積魚骨哽。

【魚鱠】〔性味〕甘溫。〔功用〕溫補去冷氣開胃口。起陽追補腰脚利大小腸除膀胱水〔主治〕風氣。酸水結心上氣風眩喘欬溼痺伏梁冷痃結癖。瘕。痔疾久痢疝氣脚氣小兒丹毒。

【魚髓金星】石草類〔產地〕西湖飛來峯絕頂有之。〔性味〕涼〔主治〕痰疾火毒痞塊鼓脹瘰癧痰核痄腮煙筒戳傷咽喉

【烏不停】即烏不宿

【烏不宿根下蟲】〔主治〕風毒流注。

【烏不宿根白皮】灌木類〔性味〕溫〔功用〕追風。行血定痛催生下胎〔主治〕雙單喉蛾喉閉癰勞。勞怯風毒流注風痺紫雲風大痲風筋骨疼痛跌撲損傷

【烏不宿莖葉】〔主治〕婦人難產。

【烏粟】九熟草之別名。

【烏婆】相烏之別名。

【鹵水】鹵地所瀝之水以爲燒鹽之用者。〔性味〕苦鹹寒。〔功用〕去煩消痰下蠱毒柔肌膚〔主治〕大熱消渴溼熱積瑰垢膩

【鹵鹼】〔性味〕苦寒〔功用〕柔肌膚解蠱毒制四黃〔主治〕目痛嘔逆結氣喘滿大熱消渴狂煩

心下堅。

【鹵鹽】卽鹵鹼。

【鹿皮】〔主治〕一切漏瘡。

【鹿列韭】知母之別名。

【鹿竹】黃精之別名。

【鹿肉】〔別名〕斑龍〔性味〕甘溫。〔功用〕補中強五臟通脈益氣力。〔主治〕產後風虛邪僻。

【鹿血】〔功用〕大補虛損益精血解痘毒藥毒。

【鹿沙】沙魚之背有珠文如鹿斑。功用詳沙魚條。

【鹿良】草類〔性味〕鹹臭〔主治〕小兒驚癇奔豚瘛瘲大人痓。

【鹿角】〔性味〕鹹溫。〔功用〕散熱行血消腫辟邪。益腎生精血強筋骨壯腰膝。〔主治〕夢與鬼交。〔禁忌〕上焦有痰熱。胃中有火吐血屬陰衰火盛者均忌。

【鹿角菜】蔬菜類。〔別名〕猴葵。〔性味〕甘大寒滑。〔功用〕消痰。下食。去熱風氣。〔主治〕一切痰結。痞積。丹石結熱。痔毒。小兒骨蒸勞熱。麪熱毒。

【鹿角膠】鹿角煮爛熬成濃汁者〔性味〕甘鹹溫。〔功用〕補中。益氣。長肌。增髓。止痛。安胎。黑鬚髮。強筋骨。壯腰膝。生精血。〔主治〕傷中勞絕氣弱。虛損勞嗽。吐血。多汗。淋瀝。腰痛。羸瘦。四肢作痛。尿精下血。婦人血閉無子。崩中不止。漏下赤白。瘡瘍腫毒。跌傷。湯火灼傷。

【鹿角霜】鹿角煮爛成粉者〔性味〕甘平。〔主治〕脾胃虛寒。胃反嘔逆。食少便溏。小便不禁。

【鹿角藤子】蔓草類〔別名〕白毛刺〔功用〕食之大能醉人。

【鹿角藤根】〔性味〕大熱。〔主治〕風氣。痞積。

【鹿角藤葉】〔功用〕鑽筋透骨。

【鹿豆】卽鹿藿。

【鹿乳餅】鹿乳子必於五更時乳畢出洞至暮方歸。每日祇乳一次。小鹿食乳於腹結爲十二小餅。每一時消一餅。可於夜半伺其洞側俟母鹿出洞時。卽將乳鹿抱歸剖腹出餅。大如裴南圍棋子。色微黃。乾者作老黃色。腥氣最烈。價值兼金。〔功用〕強陰益命火。〔主治〕怯弱。虛損。女子乾血勞。小兒痘漿。

【鹿胎】牝鹿之胎。〔性味〕甘溫。〔功用〕補養天眞。滋益少火。

【鹿胎糞】〔功用〕解諸毒。

【鹿英】英草之別名。

【鹿韭】牡丹之別名。

【鹿首】敗醬之別名。

【鹿脂】〔功用〕溫中。通腠理。〔主治〕頭風。四肢不隨。面皰。瘡癬。腫。死肌。

【鹿茸】鹿角初生。如芽。長二三寸。有皮覆之。皮上有腫處。狀如蕈蓋之未開者。〔性味〕甘鹹而溫。〔功用〕添精補髓。暖腎助陽。健骨生齒。〔主治〕腰脊虛冷。四肢痠痛。頭眩眼黑。一切虛損勞傷。小兒痘瘡乾回。

【鹿骨】〔性味〕甘微熱。〔功用〕主內虛。續絕傷。補骨除風。〔主治〕小兒洞注下痢。

【鹿脛骨】〔功用〕能生肌收口。

【鹿麻】卽五母麻。

【鹿黎】黎之一種。〔形態〕木有紋如羅。赤者紋急。白者紋緩。實似杏。其根皮亦可療疾。另詳本條。〔性味〕酸濇寒。〔主治〕痢疾。

【鹿黎根皮】〔主治〕瘡疥。

【鹿筋】〔功用〕補勞。續絕。大壯筋骨。令人不畏寒冷。〔主治〕塵沙眯目。骨哽。

【鹿腎】〔性味〕甘平。〔功用〕溫中。安臟。補腎。壯陽。〔主治〕腎虛耳聾。

【鹿腎膠】鹿腎所熬之膠。〔性味〕與腎同。〔主治〕婦人血虛。淋帶。腰膝痠痛。不能受孕。

【鹿跑草】(1)鹿銜草之別名。(2)龍鬚草之別名。

【鹿腦】〔功用〕令人悅澤。〔主治〕刺入肉中不出。

【鹿腸】（1）玄參之別名。（2）敗醬之別名。
【鹿葱】（1）萱草之別名。（2）藜蘆之別名。
【鹿精】〔主治〕虛羸勞損。
【鹿銜】卽薇銜。
【鹿劍】萱草之別名。
【鹿蝨】蝨之產於鹿體者。功用同牛蝨。
【鹿齒】〔主治〕心腹痛鼠瘻瘀血。
【鹿蹄肉】〔性味〕平〔主治〕諸風脚膝骨中疼痛。不能踐地。
【鹿蹄草】隰草類。〔別名〕小秦王草。秦王試劍草。〔主治〕金瘡出血。一切蛇蟲犬咬毒。
【鹿頭】鱘魚鼻肉之別名。
【鹿頭肉】〔性味〕平〔主治〕老人消渴。夜夢鬼物。
【鹿膽】〔性味〕苦寒〔功用〕消腫。散毒。
【鹿糞】〔主治〕婦人經日不產。
【鹿藥】山草類〔產地〕甘肅武威縣。〔性味〕甘溫。〔功用〕去冷氣。〔主治〕陽痿。

【鹿藿】蔬菜類。〔別名〕鹿豆。萱豆。野綠豆。〔性味〕苦平。〔主治〕蠱毒腹痛腸癰瘰癧頭痛。
【鹿髎】〔主治〕氣瘻。
【鹿髓】〔性味〕甘溫〔功用〕補陰強陽。生精益髓。潤燥澤肌。
【鹿驪】木藜蘆之別名。
【麥冬】麥門冬之簡稱。
【麥句薑】天名精之別名。
【麥李】李實之與麥同熟。上有凹痕者。惟核仁不入藥。功用與李同。
【麥角】麥穗變爲黑色堅硬如角者。〔功用〕止血。
【麥芽】卽麥蘖。
【麥芽橘餅】橘餅之產於福建舊漳州泉州府等處者。
【麥門冬】麥虋冬之俗寫。
【麥斛】石斛之形似大麥。累累相連。頭生一葉而性冷者。

【麥黃】黃蒸麴之別名。

【麥裏藤】蔓草類。〔形態〕生於麥地之中。莖纏麥上。類神仙對坐草而略尖。微有毛。〔主治〕跌撲損傷。

【麥飯石】〔產地〕山溪中。〔性味〕甘溫。〔主治〕一切癰疽發背。

【麥粿】小麥麩之別名。

【麥蕈】香蕈之一種。多生溪邊沙壤中。味美。類蘑菰。功用同香蕈。

【麥穗火】麥穗所燃之火。〔主治〕消渴。咽乾。

【麥螺】吐鐵之別名。

【麥顆】茶之最嫩者。功用詳茶條。

【麥雞】灰鶴之別名。

【麥櫻】山櫻桃之別名。

【麥蘖】麥粒初生之細芽。〔性味〕甘鹹溫。〔功用〕溫中下氣。開胃。消食。除煩。化痰。催生。落胎。通乳。〔主治〕冷氣。霍亂。上焦血滯。腹內寒鳴。心腹脹滿。癥結。

【麥虋冬】隰草類。〔別名〕不死草。階前草。〔性味〕甘微苦寒。〔功用〕清心潤肺。強陰益精。瀉熱除煩。消痰止嗽。行水生津。明目悅顏。〔主治〕嘔吐。痿蹶。客熱。虛勞。脈絕短氣。肺痿吐膿。血熱妄行。經枯乳閉。〔禁忌〕氣弱胃寒人忌用。

【麻子】大麻子之簡稱。

【麻仁】大麻仁之簡稱。

【麻仁酒】〔主治〕骨髓風毒痛。

【麻衣接骨】草類。〔形態〕如土牛膝而糾處作紫黯色。生背陰山澗傍。〔性味〕溫。〔主治〕跌打損傷。

【麻伯】芳草類。〔產地〕陝西。〔形態〕如蘭葉厚而黑。內白。莖實均紫色。〔性味〕酸。〔功用〕益氣發汗。

【麻油】胡麻子油之簡稱。

【麻勃】大麻花之別名。

【麻紙】麻製之紙。功用同楮紙。幷治諸失血。

【麻茶澤】無食子之別名。

【麻菉】豌豆之別名。

【麻雀】雀之俗稱。

【麻黃】隰草類〔別名〕龍沙。狗骨。赤根。卑相。卑鹽。〔產地〕山西大同境內出者爲最佳。野生於蒙古地方者最多〔形態〕麻黃科麻黃屬之小灌木。高二三尺。狀類木賊。莖甚細小。有節。節間生葉如鱗片。葉腋生枝。雌雄異株。雌者莖上開黃花。結實如百合瓣而小。外皮紅。裏仁黑。根皮黃色〔入藥部分〕莖。其根與節亦可入藥。另詳各本條〔性味〕苦溫。有收歛性之味。與麻醉性之香氣〔辨僞〕山西大同產者。多胞大。外青黃而內赤者眞。陝西出者梭細。四川出者黃嫩。皆次之。關東出者細硬。蘆多不堪入藥。市肆有以蓆草僞充者。氣味旣別。功用毫無。害人殊甚〔功用〕解肌發汗。開肺利竅。鎭咳祛痰。利尿定喘〔主治〕中風。傷寒。頭痛。溫瘧。風水。身腫。肺痿。上氣。及因表邪不解而作之痰咳〔用量〕三分至一錢〔有效成分〕含一種植物鹽鹽基。名曰愛夫得靈。爲針狀之結晶。其藥學之構造類似副腎素。其藥物之作用亦甚相似。以此注射於靜脈內時。因末稍血管之收縮。起血壓之上升。故有發汗之用。又作用於氣管支筋腸管等。時由交感神經末稍之刺戟及肌肉之麻痺。起弛緩散大。又以此點眼。能刺戟眼交感神經。而使瞳孔散大〔配合〕配桂枝。散營分寒邪。配石膏。泄衞分風熱〔著名方劑〕(1)麻黃湯。麻黃二錢。桂枝一錢半。甘草六分。杏仁十個。治外感病。頭項強痛。惡寒無汗而喘(2)麻杏石甘湯。麻黃五錢。石膏三錢。甘草一錢半。杏仁七個。治外感病。肺有蘊熱。汗出而喘。(3)小青龍湯。麻黃。白芍。五味子。半夏各二錢。細辛。乾薑。甘草。桂枝各一錢半。治外感病。心下有水氣。乾嘔發熱而咳。

〔泡製〕立秋後採收其莖。陰乾生用。或以蜜水炒用。煎藥時宜後入。古法所云麻黃宜先煎去沫。乃懼其發泄太甚。今之麻黃。嫩時卽採。其力甚薄。煎之亦無沫。故當後下。〔禁忌〕表陽虛者不可服。夏月勿用。

【麻黃根】〔性味〕甘平。〔功用〕止汗。〔主治〕盜汗。虛汗。能行周身肌表。引諸藥至衞分而固腠理。〔有效成分〕尙未確定。但試製麻黃根之浸液注於動物血管內時。能使血壓下降。其作用正與麻黃相反。

【麻黃節】性味功用與根同。

【麻葉香】沉香之一種。功用與沉香同。

【麻葉接骨】紫接骨之別名。

【麻稭】胡麻莖之別名。

【麻腐】胡麻腐之簡稱。

【麻腐豆粉】胡麻子粉之別名。

【麻鞋】以麻結成之鞋。〔別名〕麻鞵。〔功用〕古說謂取市中乞兒者。燒灰。同白麵入好醋。調糊。敷折傷斷骨。幷以絹束杉木片夾定。甚效。

【麻蕡】大麻子之別名。

【麻蘽】蜈蚣萍之別名。

【麻藍】大麻子之別名。

【麻蟲】黃麻梗蟲之簡稱。

【麻鞵】麻鞋之別名。

【麻櫟果】麻櫟樹之果。〔主治〕胎疝。〔驗方〕取果一對。同荔枝核七枚。平地木二錢。煎飲。治嬰兒發疝。

【麻劄】卽麻稭。

十二畫

【傅致膠】阿膠之別名。

【傘子鹽】井鹽之別名。

【割田藨】蓬蘽之別名。

【割孤露澤】胡黃連之別名。

【勝光子】雞脚草子之別名。

【勝沉香】紫楮之別名。
【勝春】月季花之別名。
【勞水】甘瀾水之別名。
【勞豆】野毛豆之別名。
【博邪】犀遊之別名。
【博落迴】毒草。草類。(性味)辛大毒。(功用)殺精魅。
(主治)瘰毒。蠱毒。白癜風。瘻瘡。瘰瘍。肉瘤。瘡瘻。
【厥㯶】㯶之別名。
【善尨】獅子尨之別名。
【善效錠】發青錠之別名。
【善猫】竹鼬蝨之別名。
【善蓬萊】蒜茶之別名。
【喜鵲】即鵲。
【喝起草】蒼耳之別名。
【喫子】主賜檳榔之別名。
【菀韭】菖蒲之別名。
【報喜蘭】催生蘭之別名。
【壺柑】柚之別名。
【壺瓠】壺盧實之別名。
【壺蜂】即胡蜂。
【壺盧子】菜類。(主治)齒齦腫露。齒搖疼作痛。
【壺盧花】功用與蔓同。
【壺盧葉】(性味)甘平。(功用)耐飢。
【壺盧實】(性味)甘平滑。(功用)利水。消腫。除煩。潤心肺。利小腸。(主治)消渴。心熱。腹脹。黃腫。石淋。鼻口中肉爛痛。惡瘡。
【壺盧蔓】(功用)解毒。
【壺盧鬚】功用與蔓同。
【媚蝶】化生蟲類。功用與吉丁蟲同。
【寒水石】古方所用寒水石。即凝水石。唐宋諸方所用寒水石。即石膏。
【寒瓜】即西瓜。
【寒石】鹵鹼之別名。
【寒具】穀類。(製法)以糯粉和麵入油煎成之者。

〔別名〕捻頭。環餅。饊子。〔性味〕甘鹹溫。〔功用〕潤腸利大小便。溫中益氣。

【寒莓】蓬虆之別名。

【寒皋】鸜鵒之別名。

【寒蚓】即蚯蚓。

【寒菜】蔓菁之別名。

【寒號蟲肉】原禽類〔別名〕鶡鴠。〔功用〕補益人。

【寒號蟲糞】即五靈脂。〔性味〕甘溫〔功用〕行血。和血。消積。化痰。除風。殺蟲。止痛。通利氣脈。〔主治〕血痹。血積。血貫瞳子。重舌。寒熱。消渴。痰涎。挾血成窠。反胃。肝瘧。心腹脅肋少腹諸痛。疝痛。腸風。血痢。血氣刺痛。經水過多。赤帶。血閉。血崩。胞衣不下。產後血暈。兒枕作痛。小兒驚風。癲疾。疳癎。血痣。潰血。大風瘡癩。蛇蠍蜈蚣傷。

【寒蒲蕈】玉蕈之別名。

【寒漿】即酸漿。

【寒鴉】慈烏之別名。

【寒露粟】晚粟之別名。

【寒露節水】性味功用同臘水。

【寒蟺】蚯蚓之別名。

【尋風藤】即清風藤。

【就葛】黃環之別名。

【屠蘇酒】〔功用〕辟疫癘及一切不正之氣。

【屣】氈屣之別名。

【帽沿】〔主治〕金瘡。下疳。

【厠上椽木】厠屋上之椽。〔主治〕紅絲疔。

【厠糞紙】坑厠中拭糞之紙。〔主治〕咯帶傷寒。

【彘】豬之牝者。其功用較牡豬為遜。

【彘椒】即蔓椒。

【彘顱】天名精之別名。

【彭侯肉】獸類〔形態〕如黑狗無尾。可烹食。味如狗。〔性味〕甘酸溫〔功用〕辟邪。令人志壯。

【彭根】石龍芮之別名。

【復累】魁蛤之別名。

【惡客】曼陀羅之別名。

【惡莨羅】薇草之別名。

【惡實】即牛蒡。

【揀香】乳香之色澤透明圓大如乳頭者爲乳香之上品。

【插田藨】覆盆之別名。

【插魁】山獺之別名。

【揚泛水】甘瀾水之別名。

【揚搖】夷果類熱帶植物。〔產地〕閩粵。〔入藥部分〕子。〔性味〕甘。〔功用〕和中益氣通百脈強筋骨潤肌膚好顏色。

【握雪礬石】礬石之出於金穴中者。〔性味〕甘溫。〔主治〕痼冷積聚大風瘡。

【揮發油】石油蒸餾時所得之油功用與石油同。

【散血丹】小將軍之別名。

【散黃】牛黃之粒大如麻豆者。

【散獺】末獺之別名。

【斑尾】即斑蝥。

【斑杖】（1）即虎杖。（2）欒倒甑之別名。

【斑佳】即斑鳩。

【斑珠藤】〔性味〕甘溫。〔主治〕風血羸瘦。婦人諸疾。

【斑蚝】即斑蝥。

【斑犀】即兕犀。

【斑魚】即河豚魚之身有斑文者其毒最甚。功用詳河豚魚條。

【斑菌】即斑蝥。

【斑鳩肉】鳩之一種。〔別名〕錦鳩。鵓鳩。祝鳩。〔性味〕甘平。〔功用〕明目補氣助陰陽。〔主治〕久病虛損噎膈。

【斑鳩血】〔功用〕解蠱毒。

【斑鳩蠶】〔主治〕聤耳出膿疼痛。耳中耵聹。

【斑穀】楮之別名。

【斑節相思】雜草類。〔功用〕解毒。

【斑蝥】蟲類。(別名)盤蝥。斑猫。斑蚝。(性味)辛寒有毒。(功用)蝕死肌。潰肉。墮胎。(主治)疥癬惡瘡。石淋。瘰癧。疔腫。犬毒。(用法)去頭足。糯米炒熟。生用則吐瀉。

【斑貓】即斑蝥。

【斑龍】鹿之別名。

【普陀茶】(產地)浙江定海普陀山。(主治)肺癰血痢。

【普雨茶】即普洱茶。

【普洱茶】(產地)雲南之普洱山。(性味)苦澀。(功用)清胃生津。消食化痰。下氣。利腸通泄。醒酒解油膩牛羊毒。(主治)百病喉類熱痛。口破。腹脹悶痛。

【普賢線】蔓草類。(產地)四川峨眉山。湖南衡山。(主治)胃脘心氣疼痛。

【景天花】石草類。(性味)苦平。(功用)明目。輕身。(主治)婦女赤白帶。

【景天苗】(功用)瀉熱。解毒。止血。(主治)寒熱風痺。煩熱。熱狂。頭痛。眼赤。花翳。澀痛。婦女帶下。產後陰脫。小兒煩熱。驚氣。丹毒。風疹。遊風。惡瘡。痂疕。火瘡。金瘡。蛇咬傷。蠱毒。(禁忌)苦酸而寒。純陰之性。專清熱毒。惟中寒者忌之。

【景天葉】性味功用與苗同。

【曾青】石類。(性味)酸小寒。(功用)養肝膽。益陰氣。補不足。利關節。通九竅。(主治)寒熱煩渴。頭風。目痛。淚出。風痺。癥堅。積聚。百蟲。

【曾青水】(主治)目痛。風淚。

【朝天猴】蜂虎之幼蟲。功用詳蜂虎條。

【朝開暮落花】木槿花之別名。

【黎】果類。(性味)甘寒微酸。(功用)涼心。潤肺。利大小腸。除煩解渴。潤燥。消風。(主治)傷寒發熱。熱嗽。痰喘。中風失音。切片貼湯火傷。(禁忌)脾虛泄瀉忌用。

【黎夫草】牛蒡之別名。

【黎花】〔功用〕去面黑粉滓。
【黎花蜜】蜂採黎花之精英所釀成者。色白如脂。功用詳蜂蜜條。
【黎棗樹】枳椇之別名。
【黎葉】〔主治〕風痰霍亂吐利不止。小兒寒疝蠱毒。
【黎蒿】防葵之別名。
【黎樹皮】〔主治〕傷寒時氣。
【黎藤】雜草類。〔產地〕臺灣〔入藥部分〕果。〔主治〕疔瘡。
【黎鶘】鵜鶘之別名。
【棄杖草】淫羊藿之別名。
【榆】釣樟之別名。
【棉花】草棉實花之簡稱。
【棉珠】棉衣內透出之珠形如珠者。〔主治〕蠍虎咬。
【棉紗】草棉花所紡之線。白棉紗與藍棉紗之功用不同。
【棵實】〔性味〕甘澀平。〔主治〕嗽水痢。
【棒槌草】龍鬚草之別名。
【棗】喬木類。〔性味〕甘平。〔功用〕安中益氣。強力。補脾胃。潤心肺。調營衛。和百藥。悅顏色。生血。除煩。通竅。殺烏梅烏頭附子天雄毒。〔主治〕諸虛百損。勞傷欬嗽。心懸怔忡。驚悸。胃弱。腸滑。久瀉久痢。血枯面白。肢重。肢瘦。婦人臟燥。小兒疳積。諸瘡日久。
【棗仁】〔性味〕苦平。〔功用〕安心神。〔主治〕腹痛不寐。
【棗木心】〔性味〕甘濇溫小毒。〔主治〕面目青黃。中蠱腹痛。婦人經脈不通。筋露骨立。
【棗核檳榔】雞心檳榔之形如棗核者。來自南洋。入藥最勝。
【棗脯】棗實之切而曝乾者。
【棗棘】蛇牀之別名。

【棗葉】〔性味〕甘溫微毒。〔功用〕發汗。〔主治〕小兒壯熱熱痱瘡。

【棗樹皮】〔功用〕明目。

【棗樹根】〔主治〕小兒赤丹。

【棗蒲】此係棗樹上之飛蟲大如棗子卵生蟲類。〔主治〕小兒臍風。

【棗蠹蟲】此即蠐螬之在棗樹中者。〔入藥部分〕屎〔主治〕聤耳出膿。

【棘竹】竹之芒棘森然者。功用詳竹條。

【棘枸】枳椇之別名。

【棘剛子】雀甕之別名。

【棘菀】遠志之別名。

【棘實】酸棗之小者。

【棠棣子】山楂之別名。

【棠棃】棃之一種。〔性味〕酸甘濇寒。〔主治〕滑痢。

【棠棃枝】性味功用同葉條。

【棠棃花】〔功用〕療飢。

【棠棃葉】〔主治〕霍亂吐瀉轉筋腹中痛。

【棧木】伽倫香之別名。

【棧香】（1）即伽倫香。（2）即沉香之幹入水而半沉半浮者。

【接慮李】麥李之別名。

【椅】梓之紋美者。功用詳梓條。

【椅足泥】〔功用〕生肌。

【椅桐】桐之別名。

【椅楸】楸之黃色無子者。功用與楸同。

【栟櫚】即椶櫚。

【椈】側柏之別名。

【椋子木】松楊之別名。

【椋木】椋子木之簡稱。

【植豆】豆之一種。〔形態〕與綠豆同而豆粒較大。〔功用〕下氣。〔主治〕霍亂。

【据】靈壽之別名。

【椑】鼠李之別名。

【椑柹】柹之小而卑者。〔入藥部分〕實。〔性味〕甘寒澀。〔功用〕利水潤心肺解酒毒。〔主治〕煩渴胃中熱腹臟冷熱丹石毒發熱。

【椗花】山礬之別名。

【欽香】沉香之產於廣東欽縣境者。

【款冬】隰草類〔別名〕款凍。〔入藥部分〕花。〔性味〕辛溫〔功用〕明目化痰止嗽除煩定驚潤心肺。〔主治〕中風驚癇喉痺欬逆上氣喘息呼吸消渴勞欬不絕涕唾稠黏欬吐膿血心促急熱肺痿肺癰。

【瞉菜】即淡菜。

【瞉蔻】即白豆蔻。

【渠】蜉蝣之別名。

【渡父魚】即杜父魚。

【渴水】宜母果中之漿汁。詳宜母條。

【渴旦】寒號蟲之別名。

【渴留】即血竭。

【游冬】苦菜之別名。

【渼陂魚】〔產地〕陝西鄠縣之渼陂。〔主治〕痔疾。

【湔胡】即前胡。

【湖趺蔆】蔆之結實色紅而大者。功用詳蔆條。

【湖雞腿】翻白草之別名。

【湘潭茶】茶之產於湖南湘潭縣者。功用與安化茶同。

【渾】酪之別名。

【湯紅】南棗實未熟時。擊下以湯沃之使變色者。乾則色紫功用同南棗條。

【無不愈】天虋冬之別名。

【無心草】隰草類〔產地〕河南。〔性味〕溫〔功用〕補虛潤色益筋〔主治〕積血氣塊腹痛避洩。

【無名子】果類〔入藥部分〕仁。〔性味〕辛溫微澀。〔功用〕強腎煖胃去冷氣除腸穢積令人肥健。〔主治〕腎虛腰冷陰痿諸痢。

【無名子木皮】〔性味〕辛大溫〔主治〕陰腎萎弱。

囊下溼癢。
【無名異】錳之別名。
【無灰木】即不灰木。
【無耳蜆】蜆之產於廣東番禺縣韋涌者。功用詳蜆條。
【無舌】烏符之別名。
【無姑】蕪荑之別名。
【無花果】〔性味〕甘平。〔功用〕開胃。〔主治〕喉痛。洩痢五痔。
【無花樹葉】屬喬木類。〔性味〕甘微辛平有小毒。〔主治〕五痔腫痛。
【無雷砂】馬牙砂之別名。
【無風獨搖草】雜草類。〔性味〕温平。〔主治〕頭骨遊風身癢。
【無食子】喬木類。〔別名〕沒石子。〔性味〕苦微温。〔功用〕生精固氣。安神温中。益血强陰。助陽烏鬚髮。生肌肉。〔主治〕酒齇口鼻。急疳牙齒疼痛。腸虛腸滑。陰汗遺洩。赤白冷痢。血痢滑泄不禁。婦人產後血痢。小兒久痢疳䘌。陰瘡陰毒痿。
【無核李】徐李之別名。
【無根金絲草】即無根草之一種。
【無根草】(1)紫萍之別名。(2)菟絲之別名。
【無根草子】〔功用〕活血。〔主治〕婦人難產。痘瘡毒。
【無根草苗】〔性味〕苦微甘寒。〔功用〕利水通淋。涼血散血。〔主治〕瘰癧瘧疾。溼熱黃疸。吐血欬血。咯血。衄血。狐臭。癃淋。小便不通。濁痢。便血。婦女血崩帶下。小兒痘毒。癰疽疔瘡腫毒。紅絲疔。惡瘡誤藥毒。
【無骨苧麻】草類。〔別名〕玉接骨。血見愁。玉錢草。麒麟草。玉連環。玉盤龍。〔入藥部分〕根。〔性味〕甘淡涼。〔功用〕理氣開胃。和中調血。生髓益精。續筋骨。止血生肌。〔主治〕吐血腸紅。下血跌打損傷。

【無患子仁】喬木類。〔性味〕辛平。〔功用〕辟惡去口臭。

【無患子肉】〔性味〕微苦平小毒。〔功用〕滌垢去面皯。〔主治〕飛尸喉痺。

【無殼蝸蠡】蛞蝓之別名。

【無辜鳥】姑獲鳥之別名。

【無義草】山慈姑之別名。

【無腸公子】蟹之別名。

【無漏子】海棕實之別名。

【無漏果】即無漏子。

【無節竹】通竹之別名。

【無顛】薇銜之別名。

【焦子】枇杷之無核者。

【焦朮】白朮之炒焦者。

【焦石】石炭之別名。

【焦核荔枝】荔枝之實核如雞舌。氣香味甜者。爲諸荔枝之冠。

【焰消】消石之別名。

【黎芙草】雷公藤之別名。

【黎食】芍藥之別名。

【黎頭刺藤】雷公藤之別名。

【猢孫頭】鱧腸之別名。

【猢猻頭草】地錦之別名。

【猩紅】銀朱之別名。

【猩猩肉】〔產地〕蘇門答臘及婆羅洲諸島。〔性味〕鹹平。〔功用〕食之不寐不飢。〔主治〕瘧瘴寒熱。

【猴丹】即猴棗。

【猴月經】母猴之月經。多遺於細草屑中。色紫黑成塊。深山羣猴聚處極多。覓之易得。〔產地〕廣西。〔主治〕乾血勞。

【猴草】南燭之別名。

【猴棗】石類。〔產地〕南洋星加坡諸海島及西藏印度。〔形態〕其形若蛋。大小不一。打破層層裹壘中有仁極堅硬。印產者大如雞卵。色純青。藏產者顆粒甚小。包青黑質地。尤爲堅實。其力差勝。〔性味〕苦寒。〔功用〕淸熱開痰。定癎。止諸瘧。〔主治〕急驚。痰厥。煩熱。熱痰。癃疽。瘰癧。痰核。橫痃。〔用量〕輕則一分。重則二三分。〔處方〕配竹瀝。遠志。天竺黃。菖蒲。貝母。胆星。半夏。治痰熱壅塞。喘逆。聲嘶。

【猴棗栜】栜實之最小似猴棗者。功用較尋常栜良。

【猴菽草】南燭之別名。

【猴葵】鹿角菜之別名。

【猴蒜】毛莨之別名。

【猴樝】卽山樝。

【猴總子】夷果類。〔產地〕廣東之瓊州島臨海縣。〔功用〕與猴闥子同。

【猴薑】骨碎補之別名。

【猴藥】南燭之別名。

【猴闥】夷果類。〔產地〕桃海深山茅草中。〔入藥部分〕子。〔性味〕苦溫。〔功用〕健脾。益臟。煖丹田。增氣力。

【琥珀】寓木類。此係松脂入土年久結成。〔別名〕江珠。〔產地〕南海及印度洋各島。〔性味〕甘平。〔功用〕行水。散瘀。甯神。明目。磨翳。壯心。淸肺。止血。生肌。安臟。利小腸。〔主治〕蠱毒。癲邪。心痛。結瘕。五淋。小便尿血。婦人產後血痛。跌損瘀血。魚骨哽咽。金瘡。

【琥珀糖】沙糖之熬成小毬者。功用詳沙糖條。

【琪楠香】卽伽楠香。

【琵琶蟲】蝨之異名。功用詳蝨條。

【番木鼈】蔓草類。〔別名〕馬錢子。苦實把豆。〔性味〕苦寒。〔主治〕傷寒熱病。咽喉痺痛。消痞塊。

【番打馬】木之一類。〔形態〕狀如松香。番舶上來。〔性味〕有毒。〔功用〕殺蟲療瘡。〔主治〕陰癰。疔瘡。膿窠瘡。楊梅風毒。

【番石】即滑石。

【番沉香】沉香之產于安南者。

【番豆】落花生子之別名。

【番紅花】隰草類。〔產地〕西番。〔性味〕甘平。〔功用〕活血開鬱。〔主治〕心憂氣悶。鬱悸。傷寒發狂。

【番苦荼】番薏茹之別名。

【番茄】茄之一種。實白而扁。甘脆不澀。功用與茄同。

【番降香】降眞香之產於番地者。

【番茹】即番薯。

【番棗】海櫻實之別名。

【番椒】辣茄之別名。

【番答木】即番打馬。

【番蒜】蒜之一種。〔產地〕臺灣番地。〔主治〕鼈瘕。水毒。

【番蕉】蕉之一種。〔產地〕東洋。琉球。〔功用〕與鳳尾蕉同。

【番薏茹】雜草類。〔別名〕番苦荼。心痛草。種出荷蘭。〔主治〕一切心氣痛。

【番薑】辣茄之別名。

【番瀉葉】即大黃苗之細葉。詳大黃苗條。

【番薯根】菜類。其種來自南洋羣島。〔性味〕甘平。〔功用〕潤燥。生津。和血。安神。補中。暖胃。益肺氣。理脾血。補虛乏。益氣力。強腎陰。〔主治〕溼熱。黃疸。煩熱。口燥。腹痛。血痢。小便黃赤。酒積熱瀉。遺精。淋濁。婦女血虛經亂。小兒疳積。

【番薯粉】以番薯根製成者。性味功用與根同。

【番薯酒】番薯根釀成之酒。〔性味〕微苦。〔功用〕和脾。煖胃。止瀉。益精。

【番薯粳】以番薯根同糯米造成者。〔功用〕活血。解毒。縮痰涎。厚腸胃。健脚力。

【畫石】即滑石。

【畫眉石】黑石脂之別名。

【畫粉】白堊之別名。

【異草】雜草類。〔性味〕甘。〔功用〕去黑痣。〔主治〕寒熱痿痺。

【異翹】即連翹。

【畱公乳】石鍾乳之別名。

【畱求子】〔1〕使君子之別名。〔2〕桃金孃實之別名。

【畱師】竹蜂之別名。

【畱師蜜】竹蜂蜜之別名。

【疏趾】雉之別名。

【登相子】東廧之別名。

【登粟】即登相子。

【盛米栲栳】〔主治〕血鼓。

【盜庚】旋覆之別名。

【短狐】溪鬼蟲之別名。

【短青】羅漢松之葉短而不結實者。

【硝石】即消石。

【碑鏊】即車鏊。

【碑磲】即車渠。

【硫黃】鹵石類。爲非金屬化學原質之一。〔性味〕酸溫有毒。〔功用〕益氣。止血。長肌膚。堅筋骨。補命門。壯陽道。〔主治〕陰蝕。傷寒。霍亂。欬逆上氣。寒熱。虛寒。虛損。風勞。冷風頑痺。陽氣暴絕。耳聾。鼻衄。鼻痛。心腹積聚。脅下冷癖。腰腎冷。泄痢滑精。脚冷疼弱。老人風秘。婦人陰蝕。陰瘡。疽痔。惡血。血結。小兒慢驚。口瘡。頭禿。疥癬。惡瘡。下部䘌瘡。䘌蟲。疥蟲。邪魅。〔禁忌〕熱邪亢盛者忌。

【硫黃艾】艾葉乾搗。去青滓。取白。入石硫黃末少許。謂之硫黃艾。鍼灸家用之。

【硫黃油】石油之別名。

【硫黃花】硫黃之製成結晶粉末者。

【硫黃香】鹵石類。〔產地〕南番。似硫黃而香。〔性味〕辛溫。〔功用〕去惡氣。殺蟲。

【硬石膏】長石之別名。

【硬飯】土茯苓之別名。
【稂】即狼尾草。
【稍瓜】即越瓜。
【童腸】紫參之別名。
【筌筍】功用同冬筍。
【筇竹】〔產地〕四川邛崍。〔功用〕同尋常竹。
【筋子】雜草類〔別名〕根子。〔入藥部分〕根。〔性味〕苦溫〔主治〕鬼疰霍亂。心中結塊。心腹痛。積氣攻脇下痛暴下血蠱毒。
【筋竹】百葉竹之劲節如筋者。功用同百葉竹。
【筋根】即旋花。
【筒桂】即箘桂。
【答遝果】倒吊果之別名。
【粟奴】粟穗成熟時生黑黴者。〔功用〕除煩。濇利小腸。
【粟米】〔別名〕籼粟。小米子。〔性味〕鹹微寒。〔功用〕補氣。養腎開脾胃。益丹田利小便〔主治〕虛勞。消渴。鼻衄。霍亂轉筋入腹。心煩悶。脾胃中熱。反胃嘔吐。熱腹痛。熱痢小兒重舌。赤丹。雜物眯目湯火灼傷熊虎爪傷小麥丹石諸毒。
【粟泔水】洗粟米之泔水〔主治〕霍亂卒熱。消渴。心煩五痔小兒疳痢皮膚疥瘡𤷪瘡。
【粟芽】即粟蘖。
【粟澱粉】粟泔水中之澱粉。〔功用〕同粟泔水。
【粟糠】〔主治〕痔漏脫肛。
【粟蘖】即粟芽〔性味〕苦溫〔功用〕下氣。除熱消食開胃澤皮膚〔主治〕寒中。
【結殺】香木類〔產地〕西方諸國熬成膏用。〔主治〕頭風白屑。
【結留子】枳椇之別名。
【絡石藤】蔓草類〔別名〕耐冬。石鯪。石龍藤。〔性味〕苦溫〔功用〕養腎堅筋骨利關節去一切風氣。〔主治〕風熱口乾舌焦喉舌腫閉蝮蛇瘡毒心悶。腰腹痛。癰腫不消。癰傷死肌刀斧傷瘡

【絡麻】麻之一種。〔入藥部分〕根。〔主治〕鎖喉風。
【絡新婦】蜘蛛之有赤斑者。
【給客橙】盧橘之別名。
【給孜維】刺蜜之別名。
【統草】甘草之細者。
【絲瓜】屬蔬菜類。〔別名〕天絲瓜。天羅。布瓜。蠻瓜。〔性味〕甘冷。〔功用〕涼血解毒。除風化痰。通經絡。行血脈。消浮腫。發痘瘡。滑腸。下乳。〔主治〕腸風崩漏。疝痔。癰疽。
【絲瓜根】功用與藤同。
【絲瓜絡】即老絲瓜中之筋。性味功用同絲瓜。
【絲瓜葉】〔主治〕癬瘡。癰疽。疔腫。卵癩。
【絲瓜藤】〔功用〕殺蟲解毒。〔主治〕齒䘌。腦漏。喉痛。骨哽。
【絲茅】即白茅。
【絲禽】鷥之別名。
【絲蓴】蓴莖細如絲。色黃赤者。功用同蓴。

【絳縐】赤卒之別名。
【絳礬】皁礬之煆赤者。
【絳鹽】即紅鹽。
【腂】雜草類。〔性味〕甘。〔功用〕益氣。
【腦髮】斑蝥之別名。
【腆顆蟲】化生蟲類。〔產地〕嶺南。〔形態〕如氣盤。褐色身扁。〔功用〕同吉丁蟲。
【舒雁】鵝之別名。
【舒鳧】鴨之別名。
【舜英】朱槿之別名。
【莽果】蜜望子之別名。
【莽草】毒草類。〔產地〕福建。廣西。〔別名〕㟟草。芒草。鼠莽。〔入藥部分〕葉。〔性味〕辛苦微溫有毒。〔主治〕頭風。癰腫。乳癰。疝瘕。風蟲牙痛。喉痺。
【莽草子油】八角油之別名。
【菁茅】即香茅。
【菅松】天蘡冬之別名。

【菅茅】白茅之一種。

【菅根】地筋之別名。

【菈遫】萊菔之別名。

【菉竹】藎草之別名。

【菉豆】卽綠豆。

【菉筍】以茅竹筍淡煮曬乾者。〔產地〕浙閩江蘇等省皆有之。〔性味〕甘鹹平。〔功用〕利水豁痰。〔主治〕實喘水腫。

【菉蓐】卽菉竹。

【菊】隰草類。〔別名〕女節。女華。節華。〔產地〕杭州產者爲杭菊。滁州產者爲滁菊。池州產者爲池菊。多年生草。葉爲卵形。有缺刻及鋸齒。以莖紫氣香而味甘者爲眞菊。葉可作羹食。另有茶菊。金鈴菊。鳳欒菊。城頭菊等多種。又有一種青莖而大。作蒿艾氣。味苦不堪食。名苦薏。其苗。莖。根。葉。花。皆有功用。各詳本條。

【菊米】此係山中野菊。取其蕊乾之。如半粒菉豆大。〔功用〕敗毒散疔。去風淸火。明目。

【菊花】〔性味〕苦甘平。〔功用〕散風。養目。去翳。醒酒。〔主治〕惡風頭目風熱。風旋倒地。目脫淚出。煩熱疔腫。〔用量〕二錢至八錢。〔處方〕配薄荷•牛蒡•桑葉•穭豆衣•丹皮•赤芍•黃連•龍胆草。治風火赤眼。配川芎•藁本•當歸•白芍•地黃•薄荷•桑葉。治肝陽頭暈。

【菊花參】參之產於雲南巧家縣江邊。葉似菊花者。性味功用同人參。力較遜。

【菊苗】〔主治〕婦人陰腫。

【菊根】性味功用同莖。

【菊婢】鳳仙之別名。

【菊莖】性味功用與花略同。尤能淸火解毒。凡疔瘡走黃。癰疽紅腫。搗爛外敷。煎汁內服。尤著奇效。

【菊葉】性味功用與花畧同。力量重於花。輕於根莖。皮膚紅腫者。搗敷甚良。

【菊實】性味功用與花畧同。但力量不及花之疏散。

【菌】菜類隱花植物。有土菌松蕈等。另詳各條。

【菖蒲上露】性味功用與柏葉上露同。

【菖蒲】水草類〔別名〕昌陽。堯韭。水劍草〔產地〕生水石間。九節者佳〔形態〕多年生草。春生青葉。長一二尺。狀如劍。無花實。其根盤屈有節。如馬鞭。旁引三四根。乾則堅實。折分中心色微赤。嚼之辛香〔入藥部分〕根。其葉亦有功用。另詳本條〔性味〕辛溫〔功用〕明耳目。發音聲。開心孔。利九竅。去濕逐風。除痰消積。開胃寬中。解毒殺蟲〔主治〕四肢濕痺。霍亂脹痛。煩悶咳嗽。耳卒聾閉。癰疽發背。噤口毒痢。崩帶胎漏〔用量〕幾分至錢許〔有效成分〕菖蒲油。安息香酸。澱粉〔驗方〕霍亂脹痛。生菖蒲剉四兩。水和搗汁。分溫四服。耳卒聾閉。菖蒲根一寸。巴豆一粒。去心。同搗作七粒。綿裹一粒。塞耳。日一換〔泡製〕采石上生根。條嫩黃堅硬。銅刀刮去黃黑皮硬節。同嫩桑枝蒸。去桑枝。剉用〔禁忌〕犯鐵器。令人吐逆。不可多用獨用。致耗氣血。性溫香燥而散。故陽亢陰虛。嫠婦失合。及陰血不足。精滑汗多者均忌之。

【菖蒲葉】〔主治〕疥。大風瘡。

【菘】菜類〔別名〕白菜〔性味〕甘溫〔功用〕消食下氣。通腸胃。利便。解酒〔主治〕熱嗽。赤遊。漆瘡。

【菘子】〔性味〕甘平〔功用〕長髮。解酒。

【菘藍】大青之別名。

【菜瓜】即越瓜。

【菜伯】葱之別名。

【菜油】蕓薹子油之別名。

【菜芝】蕹之別名。

【菜花魚】杜父魚之別名。

【菜花銅】天然黃銅〔性味〕辛〔功用〕強脾益肺〔主治〕一切風痺。金瘡。

【菝葜】屬蔓草類。〔別名〕金剛根。鐵菱角。王瓜草。〔入藥部分〕根。〔性味〕甘酸平溫。〔功用〕益血氣。〔主治〕時疾瘟瘴。消渴。風痹。腰背寒痛。下利小便。利婦女血崩。

【菝葜葉】〔功用〕止痛。〔主治〕風腫。惡瘡。撲損。

【菝菰】即菝葜。

【菝蔄】薄荷之別名。

【菀丘】即菟絲。

【菀竹】黃精之別名。

【菀奚】款冬之別名。

【菀絲子】蔓草類。〔別名〕菟縷。菟邱。野狐絲。金線草。〔性味〕甘辛平。〔功用〕強陰益精。祛風明目。補衛氣。助筋脈。益氣力。〔主治〕勞傷。精寒。淋瀝。口苦。燥渴。腰痛。膝冷。

【菀絲苗】〔性味〕甘平。〔功用〕去面䵟。〔主治〕肺熱。頭瘡。目赤。

【菀絲莖】〔性味〕甘平。〔功用〕去面䵟。〔主治〕面瘡。粉刺。目中赤痛。小兒熱痱。頭瘡。

【菀葵】隰草類。〔別名〕天葵。雷丸草。〔性味〕甘寒滑。〔功用〕解毒止痛。〔主治〕五淋。虎蛇毒。諸傷

【菀槐】苦參之別名。

【菀縷】即菟絲。

【菀蘆】即菟絲。

【菀藁】即菟絲。

【菠菜】蔬菜類。〔別名〕波斯草。赤根菜。〔性味〕甘冷滑。〔功用〕通血脈。開胸膈。下氣調中。止渴潤燥。〔禁忌〕虛寒作瀉之人勿食。

【菠薐】即菠菜。

【蔏蔮】荷之別名。

【菣】青蒿之別名。

【菥蓂】蔬菜類。〔別名〕大薺。大戢。馬辛。〔入藥部分〕苗其子亦有功用另詳本條。〔性味〕甘平。〔功用〕和中益氣。平肝明目。

【菥蓂子】〔性味〕辛微溫。〔主治〕積聚。眼目赤腫。

【蕆芘】蘮芘之別名。

【菩提子】無患子之別名。

【菩薩石】石類〔別名〕放光石。陰精石。〔性味〕甘平。〔功用〕明目去翳。解藥毒。熱毒。蠱毒。〔主治〕驚癇。熱狂。消渴。跌仆損傷。

【菩薩豆】續隨子之別名。

【菩薩草】毒草類。〔入藥部分〕根。〔性味〕苦。〔功用〕解諸毒食毒諸蟲傷。〔主治〕婦人妊娠欬嗽。

【華木】芙蓉之別名。

【華蟲】雉之別名。

【菰子】土菌之別名。

【菰手】〔性味〕甘冷滑。〔功用〕滋齒。止渴。〔主治〕心胸中浮熱風氣。口渴。小兒水痢。

【菰米】穀類〔別名〕茭米。彫蓬。彫菰。彫胡。〔性味〕甘冷〔功用〕止渴。療飢。解煩熱。潤腸胃。

【菰首】菰手之譌。

【菰筍】即茭白。〔性味〕甘滑冷。〔功用〕瀉熱。利腸胃。利二便。〔主治〕煩熱。風熱。熱毒。口渴。心痛。酒毒。

【菰菜】菰手及菰筍之別名。

【菰根】〔性味〕甘寒〔主治〕腸胃痼熱。消渴。溲泣。燒灰和雞子白塗火燒瘡。

【菰葉】〔功用〕利五藏。

【菰[illegible]】〔性味〕甘大寒〔主治〕消渴。腸胃痼熱。小便不禁。小兒風瘡。火湯瘡。毒蛇傷。

【菰蔣草】菰之苗有莖梗者。

【菱】〔性味〕甘平〔功用〕清暑。止渴。〔主治〕傷寒積熱。消渴。酒毒。丹石毒。射罔毒。

【菱角】即菱實。

【菱花】〔性味〕澀〔功用〕染鬚髮。

【菱粉】以菱實搗浸澄出之粉〔功用〕去暑。解毒。行水。健力。益氣。補脾胃。強脚膝。

【菱殼】〔主治〕頭面黃水瘡。脫肛。泄痢。

【菱薺】〔功用〕去疣子。

【蔆草】卽蘺草。

【菴摩勒】屬喬木類〔別名〕餘甘子・菴摩落迦果〔入藥部分〕實仁〔性味〕甘酸苦微寒〔功用〕解金石毒〔主治〕風虛熱氣欬嗽風癢。

【菴羅果】果類〔別名〕菴摩羅迦果香蓋〔產地〕西域〔性味〕甘溫〔功用〕止渴通經脈。

【菴羅葉】〔主治〕渴疾。

【菴蕳子】隰草類〔別名〕覆閭〔性味〕苦辛微溫〔功用〕明目益氣消食〔主治〕閃挫腰痛婦人產後血氣痛濕痺瘀血腹中水氣。

【菸】卽煙草。

【菁】卽蔓菁。

【菼】蘆之短小中空皮厚色青者功用同尋常蘆。

【菽】卽豆。

【菽乳】卽豆腐乳。

【菾菜】蔬菜類〔別名〕莙薘菜〔性味〕甘苦涼滑〔功用〕利臟通心膈解風熱毒〔主治〕時行壯熱熱毒痢搗敷禽獸傷〔禁忌〕多食動氣腹冷人食之作瀉。

【菾菜子】〔功用〕醋浸揩面去粉滓搗汁服治小兒熱症。

【菾菜根】〔性味〕甘平〔功用〕通經脈下氣開胸膈。

【菾菜粥】〔功用〕健胃益脾。

【菾菜葉】性味功用與根同。

【萆薢】蔓草類〔性味〕苦平〔功用〕益精明目祛風溼堅筋骨〔主治〕熱氣頭旋癇疾中風失音惡瘡陰痿失溺白濁莖痛風寒溼痺癃痹腎腰腰脊痛腰腳癱緩不遂手足驚掣惡瘡痔瘻。

【萇楚】羊桃之別名。

【萞麻】卽蓖麻。

【萊】卽藜。

【萊菔】蔬菜類〔別名〕蘿蔔蘆菔〔性味〕辛甘溫。

〔功用〕生則升氣。熟則降氣。寬中化痰。散瘀消食。利二便。解酒毒。制麵毒。豆腐積。〔主治〕吐血衄血。欬嗽吞酸。噤口痢。消渴。跌打湯火傷〔禁忌〕多食滲血。故白人髭髮。服何首烏地黃者忌之。

【萊菔子】〔性味〕辛溫。〔功用〕利氣。吐風痰。散風寒。發瘡疹。定欬嗽痰喘。調下痢後重。止內痛。消食除脹。〔禁忌〕虛弱者勿用。

【萊菔花】〔功用〕能明目。

【萊菔葉】〔性味〕辛苦溫。〔功用〕同根。

【蔞蒿】青箱之別名。

【萌葛】合歡之別名。

【萍】水草類。〔性味〕酸寒。〔功用〕發汗。去風。行水。下氣。利小便。〔主治〕浮腫。熱狂。風疹。目赤。諸衄。痳痺。脚氣。發背。腫毒。惡瘡。

【萍蓬草子】水草類。〔別名〕水粟。水粟子。〔性味〕甘濇平。〔功用〕助脾厚腸。

【萍蓬草根】〔性味〕甘寒。〔功用〕補虛。厚腸胃。益氣力。

【萎香】即萎蕤。

【萎葠】即萎蕤。

【萎蕤】山草類。〔別名〕女萎。葳蕤。委萎。玉竹。〔入藥部分〕根。〔性味〕甘平。〔功用〕補中益氣。除煩渴。潤心肺。〔主治〕風溫。濕毒。目痛眥爛。寒熱痁瘧。中風不能動搖。頭痛腰痛。莖寒。自汗。一切不足之證。

【萑】蘆之至秋成熟者。詳蘆條。

【萑苻】水楊之別名。

【萑蕍】茺蔚之別名。

【虛中】石鐘乳之別名。

【蛓毛】蛅蟖之別名。

【蛔】即蚘蟲。

【蛗螽】化生蟲類。〔性味〕辛甘微毒。〔主治〕痧脹。欬嗽。破傷風。婦人產後冒風。小兒急慢驚風。癧疹不出凍瘡。

【蝗蝝】即蝗螽。

【蛙】蟲類。〔別名〕田雞。蛤魚。〔性味〕甘寒。〔功用〕解勞熱。熱毒。利水消腫。補虛損。〔主治〕蝦蟆瘟病。月蝕瘡。疳瘦。

【蛙魚】蛙之異名。

【蛜蝌】蠍之別名。

【蛜蝛】鼠婦之別名。

【蝦螘】蟹之雄者。詳蟹條。

【蛞斗】即蝌蚪。

【蛞蝓】濕生蟲類。〔別名〕蜒蚰。鼻涕蟲。〔性味〕鹹寒。〔功用〕搗塗腫毒蠍熱。熱瘡腫痛。蜈蚣蠍毒。其功與蝸牛同。

【蛟】爬蟲類。〔入藥部分〕髓。〔功用〕易產。好顏色。

【蛟水】〔功用〕壯筋骨。健腰膝。〔主治〕虛勞驚悸。蟲蠱。尸疰。鬼疰。遁尸。瘡疥。

【蛣蟯】蟯蟲之別名。

【蛣蝠】木蠹蟲之別名。

【蛤子】金線蛙之別名。

【蛤粉】海蛤粉之簡稱。

【蛤蚧】鱗類。雄者爲蛤。雌者爲蚧。〔別名〕蛤蟹。僊蟾。〔產地〕廣南。〔性味〕鹹溫。〔功用〕補肺潤腎。益精助陽。定喘止嗽。〔主治〕渴淋。肺痿咳嗽。上氣咯血。氣竭者宜之。〔禁忌〕欬嗽由風寒外邪者勿用。

【蛤魚】蛙之別名。

【蛤蜊肉】介類。〔性味〕鹹冷。〔功用〕醒酒。開胃。發疹。潤臟。〔主治〕消渴。老癖寒熱。婦人血塊。癰疽瘡毒。攻目。

【蛤蜊粉】〔性味〕鹹寒。〔功用〕定喘。利濕。化痰飲。定熱嗽。止嘔逆。消浮腫。利小便。化積塊。解結氣。消癭核。散腫毒。〔主治〕白濁。心脾疼痛。遺精。婦人血病。油調塗湯火傷。與牡蠣同功。

【蛤蟹】即蛤蚧。

【蛩】馬陸之別名。

【蛬】蟋蟀之別名。

【訶子】訶黎勒之簡稱。

【訶黎勒】即訶黎勒。

【訶黎勒】喬木類。〔產地〕南方諸省。〔入藥部分〕實。其葉與核另有功用。詳本條。〔性味〕酸澀苦溫。〔功用〕斂肺收脫。泄氣消痰。除脹滿。下食積。利咽喉。通津液。開音。止瀉。〔主治〕冷氣腹脹。膈氣嘔逆。痰嗽喘急。瀉痢脫肛。腸風崩帶。〔禁忌〕嗽痢初起者勿服。

【訶黎勒葉】〔功用〕下氣消痰。止渴及洩痢。

【訶黎勒實核】〔功用〕止欬及痢。

【象毛】金鎖銀開之別名。

【象牙】〔性味〕甘寒。〔功用〕定驚癇。辟邪魅。解骨蒸。收痘疹。〔主治〕骨哽雜物入肉。

【象牙辣茄】辣茄之結實尖長如象牙者。

【象朮】台朮中之形如野朮。切開有暈紋者。

【象皮】〔主治〕金瘡不合。下疳。禿瘡。

【象肉】〔性味〕甘淡平。〔主治〕小便不利。小便多。

【象尾毛】〔功用〕去火。

【象豆】榼藤子之別名。

【象貝母】即浙貝母。

【象油】〔功用〕與獅油畧同。

【象骨】〔功用〕解毒。

【象睛】〔主治〕目疾。

【象精】象交於水。其精浮於水面。象房人用瓷瓶收貯入藥。敷面不皺。亦可入房術藥用。

【象鼻草】雜草類。〔產地〕舊雲南府境。〔主治〕丹毒。跌撲損傷。

【象穀】罌粟之別名。

【象膽】〔性味〕苦寒。〔功用〕明目。〔主治〕口臭。疳疾。瘡腫。

【象囊】〔主治〕瘟疹。鵝掌風。

【貂】貂鼠之簡稱。

【貂鼠】鼠屬〔產地〕北寒帶地。三姓。琿春。甯古塔。等處山林多有之。〔性味〕甘平。〔功用〕與鼠肉同。

【貂鼠毛皮】〔主治〕塵沙眯目。凍瘡未破。

【貂鼠尾】〔主治〕凍瘡。

【買子木】即賣子木。

【貿麻藤】〔產地〕廣東高要縣一帶。〔主治〕蛇咬。

【貽】貝子之色赤者。

【貽貝】淡菜之別名。

【賁龜肉】龜身而有三足者。〔功用〕消腫。辟時疾。

【越王竹】竹之產於浙江舊嚴州府境者功用同尋常竹。

【越王蛇】兩頭蛇之別名。

【越王鳥】鸀鳿之別名。

【越王頭】椰子之別名。

【越王餘算】水草類。〔產地〕南海水中。〔性味〕鹹溫。〔主治〕水腫。氣結。積聚。三蟲。

【越瓜】蔬菜類。〔別名〕梢瓜。菜瓜。〔性味〕甘鹹寒。〔功用〕利腸胃。止煩渴。瀉實熱。利小便。解酒毒。塗熱瘡。〔主治〕煩熱。煩渴。口吻瘡。陰莖熱瘡。

【越砂】丹砂之成塊如拳如鷄卵者。

【越桃】梔子之別名。

【越砥】即砥石。

【越鳥】孔雀之別名。

【越椒】食茱萸之別名。

【越雉】鷓鴣之別名。

【軸脂】即車脂。

【進賢菜】蒼耳之別名。

【都勾樹】莎木之別名。

【都念】灌木類。〔產地〕粵省。〔入藥部分〕子。其葉。另功用詳〔性味〕甘酸小溫。〔功用〕補血。活血。暖腹臟。益肌肉。〔主治〕痰嗽。噦氣。泄瀉。

【都念葉】〔主治〕夏秋暑溼下痢。

【都咸】喬木類。〔產地〕嶺南山谷中。〔入藥部分〕子。葉。木皮。〔性味〕甘平。〔功用〕止渴除煩潤肺消痰。〔主治〕傷寒淸涕欬逆上氣。

【都桷】喬木類。〔別名〕構子。〔產地〕嶺南山谷中。〔入藥部分〕子。〔性味〕酸濇平。〔功用〕安神解酒止渴。〔主治〕痔瘡泄痢。

【都梁香】(1)卽蘭草。(2)白芷之別名。

【都淋藤】馬兜鈴之別名。

【都管草】山草類。〔產地〕廣西宜山縣。〔入藥部分〕根。〔性味〕苦辛寒。〔主治〕咽喉紅腫作痛。風腫癰毒赤疣蜈蚣蛇毒。

【都濡茶】茶之產於湖南黔陽縣者。性味功用詳茶條。

【酢桶】鹽麩子之別名。

【酢漿草】石草類。〔別名〕酸漿。三葉酸。雀兒酸。酸箕草。〔性味〕酸寒。〔主治〕小便諸淋。赤白帶下。洗痔痛脫肛。塗惡瘡瘑瘻。

【酥】獸類。係牛羊乳所敖成者。〔別名〕酥油。〔性味〕甘微寒。〔功用〕益虛勞。潤臟腑。澤肌膚。和血脈。止急痛。〔主治〕諸瘡眯目蟲咬。

【酥油】卽酥。

【酥蜜粥】以酥蜜和米煮成之粥。〔功用〕養心肺。

【開元錢】唐時錢幣之一種。〔功用〕續骨截瘧。明目。利痰。蝕惡肉。〔主治〕禁口痢疾。小兒慢脾風。急慢驚風。折傷跌打損傷。

【開心草】卽紫金。

【開金鎖】山草類。〔產地〕江浙兩省。〔性味〕苦平。〔功用〕袪風溼。〔主治〕筋骨疼痛手足不遂。

【開屏鳳毛】翠雲草之別名。

【閏月櫻櫚皮】〔主治〕血證。

【閑客】白鷴之別名。

【陽坑茶】茶之產於安徽宣城縣境者。功用詳茶條。

【陽坡茶】茶之一種。性味功用同尋常茶。

【陽侯】石硫黃之別名。
【陽春雪】石菖蒲之別名。
【陽桃】鬱喬木類。〔產地〕粵省。〔性味〕甘酸濇平。〔功用〕生津止渴。調中下氣。除熱解煩。通淋辟嵐瘴毒。〔主治〕風熱瘡疾。咽喉腫痛。不服水土。蠱毒痔疾。
【陽烏】水禽類。〔別名〕陽鴉。〔產地〕福建。〔入藥部分〕嘴。〔主治〕惡蟲咬成瘡。
【陽起石】石類。即雲母根。〔別名〕羊起石。白石。石生。〔產地〕齊州角閃岩及角閃剎岩中。〔性味〕鹹溫。〔功用〕補右腎命門。〔主治〕陰痿精乏。子宮虛冷。腰膝冷痺。水腫癥瘕。命門火衰。
【陽雀】杜鵑之別名。
【陽羨茶】茶之產於江蘇宜興縣者。功用同尋常茶。
【陽鴉】即陽烏。
【陽檖】鹿梨之別名。
【陽鱎】即白魚。
【隈支】灌木類。〔產地〕江蘇邳縣。〔入藥部分〕實。〔性味〕甘。〔主治〕疝氣。一氣瘡瘍。疥癬。
【隊隊】溼生蟲類。〔產地〕雲南緬甸。〔主治〕夫婦不和。
【階前草】麥虋冬之別名。
【雁毛】〔功用〕辟驚癇。〔主治〕小兒癇。
【雁肉】〔性味〕甘平。〔功用〕壯筋骨。〔主治〕風痺。丹石毒。
【雁來紅】草類。〔別名〕老少年。〔功用〕去遠年星障。〔主治〕腦漏。
【雁來黃】雁來紅之根下葉落。頂上葉純黃者。功用同雁來紅。
【雁肪】〔功用〕利血氣。補勞瘦。長鬚眉毛髮。殺諸石藥毒。〔主治〕結熱。耳聾耳疳。嘔吐胸痞。四肢偏枯。風攣拘急。癰腫。
【雁骨】〔功用〕長頭髮。

【雁喙】卽雁頭。

【雁頭】芡實之別名。

【雁頭青】晩粟之別名。

【雁糞】〔主治〕瘡腫痛。

【雄原蠶蛾】歲二化之蠶蛾。〔性味〕鹹溫。〔功用〕益精氣。暖水臟。強陰道。壯陽事。〔主治〕暴風。陰痿。尿血。遺精。白濁。撮口。口瘡。疳瘡。凍瘡。火燙瘡。金瘡。蛇虺咬傷。〔禁忌〕少年陰痿由於失志及陰虛有火者均忌之。

【雄桔梗】南沙參之產於濠門者。〔性味〕淡微甘。〔功用〕理氣止嗽。

【雄雀糞】〔別名〕白丁香。〔性味〕苦溫。〔功用〕消積除脹。〔主治〕目痛。翳膜。努肉。赤脈貫瞳。面鼻酒皶。口噤。齲齒。風蟲牙痛。喉痺。咽塞。霍亂。脹悶。痃癖。癥瘕。疝瘕。陰痿。帶下。便溺不利。吹乳。乳腫。小兒不乳。痘靨。癰疽。瘡癬。癧瘡。破傷風瘡。

【雄魚白】烏魚蛋之別名。

【雄黃】石類。〔別名〕黃金石。石黃。〔性味〕辛溫有毒。〔功用〕散肝風。殺百毒。辟鬼魅。燥濕。殺諸蟲。〔主治〕驚癇。痰涎。積聚。頭痛。眩運。暑瘧。澼痢。泄瀉。勞疳。蛇傷。敷搗梅疔。毒疥。癬。毒瘍。

【雄黃油】石腦油之別名。

【雄黃蟲】卵生蟲類。〔功用〕明目。益氣力。

【雄膽】石類。此卽雄黃之精。團結如鵝卵形。破之有清水。〔功用〕殺三蟲毒。除癇疾。駐容延年。

【雄檳榔】卽雞心檳榔。

【雄雞卵】〔功用〕開瘖。安胎。稀痘。

【雄鵲肉】〔性味〕甘寒。〔功用〕去風。解結熱。〔主治〕消渴。胸膈痰結。四肢煩熱。大小腸澀。石淋。時疾溫氣。

【雅連】黃連之產於四川雅安縣者。入藥最良。

【雲】〔功用〕醒脾胃。舒肝鬱。和經絡。〔主治〕嘔瘧。血鼓。水腫。

【雲丹】絡石之別名。

【雲母】石類。爲花崗岩石中之主要成分。有五色。各種以色白光瑩者爲上。〔性味〕甘平。〔功用〕下氣補中堅肌續絕。〔主治〕勞傷瘧痢瘡腫癰疽。

【雲母粉】〔性味〕甘平。〔功用〕明目補腎益精髓。〔主治〕死肌中風。寒熱汗出。

【雲母礬】明礬之別名。

【雲芝茶】茶之產於山東蒙陰縣蒙山者。〔性味〕寒冷。〔主治〕胃熱消積滯。

【雲花】絡石之別名。

【雲花子】卽雲花草。

【雲花草】隰草類。〔主治〕馬疥。

【雲南松子】海松子之產於雲南者。詳海松子條。

【雲南根】馬兜鈴根之別名。

【雲南連】黃連之產於雲南者。

【雲砂】雲母之有青黃二色者。性味功用同雲母粉。

【雲英】雲母之具五色而多青者。性味功用同雲母粉。

【雲核】石類。雲母之類。〔產地〕廣東羅浮山。〔性味〕平。〔功用〕卻病延年。

【雲珠】雲母之具五色而多赤。性味功用同雲母粉。

【雲茶】石蕊之別名。

【雲液】雲母之具五色而多白者。性味功用同雲母粉。

【雲華】卽雲英之別名。

【雲實】毒草類。〔入藥部分〕子。其花與根。另有功用。詳各條。〔性味〕辛溫。〔功用〕下蠱膿血。殺蟲。止痛。〔主治〕消渴。寒熱。瘧疾。結氣。腸澼。泄痢。蠱毒。

【雲實花】〔功用〕殺精物。

【雲實根】〔主治〕骨哽喉痛。

【雲頭朮】種白朮之大者。性尤燥劣。

【雲霧】茶之別名。

【須丸】代赭石之別名。

【須贏】鸊鷉之別名。

【飧飯】〔功用〕解渴除煩。

【黃土】土之黃色者。〔性味〕甘平。〔功用〕解諸藥毒。肉毒。合口椒毒。野菌毒。〔主治〕卒然目昏。癒癥。心痛。冷熱赤白洩痢。腹內熱毒絞痛。下血。小兒喫土。烏痧驚風。

【黃大豆】穀部豆類。〔性味〕甘溫。〔功用〕寬中下氣。利大腸。消水腫脹毒。〔主治〕痘後生癰。

【黃大豆油】即黃大豆所製之油。〔性味〕辛甘熱。〔功用〕解髮脂。〔主治〕瘡疥。

【黃大豆稭】〔功用〕點痣去惡肉。

【黃大戟】芫根之別名。

【黃子】女麴之別名。

【黃丹】即鉛丹。

【黃心】木蘭之別名。

【黃文】黃芩之別名。

【黃斤】葛之別名。

【黃牙】（1）石硫黃之別名。（2）金之別名。

【黃牙石】即金牙石。

【黃牛肉】〔性味〕甘溫。〔功用〕安中益氣。養脾胃。補腰脚。〔主治〕唾涎消渴。

【黃占】即黃蠟。

【黃瓜】（1）即胡瓜。（2）栝樓之別名。

【黃瓜菜】蔬菜類。〔別名〕黃花菜。〔性味〕甘微苦寒。〔功用〕通結氣利腸胃。

【黃甘菊】甘菊之一種。〔產地〕浙江杭縣。〔功用〕同菊花。

【黃皮】夷果類。〔別名〕黃彈子。〔產地〕廣東廣西皆有之。〔性味〕酸平。〔功用〕消食順氣除暑熱。解荔枝毒。〔主治〕嘔逆痰水。胸膈滿痛。蛔蟲上攻痛。

【黃石】方解石之別名。

【黃石砂】石鍾乳之別名。

【黃石英】石英之端黃稜白者。功用詳石英條。

【黃石脂】石脂之黃色者。〔性味〕苦平。〔功用〕調中。養脾氣。〔主治〕黃疸洩痢。腸澼下膿血。白蟲。瘰疽。

【黃石華】〔產地〕生山東半島山中。〔性味〕甘溫。〔主治〕消渴膈中熱。陰痿。

【黃米】即秫米。

【黃羊】羊之一種。〔產地〕關西西番及桂林諸處。〔性味〕甘溫。〔功用〕補中益氣。〔主治〕勞傷虛寒。

【黃羊髓】〔功用〕補精益髓。

【黃衣】黃蒸麴之別名。

【黃李】功用同尋常李。惟核仁不可用。

【黃杜】苦蜜之別名。

【黃杜鵑】羊躑躅之別名。

【黃沉香】生結香之別名。

【黃犺】即黃蘗。

【黃良】大黃之別名。

【黃豆】黃大豆之簡稱。

【黃豆醬】〔性味〕甘鹹寒。有小毒。〔功用〕清熱。利腸寬中。益氣散血。和脾胃。消脹滿。下大腸濁氣。〔主治〕燒酒醉死。休息久痢。杖瘡。

【黃姑姑】即黃鯝魚。

【黃明膠】〔別名〕牛皮膠。水膠。海犀膏。〔性味〕甘平。〔功用〕止血。止痛。潤燥。利腸。通大便。〔主治〕諸血。失精。下利。脚氣。乳癰。背疽。便毒。湯火灼瘡。打扑損傷。破傷中風。

【黃松節】神木之別名。

【黃果】即黃葛樹。

【黃泥螺】吐鐵之別名。

【黃芝】芝之一種。〔性味〕甘平。〔功用〕益脾氣。安神。久食輕身。〔主治〕心腹五邪。

【黃芩】山草類。〔別名〕中虛者名枯芩。片芩。肉實著名子芩條芩。〔產地〕處處有之。〔形態〕多年生草。莖高二尺餘。葉箭鏃形。略似柳。結實色黑。根長四五寸。色深黃。〔入藥部分〕根。其子亦有功用。另詳本條。〔性味〕苦平。〔功用〕瀉實火。除濕熱。解渴。涼心。排膿。安胎。〔主治〕澼痢腹痛。寒熱往來。黃疸。五淋。血閉。氣逆。癰疽。瘡瘍。濕熱。骨蒸。心下痞。胸脇滿。嘔吐下利。〔用量〕八分至錢半。〔配合〕得酒則上行。得猪胆汁。則除肝胆火。得桑白皮則瀉肺火。得柴胡則退寒熱。得厚朴黃連則止腹痛。得芍藥則止痢。得五味子杜仲牡蠣則令人有子。得白朮則安胎。〔處方〕配川連。鬱金。厚朴。猪苓。秦皮。治腹痛下痢。〔驗方〕黃芩一兩。水煎熱服。可治血淋熱痛。〔著名方劑〕（1）黃連解毒湯。黃芩。一兩。山梔。黃柏。各五錢。黃連七錢半。治實熱。躁狂。吐血。衄血。（2）龍膽瀉肝湯。龍胆草。柴胡。澤瀉。各一錢。車前子。木通。生地。歸尾。梔子。黃芩。甘草。各五分。治濕熱下利。脇痛。口苦。耳聾。目赤。（3）涼膈散。大黃。二兩。芒硝。連翹。黃芩。各一兩。甘草六兩。梔子八兩。薄荷七錢。可治溫病表裏實熱。煩躁。渴飲。頭昏。目赤。〔禁忌〕血虛發熱。腎虛挾寒。及孕婦胎寒下墮。脉遲小弱者。均忌之。

【黃芩子】〔主治〕腸澼膿血。

【黃芪】黃耆之俗寫。

【黃花了】雜草類。〔主治〕咽喉口齒病。

【黃花子】綿絮頭草之別名。

【黃花地丁】蒲公英之別名。

【黃花草】千里光之別名。

【黃花魚】（1）鰻魚之小者。（2）石首魚之別名。

【黃花菜】（1）黃瓜菜之別名。（2）萱草花之別名。

【黃花蒿子】隰草類。〔性味〕辛涼。〔功用〕補勞下氣。開胃。〔主治〕盜汗。鬼毒。

【黃花蒿葉】〔性味〕辛苦涼。〔主治〕小兒風寒驚熱。

【黃芽】茶之嫩芽作黃色者。

【黃芽菜】〔性味〕甘溫滑〔功用〕和中利竅降氣。止嗽除胸煩解酒渴補虛羸潤肌膚淸音聲利腸胃通大小便〔禁忌〕患痢者忌食。

【黃金火】〔功用〕止血。

【黃金石】雄黃之別名。

【黃金粉】鍋焦之別名。

【黃建煙】煙草之產於福建而色黃者〔主治〕脚氣。

【黃昏】王孫之別名。

【黃柹】柹實之色黃者詳柹條。

【黃柏】黃蘗之俗寫。

【黃苜蓿】性味功用與苜蓿同。

【黃茄水】〔功用〕消痰〔主治〕大風熱痰。

【黃茅】茅之黃色者〔入藥部分〕根〔性味〕甘平。〔功用〕益氣利筋〔主治〕消渴腹膀中熱。

【黃孫】即王孫。

【黃屑】雜木類〔性味〕苦寒〔功用〕破血〔主治〕酒疸目黃心腹痛霍亂熱痢下血。

【黃桐】桐皮之黃色者詳桐皮條。

【黃秫】雜草類〔性味〕苦〔功用〕除煩止汗。

【黃耆】俗作黃芪山草類〔別名〕戴糝戴椹芰草。百草王孫〔產地〕山西黎氏〔形態〕山地多年生草莖臥地成蔓狀葉爲羽狀複葉有毛花冠爲蝶狀結莢如赤小豆根肥大〔入藥部分〕根尋常藥用者皆根以形如箭幹大而肥潤綿軟而嫩者最佳其莖葉另有功用各詳本條〔性味〕甘溫〔功用〕補肺助氣益血壯筋排膿止痛溫分肉實腠理〔主治〕虛損羸瘦虛喘盜汗自汗婦人血崩帶下痘疹不起黃汗水腫〔用量〕一錢至三錢〔處方〕配生熟地・黃柏・黃芩・黃連・當歸・棗仁治陰虛盜汗・配桂枝・白朮・防風・炙草治表虛有汗配白芷白芨甘草金銀花皂角刺排膿止痛配桂枝防風防己茯苓豬苓治黃汗水腫〔著名方劑〕(1)玉屛風散防風白朮各二兩黃芪六兩治衞虛自汗(2)當歸補血湯當歸三兩黃芪一兩治氣血俱虛肌膚燥熱煩渴引飲(3)黃耆芍藥桂枝苦酒湯黃耆五兩芍藥桂枝各三兩苦酒一升治黃汗身腫發熱汗出而渴(4)保元湯黃耆三錢人參二錢甘草一錢肉桂四分治氣血不足嬰孩驚怯及痘家虛者〔泡製〕搥扁以蜜水塗炙數次以熱爲度欲其稍降以鹽水炒之〔禁忌〕梅滯胃口凡胸胃不寬表實有邪氣實多怒及疔瘡初起者均忌之即陰虛者亦宜少用恐升氣於表而裏愈虛也

【黃耆莖葉】〔功用〕止渴消腫〔主治〕筋攣癰疽

【黃茶菊】茶菊開黃色花者以紫蒂者爲佳

【黃荊】即牡荊

【黃草】(1)即蕉草(2)茭之別名

【黃骨魚】即黃鯝魚

【黃參】人參之黃色者性較溫燥不及白者之純粹

【黃婆嬭】胡頹子之別名

【黃梅】(1)梅實之熟時色黃者(2)蠟梅之別名

【黃漆】漆之產於浙廣等省者性味功用與乾漆同

【黃硇砂】石硫黃之別名

【黃符】黃石脂之別名

【黃脰雀】鷦鷯之別名

【黃袍】鶯之別名

【黃連】屬山草類〔別名〕王連支連〔產地〕川中〔入藥部分〕根〔性味〕苦寒〔功用〕瀉火燥溼涼血開鬱定驚安蚘殺蟲明目潤肺鎭肝清心益膽調胃厚腸解服藥過劑及附子巴豆輕粉諸毒〔主治〕天行熱疾氣急鬱熱伏暑驚悸煩

躁。消渴。盜汗。目痛。眥傷淚出。牙痛。肝火嘈雜。吞酸吐酸。惡心。心熱。心下痞滿。心腹痛。腸痛下血。熱毒。諸痢。骨節積熱。婦人陰中腫痛。妊娠胎動。子煩。小兒疳氣。赤眼。月蝕。鼻䘌。食土。口舌瘡。瘡疥。癰疽。〔禁忌〕虛寒者禁用。

【黃連芽】黃練芽之譌。

【黃連祠】澤芝蘆之別名。

【黃連蜜】蜜之產於安徽甯國縣境者。〔性味〕小苦。〔主治〕目熱。

【黃連頭】即黃連芽。

【黃雀】即金雀。

【黃魚】(1)石首魚之別名。(2)鱣魚之別名。

【黃鳥】即鶯。

【黃麻】麻之一種。穀部麻類。〔性味〕苦溫。〔功用〕破血。通小便。療折傷。散瘀血。〔主治〕婦女血崩。

【黃麻子】〔性味〕熱。〔功用〕行血。〔主治〕欬傷肺。

【黃麻根】〔主治〕心腹滿。氣短。石淋。熱淋。下血不止。婦女血蠱脹。崩中。帶下。難產。胞衣不下。毆打瘀血。腕折。骨痛。

【黃麻梗蟲】化生蟲類。〔主治〕疔瘡。

【黃麻葉】〔性味〕苦微平。〔主治〕氣分痞結。心疼腹痛。痢疾。一切血證。

【黃喉蛇】即黃頷蛇。

【黃筍】即桃竹筍。

【黃結】山豆之別名。

【黃絲絹】即絹之由蠶吐黃絲所織未經染色者。〔主治〕消渴。吐血。血痢。下血。婦女血崩。產婦脬損。痘瘡潰爛。

【黃菅】即黃茅。

【黃貂】貂皮毛之帶黃色者。詳貂鼠條。

【黃雅柒】黃芽菜之譌。

【黃魟】即黃顙魚。

【黃楊】灌木類。〔入藥部分〕葉。〔性味〕苦平。〔主治〕婦人難產。暑月生癤。

【黃楝頭】即黃連頭。

【黃矮菜】黃芽菜之譌。

【黃稞】青稞之一種。

【黃粱】粱之黃色者。〔入藥部分〕米。〔性味〕甘平。〔功用〕補氣和中。〔主治〕煩熱大渴。霍亂風痹。下痢。溺閉。小兒赤丹。諸瘡。

【黃葛樹】灌木類。〔別名〕嘉樹。〔產地〕四川雲南。〔入藥部分〕根皮。〔主治〕疥癬。

【黃葵子】黃蜀葵子之簡稱。

【黃蜀葵子】隰草類。〔性味〕甘寒滑。〔功用〕催生。利小便。〔主治〕五淋水腫婦女難產乳汁不通。癰腫不破。打撲損傷。

【黃蜀葵花】〔功用〕催生。〔主治〕溺閉。沙石淋痛。婦人難產。胎死不下。小兒口瘡。諸惡瘡膿水。癰疽腫毒。湯火灼傷。

【黃蜀葵根】功用與子同。

【黃蜂】大黃蜂之簡稱。

【黃蜆】蜆之一種。

【黃雌雞肉】即雌雞之色黃者。〔性味〕甘酸鹹平。〔功用〕益氣增精。添髓助陽。開胃暖小腸。〔主治〕勞傷消渴。時行黃疾。冷氣著牀。腸澼洩痢。

【黃零草】佩蘭之別名。

【黃鼠】即鼲鼠。

【黃鼠狼】鼬鼠之別名。

【黃精】山草類。〔別名〕黃芝。戊巳芝。菟竹。鹿竹。仙人餘糧。救窮草。山生薑。〔入藥部分〕根。〔性味〕甘平。〔功用〕補中益氣。益脾胃。潤心肺。塡精髓。助筋骨。除風濕。下三蟲。明目。烏髮。〔禁忌〕陽衰陰盛者忌。

【黃精酒】穀部造釀類。〔功用〕壯筋骨。益精髓。變白髮。〔主治〕百病。

【黃蒢】酸漿之小者。

【黃蒸】穀類。〔別名〕黃衣。麥黃。〔性味〕甘溫。〔功用〕溫中下氣。消食除煩。〔主治〕食黃黃汗。

【黃蒿】（1）鼠麴草之別名。（2）地膚之別名。

【黃遠】射干之別名。

【黃銀】黃色之銀。〔功用〕辟惡。

【黃寮郎】雜草類。〔別名〕倒摘刺。〔產地〕天台山。〔入藥部分〕根。〔主治〕風疾。喉痛。牙痛。

【黃彈子】黃皮果之別名。

【黃德祖】雜草類。〔主治〕瘡癬。

【黃槤頭】黃連頭之譌。

【黃練芽】藤類。〔別名〕黃楝頭。〔性味〕苦澀而寒。〔功用〕明目生津。解暑。消熱。醒酒。止煩渴。清積熱。利二便。〔主治〕咽哽。喉痛。舌爛。口糜。諸毒。

【黃練藤皮】〔主治〕霍亂。痢疾。

【黃蓬草】蓬草之黃色者。

【黃褐侯】青鵻之別名。

【黃霧雨水】即梅雨水。

【黃橘】橘實之扁小而多香者。功用頗良。

【黃橘皮】黃熟橘實之皮。〔性味〕苦辛溫。〔功用〕理氣。調中。開胃。快膈。定嘔。止嗽。燥溼。消痰。導滯。止洩。通淋。利水穀。〔主治〕欬嗽。上氣。嘔噦。食噎。痰痞。反胃。吐逆。失聲。霍亂。胸中瘕熱。心痛。脾不消穀。膀胱熱。停水。氣痢。痎瘧。癥瘕。痃癖。風痰。麻木。婦人乳癰。產後尿閟。

【黃獨】即土芋。

【黃獨子】土芋根之別名。

【黃縣烟】烟草之產於黃縣境者。

【黃薑】香薑之叢生色黃者。

【黃頰魚】（1）即黃顙魚。（2）鱤魚之別名。

【黃頷蛇】蛇之一種。〔性味〕甘溫有毒。〔主治〕風癩。臂腕作痛。婦人妬乳。惡瘡。馬疥。風癬。漏瘡。猘犬咬傷。

【黃頷蛇所吞蛙】黃頷蛇腹中所吞之蛙。〔主治〕噎膈。勞嗽。蛇瘻。

【黃頷蛇所吞鼠】黃頷蛇腹中所吞之鼠。〔主治〕鼠瘻。蟻瘻。

【黃頷蛇骨】〔主治〕久瘧。勞瘧。
【黃頷蛇頭】〔功用〕燒灰治久瘧及小腸癰。發背。腫毒。蝦蟆瘻瘡。
【黃鮧】即黃顙魚。
【黃幼魚】杜父魚之別名。
【黃䱉】鱓魚之別名。
【黃鴨】鸂鶒之別名。
【黃環】蔓草類〔別名〕凌泉。大就。就葛。牛芻。根韭。〔入藥部分〕根其子亦有功用另詳本條〔性味〕苦平〔主治〕痰嗽。水腫。小便不利。蠱毒。
【黃環子】〔別名〕狼跋子。度穀〔性味〕苦寒有小毒〔主治〕蝸疥惡瘡。
【黃藍】紅藍之別名。
【黃藏】藏香之黃色者。功用詳藏香條。
【黃蟲】濕生蟲類。〔性味〕苦。〔主治〕寒熱。
【黃騅】鯉之色黃者。功用同尋常鯉。
【黃鵠】鵠之嘴部作黃色者。

【黃鼬】功用同鼬鼠。
【黃犢臍糞】黃犢小牛臍中之糞〔主治〕中惡。霍亂吐血。
【黃臘豬】豬之一種。不可食。
【黃藜蘆】即木藜蘆。
【黃藤】〔性味〕甘苦平。〔功用〕利小便。〔主治〕飲食中毒。
【黃藥子】蔓草類。〔入藥部分〕根。〔性味〕苦辛平。〔功用〕涼血。降火。消瘻。解毒。〔主治〕吐血。鼻衄。喉痺。惡腫。瘡瘻。項下癭氣。天泡瘡。蛇犬咬毒。
【黃離荔枝】荔枝核之外赤內黃者。
【黃顙魚】鱗部無鱗魚類。〔別名〕黃鱨魚。黃頰魚。〔性味〕甘平微毒〔功用〕醒酒。去風。消水腫。利小便〔主治〕諸惡瘡。瘰癧。久潰。
【黃顙魚涎】其涎於翅下取之。〔主治〕消渴。
【黃鯝魚】〔性味〕甘溫。〔主治〕胃寒洩瀉。
【黃鯝魚油】〔主治〕瘡癬有蟲。

【黃櫨木】喬木類。(性味)苦寒。(主治)煩熱。酒疸。目黃。赤眼。湯火漆瘡。

【黃礬】礬石之黃色者。(性味)酸澀鹹有毒。(主治)陽熱。

【黃糯】稬之別名。

【黃礜】金雀之別名。

【黃蘗】喬木類。(產地)四川。(入藥部分)皮其根。另有功用詳根條。(性味)苦微辛寒。(功用)瀉相火。堅腎潤燥。除濕清熱。殺蟲安蚘。(主治)骨蒸勞熱。諸痿癱瘓。目赤耳鳴。消渴便閉。黃疸水腫。水瀉熱痢。痔血腸風。漏下赤白。諸瘡痛癢頭瘡口瘡。(禁忌)久服傷胃。尺脈弱者禁用。

【黃蘗根】(別名)檀桓。(功用)安魂定魄。止飢渴。(主治)心腹百病。

【黃蠟】蜜蠟之黃色者。(性味)甘淡微溫。(主治)呃逆不止。破傷風溼。妊娠胎漏。脚上凍瘡。

【黃蠟沉】(1)白蠟沉香之色較黃者。(2)伽㑲香之別名。

【黃護草】雜草類。(功用)除痹益氣。

【黃辯】雜草類。(性味)甘平。(主治)心腹痛。疝瘕。口瘡。臍傷。

【黃躑躅】即羊躑躅。

【黃蟬】即蟬魚。

【黃纘蕈】即黃蕈。

【黃鱨魚】即黃顙魚。

【黃鱝】鱝之色白者。功用同尋常鱝。

【黍石】即文石。

【黍米】(性味)甘溫。(功用)補中益氣。(主治)久患心痛。陰易。杖瘡。小兒鵝口瘡。

【黍米粥】功用與糯米粥同。

【黍根】(主治)心氣疼痛。

【黍喇蘇】沙米之別名。

【黍黏子】牛蒡子之別名。

【黑三稜】(1)三稜狀如烏梅者。(2)荸薺之別名。

【黑三稜粉】荸薺粉之別名。

【黑大豆】穀部豆類(性味)甘寒。(功用)補腎鎮心明目下氣利水利大便除熱祛風活血解毒。消腫止痛(主治)搗塗一切腫毒。

【黑大豆皮】(主治)目翳痘瘡小兒尿灰瘡。

【黑大豆花】(主治)目盲翳膜。

【黑大豆苗】(主治)止渴。

【黑大豆葉】(主治)小便血淋蛇咬傷。

【黑小豆】即黑穭豆。

【黑丑】黑牽牛子之別名。

【黑牛乳汁】功用較黃牛乳汁為勝。

【黑牛兒】蟯蜋之別名。

【黑司命】肉蓯蓉之別名。

【黑尻】鸊之別名。

【黑玉】玉之色黑如純漆者。功用與尋常玉同。

【黑石】皁礬之別名。

【黑石英】石英之黑澤有光者。

【黑石脂】石脂之黑色者(別名)石墨石涅。(性味)鹹平(功用)養腎氣強陰(主治)咽痛腸澼泄痢口瘡陰蝕瘡。

【黑石華】石類(產地)山東半島山中。(性味)甘(功用)去熱。(主治)消渴陰痿婦人月水不通。

【黑羊石】石類(產地)山東舊兗州府境宮山者。(性味)淡(功用)解藥毒。

【黑老虎】即石馬煙。

【黑沉香】沉香之黑如牛角者。

【黑豆】黑大豆之簡稱。

【黑豆藿】即黑大豆葉。

【黑林檎】林檎實之紫黑色者。

【黑狗脊】狗脊根之黑色者。

【黑狗骨】貫衆之別名。

【黑芝】芝之黑色者(性味)鹹平(功用)利水道。益腎氣通九竅(主治)癃閉

【黑花蛇】烏蛇之別名。

【黑虎】即黑蝦蟆。

【黑金】鐵之別名。

【黑胡椒】胡椒實之乾而色黑者。

【黑砂星】蝙蝠糞之別名。

【黑胡麻子】胡麻子之黑色者。〔性味〕甘平。〔功用〕補中益氣。涼血止痛。解毒。滋肺氣。補肝腎。烏鬚髮。明耳目。堅筋骨。塡精髓。長肌肉。利大小腸。〔主治〕心驚。癮疹。大吐後虛熱羸困。頭風。遊風。齒腫痛。腰脚疼痛。四肢腫痛。風淫癱瘓。尿血。婦人陰瘡。產難。胞不出。產後羸困。乳少。乳瘡。小兒頭瘡。急疳。瘰癧。痢疾。胎毒。癰疽不合。痔瘡。坐板瘡。陰癢瘡。金瘡。湯火傷。蜘蛛咬。諸蟲咬。

【黑料豆】穭豆之別名。

【黑兜蟲】九香蟲之別名。

【黑參】即玄參。

【黑梢蛇】烏蛇之類。〔產地〕江東。〔功用〕同烏蛇。

【黑符】黑石脂之別名。

【黑細豆】穭豆之別名。

【黑猩猩】猿屬猩猩之一種。〔產地〕阿非利加洲。〔功用〕詳猩猩條。

【黑塌香】乳香之色黑者。爲乳香中之下品。

【黑蜂】即竹蜂。

【黑蜆】蜆之一種。功用同尋常蜆。

【黑鉛】即鉛。

【黑鉛銀】銀之含有黑鉛質者。功用最劣。

【黑漆】即乾漆。

【黑蝦蟆】蝦蟆之黑色者。〔主治〕瘰癧潰爛。

【黑錫】鉛之別名。

【黑錫灰】鉛灰之別名。

【黑薑】即炮薑。

【黑藊豆】藊豆之黑色者。〔性味〕微涼。〔功用〕調脾胃。

【黑礬】礬石之色黑者。功用同尋常礬石。

【黑穭豆】小豆之色黑者。詳穭豆條。

【黑鱺】鱺魚之別名。

【黑鱧】即鱧魚。

十三畫

【亂髮】即落髮之未經整理者。〔別名〕血餘。人退。〔性味〕苦微溫。〔功用〕補陰消瘀止血。〔主治〕諸血病。小兒驚熱咳嗽。五淋。二便不通。〔用量〕錢半至三錢。〔處方〕配大小薊。生地。陳棕炭。茜根。側柏炭。三七。白芨。治吐血衂血。〔驗方〕小兒重舌欲死者。以亂髮灰半錢。調敷舌下。不住用之。〔著名方劑〕豬膏髮煎。豬膏八兩。亂髮三團。治黃疸陰吹。〔泡製〕皂角水洗淨。入罐封固。煅存性。〔禁忌〕氣味不佳。胃弱者忌之。

【催生草】雙頭蓮之別名。

【催生蘭】芳草類。蘭之一種。〔別名〕報喜蘭。〔產地〕嶺南。〔入藥部分〕花。〔功用〕催生。

【催風使】雜草類。〔入藥部分〕葉。〔主治〕風疾。

【勤母】即貝母。

【嗔魚】即河豚魚。

【嘔尸羅】茅香之別名。

【圓三七】三七之圓形者。

【圓眼】即龍眼。

【圓蛤】即蛤蜊。

【圓筍】冬筍之已出土者。功用詳冬筍條。

【圓黃】牛黃之成塊形者。

【塊砂】丹砂之一種。

【場香】乳香之溶化在地者。

【場橘】橘實之外綠心紅瓣巨多液者。功用同尋常橘。

【塔頂石灰】寶塔頂上之石灰。年久者佳。〔性味〕溫和。〔功用〕去溼定痛。止血生肌。〔主治〕烏痧脹。心腹痛。久痢便血。婦女血崩漏帶。惡瘡腫毒。寒溼臁瘡。打撲損傷。

【奧栗】栗之實圓而細者。

【螻蟻酸】石蒜之別名。

【蘆欒】雜草類〔形態〕莖似乾茅色帶黃赤。〔性味〕鹹溫〔功用〕逐瘀血生肉止痛〔主治〕五藏癥損婦人產後血病折傷墮馬內損。

【蘼蕪】芳草類〔形態〕生沙石中狀似蕪大如螺。氣近臭〔入藥部分〕根〔性味〕辛熱〔功用〕溫中益智下氣消食〔主治〕胃冷吐水不食。

【蕖】蝴之別名。

【徽莖】藁本之別名。

【愛老】佛桑之別名。

【愛韭】麥虋冬之別名。

【感藤】即甘藤。

【搖車】翹搖之別名。

【搜山虎】羊躑躅根之別名。

【搜夾子】蠼螋之別名。

【搥胡】隰草類〔形態〕生於陰地苗如萱草根似麥門冬〔入藥部分〕根〔性味〕甘寒〔功用〕除煩去熱明目〔主治〕消渴。

【搬藍】茄連之別名。

【新坑砂】丹砂之色鮮紅可染紙者。

【新汲水】井中新汲之水〔性味〕甘寒〔功用〕止渴調中解馬刀砒石烏喙燒酒煤炭閉口椒諸毒下魚骨鯁〔主治〕熱悶昏瞀衄血心悶汗出嘔吐陽厥卒死服藥過劑卒嘔反胃熱痢熱淋小便赤澀癰癤漆瘡。

【新麻布】〔功用〕逐瘀血〔主治〕婦人血閉腹痛產後瘀血痛。

【新會皮】橘皮之產於廣東新會縣者。

【新會橙】橙之產於廣東新會縣者在橙類中為最佳。

【新雉木】雜木類其實如桃〔性味〕苦溫〔主治〕風眩痛。

【新綿】〔主治〕吐血衄血霍亂轉筋。

【新磚】〔主治〕赤眼腫痛臂生溼瘡。

【新羅松子】海松子之味最甘美者。性大溫。功用詳海松子條。

【新羅參】高麗參之產於朝鮮古羅地方者。

【暈石】生於海底。〔性味〕鹹寒。〔主治〕石淋。

【暈堂水】即浴池水。

【會及】即五味。

【會州白藥】蔓草類。〔功用〕生膚。止血。〔主治〕金瘡。

【椰子皮】〔功用〕止血。〔主治〕吐逆。

【椰子殼】〔主治〕梅毒筋骨痛。

【椰子漿】〔性味〕甘溫。〔功用〕祛風。〔主治〕吐血。消渴。風熱水腫。黑髮。

【椰子瓤】〔性味〕甘平。〔功用〕益氣。〔主治〕風疾。令人面澤。

【椰中酒】即椰子漿。

【椰肉】〔功用〕益氣去風。〔主治〕筋骨疼痛。楊梅下疳。

【椰油】椰樹以火炙出之油。〔功用〕祛暑。烏髭髮。〔主治〕消渴。齒疾。凍瘡。

【椰根皮】〔性味〕苦平。〔功用〕止血。〔主治〕鼻衄。霍亂。吐逆。卒心痛。

【椰膏】椰子殼熬成之膏。〔主治〕疥癬。

【椵】（1）柚之別名。（2）木瑾之別名。

【椶】椶櫚之簡稱。

【椶竹】實心竹之一種。功用同實心竹。

【椶魚】即椶筍。

【椶筍】椶櫚子之嫩者。

【椶蟲】化生蟲類。〔產地〕雲南騰越邊外土司境。〔形態〕穴居椶櫚木中。食其根脂汁。狀如海參。粗如臂。色黑。絕似遼東參。〔功用〕增精髓。益血。〔主治〕腸紅血痢。婦人赤白帶下。

【椶櫚】喬木類。〔別名〕栟櫚。〔產地〕川廣甚多。今江南多種之。最難長大。〔形態〕幹直立。似圓柱。無枝葉。作掌狀分裂。花小。色淡黃。有苞包之。中含細子。名曰椶筍。漸長出苞。則成花穗。結實櫐櫐如豆。甚堅實。〔入藥部分〕皮。其子。花。另有功用。各詳本條。〔性味〕苦濇平。〔功用〕止血。生肌。破癥積。泄熱收脫。〔主治〕鼻衂吐血。腸風血淋。崩帶。〔用量〕三錢至五錢。〔有效成分〕有機酸鹽類。燒之則與新生炭酸相作用。成炭酸鐵之鹽類。鐵鹽在醫學上有強血之能。西藥中鐵酒亦即鐵鹽溶於酒者。鐵又有斂濇之性。所以古方中有以生鐵炭水洗滌患部。可以療治脫肛者是也。本品燒炭。其中富含鐵鹽。陳者取其枯燥之故。此由於含有收斂作用。而常獲奇效者也。〔處方〕配阿膠。蒲黃。大小薊。丹皮。赤芍。鮮生地。治吐血。衂血。配地黃。當歸。白芍。川芎。人參。黃蓍。白朮。犀角。阿膠。治崩中下血。〔驗方〕鼻衂不止。燒灰隨左右吹之。血崩不止。燒灰存性。和白礬各等分。空心淡酒下三錢。甚效。〔著名方劑〕

〔1〕十灰丸　大小薊。柏葉。薄荷。茜草根。茅根。山梔。大黃。丹皮。椶櫚皮各等分。治虛勞吐血。咯血。〔泡製〕燒黑存性。不可過度。窨地上出火毒。陳者良。〔禁忌〕血症初起。及瘀血未盡者忌之。

【椶櫚子】〔性味〕苦濇平。〔功用〕濇腸。養血。〔主治〕腸風。瀉痢。便血。婦人崩中帶下。

【椶櫚花】性味功用與子同。

【椶蘆】即椶櫚。

【椹桑】楮之別名。

【椿木皮】喬木類。〔性味〕苦溫。〔功用〕濇腸。燥濕。縮小便。殺蛲蟲。〔主治〕蠱毒。鬼疰。口鼻疳蟲。肺胃積痰。腸滑。腸風。精滑。夢遺。赤白濁。下血。下痢。崩帶。惡露不盡。

【椿根皮】性味功用俱與木皮同。

【椿莢】〔主治〕小便下血。腸風瀉血。目疾。魚骨哽。

【椿葉】〔性味〕苦溫有小毒。〔功用〕消風。祛毒。瘡疥。風疽。白禿不生髮。

【楊妃垢】鏡鏽之別名。

【楊妃粉】土類。〔產地〕陝西西安。〔功用〕澤肌膚。去䵟䵳。〔主治〕雀斑。美顏色。

【楊枹】白朮之別名。

【楊柳】即柳。

【楊桐】南燭之別名。

【楊梅】喬木類。〔別名〕杌子。〔性味〕酸甘溫。〔功用〕生津止渴。消食去痰。下氣和五臟。〔主治〕頭痛不止。嘔噦吐酒。煩憒惡氣。滌腸胃。斷下痢。一切損傷。〔禁忌〕多食令人發熱衄血損齒及筋。忌生葱同食。發瘡致痰。

【楊梅青】空青之別名。

【楊梅根】功用與樹皮同。

【楊梅實核仁】〔主治〕脚氣。

【楊梅樹皮】〔功用〕解砒毒。〔主治〕牙痛。惡瘡疥癬。㾓湯火傷。

【楊溪瓜】西瓜之秋生冬熟者。功用較尋常西瓜良。

【楊瘌子】蛅蟖之別名。

【楊辣蟲】蛅蟖之別名。

【楊櫨耳】灌木類。〔性味〕辛平。〔功用〕破血止血。〔主治〕老血結塊。

【楊櫨葉】〔性味〕苦寒有毒。〔主治〕疽瘻惡瘡。

【楓木上毬】楓實之別名。

【楓木皮】〔性味〕辛平小毒。〔主治〕霍亂刺風冷風。水腫。水氣。水痢。

【楓果】即楓實。

【楓柳】喬木類。〔入藥部分〕皮。〔性味〕辛大熱有毒。〔主治〕積年風痛。風䘌齒痛。

【楓香】即楓脂。

【楓香果】楓實之別名。

【楓香脂】即楓脂。

【楓根】〔主治〕癰疽。

【楓脂香】香木類。〔別名〕白膠香。〔性味〕辛苦平。〔功用〕活血解毒。止痛生肌。〔主治〕吐血咯血。

齒痛。風瘮。癰疽金瘡。

【楓寄生】楓木上之木藤。年久結成連株者。〔功用〕追風〔主治〕癱瘓拘急。

【楓葉】功用同根。

【楓實】〔功用〕辟瘴。明目。除溼。除蚤。殺鬼。舒經絡。御瘟疫〔主治〕臟毒。水腫。脹。拘攣。周身痺痛

【輭棗】牛嬭柹之別名。

【楔】櫻桃之別名。功用詳櫻桃條。

【楙】木瓜之別名。

【楚】牡荊之別名。

【楚菘】萊菔之別名。

【楚葵】(1)水芹之別名。(2)紫堇之別名。

【楚衡】杜若之別名。

【楛】山黃荊之赤色者。

【楝皮】喬木類。〔性味〕苦微寒。〔功用〕殺蚘蟲。利大腸。〔主治〕遊風。風疹。小兒壯熱。蚘蟲。疥癬。惡瘡。熱毒。蜈蚣傷。蜂傷。

【楝花】〔功用〕殺蚤虱。鋪席下辟蚊蟲。〔主治〕熱痱。

【楝根】〔性味〕苦微寒微毒。〔功用〕殺蚘蟲。利大腸。〔主治〕蟲毒。癧疾。小兒壯熱。疥癬。惡瘡。熱毒。蜈蚣蜂傷。口中瘻瘡。遊風。風疹

【楝葉】〔主治〕疝入囊痛。

【楝實】〔別名〕苦楝子。金鈴子。〔性味〕苦寒有小毒。〔功用〕泄肝。舒筋。導小腸膀胱濕熱。通利小便。殺三蟲。〔主治〕傷寒熱狂。熱厥。腹痛。心痛。瘍疥。諸疝。乾嘔。藏毒下血。〔禁忌〕脾胃虛寒忌用

【楞葱】沙葱之生於石楞中者。

【楠木】香木類。〔性味〕辛微溫。〔主治〕霍亂吐下不止。心腹脹痛。轉筋。足腫。聤耳出膿。

【楠皮】〔性味〕苦溫。〔功用〕暖胃。〔主治〕霍亂吐瀉。小兒吐乳。

【楠枝】性味功用同木。

【楠葉】性味功用同木。

【榆仁】榆莢仁之簡稱。

【榆仁醬】即榆美仁醬之簡稱。

【榆白皮】喬木類。〔性味〕甘平滑利。〔功用〕利竅。逐溼。除熱。滑胎。易產。消腫。通經脈。行津液。下滯物。〔主治〕久嗽。齁喘。不眠。口渴。尿多。身體暴腫。腸胃邪熱。二便不通。虛勞白濁。五淋。澀痛。婦人妬乳。胎死腹中。小兒頭瘡。禿瘡。瘰癧。痂疕。瘡瘍。湯火傷。癰腫。癬瘡。

【榆木耳】蔬菜類。〔功用〕令人不飢。

【榆花】〔主治〕傷熱。小便不利。小兒癇疾。

【榆柳火】〔功用〕利肝膽。調筋脈。

【榆莢仁】〔性味〕辛平。〔功用〕催眠。〔主治〕帶下。

【榆美仁醬】穀部造釀類。〔性味〕辛溫。〔功用〕利大小便。心腹惡氣。殺諸蟲。

【榆葉】〔功用〕消水腫。利小便。下石淋。

【榓】灌木類。〔入藥部分〕白皮。〔性味〕辛平有小毒。〔主治〕水瘡。

【榓檐】即屋檐木。〔入藥部分〕尖。〔主治〕腸癰。

【榎】喬木類。其實即蕪荑。功用詳蕪荑條。

【楮白皮】〔性味〕甘平。〔功用〕逐水。利小便。〔主治〕目中翳膜。喉痺。欬嗽。水腫。氣滿。腸風。下血。婦人血崩。魚骨鯁。

【楮皮白汁】〔主治〕脹滿。疥癬。蛇蟲。蜂蠍。犬。諸咬傷。

【楮李】即鼠李。

【楮桃】即楮實。

【楮桃仁】楮實子之別名。

【楮紙】〔性味〕甘平。〔主治〕吐血。衄血。遺尿。血痢。婦女血崩。月經不絕。產後血暈。金瘡出血。諸蟲入耳。

【楮莖】〔主治〕頭風。白屑。暴赤眼痛。癮疹。小便不通。

【楮葉】〔性味〕甘涼。〔功用〕祛風。除溼。清熱。利小便。〔主治〕刺風。身癢。四肢風痹。卒風不語。身腫。

面腫。多唾。鼻衄。吐血。腹脹。白濁。疝氣。水痢。赤白痢。痔瘻。脫肛。

【楮實】灌木類【別名】穀楮實。桃【性味】甘鹹寒。【功用】輭堅。壯筋骨。健腰膝【主治】肝熱。目翳。喉痺。喉風。金瘡出血。水腫。骨哽。

【楮實子】即楮實核中之仁。

【楸子】【性味】甘酸【功用】澀氣。催眠。

【楸皮】【性味】苦小寒【功用】消食。下氣。澀腸。除膿血。殺三蟲。生肌膚。長筋骨【主治】欬嗽。上氣。吐逆。疳痔。惡瘡。瘰瘻。癰腫。口吻生瘡。白癜風。瘡。

【楸枝】【主治】瘰瘻。

【楸葉】【主治】欬嗽。上氣。小兒髮不生。目翳。禿瘡。毒腫。膿血。毒腫。諸癰腫潰。生刺。灸瘡不瘥。頭瘡生瘡。

【榿櫧】枳椇之別名。

【毾】即毛布有紅紕白紕之分。功用各詳本條。

【溫菘】萊菔之別名。

【溫泉】泉水之溫者。因地熱或含有鑛物質之故。近火山處最多。其水多有硫黃氣【性味】辛熱微毒【主治】諸風。筋骨攣縮。肌皮頑痺。手足不遂。肩髮脫落。疥癬諸疾。風癩。楊梅瘡。

【溫湯】即溫泉。

【溫藤莖】【性味】甘溫【主治】風血積冷。

【溫藤葉】性味功用與莖同。

【溪狗】溼生蟲類【產地】南方溪澗中【性味】小毒【主治】溪毒。遊蠱。

【溪鬼蟲】溼生蟲類【產地】生南方溪澗中。【入藥部分】角【功用】辟溪毒。射工毒。

【溪楓】水楊柳之別名。

【溪蓀】菖蒲之生於溪澗。根瘦而赤節稍密者。

【溲疏】灌木類【別名】巨骨【入藥部分】實【性味】辛寒【功用】下氣。利水【主治】皮膚中熱。胃熱。遺尿。

【溺白垽】人溺澄下之白澱。即人中白。

【滋草】蘩縷之別名。

【滑石】石類〔別名〕畫石。液石。〔產地〕赫陽山谷。及泰山之陰或掖北或泰山〔形態〕潔白如雪。膩滑如脂其初出時柔軟如泥久漸堅硬成石。〔性味〕甘寒〔功用〕滲濕瀉火止渴解肌行水。利竅滑胎〔主治〕中暑積熱嘔吐燥渴吐血衄血黃疸水腫石淋熱痢小便不通脚氣諸瘡腫毒。〔用量〕三錢至四錢〔處方〕配生地丹皮赤芍山梔扁蓄苡仁猪苓木通草梢琥珀治溲血管痛淋瀝不爽〔驗方〕滑石一兩熟石膏五錢枯白礬少許共研治陰下濕汗。脚趾縫爛〔著名方劑〕(1)滑石白魚散滑石白魚亂髮各二分治消渴小便不利小腹脹痛(2)六一散滑石六兩甘草一兩淸暑利濕兼治水瀉(3)甘露消毒丹滑石十五兩茵陳十一兩黃芩十兩菖蒲六兩川貝木通各五兩藿香射干連翹薄荷蔻仁各四兩治濕溫時疫胸悶嘔惡頭痛身熱。〔泡製〕取色白而潤者先以刀刮淨研粉。同丹皮煮一晝夜去丹皮取滑石以東流水淘過晒乾用〔禁忌〕脾虛下陷及精滑者忌之

【滑菜】葵之別名。

【滑蟲】蜚蠊之別名。

【煎香】沉香之肌理有黑脈入水半浮半沉者爲沉香中之次品。

【煎澤草】蘭草之別名。

【煙油】煙具中之流質〔性味〕大辛有毒。〔功用〕殺蟲解諸毒〔主治〕惡瘡疔瘡頑癬。

【煙垢】梁上塵之別名。

【煙草】毒草類〔入藥部分〕葉。〔性味〕辛溫微毒。〔功用〕流通疏散辟穢殺蟲興奮精神〔主治〕一切陰邪寒毒風溼山嵐瘴霧臟腑經絡阻閉。痰氣食積停滯胸腹脹滿積聚上吐下瀉後墜遍身骨節疼痛溼痺痿痹不仁。

【煙草梗】性味功用與葉同其性尤爲猛烈。

【煙桿】吸煙所用之煙管。〔主治〕損病傳屍癆蟲。毒蟲膈婦女血崩惡瘡毒蛇咬傷。

【煙筒中水】功用與煙油畧同而力遜之。

【煙煤】〔主治〕蜈蚣咬傷。

【煙膏】即煙油。

【煙膠】〔主治〕頭瘡。白禿。疥瘡。風癬。痒痛流水。婦人胞衣不下。

【煤】煤炭之簡稱。

【煤火】〔功用〕和脾胃。滋氣力。壯膂力。通腎氣。長陰氣助陽道及命門眞火煖婦人子宮。

【煤油】即石油。

【煤炭】即石炭。

【煤參】〔產地〕陝西西安等處。〔性味〕微苦微甘。〔功用〕同人參惟力薄。

【煤赭】土蟹之別名。

【燏岸】馬刀之別名。

【煨薑】即生薑根之煨過者。〔功用〕和中止嘔。

【犏牛】即牦牛。

【猺桂】桂之產於廣西猺山內者。功用最良。

【猼苴】蘘荷之別名。

【猿猴】猴之與猿相似者。功用詳猴條。

【獅子朮】於朮之盤結而生。

【獅子草】九龍草之別名。

【獅子臆】耳草葉之別名。

【獅血】〔功用〕殺百蟲。

【獅乳】滴牛羊馬乳中能化為水。

【獅油】獅脂所熬之油。〔形態〕冷凝時堅硬如石。〔性味〕辛溫有毒。〔主治〕噎氣熱結二便不通。

【獅頭參】防風黨參之別名。

【獅糞】〔功用〕破宿血殺百蟲。〔主治〕一切腿足下部惡瘡久不愈者。

【瑇瑁甲】介類。〔產地〕海洋中。〔性味〕甘寒。〔功用〕鎮心神。行氣血。利二腸。辟蠱毒。去痘毒。消癰毒。百藥毒。〔主治〕傷寒熱結。心風煩熱。癥結。

小兒急驚客忤。。

【瑇瑁肉】〔性味〕甘平〔功用〕逐邪熱去風膈風熱行氣血鎮心神利大小腸通婦人經脈〔主治〕諸風毒。

【瑇瑁血】〔功用〕解諸藥毒。

【瑒花】山礬之別名。

【瑞香花】芳草類〔別名〕雪花奪香花〔性味〕甘〔功用〕稀痘淸頭目〔主治〕齒牙作痛婦人乳癜初起。

【瑞香根】〔性味〕甘鹹〔主治〕急喉風。

【瑞草】即四方如意草。

【瑞雪】栝樓根之別名。

【瑞蓮】即睡蓮。

【瑞龍腦】即龍腦香。

【瑞露】即甘露。

【瑞鷗】鳳凰之別名。

【瑟瑟】靛子之別名。

【瓶香】芳草類〔性味〕寒〔主治〕天行時氣水腫浮氣風攄。

【當田】三葉之別名。

【當陸】即商陸。

【當道】車前之別名。

【當歸】芳草類〔別名〕乾歸山蘄文無〔入藥部分〕根〔性味〕甘苦辛溫〔功用〕和血散寒補血生肌潤燥滑腸澤皮膚排膿止痛〔主治〕虛勞寒熱欬逆上氣溫瘧澼痢頭痛腰痛心腹諸痛風痙無汗痿痹癥瘕癰疽瘡瘍衝脈氣病氣逆裏急腹痛諸血證〔用量〕八分至三錢〔禁忌〕瀉者忌用。

【當歸尾】當歸根之末段破血劑中用之。

【當歸身】當歸根之中段養血劑中用之。

【當歸酒】穀部造釀類〔功用〕利血脈堅筋骨止諸痛調經水。

【當歸梢】即當歸尾。

【當歸頭】當歸根之首段。止血劑中用之。
【當歸鬚】當歸根之鬚。通經絡劑中用之。
【當藥】酸模之別名。
【睡菜】〔入藥部分〕根〔性味〕甘微苦寒。〔主治〕心膈邪熱。不得眠。
【睡蓮】水草類〔別名〕瞑菜。〔功用〕消暑解醒。令人好眠。
【睡蓮菜】即睡蓮。
【睡蟲】砂挼子之別名。
【矮腳鳳毛】翠雲草之別名。
【矮腳樟】葉底紅之別名。
【矮樟】烏藥之別名。
【硫礰】礬石之別名。
【硼砂】鹵石類〔別名〕蓬砂。鵬砂。盆砂。〔產地〕西南諸番。〔性味〕甘鹹。〔功用〕消痰破積。除上焦胸膈痰熱。〔主治〕喉痺口齒諸病。噎膈積塊。結核胬肉。目翳骨哽。反胃。牙疳。鼻衄。〔禁忌〕證非有餘。切勿輕用。
【硼酸】〔產地〕火山附近之地中。〔性味〕苦微寒。〔主治〕煩悶瘀血。赤白遊風。熱毒癰腫。惡瘡瘻蝕等瘡。折傷內損。中毒箭。大蝮傷人。
【碎米柴】雜草類〔主治〕癰疽發背。
【碎香子】淡竹根之別名。
【禁生】石斛之別名。
【禁宮花】王不留行之別名。
【稗米】穀類〔性味〕辛甘苦微寒。〔功用〕益氣。
【稗根】功用與莖同。
【稗莖】〔主治〕金瘡損傷血出。
【稚蕈】蕈之嫩莖未有葉者。性味功用詳蕈條。
【稠梨子】櫻額之別名。
【稠膏蕈】香蕈之一種。生於山間絕頂樹杪。性味功用同香蕈。
【窟莽】海櫻之別名。
【筳虋冬】即天虋冬。

【粰粇】寒具之別名。功用詳寒具條。

【粱】穀類。〔功用〕充飢。

【粳米】粳稻米之簡稱。

【粳稻米】穀類米之無性黏者。〔別名〕秔。〔性味〕甘平。〔功用〕補益氣血。除煩清熱。利便。止渴。清肺。強志。壯筋骨。長肌肉。〔主治〕霍亂。自汗。卒心痛。熱毒下痢。赤根疔腫。

【粳稻米泔】淘洗粳米第二次水之澄清者。〔別名〕米瀋。淅二泔。〔性味〕甘寒。〔功用〕清諸熱。止煩渴。利小便。涼血分。〔主治〕風熱赤眼。消渴。吐血。

【粳稻米粥】〔性味〕甘溫平。〔功用〕補氣。利膈。止渴。養腸胃。通小便。

【粳稻米糕】〔性味〕甘溫。〔功用〕益氣。和中。厚腸。養脾胃。

【粳稻米瀋】即粳稻米泔。

【粳稻稈】〔功用〕解砒毒。

【粳稻穀奴】粳稻穗上所生之黑黴。〔主治〕走馬喉痺。

【經芩】即黃芩。

【經霜老茶葉】霜降後所採之茶葉。〔主治〕羊癲風。

【經辯】即黃辯。

【義竹】即慈竹。

【聖水】即天孫水。

【聖石】光明鹽之別名。

【聖先子】即預知子。

【聖知子】即聖先子。

【聖僧】楊梅之實白者。

【聖齏】牛腸胃中未化之草。狀如青苔。〔主治〕食牛肉作脹。解牛肉毒。

【腦子】樟腦之別名。

【腦荷】龍腦薄荷之簡稱。

【腦麝】即麝香。

【腰黃】卽雄黃。

【膈膊蟲】叩頭蟲之別名。

【腹蛸】蟬蛻之別名。

【萬一藤】蔓草類〔產地〕嶺南。〔主治〕癰疽。蛇咬傷。

【萬吉】卽萬一藤。

【萬年灰】石灰之陳者。功用詳石灰條。

【萬年松】玉柏之別名。

【萬年枝】女青之別名。

【萬年青】隰草類〔別名〕千年蒀。〔入藥部分〕子。花根葉各有功用詳各本條

【萬年青子】〔功用〕催生。

【萬年青花】〔主治〕一切跌打損傷。

【萬年青根】〔性味〕甘苦寒。〔主治〕頭風。眼蟲。喉痺咽喉急閉哮喘欬嗽噎膈。心疼中滿蠱脹溼熱黃疸火丹。

【萬年青葉】〔性味〕苦微甘。〔功用〕淸胃。降火。解毒。止吐血。制汞。〔主治〕坐板瘡。

【萬年霜】人中白之別名。

【萬年藤】木通之別名。

【萬歲】卷柏之別名。

【萬歲棗】海櫻實之別名。

【萬歲藤】天虋冬之別名。

【萱草】隰草類〔別名〕忘憂。鹿葱。宜男。〔入藥部分〕葉花其根亦有功用另詳本條〔性味〕甘涼。〔功用〕去煩熱利濕熱除酒疸利胸膈令人歡樂忘憂明目〔主治〕小便赤澀

【萱草根】〔功用〕下水氣。〔主治〕酒疸。熱痹。沙淋。小便不通丹藥毒婦女吹乳乳癰腫痛

【萴子】卽側子。

【萵苣】蔬菜類〔別名〕萵菜。萵苣筍。〔入藥部分〕根莖子另有功用詳子條〔性味〕苦冷滑微毒。〔功用〕通經脈通乳汁利腸。瀉熱明目開胸殺蟲蛇毒。〔主治〕小便不通溺血

【萵苣子】〔功用〕下乳汁。通小便。〔主治〕痔漏下血。損傷作痛。

【萵筍】即萵苣。

【萵菜】即萵苣。

【萹蓄】隰草類〔別名〕扁竹。粉節草。道生草。〔性味〕苦平〔功用〕去濕熱。利小便。殺蟲〔主治〕黃疸。熱淋。諸瘡。霍亂。黃疸。陰蝕。

【落帝】地膚之別名。

【落花生】果類〔別名〕長生果。普通所稱落花生者。以指其子而言〔產地〕閩廣〔性味〕辛甘香〔功用〕潤肺。補脾。下痰。開胃。滑腸〔主治〕乾欬。反胃。三陰瘧。

【落花生油】〔別名〕生油。〔性味〕辛甘平。〔功用〕滑腸下積〔禁忌〕多食膩膈生痰。

【落首】海藻之別名。

【落得打】山草類。〔別名〕土木香。山雄黃。五香草。〔入藥部分〕根。其花與莖。亦有功用。另詳本條。〔性味〕甘平。〔功用〕行血。止血。〔主治〕跌打損傷。金瘡出血。

【落得打花】〔主治〕頭風。風氣。牙疼。

【落得打莖】〔性味〕甘平溫。〔功用〕去風。調氣。活血。去瘀。瘍瘀血。死肉令人不痛。〔主治〕無名腫毒。金瘡出血。跌打損傷。

【落得咬】蛇草之別名。

【落雁木】蔓草類。〔入藥部分〕籐。葉。〔性味〕甘溫。〔功用〕風痛。腹滿。虛脹。〔主治〕產後血氣痛。折傷內損諸疾。脚氣腫疾。

【落新婦】升麻之小者。可解毒。取葉挼碎。小兒浴湯。可治驚忤。餘同升麻根。

【落葵】蔬菜種。〔別名〕慈葵。藤葵。燕脂菜。〔入藥部分〕葉。〔性味〕酸而寒。〔功用〕散熱。利大小腸。

【落蘇】茄之別名。功用詳茄條。

【蒩菜】蕺菜之別名。

【葉下紅】雜草類。〔主治〕飛絲入目腫痛。

【葉子金】金之一種。性味功用同金。

【葉子香】沉香之一種。性味功用同煎香。

【葉子雌黃】與雄黃同類。出於山之陰者爲雌黃。葉子者文理層疊也。

【葉底紅】灌木類。〔別名〕葉下紅。平地木。矮脚樟。〔入藥部分〕葉。〔主治〕吐血。疝氣。

【葉金草】金莖之別名。

【蘲苴】蘘荷之別名。

【葎草】蔓草類。〔別名〕勒草。葛勒蔓。麥蒔草。〔入藥部分〕莖葉。〔性味〕苦寒。〔功用〕利小便。止水痢。辟瘟疫。塗蛇蠍傷。除瘧。消穀。〔主治〕虛煩熱渴。五淋尿血。水痢。瘀血。疥癩。

【葑田】菰葑之別名。

【葒草子】隰風類。〔別名〕天蓼。大蓼。〔性味〕鹹微寒。〔功用〕明目益氣去熱。〔主治〕消渴。瘰癧。

【葒草花】〔功用〕散血。消積。止痛。〔主治〕胃脘痛。腹中積痞。

【葒草莖葉】〔性味〕辛有毒。〔功用〕除痹氣。生肌肉。〔主治〕惡瘡癧。水氣。脚氣。

【葛上亭長】卵生蟲類。〔性味〕辛微溫有毒。〔功用〕通血閉。消癥塊。下鬼胎。〔主治〕積聚癥塊淋濁。

【葛子】〔性味〕甘平。〔功用〕解酒毒。〔主治〕小兒下痢。

【葛公草】雜草類。〔別名〕家母藤。〔入藥部分〕子。根。〔主治〕脚氣腫疼血癖。

【葛仙米】蔬菜類石耳之屬。〔別名〕鮮者名天仙菜。乾則名天仙米。〔性味〕甘寒。〔功用〕解熱清膈。利腸胃。清痰火。

【葛乳】即葛花菜。

【葛花】〔功用〕消酒。〔主治〕腸風下血。

【葛花菜】〔性味〕微苦甘涼。〔功用〕醒酒解肌熱。散風火。〔主治〕風熱斑疹。酒積成疾。

【葛根】蔓草類。〔別名〕雞齊。鹿藿。黃斤。〔產地〕今處處有之。〔形態〕多年生野草。苗引藤蔓。長二三丈。葉似楸葉而小。色青。花似豌豆。結實如皂莢而小。根形似手臂。外紫肉白。〔入藥部分〕根。其花子葉皆有功用。另詳本條。〔性味〕甘辛平。〔功用〕解肌升陽。生津止渴。開胃退熱。散鬱火。鼓胃氣。〔主治〕脾胃虛弱。泄瀉。陽明頭痛。腸風。痘疹。項背強急而喘。發熱惡風。身疼。〔用量〕五分至三錢。〔處方〕檉柳。紫草。荊芥。大力。柴胡。升麻。透發痧疹。配木香。雲苓。白朮。山藥。芡實。升麻。治脾虛久瀉。〔著名方劑〕（1）葛根湯。葛根四兩。麻黃三兩。桂枝。芍藥。甘草各二兩。生薑三兩。大棗十二枚。治發熱無汗。喘滿不食。（2）葛根黃芩黃連湯。葛根八兩。黃芩黃連各三兩。甘草二兩。治大熱下痢。喘而汗出。（3）柴葛解肌湯。柴胡。葛根。石膏。羌活。白芷。黃芩。芍藥。桔梗各一錢。甘草五分。治頭痛發熱。心煩不寐。咽乾耳聾。惡寒無汗。〔禁忌〕多用則升散太過。有劫傷胃陰之弊。若斑疹已見紅點。及舌絳胃燥。上盛下虛。表虛多汗者皆忌之。

【葛勒蔓】葎草之別名。

【葛葉】〔功用〕止血。〔主治〕金瘡。

【葛穀】即葛子。

【葛蔓】即葛藤。

【葛蕈】即葛花菜。

【葛藤】〔主治〕喉痹。婦人吹乳。小兒口噤。癰腫。瘡瘻。

【葛蘽】即千歲蘽。

【葝】即鼠尾草。

【葞】即白薇。

【葡萄】果類。〔別名〕蒲桃。草龍珠。〔入藥部分〕實。其根葉亦有功用。另詳本條。〔性味〕甘澀而平。〔功用〕除煩止渴。利水通淋。〔主治〕痘瘡不出。胎氣上衝。

【葡萄根葉】〔功用〕利小便。通小腸。消腫滿。止嘔噦。安胎〔主治〕腰脚肢腿痛。嘔吐。孕婦胎上衝心。

【葡萄酒】〔性味〕甘辛熱微毒。〔功用〕暖腰腎。駐顏色。耐寒。

【葡萄燒酒】〔性味〕辛甘大熱大毒。〔功用〕益氣。調中。強志。消痰破癖。

【葡萄藤】性味功用與根同。

【董棕】桄榔之別名。

【萮】懸鉤之別名。

【葦】即蘆。

【葦莖】汀洲間蘆荻之粗秆。功用詳蘆條。

【葫】即大蒜。

【葫蘆】即壺蘆。

【葫蘆巴】即胡蘆巴。

【葯】即白芷葉。

【葱子】〔性味〕辛大溫。〔功用〕明目。溫中。益精。補中氣不足。

【葱汁】即生葱搗出之汁。〔性味〕辛溫滑。〔功用〕散血。止痛。〔主治〕頭痛。耳聾。衄血。溺血。痔瘻。金瘡。丹毒。

【葱白】〔別名〕芤。菜伯。和事草。鹿胎。〔性味〕辛平。〔功用〕發表和裏。通陽活血。止血。益目睛。通關節。〔主治〕傷寒頭痛。寒熱時疾。熱狂。中惡。目眩。中風面目浮腫。耳聾。喉痹。衄血。風痹麻痹。骨肉卒痛。霍亂轉筋。心經迷悶。蟲積心痛。心腹痛。奔豚。陽脫。陰毒腹痛。下痢。下血便毒。腸痔。

【葱白藜蘆】藜蘆之別名。

【葱花】〔主治〕心脾剌痛。腹脹。

【葱苒】藜蘆之別名。

【葱菼】即葱苒。

【葱葉】〔性味〕微溫。〔功用〕發黃疸。益目睛。解中射工溪毒。〔主治〕水病足腫。金瘡。水入皸腫。蛇蟲傷。

【葱荄】卽葱苒。
【葱鬚】〔功用〕通氣。〔主治〕口乾飽食房勞血滲入大腸便血腸澼成痔。
【葳蕤】卽萎蕤。
【葳靈仙】卽威靈仙。
【葵根】〔性味〕甘寒。〔功用〕利竅滑胎利小便散惡毒氣解蜀椒毒。〔主治〕消渴小兒吞錢不出惡瘡疳瘡出黃汁。
【葵莖】〔性味〕甘寒滑。〔功用〕潤燥利竅和胃氣滑大腸利小腸散膿血。〔主治〕時行黃病客熱積滯婦女帶下小兒丹毒熱毒下痢惡瘡誤吞銅錢諸瘻不合肉錐怪疾湯火傷瘡蛇蠍螫傷。〔禁忌〕黃背亦背赤莖者勿用有毒。
【葵葉】〔主治〕金瘡出血湯火傷瘡。
【葵蓴】卽瑰蓴。
【葶藶】隰草類。〔別名〕丁歷。狗薺。〔入藥部分〕子。〔性味〕辛苦大寒。〔功用〕下氣行膀胱水肺中水氣膹急破積聚癥結伏留熱氣消腫除痰止嗽定喘通經利便。〔主治〕面目浮腫胸中痰飲上氣欬逆肺壅癥瘕。〔禁忌〕久服令人虛。

【葷菜】（1）小蒜之別名。（2）葫之別名。
【葹】蒼耳之別名。
【葽繞】遠志之別名。
【蒁】蒁藥之簡稱。
【蒁藥】（1）蓬莪茂之別名。（2）薑黃之別名。
【蓫】卽烏禾。
【虜刺】絲瓜之別名。
【虜美人】麗春草之別名。
【虜蓼】卽水蓼。
【蛺蝛】卽蠑螈。
【蛺蝶】卵生蟲類〔主治〕小兒脫肛。
【蛾眉豆】穞豆之別名。
【蛾眉茶】茶之產於四川蛾眉山者。
【蜉蝣】蜣螂之別名。

【蜀大黃】大黃之產於四川者最佳。

【蜀水花】鸕鷀糞之別名。

【蜀羊泉】隰草類。〔別名〕羊泉。羊飴。漆姑草。〔產地〕蜀中。〔性味〕苦微寒。〔主治〕漆瘡。疥癬。黃疸。小兒驚疾。

【蜀芥】即白芥。

【蜀芹】紫蓳之別名。

【蜀柳】即檉柳。

【蜀胡爛】蔬菜類。〔產地〕安南。〔性味〕辛平。〔功用〕補腎。殺牙齒蟲。〔主治〕冷氣。心腹脹滿。血氣下痢。

【蜀桑】芫根之別名。

【蜀秫】即蜀黍。

【蜀脂】黃蓍之別名。

【蜀椒】椒之一種。〔性味〕苦寒。〔功用〕通行水。定氣喘。〔主治〕水氣。水蠱。腹滿。盜汗。耳聾。小便不通。

【蜀椒紅】〔性味〕辛溫。〔功用〕散寒。燥濕。發汗。煖胃。消食。開胸。壯陽。縮小便。〔主治〕欬嗽。嘔逆。虛冷。寒濕。痿痺。齒痛。心腹痛。痰飲。水腫。腸澼。吐瀉。

【蜀椒根】〔性味〕辛熱。〔主治〕虛冷血淋。

【蜀椒葉】〔性味〕辛熱。〔主治〕霍亂轉筋。脚氣。漆瘡。

【蜀黍】穀類。〔別名〕蜀秫。蘆穄。蘆粟。木稷。荻粱。高粱。〔性味〕甘濇溫。〔功用〕溫中。澀腸胃。〔主治〕霍亂。

【蜀黍根】〔功用〕利小便。止喘滿。〔主治〕產難。

【蜀葵子】隰草類。〔別名〕戎葵。吳葵。〔性味〕甘冷。〔功用〕破血。通淋。利便。催生。落胎。〔主治〕水腫。石淋。便閉。瘡疥。

【蜀葵花】〔性味〕鹹寒。〔功用〕潤燥。通竅。利血。利大小腸。〔主治〕痎瘧。邪熱。目中溜火。酒皶。赤鼻。心氣不足。誤吞銅錢。婦女帶下。橫生倒產。小兒風疹。

【蜀葵根】〔功用〕除客熱。利小便。下惡物。排膿血。〔主治〕淋痛。尿血。婦女帶下。

【蜀葵莖】〔性味〕甘微寒。〔功用〕潤燥。滑竅。易產。除客熱。利腸胃。〔主治〕丹石發熱。熱毒下痢。淋疾。小便尿血。小兒口瘡。火瘡。金瘡。

【蜀漆】常山苗之別名。

【蜀酸棗】山茱萸之別名。

【蜂房】露蜂房之簡稱。

【蜂虎】卵生蟲類。〔產地〕山東。〔主治〕心腹痛。咽喉腫痛。雙單喉蛾。

【蜂勦】即露蜂房。

【蜂腸】即露蜂房。

【蜂蜜】〔別名〕蜂糖。生巖石者名石蜜。石飴。巖蜜。〔性味〕涼甘。〔功用〕清熱。補中。解毒。潤燥。調營衞。通三焦。和百藥。明目。悅顏。通大便秘。〔主治〕心腹肌肉瘡瘍。諸痛。咳嗽。下利。〔禁忌〕大腸虛滑者禁用。

【蜂糖】即蜂蜜。

【蜃】車螯之別名。

【蜃灰】蚌粉之別名。

【蜆水】即活蜆之水。〔主治〕痘後發癰。

【蜆肉】介類。〔別名〕扁螺。〔性味〕甘鹹冷。〔功用〕明目。開胃。解酒毒。下溼氣。利小便。滅痘瘡瘢痕。〔主治〕消渴。天行時氣。腳氣。丹石藥毒。婦人乳汁不下。疔瘡。

【蜆殼】〔性味〕鹹溫。〔功用〕止嘔。化痰。〔主治〕心痛。反胃吞酸。吐食。心胸痰水。暴嗽。失精。痢疾。陰瘡。一切溼瘡。

【蜆腊】蜆肉之乾者。〔功用〕解蠱毒。〔主治〕不服水土。

【蜈蚣】蟲類。〔別名〕蝍蛆。天龍。〔性味〕辛溫有毒。〔功用〕去風。除惡血。〔主治〕臍風。撮口。驚癇。瘰癧。蛇癥。瘡甲。殺蟲。墮胎。

【蜈蚣草】神仙對坐草之別名。

【蜈蚣萍】水草類〔別名〕邊箕萍〔功用〕辟一切跳蚤壁蝨。

【蜈蚣節草】即蜈蚣草。

【蜉蝣】蜣蜋之一種。

【蜋蜩】蟬之具五色者功用同尋常蟬。

【蜌】即馬刀。

【蜓蚰】蝸牛之別名。

【蜓蚰螺】（1）蛞蝓之別名（2）蝸牛之別名。

【蜒蝣】即蜒蚰。

【裙帶魚】即帶魚。

【補骨脂】芳草類〔別名〕破故紙婆固脂胡韭子。〔形態〕莖高三尺葉似胡麻夏秋間開淡紫花。〔入藥部分〕實〔性味〕辛苦溫〔功用〕補火暖丹田壯元陽縮小便〔主治〕勞傷腰膝冷痛腎冷精流腎虛泄瀉婦人血氣墮胎〔禁忌〕陰虛有熱大便閉結者戒之。

【解毒】（1）鬼臼之別名（2）山豆之別名。

【解毒子】蔓草類〔入藥部分〕根〔性味〕苦大寒〔功用〕清肺熱消痰降火利咽喉退目赤辟瘴癘解蠱毒〔主治〕煩熱喉閉痰毒。

【解寶草】廣東萬年青之別名。

【解錫】即粉錫。

【解離】防己之別名。

【解蠡】薏苡之別名。

【詹香】即必栗香。

【詹糖】香木類〔產地〕閩粵等省〔性味〕苦微溫〔主治〕惡氣伏尸風水毒腫惡瘡惡核烏鬚髮。

【詹諸】即蟾蜍。

【跭雙】豇豆之別名。

【豥豬】豬之白蹄者功用同尋常豬。

【貆】貛之別名。

【貆豬】即豪豬。

【貉肉】〔性味〕甘溫〔主治〕元臟虛勞女子虛憊。

【路石莖葉】雜草類〔性味〕甘酸〔功用〕止汗生

肌潤痂益氣耐寒實骨髓〔主治〕心腹病。

【路路通】楓實之別名。

【路頭花】露花之一種。性味功用同露花。

【跳百丈】即跳搏蟲。

【跳搏蟲】叩頭蟲之別名。

【跳蝦蟲】淮東子之別名。

【跳鐵】即鋼鐵。

【載】雜草類〔性味〕酸〔功用〕辟諸惡氣。

【載丹】即丹雄雞。

【辟火】景天之別名。

【辟汗香】(1)蘭草之別名。(2)佩蘭之別名。

【辟邪樹】安息之別名。

【辟虺雷】山草類〔別名〕辟蛇雷〔產地〕四川山中〔入藥部分〕根〔性味〕苦大寒〔功用〕消痰祛熱辟瘟疫解蛇虺毒〔主治〕頭痛咽喉痛痹。

【辟蛇雷】即辟虺雷。

【辟瘟草】雜草類〔別名〕獨脚金雞。鴨脚金星。七星草。骨牌草〔性味〕苦平〔功用〕散邪風辟疫氣疏經絡〔主治〕傷寒時氣瘴疾惡氣喉蛾痧脹痢疾婦人乳癰痈疾風氣腫毒熱瘡疔腫。

【辟驚石】石類〔別名〕避驚風石〔產地〕歐洲西巴尼亞〔主治〕小兒急慢驚風天釣尸疰。

【逼撥】即蓽茇。

【遂石】〔性味〕甘〔功用〕益氣〔主治〕消渴傷中。

【遂陽木】雜木類〔性味〕甘〔功用〕益氣。

【遊龍】紅草之別名。

【運日】鴆之雄者。

【運屎蟲】蜣蜋之別名。

【遍地金】乳藤之細者〔主治〕小兒一切疳眼。

【遍地金錢】金錢草之別名。

【遍地香】即遍地金錢。

【過山龍】(1)土茜草之別名。(2)血藤之別名。

【過冬青】雪裏青之別名。

【過岡龍】土茯苓之別名。

【過街】蜜蟲之別名。
【過路蜈蚣】地蜈蚣草之別名。
【過羅】旱蘆之別名。
【道人頭】蒼耳子之別名。
【道中熱土】〔主治〕夏月暍死。
【道止】麻伯之別名。
【道生草】蒿蓄之別名。
【達節】節華之別名。
【酪】係牛羊馬乳所作。〔性味〕甘酸寒。〔功用〕潤燥利腸。摩腫散毒。生精血。補虛損。壯顏色。止煩渴。〔主法〕熱毒熱悶。煩渴熱瘡。風腫。
【酪酥】茄之別名。
【鈴兒草】沙參之別名。
【鈷[illegible]】銅鈷鉧之別名。
【鉛】金類。〔別名〕青金。黑錫。金公。水中金。〔性味〕甘寒有小毒。〔功用〕墜痰解毒。安神明目。殺蟲烏鬚。消瘰癧。癰腫。〔主治〕噎膈反胃。嘔噦風癇。〔禁忌〕性帶陰毒。傷人心胃。用者慎之。
【鉛丹】〔別名〕黃丹。丹粉。朱粉。鉛華。〔性味〕鹹寒。〔功用〕鎮心安魂。墜痰消積。殺蟲。驚疳瘧痢。外用則解熱拔毒。止痛去瘀長肉。〔主治〕赤眼痛。久瘧驚癇癲狂。消渴反胃吐逆。欬嗽吐血咯血。腹瀉痢。小便數。婦人逆產。小兒重舌。腋下狐臭。金瘡血溢。蠍蠆咬傷。湯火瘡。
【鉛白】卽鉛粉。
【鉛白霜】卽鉛霜。
【鉛光石】〔主治〕骨鯁。
【鉛粉】〔性味〕辛寒。〔功用〕墜痰消脹。烏鬚髮。除目翳。〔主治〕積聚癥瘕。嘔逆。狐臭。赤白痢。疳疾。疥癬癰腫。
【鉛華】鉛粉及鉛丹之總稱。
【鉛霜】〔性味〕甘酸冷。〔功用〕消痰。止驚。黑鬚髮。解酒毒。〔主治〕鼻衄。膈熱。風痰。消渴。吐逆。小兒驚寒。

【鉛礬】即黑礬。

【鉤心】王瓜之別名。

【鉤吻】毒草類。〔別名〕野葛。胡蔓草。斷腸草。火把花。〔性味〕辛熱有大毒。〔主治〕喉痺。咽塞。欬逆上氣。中惡瘡疥。〔禁忌〕大熱大毒。入口則鉤人喉吻。故有此名。切勿嘗試。

【鉤芺】即苦芺。

【鉤星】姑獲鳥之別名。

【鉤栗】喬木類。〔入藥部分〕仁。〔性味〕甘平。〔功用〕厚腸胃。令人肥健不飢。

【鉤樟】釣樟之譌。

【鉤鵒】鵂鶹之別名。

【鉤櫟】即鉤栗。

【鉤藤】蔓草類。〔性味〕甘微苦寒。〔功用〕除心熱。平肝風。定驚。舒筋。下氣寬中。〔主治〕大人頭旋目眩。小兒驚啼。瘛瘲。客忤。胎風。癍疹。

【隔山消】雜草類。〔主治〕氣膈。噎食。腹脹。積滯。

【隔冬青】荔枝草之別名。

【隔刺虎】伏牛之別名。

【隔河仙】海芋之別名。

【隔虎刺】即隔刺虎。

【雉肉】禽類。〔別名〕野雞。〔性味〕酸微寒。〔功用〕補中益氣力。〔主治〕泄痢。蟻瘻。

【雉尾】〔主治〕天火丹毒。

【雉黃】石類。係雉窠底結成之黃。〔功用〕解一切毒蛇咬傷。辟邪魅山精。

【雉腦】〔主治〕凍瘡。

【雉嘴】〔主治〕蟻瘻。

【雉屎】〔主治〕久瘧。

【雌黃】石類。〔性味〕辛平有毒。〔主治〕冷痰。勞嗽。蟲積。停痰任胃心腹痛。癲癇。恍惚。頭禿。身癢。身面白駁。瘜肉。皮膚死肌。痂疥。惡瘡。䘌瘡。殺蟲蝨。解諸毒。蜂蛇虺毒。

【雌檳榔】大腹子之別名。

【零烏豆】穞豆之細扁者。

【零陵】赤石之別名。

【零陵香】佩蘭之產於湖南零陵縣者。

【零榆】即榆。

【零餘子】蔬菜類。即山藥藤所結之子。〔性味〕甘溫〔功用〕補虛損強腰腳益腎

【雷丸】寄木類。係竹之餘氣得霹靂而生。〔別名〕雷實。雷矢。竹苓。〔性味〕苦寒有小毒〔功用〕消積殺蟲。祛風解毒〔主治〕蠱毒癲狂惡風胃熱。

〔禁忌〕多服令人陰痿。

【雷丸草】莵葵之別名。

【雷公墨】即雷墨。

【雷公頭】香附之別名。

【雷公藤】蔓草類。〔別名〕霹靂木。河白草。黎尖草。〔入藥部分〕莖葉。〔主治〕鼓脹。水腫。痞積黃白疸。瘧疾久不愈。魚口便毒瘰癧跌打毒蛇咬傷燒烟熏壁蝨。

【雷矢】即雷丸。

【雷楔】霹靂礁之別名。

【雷菌】雞㙡之一種。性味功用與雞㙡同。

【雷實】即雷丸。

【雷墨】石類。〔產地〕廣東海康縣。〔主治〕邪魅諸病小兒驚癇。

【雷震肉】係雷震六畜之肉。〔主治〕小兒夜驚。大人因驚失心。

【雷燒松】松化石之別名。

【雹葖】萊菔之別名。

【靳刺】石刺木之別名。

【預知子】蔓草類。〔別名〕聖知子。聖先子。盍合子。仙沼子。〔產地〕蜀中。〔性味〕苦寒〔功用〕補勞傷。消宿食。利小便。催生。〔主治〕痃癖氣塊。天行溫疾。蛇蟲咬。毒蟲蠱。

【預知根】〔性味〕苦冷〔功用〕解蠱毒。

【頑荆】即欒荆。

【飯豆】即白豆。

【飯鍋粑】即飯鍋焦。

【飯鍋焦】粳米飯近鍋底之焦者。〔性味〕苦甘平。〔功用〕補氣運脾。開胃消食。〔主治〕腸胃不健。白瀉不止。洩瀉久瀉。痘疹。

【飯蠅】蠅之棲飯上者。〔主治〕拳毛倒睫。疔瘡。瘡疴髮不生。

【飯籮】〔主治〕時行病後因食勞復。

【駞駝】牡驢交牛而生者。功用與騾同。

【鳧公英】即蒲公英。

【鳧肉】水禽類。〔性味〕甘涼。〔功用〕補中益氣。平胃消食。〔主治〕熱毒風。水腫。惡瘡癤。身上熱瘡。腹臟一切蟲。

【鳧血】〔功用〕解挑生蠱毒。

【鳧茈】荸薺之別名。

【鳧茨】即鳧茈。

【鳧葵】莕菜之別名。

【鳩坑茶】茶之產於浙江建德縣境者。功用詳茶條。

【鳩酸】酢漿草之別名。

【麂皮】〔主治〕溼氣脚痺。

【麂目】果類。〔性味〕酸甘微冷。多食發冷痰。

【麂肉】〔性味〕甘平。〔主治〕五痔。

【麂頭骨】〔性味〕辛平。〔主治〕飛尸。

【黽】金線蛙之別名。

【鼓子花】旋花之別名。

【鼓皮】〔主治〕小便淋瀝。月蝕耳瘡。蠱毒。

【鼓槌草】土牛膝之別名。

【鼠母】即鼹鼠。

【鼠皮】〔主治〕瘰癧。口冷不合。附骨疽瘡。

【鼠目】〔功用〕明目。

【鼠牙半支】草類。〔性味〕寒。〔主治〕癰腫。水腫。

【鼠矢】(1)即鼠糞。(2)山茱萸之別名。(3)鬼桃之別名。

【鼠穴泥】土類。〔主治〕偏正頭風。
【鼠印】即鼠卵。
【鼠耳】即鼠麴草。
【鼠肉】〔性味〕甘熱。〔主治〕骨蒸勞傷。水鼓。小兒諸疳。
【鼠血】〔主治〕牙宣。
【鼠卵】〔功用〕令人歡悅。
【鼠尾足】〔功用〕墮胎易產催生。
【鼠尾芩】黃芩之別名。
【鼠尾草】隰草類。〔別名〕鼢。山陵翹。烏草。水青。〔入藥部分〕花葉。其根另有功用。詳根條。〔性味〕苦微寒。〔主治〕鼠瘻痢血瘧疾水蠱。
【鼠尾草根】〔主治〕翻花惡瘡。
【鼠李子】灌木類。〔別名〕楮李。鼠梓。山李子。牛李。皂李。烏巢子。牛皂子。〔性味〕苦凉微毒。〔主治〕痘瘡黑陷疥癬有蟲。
【鼠李皮】〔性味〕苦微寒。〔主治〕諸瘡熱毒。發背口疳風痹。
【鼠肝】〔主治〕聤耳。
【鼠姑】芳草類。〔性味〕苦平。〔主治〕寒熱。欬逆上氣鼠瘻惡瘡。
【鼠怕草】十大功勞之別名。
【鼠毒】特生礜石之別名。
【鼠法】蝙蝠糞之別名。
【鼠負】即鼠婦。
【鼠韭】垣衣之別名。
【鼠脂】〔主治〕耳聾湯火傷。
【鼠脊骨】〔主治〕齒折多年不生。
【鼠婦】蟲類。〔別名〕鼠負。負蟠。伊威。濕生蟲。鼠姑。
【鼠粘】〔性味〕酸溫。〔主治〕久瘧寒熱。風蟲牙痛。產婦尿秘小兒撮口驚風鵝口瘡痘瘡倒黶。
【鼠梓】即鼠李。
【鼠黎】即鹿黎。
【鼠莽】莽草之別名。

【鼠腦】〔功用〕搗塗竹木針刺。小兒解顱。綿裹塞耳聾。

【鼠鄉】礜石之別名。

【鼠蓂】荊芥之別名。

【鼠櫨】即山櫨。

【鼠齒莧】馬齒莧之小葉者。

【鼠頭】〔主治〕鼻齆。瘻瘡。湯火灼傷。

【鼠糞】〔別名〕兩頭尖。〔性味〕甘微寒。〔主治〕傷寒勞復發熱。男子陰易腹痛。小兒癥瘕痞疾。鼠瘻疔腫諸瘡。婦人經閉吹乳。乳癰。子死腹中。產後陰脫。

【鼠膽】〔主治〕目暗。青盲。雀目。暴聾。

【鼠黏】(1)即牛蒡。(2)鼠婦之別名。

【鼠藤蔹】蔓草類。〔性味〕甘溫。〔功用〕除風氣。壯筋骨。益陽道。補衰老。好顏色。〔主治〕勞傷陰痿。小便數。白腰脚痛冷。

【鼠麴草】隰草類。米麴。鼠耳。佛耳草。茸母。無心草。〔性味〕甘平。〔功用〕調中益氣。除痰止欬。升肺氣。〔主治〕寒熱瘧。寒熱嗽。寒嗽。肺寒泄瀉。

【鼠壤土】土之鬆柔而無塊者。〔功用〕通腎氣。解毒邪。〔主治〕中風筋骨不遂。冷痹骨節疼痛。手足拘急。風掣痛。偏枯死肌。疔瘡腫痛。

十四畫

【僕公罌】即蒲公英。

【僕壘】麥虋冬之別名。

【僧鞋菊】浙烏頭之別名。

【嗽藥】白前之別名。

【嘉香肉】豬肉之醃製者。〔產地〕浙江舊金華府屬邑多產之。而以浦江者為佳。〔性味〕鹹甘平。〔功用〕生津和血。補虛開胃。平肝運脾。滋腎。

【嘉草】(1)茜草之別名。(2)蘘荷之別名。

【嘉魚】〔產地〕四川雅安縣及廣西蒼梧縣江中。〔性味〕甘溫。〔功用〕補腎。令人肥健悅澤。〔主治〕勞瘦虛損。消渴。

【嘉賓】雀之別名。功用詳雀條。
【嘉慶子】李實之別名。
【嘉樹】黃葛樹之一種。
【嘛呢子】野馬豆之別名。
【嘛⿰口迷子】即嘛呢子。
【嘛⿰口爾子】野馬豆之一種。〔功用〕辟邪。致祥。稀痘。
【團面】茶之產於湖北鄿縣者。
【團魚】鼈之別名。
【團慈姑】山慈姑之根如小蒜者。
【墓頭回】雜草類。〔主治〕婦人崩中。赤白帶下。
【壽星草】伏牛之別名。
【夢神】胡麻葉之別名。
【奪香花】即瑞香花。
【寡婦牀頭塵土】〔主治〕月蝕瘡。
【實心竹】竹之實心不空者。產於滇粵等省。性味功用詳竹條。
【對節菜】牛膝之別名。
【對廬】隰草類。〔性味〕苦寒。〔主治〕大熱。疥瘡。死肌。
【對蝦】〔功用〕補腎。興陽。〔主治〕痰火後半身不遂。骨節疼痛。
【慈母】雜木類。〔入藥部分〕枝葉。〔功用〕下氣。止渴。令人不睡。〔主治〕小兒痰痞。
【慈石】即磁石。
【慈竹瀝】竹之一種。〔主治〕熱風。煩躁。中風。口噤。消渴。尿多。妊娠。胎動。子煩。產後中風。小兒狂語。口噤。金瘡。破傷風。
【慈竹籜】〔主治〕小兒頭身惡瘡。
【慈姑】即慈菇。
【慈烏】林禽類。〔性味〕酸鹹平。〔功用〕補勞。助氣。〔主治〕欬嗽。骨蒸。羸瘦。
【慈烏膽汁】〔功用〕明目。開瞽。解藤黃毒。〔主治〕青盲。翳障。眊。弦風爛。
【慈連】南連之產於浙江慈谿縣境者。

【慈菇】屬水草類。〔別名〕藉姑。水萍。河凫。茈。茨菰。〔入藥部分〕根。花。葉。（通常所稱慈菇者皆指根而言）〔性味〕甘苦微寒。〔功用〕百毒。產後血悶。攻心欲死。產難胞衣不出。石淋。〔禁忌〕多食發腸風痔漏崩中帶下。腳氣癱風。乾嘔。損齒失顏色。皮肉乾燥。孕婦大忌。

【慈菇花】〔功用〕明目去溼。〔主治〕一切疔腫。痔漏。

【慈菇葉】〔主治〕諸惡瘡腫。癰癤。蛇蟲咬傷。小兒遊瘤丹毒。

【慈鴉】即慈烏。

【慈謀勒】蒔蘿之別名。

【慈鰻鱺】即海鰻鱺。

【截子瑪瑙】瑪瑙之黑白相間者。功用與尋常瑪瑙同。

【摸魚公】鷓鴣之別名。

【斲木鳥】即啄木鳥。

【榎】楸之小者。功用與楸同。

【榕】喬木類。〔產地〕閩廣。〔入藥部分〕根鬚。〔功用〕固齒。〔主治〕牙痛。

【穀】喬木類。性味功用與楮同。

【穀芽】〔性味〕甘溫。〔功用〕開胃快脾。消食下氣。

【穀桑】即穀。

【穀實】即楮實。

【榛仁】果類。〔性味〕甘平。〔功用〕開胃。益氣。止饑。

【榛栗】栗實之頂圓末尖似榛子者。

【榝】食茱萸之別名。

【榠樝】喬木類。〔別名〕蠻樝。瘙樝。木李。木梨。〔入藥部分〕實。〔性味〕酸平。〔功用〕解酒氣去痰。〔主治〕霍亂轉筋下痢。

【榿】喬木類。〔產地〕潮州。〔入藥部分〕木皮。〔主治〕濕腳氣邪風。

【榧花】〔性味〕苦。〔主治〕水氣。赤蟲。

【榧實】果類。〔別名〕披子。赤果。玉榧。玉山果。〔性味〕甘澀平。〔功用〕消積。殺蟲。行營衞。助筋骨。壯陽道。明目。〔主治〕欬嗽。食茶面黃。鬼疰惡毒。蠱毒。白濁。五痔。蟲積。

【榮目】菥蓂之別名。

【榮桐】即桐。

【榲桲木皮】喬木類。〔主治〕瘡瘍。

【榲桲實】〔性味〕酸甘微溫。〔功用〕溫中。下氣。止渴。消食。散酒。去臭。〔主治〕煩熱。心中酸水。胸膈積食。水瀉。腸虛。

【榹桃】即毛桃。

【榼子】榼藤子之簡稱。

【榼藤】蔓草類。〔入藥部分〕子。〔性味〕澀甘而平。〔功用〕去鼾黯。解諸藥毒。〔主治〕喉痹。飛尸蠱毒。血痢。瀉血。五痔。小兒脫肛。

【構】穀之別名。

【構子】即都桷子。

【構膠】楮皮白汁之別名。

【槎丫草】慈菇之別名。

【槐子】即槐實。

【槐耳】蕈之生於槐樹上者。〔性味〕辛苦平。〔功用〕去風。破血。益力。〔主治〕心痛。五痔。脫肛。下血。婦人陰中瘡痛。

【槐角】槐角子之簡稱。

【槐角子】槐實之別名。

【槐枝】〔主治〕赤目崩漏。風熱牙痛。陰瘡濕癢。

【槐花】〔性味〕苦涼。〔功用〕涼血。〔主治〕風熱目赤。赤白泄痢。五痔。腸風。吐崩。便衂。諸血。

【槐根皮】性味功用與樹皮同。

【槐菌】即槐耳。

【槐葉】〔性味〕苦平。〔主治〕腸風。痔疾。小兒驚癇。壯熱。疥癬。疔腫。

【槐蛾】即槐耳。

【槐實】喬木類。〔別名〕槐角。〔性味〕苦寒。〔功用〕清肝膽。涼大腸。疏風熱。固齒烏髭。殺諸蟲。墮胎。

〔主治〕煩悶。風眩。痔血。腸風。陰瘡。濕癢。明目去涙。〔禁忌〕虛寒者戒之。卽虛熱而非實火亦禁用。

【槐膠】〔性味〕苦寒。〔功用〕除風化涎。〔主治〕急風口噤。四肢不收。筋脈抽掣。頑痹。毒風周身如蟲行。破傷風口眼偏斜。風熱耳聾。腰膝強硬。肝臟風。

【槐樹皮】〔功用〕止痛生肌。消癰腫。〔主治〕中風身強直。皮膚麻木。寒熱氣痛。風蟲牙痛。喉痺。五痔。瘻瘡有蟲。臟毒下血。陰疝卵腫。婦人產門癢痛。惡瘡。爛瘡。湯火瘡。𤻲瘻惡瘡。疥癬出血。

【槐檽】卽槐耳。

【槐雞】卽槐耳。

【榔桐皮】桐之一種。〔性味〕甘溫。〔主治〕蠶咬毒氣入腹。雞犬食蠶欲死。

【榔桐葉】〔主治〕蛇蟲蜘蛛咬毒。

【歌女】蚯蚓之別名。

【滴乳石】石鐘乳之別名。

【滴乳香】揀香之別名。

【滴露】草石蠶之別名。

【滿天星】卽兩頭尖。

【滿天紅】雜草類。〔主治〕癰疽。

【滿陰實】雜草類。〔性味〕酸平。〔功用〕除熱止渴。利小便。

【漂搖草】翹搖之別名。

【漆子】〔主治〕下血。

【漆姑草】蜀羊泉之別名。

【漆花】〔主治〕小兒解顱。腹脹。交脛不行。

【漆柿】卽椑柿。

【漆莖】卽澤漆。

【漆葉】〔功用〕殺蟲。〔主治〕五尸勞疾。

【漆盤上漆】〔主治〕羊眼漏。

【漆器】塗漆之物也。〔功用〕殺蟲。〔主治〕產後血暈。

【漏天機】水龜甲之別名。

【漏蔻】卽豆蔻

【漏盧】飛廉之別名。

【漏籃子】附子根之散生而瑣細者。〔性味〕苦辛有毒。〔主治〕癘風。惡痢。冷漏。惡瘡。

【漏盧】隰草類〔入藥部分〕根苗〔別名〕野蘭。莢蒿。鬼油麻〔性味〕鹹寒。〔功用〕瀉熱。解毒。通經。下乳。排膿。止血。利經脈。續筋骨。殺諸蟲〔主治〕皮膚熱毒。惡瘡。疽痔。濕痺。腸風。遺溺。泄精。疥病。瘰癧。金瘡。撲損

【漚苧汁】久漬苧麻之水。〔功用〕止消渴。

【漚麻汁】久漬黃麻之水〔功用〕止渴。消瘀血。

【漢竹】竹之生於雲南舊永昌府境者功用詳竹條。

【漢防己】防己之產於陝西舊漢中府境者。

【漢麻】卽大麻。

【漢椒】卽蜀椒。

【漫黃】牛黃之大如雞卵中黃漿在肝膽間者。

【熁鐵石】磁石之別名。

【熊白】卽熊脂。

【熊肉】〔性味〕甘平。〔主治〕虛羸。風痺。筋骨不仁。

【熊血】〔主治〕小兒客忤。

【熊脂】熊之背上脂肪色白如玉者。〔性味〕甘微寒。〔功用〕除風。補虛。殺勞蟲。〔主治〕寒熱羸瘦。積聚。嘔吐。風痺。筋攣。頭瘍。白禿。面䵟。面上皯皰

【熊骨】〔主治〕歷節風。小兒客忤

【熊掌】〔功用〕禦風寒。益氣力。

【熊筋】〔功用〕壯筋。強力。

【熊腦】〔主治〕頭旋。耳聾。禿髮。風屑。

【熊膽】〔性味〕苦寒〔功用〕明目。去翳。淸心。平肝。退熱。殺蟲〔主治〕時氣熱盛變爲黃疸。蛔蟲心痛。疳䘌。疰忤。暑月久痢。痔瘡。小兒驚癇。瘛瘲。鼻蝕。諸疳。耳鼻瘡。惡瘡

【熏黃】雄黃之色青黑而堅者。〔主治〕咳嗽。小便

不通。惡瘡癬疥蟲蝕。

【𤇾】萎蕤之別名。

【𤛓】牛之生於北方者。功用詳牛條。

【𤛓牛乳汁】牛乳之最佳者。詳牛乳條。

【犪牛】牛之最小者。產於廣南。功用與尋常牛同。

【𤞞子藚】杜若之別名。

【獐耳草】竹葉細辛之別名。

【獐耳細辛】及己之別名。

【獐頭】土菌之別名。

【瑣瑣葡萄】葡萄之別種。實紫色而小如胡椒。似葡萄而瑣細。〔性味〕甘酸微鹹溫平。〔功用〕強腎。利水。稀痘。解痘毒。〔主治〕筋骨溼痛。遍身浮腫。痘瘡不出。

【瑤池水】瑤池中之水。〔主治〕百病。

【瑤池沙】瑤池水中之細沙。〔功用〕稀痘。

【瑤桂】猺桂之訛。

【瑪瑙】石英類之礦物。與玉髓同質。〔性味〕辛寒。〔功用〕辟惡。〔主治〕目赤爛。目生翳。

【瑰蓴】蓴至秋後萌在泥中而粗短者。味苦體澀。功用詳蓴條。

【瓟甊蜂】胡蜂之別名。功用詳胡蜂條。

【碧玉草】燈心草之別名。

【碧石青】〔性味〕甘。〔功用〕明目。益精。

【碧竹子】鴨跖草之別名。

【碧青】即白青。

【碧飛】〔形態〕蝮蛇之屬。〔性味〕大熱有毒。〔主治〕惡風頑痺。蝮傷。

【碧桃】桃實之碧色者。功用同尋常桃實。

【碧海水】海水之作碧色者。〔性味〕鹹微溫小毒。〔主治〕臚脹。宿食。風瘙癬。

【碧犀】蛇角之別名。

【碧魚】即鱘魚。功用詳鱘魚條。

【碧澗】茶之產於四川者。功用詳茶條。

【碧蓮花】荷花之碧色者。功用同尋常荷花。

【碧霞石】〔功用〕明目去翳。

【碧蟬花】鴨跖草之別名。

【福桑】即佛桑。

【福參】即建參。

【福麴】建神麴之簡稱。

【種白朮】白朮之由人力培植而生者。〔性味〕甘溫。〔功用〕健脾燥溼。

【端】玄參之別名。

【端午節午時水】〔主治〕瘧痢。瘡瘍。金瘡。百蟲蠱毒。

【箘桂】〔入藥部分〕皮。〔性味〕辛溫。〔功用〕養精神和顏色。

【劉耳草】雜草類。〔主治〕氣聾。

【管仲】貫衆之譌。

【精理黃石】理石之別名。

【綟木】喬木類。〔性味〕甘溫。〔功用〕補腰脚。益陽道。〔主治〕風血羸瘦。

【綠子】即鼠李子。

【綠升麻】升麻之綠色者。

【綠毛龜】〔別名〕綠衣使者。〔性味〕甘酸平。〔功用〕益精氣。補陰血。助陽道。通任脈。〔主治〕痿弱。邪瘧。蠱蟲。

【綠李】李之一種。其實甘美堪食。惟核仁不能入藥。功用與尋常李同。

【綠豆】豆之一種。〔性味〕甘寒。〔功用〕清熱。消腫。下氣。明目。安精神。去浮風。補元氣。厚腸胃。潤皮膚。利小便。〔主治〕頭風頭痛。寒熱。熱中。消渴。吐逆。風疹。丹毒。煩熱。藥石發動熱氣。奔豚。腫脹。脹滿。卒澼。泄痢。赤痢。痘毒。一切藥草牛馬金石諸毒。

【綠豆皮】〔功用〕解熱毒。退目翳。

【綠豆花】〔功用〕解酒毒。

【綠豆芽】〔性味〕甘平。〔功用〕解酒毒。熱毒。利三焦。

【綠豆青】曲節草之別名。

【綠豆粉】〔性味〕甘涼平〔功用〕解熱益氣〔主治〕霍亂轉筋發背癰疽瘡腫杖瘡痘瘡溼爛湯火灼傷諸藥毒菰菌砒毒酒食諸毒。

【綠豆莢】〔主治〕赤痢經久不愈。

【綠豆粥】〔功用〕止煩渴解熱毒。

【綠豆葉】〔主治〕霍亂吐下。

【綠青】石類〔別名〕石綠大綠〔產地〕銅鑛山中〔性味〕有小毒〔主治〕鼽鼻風痰泄痢。

【綠柹】即椑柹。

【綠柰】柰實之綠色者。

【綠益子】木類〔產地〕遼東〔性味〕性烈有大毒。〔功用〕屬骨碎齒入外科用。

【綠茶】取採下之嫩葉入蒸籠蒸之功用詳茶條。

【綠袍草】龍鬚草之別名。

【綠結】伽倆香之色如鴨頭綠者。

【綠雲油】金主綠雲油之簡稱。

【綠萼梅】梅之枝附皆綠者花葉重疊結實多雙功用較常梅爲良。

【綠葉綠花草】澤漆之別名。

【綠葡萄】葡萄之來自西域者功用與尋常葡萄相同。

【綠鳩】青鵻之別名。

【綠旗參】遼參之在綠旗街出售者。

【綠膚青】石類〔別名〕推青推石〔性味〕辛鹹平〔主治〕惡瘡蟲毒蛇菜肉諸毒。

【綠橘】橘實之紺碧色不待霜後而熟者。

【綠礬】即皂礬。

【綠鹽】鹵石類〔別名〕鹽綠石綠〔性味〕鹹苦辛平〔功用〕明目消翳〔主治〕小兒疳氣。

【綠欖】橄欖實之綠色者功用最良。

【綬貝】貝子之青質綠文者〔功用〕消氣障。

【綸布】即昆布。

【綽菜】(1)睡菜之別名。(2)睡蓮之別名。

【綿桃】桃之一種。

【綿茵陳】茵陳蒿之葉細如青蒿者。

【綿棃】棃之一種。

【綿絮頭草】山草類。〔性味〕酸熱小毒。〔主治〕聾風溼癢。梅瘡下疳小兒疳疾。

【綿橘】橘實之微小而顆美可愛者。

【緊骨香】紅木香之別名。

【緋帛】〔主治〕婦女血崩。白駁風。肥胝。癰疹。惡瘡。疔腫金瘡出血墜馬筋骨趺損初生兒臍帶未落時腫痛。

【緋桃】桃實之紅色者。

【緋絹】絹之赤色者。〔主治〕瘧疾。

【翟雞】卽鷸雉。

【翠白】白硃砂之別名。

【翠羽草】隰草類。〔別名〕翠雲草。孔雀花。神錦花。鶴翎草。鳳尾草。〔主治〕吐血。痔漏。喉風。喉癰。大毒。紅瘰。

【翠青】卽青磁所研之末。功用與白硃砂同。

【翠梅草】毛葉仙橋之別名。

【翠翎草】(1)金鳳毛之別名。(2)卽翠羽草。

【翠蛇】蛇之一種。〔主治〕癰疽瘰癧。

【翠鳥】魚狗之別名。

【翠雲草】卽翠羽草。

【翠碧鳥】卽翠鳥。

【翡翠】水禽類。〔產地〕越南。〔功用〕與魚狗同。

【聚藻】水藻之一種。性味功用與水藻同。

【腐】豆腐之簡稱。功用詳豆腐條。

【腐巴】豆腐鍋巴之簡稱。功用詳豆腐鍋巴條。

【腐皮】豆腐皮之簡稱。功用詳豆腐皮條。

【腐乳】卽豆腐漿。

【腐沫】豆腐沫之簡稱。功用詳豆腐沫條。

【腐泔】豆腐泔水之簡稱。功用詳豆腐泔水條。

【腐婢】赤豆花之別名。

【腐渣】豆腐渣之簡稱。功用詳豆腐渣條。

【腐腸】黃芩之別名。

【腐漿】豆腐漿之簡稱功用詳豆腐漿條。

【膃肭脂】〔性味〕熱。〔功用〕能降三焦濁逆之氣。清水臟積寒停飲〔主治〕皮膚皺瘃。

【膃肭臍】獸類膃肭之陰莖及睾丸與臍相連接。斷取而用之稱爲膃肭臍〔性味〕鹹大熱。〔功用〕補中助陽益腎氣暖腰膝。〔主治〕勞傷勞悶色勞瘦悴中惡尸疰夢與鬼交驚狂癲疾心腹痛宿血結塊痃癖宿癥氣塊積冷腎虛背搏。陰痿精冷〔禁忌〕陽事易舉骨蒸勞嗽者忌用。

【膐石】即滑石。

【膏石】石脾之別名。

【膏魚】父陛根之別名。

【膏環】寒具之別名。

【膏露】即甘露功用詳甘露條。

【臺七里】雜草類〔產地〕臺灣〔功用〕辟烟瘴。

【臺蕈】即合蕈。

【蒒草】穀類〔產地〕海濱〔入藥部分〕子〔性味〕甘平〔主治〕虛羸損乏嘔逆。

【蒔苓】茯苓之栽蒔而成者產浙江質鬆力薄。

【蒔蘿子】菜類〔性味〕辛溫〔功用〕理氣開胃健脾溫腸壯筋骨消食〔主治〕霍亂嘔逆腹冷不食閃挫腰痛兩肋痞滿膈氣寒疝小兒氣脹魚肉毒。

【蒔蘿苗】〔功用〕下氣利膈。

【蒔蘿椒】即蒔蘿子。

【蔱蘠】蕪荑之別名。

【蒙古桂】桂之產於蒙古者性味最劣。

【蒙頂茶】石蕊之產於山東滋陽蒙山者。

【蒙鳩】鷦鷯之別名。

【蒚】山蒜之別名。

【蒚麻】白芷葉之別名。

【蒛盆】即覆盆。

【蒜梗】即大蒜近瓣處中心之短梗。〔主治〕瘡管。

坐板瘡凍瘡○

【蒜腦藷】百合之別名○

【蒜葱】即胡葱○

【蒜頭草】石蒜之別名○

【蒝荽】即胡荽○

【蒟】蔞之別名○

【蒟子】即蒟醬○

【蒟蒻】毒草類○〔入藥部分〕根○〔性味〕辛寒有毒○〔主治〕消渴癰腫、

【蒟醬】芳草類○〔別名〕土蓽茇○〔產地〕兩廣滇南川南〔入藥部分〕葉子根○〔性味〕辛熱○〔功用〕溫脾燥濕解瘴癘散結氣○〔主治〕心腹冷痛咳逆上氣霍亂吐瀉○

【蒡翁菜】牛蒡之別名○

【差實】薺菜子之別名○

【蒲】菖蒲之簡稱○

【蒲公丁】即蒲公英○

【蒲公英】菜類○〔別名〕黃花地丁○構耨草○金簪草○俗名奶汁草○〔形態〕多年野生草○早春葉叢抽花莖斷之有白汁○〔入藥部分〕莖○〔性味〕甘平○〔功用〕瀉熱解毒○散滯氣化熱毒○〔主治〕水腫乳癰○疔毒結核惡瘡淋濁〔用量〕氣味輕淸●至少須四錢以上○〔處方〕得夏枯草●貝母●連翹●白芷●栝蔞根●橘葉●甘草●頭垢●牡鼠糞●山慈姑●治一切乳癰腫○及治乳岩為上藥●得菊花●銀花●丹皮●赤芍●蚤休●治疔毒初起○〔驗方〕婦人乳癰腫痛○搗爛外敷○內服亦可○其根之白汁塗惡刺甚效○

【蒲包草】水草類○〔別名〕鬼蠟燭○〔主治〕瘰癧

【蒲包草子】〔功用〕止血○〔主治〕金刃傷○

【蒲州豉】豆豉之出山西舊蒲州府境者○性味功用與鹹豆豉同○

【蒲灰】菖蒲所燒之灰○

【蒲兒根】蒲蒻之別名○

【蒲柳】水楊之別名○

【蒲席】〔性味〕平。〔功用〕破血。〔主治〕霍亂轉筋入腹。遺尿。墜損瘀血在腹刺痛。婦女血崩。小兒霍亂吐利五色遊丹。癰疽不合。

【蒲扇】〔功用〕止汗。〔主治〕盜汗。婦女血崩。月水不斷。

【蒲栘】水楊之別名。

【蒲桃】葡萄之別名。

【蒲桃酒】即葡萄酒。

【蒲桃殼】〔主治〕呃忒。

【蒲草】蒲包草之簡稱。

【蒲筍】即蒲蒻。

【蒲萄】即葡萄。

【蒲黃】水草類。係香蒲花中之蕊屑。〔性味〕甘平。〔功用〕行血消瘀。通經脈。利小便。止一切血崩帶泄精。〔主治〕撲打損傷。瘡癤諸腫。舌脹滿舌。耳中出血。〔禁忌〕無瘀者勿服。

【蒲楊】即水楊。

【蒲萼】蒲黃中篩出赤滓。〔別名〕蒲滓。〔功用〕澀腸止瀉血血痢。

【蒲蒩】即香蒲。

【蒲槌】香蒲之別名。

【蒲種殼】果類。〔性味〕淡。〔功用〕下水消腫。〔主治〕腹脹。

【蒲蒻】〔別名〕蒲筍。蒲兒根。〔性味〕甘平。〔主治〕妊婦勞熱煩躁。動胎下血。

【蒲蝨】青蚨之別名。

【蒲盧子】無食子之別名。

【蒲頽子】即胡頽子。

【蒲盧】（1）壺盧之別名。（2）蠮螉之別名。

【蒳子】山檳榔之別名。

【蒴藋】隰草類。〔別名〕茇菫草。接骨草。〔主治〕手足痹。

【蒴藋根】〔性味〕酸溫。〔主治〕頭風作痛。風溼冷痺。手足偏風。寒溼腰痛。渾身水腫。卒暴癥塊鼈瘕堅腫。下部閉塞。脚氣脛腫骨疼。

【蒴藋葉】〔主治〕手足偏風。風溼冷痺。寒溼腰痛。五色丹毒。

【蒸龍草】雷公藤之別名。

【蒸餅】〔性味〕甘平。〔功用〕養脾胃。溫中益氣。和血。利水。消食。化滯。止汗。利三焦。通水道。〔主治〕崩中下血。湯火灼傷。

【蒸餅梯】梯實之如蒸餅者。

【蒸籠】〔主治〕白癜風。

【蒹】蘆之短小而中實者。

【蒺藜】(1)白蒺藜之簡稱。(2)蜈蚣之別名。

【蒟頭】蒟蒻之別名。

【蓖麻】(亦作萆麻)毒草類。〔產地〕印度為最多。〔形態〕一年生草。莖高六七尺。中空如竹。葉甚大。掌狀深裂。有長柄。秋開單性花。為圓錐花序。雌花在上。色淡紅。雄花在下。色淡黃。實熟則裂開。子有黑斑。可以榨油。〔入藥部分〕子。葉及油。各詳本條。

【蓖麻子】〔性味〕甘辛平。微毒。〔功用〕通經絡。開諸竅。消腫止痛。追膿拔毒。出有形滯物。〔主治〕耳聾。鼻塞。喉痺。舌脹。偏風不遂。口眼喎斜。研敷瘰癧疥癩丹瘤毒腫。〔用量〕一錢五分至三錢。〔有效成分〕為一種有機酸。有辣性。能激勵大小腸之蠕動。雖擦於皮上。亦可利大便。因此酸之瀉力。能由皮吸收。乳婦服之。其酸能由乳排出。而致嬰兒腹瀉。〔處方〕同當歸。赤白芍。黃芩。銀花。蒲英花。白頭翁。秦皮。木香。黃連。治腸垢熱積之赤白痢。〔驗方〕(1)蓖麻子丸。蓖麻子仁。松脂。黃蠟。杏仁霜各五錢。乳香。食鹽。巴豆各二錢五分。搗研捻丸如棗核大。以黃蠟薄捲。大鍼刺二三眼孔。兩頭使透。每用一丸。塞入耳中。治耳聾。(2)蓖麻子膏。蓖麻子仁五兩。松脂十兩。杏仁霜二兩。銀硃。廣丹。掃盆各二兩。茶油二兩。搗研打勻成膏。治一切癰疽瘡癤。未潰拔頭。已潰提膿。(3)聖烟筒以蓖麻子研爛紙卷作筒。燒烟熏吸治急喉痹塞牙關緊急不通〔泡製〕鹽水煮半日去皮取子研用〔禁忌〕煎煮勿用鐵器食後忌食炒豆犯之必脹

【蓖麻油】即蓖麻子所製之油〔製法〕取子搗爛。以水煮之取其沫俟沫盡然後出水以沫熬之至點燈不炸滴水不散爲度〔性味〕略與子同〔功用〕滑腸中積糞〔主治〕本品瀉力速而平。老幼均可服肚腸生炎以及積滯凡應用瀉藥而不可惹其腸者用此最爲合宜故此油爲輕性穩妥徵利藥又如利證初起不可下服此油以滑利之則自然輕鬆

【蓖麻葉】〔主治〕鼻衄痰喘欬嗽風腫不仁脚氣

【蒼朮】山草類〔別名〕赤朮仙朮山精山薊產茅山者曰茅朮產關東諸省者曰關蒼朮〔形態〕多年野生草莖高二三尺秋日開花色白或淡紅周圍總苞如葉狀類覆瓦嫩苗可食根如薑蒼黑色肉白有油膏〔入藥部分〕根其莖另有功用詳本條〔性味〕苦溫辛烈〔功用〕益氣燥溼發汗消穀逐痰健胃安脾暖腎解諸鬱除惡氣弭災沴〔主治〕霍亂嘔逆山嵐瘴氣風寒溼痺溼痰留飲痃癖氣塊癥瘕痿病頭痛心腹脹痛水腫脹滿身痛死肌皮間風水癮〔用量〕八分至一錢〔處方〕配黃芩石膏花粉苡仁山梔蘆根治濕溫汗出嗜飲〔著名方劑〕(1)蒼朮白虎湯蒼朮石膏知母甘草粳米治濕溫身熱足冷等症(2)平胃散厚朴五兩陳皮甘草各一兩蒼朮八兩治濕滯脾胃積飲痞隔心腹脹痛〔泡製〕用糯米泔浸刮去皮切片同芝麻炒或麻黃炒通黃去焦末或去皮切片蜜水拌飯上蒸用〔禁忌〕陰虛血少內熱骨蒸欬嗽吐血便祕滯下及肝腎有動氣者均忌之

【蒼朮莖】〔功用〕去水止汗

【蒼石】特生礜石之別名

【蒼耳子】隰草類。〔別名〕枲耳。卷耳。爵耳。耳璫。胡菜。常思。菜。羊負來。道人頭。〔性味〕甘苦溫。〔功用〕發汗。散風濕。上通腦頂。下行足膝。外達皮膚。〔主治〕頭痛。目暗。齒痛。鼻淵。肢攣痺痛。瘰癧。瘡疥。徧身瘙癢。〔禁忌〕散氣耗血。有汗勿服。

【蒼耳子油】〔主治〕瘋疾。

【蒼耳花】〔主治〕白癩頑癢。

【蒼耳莖葉】〔性味〕苦辛微寒有小毒。〔主治〕一切風毒。風氣頭痛。濕痺。目黃。鼻衄。疔腫。惡瘡。毒蟲螫。狂犬咬。

【蒼耳蠹蟲】蟲類。〔別名〕麻蟲。〔主治〕一切疔腫惡毒。

【蒼龍腦】龍腦之一種。〔主治〕風瘡。䵟黯。

【蒼鵝】鵝之蒼色者。肉性冷有毒。服之則發瘡腫。〔入藥部分〕糞。〔功用〕解蟲蛇咬毒。

【蒼礜石】特生礜石之別名。

【蒼蠅翅】小青草之別名。

【蒼鶻】鬼車鳥之別名。

【蒿雀肉】原禽類。〔性味〕甘溫。〔功用〕益陽道。補精髓。

【蒿雀腦】〔主治〕凍瘡。

【蒿豬】即豪豬。

【蓄】羊蹄之別名。

【蓍葉】隰草類。〔主治〕痞疾。

【蓍實】〔性味〕苦酸平。〔功用〕益氣。明目。聰慧。充肌膚。

【蓐藙】蜀椒之別名。

【蓑衣】服器類。〔主治〕蠼螋尿瘡。

【蓑衣蟲】蛐蜒之別名。

【蒁木】喬木類。〔別名〕櫰木。〔形態〕幹高十餘丈。徑四五圍。頂生葉。兩邊行列。如鳥張翼。幹皮中有白麵。入藥用。〔性味〕甘平溫。〔功用〕補益虛冷。消食。

【蜘蛛】卵生蟲類。〔性味〕微寒有小毒。〔主治〕口喎。脫肛。瘡腫。齒䘌。霍亂。瘰癧。疔毒。狐臭。
【蜘蛛香】芳草類。〔產地〕四川茂縣。〔入藥部分〕根。〔性味〕辛溫。〔主治〕瘟疫中惡。
【蜘蛛絲網】〔主治〕健忘。吐血。積年諸瘡。翻花瘡。疣贅。鼠痔。金瘡出血。
【蜘蛛黃】蜘蛛腹中之黃。〔功用〕去翳。開瞀。
【蜘蛛殼】〔主治〕蟲牙。牙疳。
【蜘蛛膜】功用與蜘蛛網同。
【蜘蟟】蟬之別名。
【蜷蝶】卽蛺蝶。
【蚣蝑】螽斯之別名。
【蜚零】土蜂之別名。
【蜚厲】溼生蟲類。〔主治〕婦人寒熱。
【蜚䖟】蟲類。蚊屬。〔別名〕䖟蟲。〔性味〕微苦。微寒。〔功用〕破癥結。消積膿。通瘀。墮胎。
【蜚蠊】化生蟲類。〔別名〕石薑。盧蜰。負盤。香娘子。蟑螂。竈馬。〔性味〕辛臭鹹寒。〔功用〕調血脈。破積聚。〔主治〕跌打損傷。疔腫。瘡毒。氣虛臌脹。
【蜜丁】魁蛤之別名。
【蜜父】棃之別名。
【蜜甘】甘草之別名。
【蜜姑魚】鱗類。〔產地〕四明山溪中。〔性味〕甘溫。〔功用〕生胃津。益肺氣。補血脈。增髓。去熱。除虛羸。壯筋骨。止嗽。定喘。
【蜜屈律】枳椇之別名。
【蜜林檎】林檎實之味如蜜者。
【蜜虎】蟲類。〔主治〕咽喉腫痛。生蛾。心痛。
【蜜香】香木類。〔別名〕木蜜。沒香。多香木。〔性味〕辛溫。〔功用〕辟惡去臭。〔主治〕尸疰。心氣。
【蜜栗子】石類。〔產地〕川廣浙金坑中。〔主治〕金瘡。折傷。
【蜜草】卽甘草。
【蜜蝬花】忍冬藤之別名。
【蜜望】喬木類。〔別名〕莽果。望果。〔產地〕廣東南部。〔入藥部分〕實。〔性味〕甘酸。〔功用〕益胃氣。止嘔暈。

【蜜桶藤】忍冬藤之別名。

【蜜棗】棗實之以糖蜜拌蒸者。

【蜜結】伽𭌄香之味辛辣。嗅之香甜。入手柔嫩而體輕者爲伽𭌄香中之上品。

【蜜脾】龍眼之別名。

【蜜橘櫞】枳椇之別名。

【蜜筩】柚實之黃而小者。

【蜜蜂】蟲類〔別名〕蠟蜂〔主治〕癮瘮。

【蜜蜂子】〔性味〕甘微寒〔主治〕大風癘疾。

【蜜蜂草】香薷之別名。

【蜜鮎】卽蜜姑魚。

【蜜蘭】建蘭花之黃色者。此爲甚佳。餘詳建蘭條。

【蜜蠟】〔性味〕甘微溫。〔功用〕補中益氣。續絕傷。〔主治〕霍亂。吐瀉。風毒。驚悸。暴風身冷脚上轉筋。下利膿血。金瘡。蛇毒。蟹傷。狐尿刺人。犬咬瘡發。

【蜻蚳】蚰蜒之別名。

【蜠】貝子之大而齒深刻者。

【蜣蜋】蟲類。〔別名〕蛣蜣。推丸。推車客。鐵甲將軍。〔性味〕鹹寒有毒。〔主治〕大小便不通。下痢赤白。痔瘻。疔腫。瘡瘍。鼻中瘜肉。小兒重舌。

【蜣蜋心】蜣蜋腹下之白肉。〔主治〕疔瘡。

【蜣蜋魚】〔產地〕雲南撫仙湖中。〔功用〕辟瘴毒。

【蜣螂】卽蜣蜋。

【蜇螽】卽螽斯。

【蜥蜴】爬蟲類〔別名〕石龍子。山龍子。守宮。〔性味〕鹹寒有小毒〔功用〕利水道。滑竅。破宿血〔主治〕癃淋〔禁忌〕孕婦忌用。

【蜥蜴肝】〔功用〕同蛇蛻皮以苦酒和勻。摩孕婦臍上及左右令溫。胎卽下。

【蜦】(1)蝦蟆之別名(2)田父之別名。

【蜩】蟬之別名。

【蜩甲】蟬蛻之別名。

【蜬】貝子之居水中者。

【蜮】溪鬼蟲之別名。

【蜚】蜚蠊之別名。

【蜚蠐】即蠐螬。

【蜱蛸】即螵蛸。

【蜲[illegible]】鼠婦之別名。

【蜻虰】即蜻蛉。

【蜻蛉】卵生蟲類。〔性味〕微寒。〔功用〕強陰壯陽。止精暖水臟。

【蜻蜊】蟋蟀之別名。

【蜻蜓】即蜻蛉。

【蜻蜓草】小青草之別名。

【蜻蝏】即蜻蛉。

【蜾蠃】蠮螉之別名。

【蝃蝥】蜘蛛之別名。

【蝃蝥黃】蜘蛛黃之別名。

【豨苓】即豬苓。

【豨椒】即蔓椒。

【豨薟】隰草類。〔別名〕希仙。豬膏母。火杴草。〔入藥部分〕葉。〔性味〕苦辛溫。〔功用〕止痛。止血。生肌。消腫。〔主治〕肝腎氣。四肢麻痺。筋骨冷痛。腰膝無力。風濕瘡瘍。疔瘡。〔禁忌〕陰血不足。病不由風濕而得者。禁服。

【豪豬肉】獸類。〔別名〕山豬。豲貐。貆豬。〔性味〕甘大寒。〔功用〕其肉多膏。利大腸。

【豪豬肚】〔性味〕寒。〔主治〕熱風。水脹。黃疸。奔豚。脚氣。

【豪豬[illegible]】〔主治〕水腫脚氣奔豚。

【貍豆】即黎豆。

【賓門】即檳榔。

【賓雀】即雀。

【趕麥黃】早粟之別名。

【趙李】（1）無實李之別名。（2）鼠李之別名。

【輕粉】金類〔別名〕水銀粉。汞粉。峭粉。膩粉〔性味〕辛冷而燥有毒〔功用〕殺蟲刼痰消積瘦癖。〔禁忌〕外治楊梅瘡癬用之無妨若內服則其毒入骨當時雖愈後必為患。

【辣子】食茱萸之別名。

【辣米菜】蔊菜之別名。

【辣虎】即辣茄。

【辣茄】茄之一種。蔬菜類。〔入藥部分〕實〔性味〕辛苦大熱〔功用〕溫中下氣。散寒除溼。祛風發汗。開鬱行痰。逐水消食。導滯行血。解毒殺諸蟲。〔主治〕瘧疾。嘔逆。噎膈。冷癖。大腸寒澼。痢積水瀉。脚氣。冷疥。凍瘃。癬疾。外痔。毒蛇傷。

【辣椒】即辣茄。

【辣蓼】即辣茄。

【遠志】山草類〔別名〕小草。細草。棘菀。葽苶。苦要。葽繞。餘粮。阿只草。醒心杖〔產地〕陝西之綏德。河南之開封產生最多〔形態〕常綠草莖高七八寸其細葉橢圓夏開蝶形花。色紫〔入藥部分〕根其葉亦有功用另詳本條〔性味〕苦辛溫〔功用〕祛痰。利竅。除熱。行氣。安神。溫肝腎。〔主治〕欬逆。傷中。驚悸。健忘。迷惑。不寐等。癰疽毒癧〔用量〕一錢至三錢〔有效成分〕辛依精及遠志精。能刺激氣道。增加黏液之分泌〔處分〕同膽星。石菖蒲。天竺黃。竹瀝。半夏。則開痰滌竅。同抱茯神。夜交藤。酸棗仁。主治心悸少寐。〔驗方〕遠志膏。遠志肉二兩酒煮搗爛如泥敷癰毒初起甚效〔泡製〕用甘草湯泡去心曝乾生用或蜜炙用〔禁忌〕陰虛火旺者勿用

【遠志葉】〔功用〕補陰益精〔主治〕虛損。夢遺。

【酸母】(1)酢漿草之別名(2)酸模之別名。

【酸石榴皮】〔功用〕澀腸染鬚〔主治〕淚下。筋骨風。腰脚不遂。行步攣急。疼痛。脫肛。瀉痢。漏精。下血。婦女崩中帶下。蚘蟲。

【酸石榴根】〔功用〕染鬚〔主治〕口齒病。瀉痢。婦

女帶下。寸白蚘蟲。
【酸石榴實】〔性味〕酸溫澀。〔主治〕瀉痢。赤白痢。腹痛。婦女崩中帶下。
【酸杖】即虎杖。
【酸草】〔功用〕輕身。延年。
【酸迷迷草】雜草類。〔主治〕婦女赤白帶下。
【酸桶】鹽麩子之別名。
【酸梅草】〔主治〕痰飲。
【酸惡】水草類。〔功用〕去白蟲。〔主治〕惡瘡。
【酸棗】棗之一種。〔別名〕樲。山棗。〔入藥部分〕核中仁。〔性味〕甘酸溫。〔功用〕補肝膽。醒脾。助陰氣。堅筋骨。除煩止渴。歛汗。甯心。〔主治〕膽虛不眠。痲痺。久瀉。虛汗。〔禁忌〕肝膽二經有實邪熱者勿用。
【酸筍】竹筍之一種。〔產地〕嶺南。〔性味〕酸鹹涼。〔功用〕解醒。止渴。利膈。
【酸箕】酸漿草之別名。
【酸模】水草類。〔別名〕山羊蹄。山大黃。蘋蕪。〔性味〕酸寒。〔主治〕暴熱腹脹。皮膚小蟲。癬疥。汗斑。瘰癧。惡瘡。
【酸漿】隰草類。〔別名〕燈籠草。醋漿。苦耽。天泡草。〔入藥部分〕根葉。〔性味〕苦寒。〔功用〕除煩熱。利水道。〔主治〕黃病。熱欬。咽痛。
【酸漿子】〔性味〕酸寒。〔主治〕骨蒸勞熱。婦人產難。黃疸。疳瘦。
【酸赭】地榆之別名。
【酸醬】酸漿之譌。
【銀】金類。〔別名〕白金。〔性味〕辛寒。〔功用〕明目。鎮心。安神。定志。〔主治〕熱狂。驚悸。發癇。恍惚。夜臥不安。讝語。鬼祟。婦人胎動漏血。妊娠腰痛。小兒中惡。熱毒煩悶。諸熱。丹毒。風牙疼痛。身面赤疵。
【銀朱】金類。〔別名〕猩紅。紫粉霜。〔性味〕辛溫有毒。〔功用〕破積滯。刼痰涎。散結胸。殺蟲虱。〔主治〕疥癬惡瘡。

【銀耳】卽白木耳。

【銀杏】喬木類〔別名〕鴨脚子。白果。〔性味〕甘苦濇平。〔功用〕溫肺益氣。定痰哮。斂喘嗽。縮小便。止帶濁。降濁痰。解酒消毒殺蟲〔禁忌〕多食則收濇太過。令人壅氣臚脹。小兒發驚動疳。

【銀花】忍冬花之嫩白者。詳忍冬花條。

【銀星石】金星石之上有銀花斑點者。

【銀星礜石】礜石之上有銀星者。

【銀柴胡】柴胡之產於陝西古銀州境者。〔性味〕甘微寒。〔功用〕明目。益精。清熱。涼血〔主治〕虛勞。骨蒸。肌熱。勞瘧。小兒五疳。羸熱。

【銀紅】硃砂之別名。

【銀苧】卽野苧麻。

【銀屑】〔性味〕辛平有毒。〔功用〕定心神。破冷氣。〔主治〕驚悸。風疾。小兒癲疾。狂走。

【銀桂】木犀之白花者。

【銀桃】桃實之色如銀者。功用同尋常桃。

【銀焇】卽銀銷。

【銀笋】卽銀牙。

【銀粉】卽輕粉。

【銀茶匙】兔耳一枝箭之別名。

【銀硃】卽銀朱。

【銀蛇】蛇屬〔產地〕黔省。桂省亦有之。〔功用〕解銀藥毒。

【銀雀】灌木類〔入藥部分〕花。〔功用〕澤頭。

【銀魚】卽鱠殘魚。

【銀貂】貂皮毛之帶白色者。功用詳貂鼠條。

【銀釉】卽銀銷。

【銀脚鷺鷥】望江青之別名。

【銀鼠】鼬鼠之一種。功用詳鼬鼠條。

【銀箔】銀之製成薄片者。〔性味〕辛平有毒。〔功用〕堅骨鎮心。明目去風熱〔主治〕癲癇。

【銀銹】鎔銀時罐底所餘之黑滓。〔主治〕頑癬。

【銀薄】卽銀箔。

【銀勁】卽銀銷。

【銀鱟】鱟毛之色白者功用詳鱟條。

【銀鱸】鱸魚之色白如銀者功用最良。

【銃楔】卽木柄裝斧處〔功用〕辟忤惡邪氣〔主治〕婦人難產。

【銅皮鐵骨】人參三七之外皮青黃內肉青黑色質堅重者〔主治〕打傷。

【銅弩牙】金部器物類係弓弩上之鉤弦〔性味〕平微毒〔主治〕婦人難產血閉月水不通。

【銅花】卽銅屑。

【銅芸】防風之別名。

【銅青】卽銅綠。

【銅砂】卽銅屑。

【銅哾魚】鱵魚之別名。

【銅屑】赤銅落下之細屑〔性味〕苦平微毒〔功用〕染鬚髮明目接骨銲齒〔主治〕風眼腋臭婦人血氣心痛。

【銅秤錘】秤上之銅錘〔主治〕婦人難產橫生。

【銅粉】卽銅屑。

【銅匙柄】銅製匙柄〔主治〕風眼赤爛風熱赤眼目生翳膜。

【銅勒】膽礬之別名。

【銅黃】卽藤黃。

【銅落】卽銅屑。

【銅鈷鉧】卽熨斗〔功用〕接骨〔主治〕臍腹冷痛。

【銅鼓草】雜草類〔主治〕瘍毒。

【銅綠】〔性味〕酸平微毒〔功用〕明目生髮去膚赤除瘜肉吐風痰〔主治〕風爛淚出婦人血氣心痛腋臭楊梅瘡惡瘡疳瘡。

【銅器】〔主治〕霍亂轉筋。

【銅燈盞青垢】〔主治〕燕窠瘡。

【銅錢草】卽金錢草。

【銅礦石】金類礦石之含銅質者〔性味〕酸寒有

小毒〔主治〕疔腫惡瘡。

【銚弋】鬼桃之別名。

【銚芅】羊桃之別名。

【銜銀鉛】鉛之產於銀坑中而雜有銀質者。

【鞢鞨】刺子之別名。

【韶子】果類〔產地〕嶺南〔性味〕甘溫〔主治〕暴痢心腹冷氣。

【韶粉】粉錫之產於廣東舊韶州府境者。

【韶腦】卽樟腦。

【頗兒必】羊脛骨之別名。

【頗黎】卽玻璃。

【領石】卽絡石。

【飴蜜】味甘多食令人中滿。

【飴糖】〔製法〕以穀芽麥蘗及諸米煎熬而成者。〔性味〕甘大溫〔功用〕潤肺補中生津解渴止嗽消痰益氣力和諸藥補虛乏除虛冷〔主治〕傷寒嗽嗽唾血咽痛脾弱不思食胃氣不調腸鳴。魚臍瘡。瘰疽手足瘑瘡。火燒成瘡。打傷惡血不下。誤吞稻芒。

【飴鹽】鹽之產於戎地味甜而美者。

【髦】(1)螳螂之別名(2)顚棘之別名。

【魃實】山茱萸之別名

【魁陸】卽魁蛤。

【魁蛤】介類〔別名〕瓦楞子。魁陸。蚶〔入藥部分〕殼〔性味〕甘平〔功用〕健胃溫中益血消瘕化食散瘀潤五臟利關節祛老痰破血癖〔主治〕消渴。食不消化。心脊冷氣。腰脊冷風。一切血氣冷氣。癥癖。痿痺。洩痢。便膿血。陽痿。

【魂常】木蝱之別名。

【鮀魚】〔產地〕雲南孟買江〔功用〕壯陽道固精髓令人多子。

【鴅鳩】鴅鳥之一種〔別名〕布穀。鴶鵴。獲穀。郭公。〔性味〕甘溫〔功用〕安神定志令人少眠

【鴅鳩脛骨】〔功用〕令人夫妻相愛。

【鳳仙子】毒草類。〔別名〕急性子。旱珍珠。〔性味〕微苦溫小毒。〔功用〕軟堅透骨通竅催生。〔主治〕噎膈積塊婦人產難骨鯁不下。

【鳳仙花】〔性味〕甘滑溫。〔功用〕活血消積。〔主治〕腰脅引痛蛇傷馬病。

【鳳仙根葉】〔性味〕苦甘辛小毒。〔功用〕軟堅透骨散血。〔主治〕婦人經閉誤吞銅錢雞魚骨哽。杖擊腫痛馬病。

【鳳尾竹】竹之葉細僅三分者。功用與尋常竹同。

【鳳尾松】即鳳尾蕉。

【鳳尾竻】即仙人掌之葉。

【鳳尾金星】石草類。〔性味〕涼。〔主治〕咽喉火毒諸丹毒發背癰毒。

【鳳尾草】石草類。〔入藥部分〕葉。〔性味〕苦微寒。〔功用〕瀉熱涼血通淋解硫黃丹石毒。〔主治〕沿頸瘰癧癰疽發背惡瘡初起陽毒未潰脚膝爛瘡。

【鳳尾蕉】蕉之一種。〔入藥部分〕葉。〔主治〕一切肝氣痛婦人難產。

【鳳栗】仙掌子之別名。

【鳳凰衣】即雞卵殼皮。

【鳳凰城參】遼東參之產於鳳凰城者。白皮細長。功用頗良。

【鳳凰退】即鳳凰衣。

【鳳凰臺】山谷類。〔性味〕辛平。〔功用〕利血脈安神志。〔主治〕驚邪癲癇雞癇發熱狂走勞損積血。

【鳳眼草】隰草類。〔功用〕活血去風。〔主治〕瘧疾。發熱勞證一切風痹遺精白濁婦女經閉不通。室女乾血勞。

【鳳眼草花上細粉】〔功用〕殺蟲定癆。〔主治〕癬。

【鳳頭蓮】雜草類。〔產地〕臺灣島內山中。〔性味〕平。〔主治〕咽喉一切諸證。

【鳳頸草】馬鞭草之別名。

【鳳翼】射干之別名。

【鳶尾】毒草類。〔入藥部分〕根莖。〔性味〕苦平小毒。〔功用〕去水解諸毒。〔主治〕頭眩癥瘕積聚。鬼疰蠱毒。

【鳶頭】即鳶尾根。

【鼻沖水】舶來品。其原料係樹脂或草汁合地溲露蒸餾而成者。〔功用〕發汗。〔主治〕外感風寒頭風傷寒。

【鼻涕團】山楂之別名。

【鼻涕蟲】蛞蝓之別名。

【鼻煙】〔功用〕追風發汗。辟疫。明目。通關竅。散邪穢。解積滯。〔主治〕驚風頭痛。感冒風寒。穢氣。

【齊女】蟬之別名。

【齊蛤】馬刀之別名。

【齊頭蒿】牡蒿之別名。

十五畫

【劇草】馬藺之別名。

【劉寄奴】隰草類。〔別名〕金寄奴。烏藤菜。大葉蒿子。鴨腳。九里光。六月雪。〔性味〕苦溫。〔功用〕破血。下血。降氣。止痛。〔主治〕心腹痛。癥結。血氣脹滿。霍亂水瀉。大小便血。婦人經閉。產後餘疾。小兒尿血。金瘡出血。風入瘡口腫痛。〔禁忌〕多服令人下痢。

【劉燼草】天名精之別名。

【劍脊金星】辟瘟草之大者。

【劍脊烏梢蛇】烏蛇之別名。

【墨石子】即無食子。

【墨旱蓮】旱蓮草之含有黑汁者。功用最良。

【墨荔】荔枝實之產於廣西平樂縣萬山中者。

【墨記草】馬蓼之別名。

【墨魚】即烏賊魚。

【墨晶】水晶之雜有植物質而成墨色者。功用與尋常水晶同。

【墨菜】鱧腸之別名。

【墨飯草】南燭之別名。
【墨煙草】鱧腸之別名。
【墨頭草】鱧腸之別名。
【墨蘭】建蘭花之黑色者。〔功用〕生瞳神。〔主治〕青盲瞖目。
【幞頭】服器類。〔主治〕婦女交腸。血崩。產後血濇。
【廣皮】黃橘皮之產於廣東者。功用最良。
【廣茂】蓬莪茂之別名。
【廣桂】即牡桂。
【廣參】海參之產於廣東省海旁而色黃者。
【廣黃】牛黃之出於廣南者。藥力較薄。
【廣福藤】紅木香之別名。
【彈丸土】土之打成彈丸者。〔主治〕婦人難產。
【慶】雜草類。〔性味〕苦。〔主治〕欬嗽。
【摩勒香】乳香之別名。
【摩娑石】即婆娑石。
【摩廚】果類。〔產地〕西域。〔入藥部分〕實。〔性味〕甘平。〔功用〕安神。養血。益氣。生肌。
【摩澤樹】無食之別名。
【摩羅】即百合。
【撥火杖】〔主治〕金瘡。蠼螋。
【撥掉子】蠐螬之別名。
【撥穀】鳲鳩之別名。
【撫芎】芎藭根之產於江西舊撫州府境者。〔性味〕辛溫。〔功用〕開鬱。寬胸。通經絡。〔主治〕胸膈痞滿作痛。
【撮石合草】雜草類。〔性味〕甘。〔主治〕金瘡。
【敷常】蠨蛸之別名。
【數低】蔬菜類。〔產地〕西番北土。〔入藥部分〕子。〔性味〕甘溫。〔主治〕冷風。冷氣。宿食。脹滿。
【暴節竹】筇竹之別名。
【槲木皮】喬木類。〔別名〕槲樕。樸樕。大葉櫟。櫟橿子。〔性味〕苦濇。〔主治〕赤白痢。腸風下血。惡瘡。
【槲若】即槲葉。

【槲根】〔功用〕除瘻。消痛。

【槲葉】〔性味〕甘苦平。〔功用〕活血。止血。解口渴。利小便。〔主治〕鼻衄不止。冷淋莖痛。血痢。小兒淋疾。面上齇赤。痔疾。

【槲實】〔性味〕苦澀平。〔功用〕澀腸。止痢。

【槲樕】即槲實。

【槳板草】馬齒莧之別名。

【樂山茶】茶之產於湖北樂山者。〔主治〕頭痛。

【橺梅】梅之別種。〔入藥部分〕實。〔性味〕甘酸平。〔功用〕開胃。生津。止渴。清神。下氣。定心。安睡。除熱煩滿。去肢體痛。消酒。

【橺榆】〔入藥部分〕皮。〔性味〕甘寒。〔功用〕利水道。令人睡。〔主治〕熱淋。小兒解顱。

【樊槻】櫸之別名。

【槿】夷果類。〔產地〕安南。〔入藥部分〕實。〔性味〕酸涼平。〔功用〕清心。潤肺。止渴。生津。制亢極陽光。消炎蒸暑氣。降三焦實火。〔主治〕鼻中出血。牙齦出血。

【樗根皮】性味功用與椿根皮同。

【樗鳩】樗雞之訛。

【樗蒲魚】海蛇之別名。

【樗雞】卵生蟲類。〔性味〕苦平有小毒。〔功用〕強陰。益精。補中。壯志。通血閉。行瘀血。散目中結翳。〔主治〕腰痛。下氣。陰痿。橫痃。便毒。

【樆木】醉魚草之別名。

【樠】滿木類。〔別名〕木桃。和圓子。〔性味〕酸澀平。〔功用〕斷痢。解酒。〔主治〕霍亂轉筋。吞酸。噁心。〔禁忌〕多食傷氣。損齒及筋。

【樟木】香木類。〔產地〕黔蜀閩廣。〔性味〕辛苦溫。〔主治〕中惡心腹痛。鬼疰。霍亂腹脹。宿食不消。口吐酸水。腳氣。疥癬風瘙。

【樟皮】〔主治〕心痛。霍亂吐瀉。疥癩。腳氣。

【樟油】即樟木榨取之油。〔性味〕辛。〔功用〕辟汗。

【樟梨】即樟瘤。

【樟腦】〔別名〕韶腦。朝腦。潮腦、樟氷。〔產地〕臺灣。〔性味〕辛溫。〔功用〕通竅除溼。利滯氣。辟蠹殺蟲。〔主治〕霍亂寒溼風蠱中惡心腹痛脚氣齲齒疥癬。

【樟腦油】即樟木蒸溜所得之油。〔功用〕爲防臭之品。

【樟腦精】〔功用〕爲塗擦麻痺及神經痛之品。內服有興奮之效。

【樟葉】〔主治〕脚上生瘡。

【樟螂】蜚蠊之別名。

【樟瘤】即千年樟樹枝椏間所生之物。〔產地〕浙江舊處州府遂昌縣福羅塢仙人塌之周公園。〔主治〕中酒心胃脘疼腫毒。

【樟癭】〔主治〕風痓。

【樟巖】即樟樹內所生之石。〔功用〕通五藏經絡。〔主治〕心痛。

【漿水瑪瑙】瑪瑙中之有淡水色花者。功用詳瑪瑙條。

【潞黨參】即黨參。

【潦水】即地上所積之雨水。〔性味〕甘平。〔主治〕傷寒瘀熱在裏發黃。

【潭筍】即冬筍。

【潮烟】〔產地〕廣東舊潮州府境。〔功用〕消食下氣。〔禁忌〕不可多服。體弱者忌之。

【潮腦】樟腦之產於廣東舊潮州府境者。

【溜魚】即沙魚。

【潼沙苑】即沙苑蒺藜。

【澄水砂】丹砂之經水中飛過者。

【澒】即汞。

【熟石灰】石灰加水化合而成者。功用詳石灰條。

【熟地黃】地黃根之製熟者。〔別名〕還元大品。婆娑奶深深。〔性味〕甘微苦微溫。〔功用〕養血滋陰。補肝腎。通血脈。助血氣。塡精髓。長肌肉。烏鬚黑髮。〔用量〕二錢至八錢。

【熟艾】以陳久艾葉揉搗如棉。焙乾似熟。爲著火灸病之用。

【熟苄】即熟地黃。

【熟附子】即附子之炮熟者。

【熟結】（1）伽楠香之膏脈凝結而自朽者。（2）沉香之別名。

【熟煙】黑老虎之別名。

【熟鐵】〔性味〕辛平有毒。〔功用〕堅肌耐痛。

【熨斗】銅鈷鉧之別名。

【熱湯】即水煎至多沸者。〔性味〕甘平。〔功用〕助陽氣通經絡。〔主治〕霍亂轉筋入腹。客忤卒死。傷寒傷風傷食傷酒初起。

【熱鹽】即原鹽。

【犘牛】即犛牛。

【犕牛】獨峯駝之別名。

【犛牛角】獸類野牛之一種。〔產地〕西南徼外深山中。〔性味〕酸鹹涼。〔主治〕驚癇熱毒諸血病。

【犛牛黃】〔性味〕苦平。〔主治〕驚癇癲狂。

【犛牛酥】犛牛乳汁製成之酥。〔性味〕甘平。〔功用〕除熱消宿食利大便。〔主治〕諸風溼痺。風腫踠跌血瘀。

【瘙構】即榠樝。

【瘟茶】茶之產於福建舊福寧府境者。

【瘟魚】即鯽魚。

【瘡帚】何首烏之別名。

【瘦客】月季花之別名。

【瘧龜】龜之一種。〔主治〕老瘧發作無時。

【皺皮葱】（1）紫接骨之別名。（2）荔枝草之別名。

【皺面草】天名精之別名。

【皺面還丹】人參之別名。

【皺葉芥】大芥之別名。

【盤歧頭】苜蓿之別名。

【瞑菜】（1）睡菜之別名。（2）睡蓮之別名。

【碬玉砂】合玉石之別名。

【磁石】石類(別名)吸鐵石。玄石。今作慈石。(性味)辛鹹。(功用)補腎益精除煩祛熱。聽耳明目止金瘡血。(主治)喉痛勞傷羸弱周痺骨節痠痛驚癇腫核誤吞針鐵。

【磁石毛】磁石上所附之毛。(性味)鹹溫。(功用)長肌膚補絕傷益陽道。(主治)腰脚病小便白數瘡瘻。

【稷米】(性味)甘寒。(功用)益氣和中涼血清暑。利胃宜脾。(主治)熱疾卒嘔癰疽發背瘟疫丹石毒苦瓠毒。

【稷根】(主治)心氣痛。婦人難產橫產。

【稷莖】(主治)遍身水腫。

【稻葉露】鮮稻葉蒸取之露。(性味)甘淡。(功用)健脾醒胃養中氣清餘熱。

【稻蘗】稻粒初生之細芽。(性味)苦溫。(功用)健脾開胃下氣除熱和中消食。(主治)寒中。

【稾本】即藁本。

【穀玉】玉之合生者。功用與青玉同。

【穀芽】即稻蘗。

【穀芽露】穀芽蒸取之露。(性味)甘淡。(功用)消食健脾開胃和中生津液益元氣。

【穀菜】白英之別名。

【穀精草】隰草類(別名)戴星草。戴精草。鼓槌草。文星草流星草。(入藥部分)花。(性味)辛微溫。(功用)明目退翳。(主治)頭風喉痹牙疼疥癢。鼻衄不止。

【箬葉】隰草類。(入藥部分)葉。(性味)甘寒。(功用)利肺氣。利小便。(主治)耳卒作痛。一切目疾。喉痹。吐血。咯血。嘔血。衄血。下血。婦女吹孄乳癰。癰腫。疔瘡。倒靨。湯火傷。

【箬葉魚】比目魚之別名。

【箭笴】(主治)婦人難產。產後腹中癢。疔瘡惡腫。

【箭搭草】慈菇之別名。

【箭頭砂】即箭鏃砂。

【箭頭風】山草類。〔產地〕廣西潯南甯府境山中。〔功用〕消痰定喘。〔主治〕氣急風疾四肢骨節疼痛。

【箭頭草】(1)紫花地丁之別名。(2)金不換之別名。(3)玉如意之別名。

【箭簳】白并之別名。

【箭鏃】功用同箭笴。

【箭鏃砂】丹砂之狀如箭鏃。色鮮紅。或略帶鉛灰色者。為丹砂中之珍品。

【篔竹】竹之大至數圍而肉厚可為梁棟者。

【節瓜】菜類。〔產地〕粵省。〔功用〕生津止渴。驅暑。健脾。解暑毒。利大小腸。

【節華】雜草類。〔性味〕苦。〔主治〕傷中。痿痹。溢腫。

【節華皮】〔主治〕脾中客熱氣。

【簩竹】百藥竹之性澀者。

【篙竹】竹之一尺數節者。

【穖心草】龍常草之別名。

【縣黃耆】黃耆之產於山西縣山者。入藥最良。

【綠桑螺】溼生蟲類。〔主治〕大腸脫肛。小兒驚風。

【緬豆】豆之一種。〔產地〕滇中。〔主治〕惡瘡。

【緬茄】茄之一種。〔產地〕滇粵及緬甸等處。〔入藥部分〕實。〔主治〕眼眶火毒。目翳昏障。牙齒疼。疔瘡走黃。瘡毒及百藥毒。

【練石草】馬先蒿之別名。

【練鵲】林禽類。〔性味〕甘溫平。〔功用〕益氣。〔主治〕風。

【翦刀草】(1)慈姑苗之別名。(2)玉如意之別名。

【翦春羅】隰草類。〔別名〕翦紅羅。〔入藥部分〕花。葉。〔性味〕甘寒。〔主治〕火帶瘡。

【翦紅羅】即翦春羅。

【翦草】蔓草類。〔入藥部分〕根。〔性味〕苦涼。〔主治〕一切失血病。惡瘡。癬疥。風瘙。瘻蝕生蟲。

【翫月砂】兔糞之別名。

【膚如】大黃之別名。

【膠棗】棗實之產於山東膠縣者。

【膠棗】即黃芽棗。

【膠飴】即飴糖。

【蓫薚】商陸之別名。

【蓬朮】即蓬莪茂。

【蓬活】沙蝨之別名。

【蓬砂】即硼砂。

【蓬草】穀類。〔入藥部分〕子。〔性味〕酸澀平。〔功用〕療飢。

【蓬莪朮】即蓬莪茂。

【蓬莪蒁】即蓬莪茂。

【蓬萊香】沉香之大如竹者。功用與煎香同。

【蓬蒁】即蓬莪茂。〔性味〕辛溫。〔功用〕行氣通血。消瘀化食。〔主治〕喘急痃癖血氣結積。

【蓬蒿】（1）茼蒿之別名。（2）沙蓬之別名。

【蓬蔓】蘼花之別名。

【蓬虆】蔓草類。〔別名〕寒莓。割田藨。覆盆。〔入藥部分〕子。莖。葉。〔性味〕酸平。〔功用〕生髮益精。長陰去寒。溼強志。〔主治〕暴中風熱大驚。

【蓬鹽】鹽之產於草七者。

【蓮子】蓏果類。〔別名〕蓮肉。水芝。玉擎。玉蛹。苔葱。荷蜂。菂薂。珠實。珠璣。湖目。紫的。澤芝。藕實。藕子。〔性味〕甘平澀。〔功用〕交心腎。厚腸胃。強筋骨。明耳目。去熱。止渴。安神。澀精。〔主治〕眼赤作痛。後天百病。虛損傷中。中氣不足。寒溼腰痛。脾溼泄瀉。久痢。遺精。崩中。帶下。

【蓮子心】即蓮子中青心。〔性味〕苦寒。〔功用〕清心去熱。〔主治〕霍亂血渴。婦人產後渴。

【蓮子粉粥】〔功用〕健脾胃。〔主治〕泄痢。

【蓮子草】鱧腸之別名。

【蓮房】〔性味〕苦澀溫。〔功用〕破血。〔主治〕下血。溺血。婦人血脹腹痛。血崩。漏胎。下血。產後胎衣不下。天泡溼瘡。野菌毒。

【蓮花】即荷花。

【蓮實】即蓮子。

【蓮蓬殼】即蓮房。

【蓮薏】即蓮子心。

【蓮鬚】即蓮花心中之鬚。〔別名〕佛座鬚。〔性味〕甘澀溫。〔功用〕清心通腎。澀精。益血。固精氣。烏鬚髮。悅顏色。〔主治〕吐血。婦人血崩。

【蓯蓉】肉蓯蓉之簡稱。

【蓄】萹蓄之別名。

【蓴】水草類。〔別名〕蓴。茆。水葵。露葵。馬蹄草。〔產地〕吳越地湖澤中。〔性味〕甘寒滑。〔功用〕下氣。止嘔。逐水。飲下逆氣。厚腸。〔主治〕消渴。熱痺。熱疽。百藥毒。蠱毒。諸腫毒。諸瘡。

【蓼實子】隰草類。〔性味〕辛溫。〔功用〕明目。溫中。耐風寒。下水氣。消浮腫。止霍亂。〔主治〕小兒頭瘡。癧瘍。瘰癧。

【蓼根】〔主治〕血氣攻心。

【蓼酒】蓼汁和麴米所釀之酒。〔功用〕久服聰耳。明目。健脾。強胃。

【蓼藍葉】〔功用〕利中。益志。殺蟲。伏砒。〔主治〕風冷。夏日渴死。霍亂。轉筋。痃癖。腳暴軟。小兒冷痢。狐尿瘡。惡犬咬傷。

【蓼蕎】山蕎之屬。蔬菜類。〔性味〕辛溫。〔主治〕霍亂。腹冷脹滿。產後血攻胸膈刺痛。

【蓼螺】介類。〔入藥部分〕肉。〔性味〕辛平。〔主治〕飛尸。遊蠱。

【蓼藍】即藍。

【蓽勃沒】即蓽茇根。

【蓽茇子】芳草類。〔別名〕蓽撥。〔性味〕辛熱。〔功用〕除胃冷。溫中下氣。消食。祛痰。〔主治〕水瀉氣痢。虛冷腸鳴。冷痰。惡心。嘔吐。酸水。痃癖。陰疝。散陽明浮熱。〔主治〕頭痛。牙痛。鼻淵。〔禁忌〕多服泄眞氣。動脾肺之火。損目。

【蓽茇根】（性味）辛溫。（主治）勞傷冷氣嘔逆心腹脹滿食不化。消陰汗寒疝核腫。婦人內冷無子腰腎冷。

【蓽撥】即蓽茇。

【蓽澄茄】即畢澄茄。

【蕣菜】蔬菜類。（別名）蕣菜。辣米菜。（性味）辛溫。（功用）利胸膈豁冷痰。去冷氣（主治）心腹痛。腹中久寒飲食不消。

【蒿】白蒿之別名。

【蒿蘿】灰藋之別名。

【蔓于】豬草之別名。

【蔓延】王孫之別名。

【蔓芋】芋子緣蔓生。大如巨卵者。性味功用同芋。

【蔓荊子】荊之一種。（性味）苦微寒。（功用）散風。涼血。明目。堅齒。益氣。利竅。通關節。搜肝風。長鬚髮。去白蟲（主治）頭風作痛。溼痺拘攣。筋骨寒熱。賊風。腦鳴。目赤淚出。目睛內痛。昏悶。癲疾。婦人乳癰。

【蔓荊實】即蔓荊子。

【蔓椒子】（別名）豬椒。狗椒。金椒。（性味）苦辛溫。（主治）風寒溼痺。歷節疼痛。四肢厥氣。膝痛。

【蔓椒根】（主治）賊風攣急。痔疾。

【蔓椒莖葉】（主治）通身水腫。

【蔓菁】即蕪菁。

【蔓楚】女萎之別名。

【蔗蛄】化生蟲類。（產地）福建舊漳泉一帶蔗田中。（功用）發痘行漿。托癰消毒。化痰。醒酒。和中利小便。

【蕢䕡】即茼䕡。

【蔛草】水草類。（入藥部分）莖。（性味）甘寒。（主治）暴熱。喘息。小兒丹腫。

【蔛菜】即薢草。

【蔛榮】即薢草。

【蔞油】（功用）疏積滯。消瘡癘。（主治）耳痛。背癰。

瘰癧。痔漏。楊梅毒瘡。手足紅腫。刀傷。刺傷。

【蔞蒿】即白蒿。

【蔙蕧】旋蕧之別名。

【蕟葵】即落葵。

【蔣草】菰之別名。

【蔦】桑上寄生之株小而葉如麻黃者。

【蔦蘿】金鳳毛之別名。

【蔏藘】即漏蘆。

【獐菜】即薺菜。

【蝌斗】即蝌蚪。

【蝌蚪】蟲類青蛙之子。(別名)活東。活師。玄魚。懸針。(功用)搗敷火飈熱瘡。疥瘡。染髭髮。

【蝌蚪卵】(功用)明目。

【蝍蛆】(1)蜈蚣之別名。(2)蜘蛛之別名。(3)蟋蟀之訛稱。(4)馬陸之訛稱。

【螃蝛】馬刀之別名。

【蝒】即蟬。

【蝘】蟬花之別名。

【蝘蜓】守宮之別名。

【蝙蝠】(別名)伏翼。天鼠。仙鼠。飛鼠。夜燕。(性味)鹹平。(主治)久欬上氣。久瘧。瘰癧。金瘡內漏。小兒驚風。

【蝙蝠血及膽】(功用)滴目令人不睡。夜中見物。

【蝙蝠刺】牛蒡之別名。

【蝙蝠腦】(功用)塗面去女子面皰。(主治)癰疽內陷。

【蝙蝠屎】(別名)天鼠矢。夜明砂。黑砂星。(性味)辛寒。(功用)活血消積。下死胎。辟蚊。(主治)瘰癧。目盲障翳。瘧魃。驚疳。

【蝙蝠藤】蔓草類。(主治)腰疼。瘰癧。

【蝟】獸部鼠類。(別名)蝟鼠。毛刺。刺蝟。蝟一作猬。(性味)甘平。(功用)理胃氣。肥下焦。(主治)反胃。胃脘痛。

【蝟心肝】(主治)蟻瘻。蜂瘻。瘰癧。惡瘡。

【蝟皮】(性味)苦平。(功用)涼血。(主治)目障。鼻衄。鼻瘜。反胃吐食。腹痛疝積。腸風瀉血。五色痢。蠱毒下血。陰腫痛引腰背。五痔。陰蝕。痔痛。小兒驚啼。

【蝟刺香】沉香之上有蝟刺紋者。性味功用與煎香同。

【蝟脂】(功用)殺蟲。伏雄黃。柔鐵。(主治)耳聾。腸風瀉血。禿瘡。虎爪傷。

【蝟腸】(主治)猥瘻。

【蝟鼠】即蝟。

【蝟膽】(功用)止淚。化水。(主治)痘後風眼。痔瘡。

【蝣蜓】蝸牛之別名。

【蝤蛑】蟹之扁大而後足闊者。(性味)鹹甘寒。(功用)解熱氣。(主治)小兒痞氣。

【蝤蠐】木蠹蟲之別名。

【蝦】即鰕。

【蝦蟆】蟲類。身似蟾蜍而小。(別名)蟼蟆。(性味)辛寒有毒。(功用)辟邪魅。破癥結。(主治)癰腫。熱結腫。噎嗝。吐食。煩熱。

【蝦蟆皮】功用與蟾蜍皮同。

【蝦蟆肉蛆】(主治)小兒諸疳。

【蝦蟆舌】功用與蟾蜍舌同。

【蝦蟆衣】車前之別名。

【蝦蟆肝】(主治)蝮蛇螫痛。

【蝦蟆兒】蝌蚪之別名。

【蝦蟆腦】(功用)明目。(主治)青盲。

【蝦蟆臺】即蝦蟆兒。

【蝦蟆膽】(主治)小兒失音不語。

【蝦蟆藍】即天名精。

【蝦蟇】即蝦蟆。

【蝨建草】毒草類。(性味)苦。(功用)殺蟣蝨。(主治)蟲瘡。

【蝭母】即知母。

【蝮蛇】鱗部蛇類。(別名)反鼻蛇。(性味)甘溫有毒。〔主治〕大風諸惡風。惡瘡瘰癧。皮膚頑痺。半身枯死。手足臟腑間重疾。

【蝮蛇皮】〔主治〕骨疽。疔腫。惡瘡。

【蝮蛇脂】〔主治〕耳聾。腫毒。

【蝮蛇酒】〔主治〕惡風。頑痺。癲疾。惡瘡。諸瘻。

【蝮蛇骨】〔主治〕赤痢。

【蝮蛇腹中鼠】蝮蛇吞下求化之死鼠。〔主治〕鼠瘻。

【蝮蛇蛻】〔主治〕身癢。疥癬。瘑瘡。

【蝮蛇糞】〔主治〕痔瘻。

【蝮蛇膽】〔性味〕苦微寒有毒。〔功用〕殺下部蟲。〔主治〕䘌瘡。諸漏。

【蝛蛤】即蝛蜼。

【蝛蜼】介類。〔入藥部分〕殼。〔主治〕痔。

【蟰蛸】蜘蛛之別名。

【蝴蝶】即蛺蝶。

【蝴蝶尖】絲筍片之別名。

【蝡蟺】沙蝨之別名。

【蝸牛】蟲類。〔別名〕蠡牛。蚹蠃。螔蝓。山蝸。蝸𧊅。蜒蚰蠃。土牛兒。〔性味〕鹹寒有小毒。〔功用〕利小便。研塗諸腫毒。痔漏。制蜈蚣蠍蠆毒。〔主治〕小兒臍風。撮口。喉痺。鼻衄。耳聾。

【蝸牛殼】〔主治〕一切疳疾。牙䘌。面瘡。鼻上酒齄。利下脫肛。

【蝸蠃】（1）即蝸牛。（2）即螺螄。

【蝸蝓】蛞蝓之別名。

【衙洞】蔓草類。〔產地〕嶺南。〔入藥部分〕根。〔性味〕苦平。〔主治〕熱毒。蛇犬蟲等癰瘡。

【褊苣】苦菜之別名。

【褌襠】〔主治〕陰陽易病。中惡。鬼忤。中鬼。昏厥。房勞。黃病。婦人勞疸。勞腹。產時胞衣不下。金瘡。毒箭入肉。

【褐子】紅豇之別名。

【豌豆】穀部豆類。〔別名〕胡豆。〔性味〕甘平。〔主治〕吐逆泄痢消渴腹脹癰腫痘瘡。

【賣子】灌木類。〔入藥部分〕木。〔性味〕甘微鹹平。〔功用〕補骨髓續絕。止痛安胎。〔主治〕折傷血內漏。

【賫汗】〔產地〕西番中。〔性味〕甘溫。〔功用〕消惡血下血。氣補筋肉。〔主治〕傷折瘀血內損腹痛。內冷不下食婦人產後血結金瘡。

【醂梯】〔功用〕濇下焦健脾胃消宿血。

【醉草】睡菜之別名。

【醉魚草】毒草類。〔入藥部分〕花葉。〔性味〕辛苦溫有毒。〔主治〕痰飲成齁久瘧成癖諸魚骨鯁。

【醉醒草】雜草類。〔功用〕醒酒。

【醋】卽米醋功用詳米醋條。

【醋母】酢漿草之別名。

【醋林子】果類。〔性味〕酸溫。〔功用〕醒酒止渴生津液。〔主治〕久痢痔漏下血蚘蟲心腹脹痛。

【醋黎】黎實之黃熟者。

【醋漿】卽酸漿。

【震燒木】雷所擊之木。〔主治〕火驚失心。

【震龍根】雷公藤之別名。

【鞋底泥】〔主治〕不服水土頭瘡聤耳一切無名腫毒。

【鞋底魚】比目魚之別名。

【駝】畜類。〔性味〕甘溫。〔功用〕下氣壯筋骨潤肌膚。〔主治〕諸風惡瘡。

【駝毛】〔主治〕痔疾婦人赤白帶下。

【駝羊】卽封羊。

【駝乳汁】〔性味〕甘冷。〔功用〕補中益氣壯筋骨。

【駝峯子油】卽駝脂。

【駝峯脂】卽駝脂。

【駝脂】駝峯中之脂。〔主治〕頑痺死肌風瘙筋皮攣縮踠損筋骨虛勞風積痔疾惡瘡腫漏。

【駝鳥糞】〔主治〕誤吞鐵石入腹。

【駝鹿】麋之別名。

【駝黃】〔性味〕苦平。〔主治〕風熱驚疾。

【駝蹄雞】駝鳥之別名。

【駝龔】〔主治〕鼻衄蚊蝨。

【髮晶】水晶之雜有他石而成髮紋者。功用與尋常水晶同。

【鬧羊花】羊躑躅之別名。

【鬧魚花】醉魚花之別名。

【魧】貝子之大者。

【魨】河豚魚之別名。

【魯果能】石龍芮之別名。

【魯連】即水連頭。

【鯆魚】即河豚魚。

【魴魚】即鯿魚。

【魶才】納鼈之別名。

【魶魚】即鯢魚。

【駖雞】鶡雞之色青黑者。功用詳鶡雞條。

【鴂日】鴆之雄者。

【鴆毛】大熱大毒。與砒石性相近。入咽五臟潰爛而死。

【鴆鳥漿】蘿草類。〔性味〕甘溫。〔主治〕風血羸老。

【鴆鳥漿子】〔主治〕癰腫羸毒。

【鴆喙】〔性味〕大毒。〔功用〕殺蝮蛇毒。

【鴇】水禽類。〔性味〕甘平。〔功用〕補虛去風除痹。

【鴇肪】〔功用〕長毛髮澤肌膚。〔主治〕癰腫。

【鴉片】鹼類植物之一種。〔別名〕阿芙蓉。霞片。罌粟泡。罌粟脂。〔產地〕東印度土耳其埃波斯中國日本。〔性味〕酸澀溫有毒。〔功用〕和血氣。提精神。〔主治〕瀉痢脫肛。脘腹痛脹。〔有效成分〕嗎啡及植物鹽基等十餘種。

【鴉鳥】即烏鴉。

【鴉銜草】紫草之別名。

【鴉膽】蘿草類。〔產地〕閩廣雲貴。〔入藥部分〕子。〔性味〕苦。〔主治〕痢疾痔瘡。

【鴉鶻石】寶石之一種。功用同尋常寶石。

【麨】以粳米或小麥炒磨成者。〔性味〕甘苦微寒。〔功用〕除熱下氣實大腸〔主治〕寒中煩熱消渴洩痢。

【麩】小麥麩之簡稱。

【麩金】金之大如瓜子者。

【麩炭】即桴炭。

【麪木】桄榔之別名。

【麪花】即木槿花。

【麪筋】以小麥麩入水中揉洗而成者。〔性味〕甘涼。〔功用〕解熱和中利氣。

【麪櫧】即甜櫧。

【黎豆】豆之一種。〔性味〕甘微苦溫小毒。〔功用〕溫中益氣。

【黎祁】豆腐之別名。

【黎椒】椒之一種。〔產地〕茂州等處。〔入藥部分〕實。〔功用〕辟瘴毒解魚蝦毒淫毒。

【黎朦子】宜母果之別名。

十六畫

【凝水石】石類。〔別名〕寒水石。白水石。凌水石。鹽精石。〔性味〕辛鹹大寒。〔功用〕涼血降火。〔主治〕熱盛口渴水腫湯火傷。

【噤婁】無患之別名。

【壁虎】守宮之別名。

【壁宮】即守宮。

【壁魚】即衣魚。

【壁魚兒】即壁魚。

【壁蝨】蟲類。〔別名〕臭蟲。木蝨。〔性味〕微鹹平。有毒。〔功用〕點眼拔疔。〔主治〕咽隔脚瘡。驚風。

【壁蝨胡麻】亞麻之別名。

【壁駝】即壁蝨。

【壁錢】卵生蟲類。〔主治〕牙蝕腐臭。喉痹。鼻衄。小兒急疳。金瘡出血。

【壁錢窠幕】〔主治〕產後欬嗽。小兒嘔逆。蟲牙疼痛。金瘡。諸瘡出血。瘡口不斂。

【壁繭】即壁錢窠幕。

【壁蟢】即壁錢。

【壁蟲】即壁錢。

【壁鏡】即壁錢。

【學木】雜木類〔入藥部分〕核。〔性味〕甘寒。〔功用〕除熱。〔主治〕胃氣不平。脅下留飲。

【憋惣】藜蘆之別名。

【擁劍】蟹之兩螯一大一小者。

【擔不歸】淡巴菰之別名。

【擔羅】與蛤同類。〔性味〕甘平。〔主治〕消食。熱氣。結氣。

【據火】（1）螢火之別名。（2）景天之別名。

【樲】樲棘之簡稱。

【樲棘】酸棗之別名。

【樸樕】槲實之別名。

【樹孔中草】雜草類〔主治〕小兒腹痛夜啼。

【樹蕁】懸鉤之別名。

【樹黎】即鹿黎。

【樹蜜】枳椇之別名。

【樹頭紅】南棗實之自成熟者。

【樹頭酒】椰子漿之別名。

【樹雞】木耳之別名。

【樺】喬木類〔別名〕欓。〔產地〕遼東及西北諸地。嫩江混同江間尤多〔入藥部分〕皮〔性味〕苦平。〔主治〕乳癰。肺風毒。瘡。黃疸。

【橄欖】果類〔別名〕青果忠果諫果〔性味〕甘澀酸平。〔功用〕清肺。開胃。下氣除煩生津解酒利咽喉解諸毒河豚毒魚骨哽

【橄欖子】檳榔之別名。

【橄欖仁】〔性味〕甘平。〔主治〕唇吻燥痛。

【橄欖金】金之一種。

【橄欖核】〔主治〕魚骨鯁。食鱠成積。腸風下血。小兒痘瘡倒靨。白喉。手足凍瘡。下疳。

【橄欖露】〔功用〕清肺。開胃。下氣。除煩。生津。解酒。

利咽喉解諸河豚毒。
【橪木灰】喬木類〔產地〕江南山中〔性味〕甘溫小毒〔主治〕心腹痃癖癥瘕堅滿。
【橪筋木】即構木。
【棡七樹】雜木類〔入藥部分〕皮〔主治〕腹中蚘痛破傷風。
【槖吾】款冬之別名。
【橀櫨果】倒吊果之別名。
【橘】〔產地〕廣州〔性味〕甘酸溫〔功用〕開胃止渴除胸中膈氣。
【橘白】黃橘皮之去紅者〔功用〕和胃化濁膩。
【橘皮】黃橘皮之簡稱。
【橘紅】黃橘皮之去白者〔功用〕化痰利氣。〔主治〕肺寒欬嗽。
【橘莕】生橘樹上形如木蕈色如棗皮〔主治〕婦人乳癰。
【橘核】〔性味〕苦平〔主治〕腎冷腎疰腰痛膀胱氣痛小腸疝氣陰核腫痛酒齄風鼻赤。
【橘絡】橘瓤上之筋膜絲絡〔功用〕活血利氣通經絡遲滯化胃中濁膩驅皮裏膜外積痰〔主治〕口渴吐酒。
【橘葉】〔性味〕苦平〔功用〕消腫散毒行肝氣導胸膈逆氣〔主治〕傷寒胸膈痞滿脅痛肺癰婦人乳癰。
【橘餅】〔性味〕甘溫〔功用〕下氣寬中消痰運食〔主治〕瀉痢諸痢黃疸鼓脹。
【橘瓤上絲】即橘絡。
【橙】灌木類〔產地〕廣東新會縣〔性味〕甘酸寒〔功用〕行風氣〔主治〕惡心惡氣癭氣瘰癧魚蟹毒。
【橙實皮】〔性味〕苦辛溫〔功用〕消痰化食利膈下氣寬中解酒〔主治〕惡心酒病痔瘡腫漏
【橙實核】〔功用〕去面䵟粉刺。
【橙餅】橙實製成之餅〔功用〕降氣醒酒和中開

胃。寬腸。健脾。消頑痰。解魚蟹毒。

【橝木】即橉木。

【橡斗】櫟實殼之別名。

【橡實】櫟實之別名。

【橫唐】莨菪之別名。

【櫨】櫸之別名。

【歙朮】白朮之產於安徽歙縣之黃山脈中者。其根白而瘦小。功用最良。

【歙墨】墨之產於安徽歙縣者。功用詳墨條。

【氆氌】即西番織絨。功用同烏氈。

【澤半支】山草類。〔主治〕疔腫蛇咬。

【澤乳】礜石之別名。

【澤姑】栝樓之別名。

【澤芝】蓮實之別名。

【澤芬】白芷之別名。

【澤敗】敗醬之別名。

【澤漆莖】毒草類。〔入藥部分〕莖葉。〔性味〕苦微寒。〔功用〕退熱。消痰。明目。利大小腸。除癬疥蟲。〔主治〕瘡疾。皮膚熱。齒痛。面目四肢浮腫。大腹水氣。蠱毒。水腫。腳氣。

【澤蒜】即山蒜。

【澤蔘】即水蔘。

【澤瀉】水草類。〔別名〕水瀉。〔產地〕福建。〔形態〕多年生草。多產池沼水田。獨莖而長。葉似慈姑而小。夏日葉間抽花莖。開白花似慈姑。形地下有毬莖。〔入藥部分〕根。尋常所稱澤瀉者。即地下之球莖。其葉實亦有功用。另詳本條。〔性味〕甘淡微寒。〔功用〕行水。利濕。去脬中留垢。〔主治〕消渴。痰飲。嘔吐。瀉痢。腹脹。水痞。腳氣。疝痛。淋瀝。尿血。〔用量〕錢半至三錢。〔處方〕配豬茯苓•車前•滑石•白朮。治濕熱阻滯。小便不利。配菖蒲•萆薢•木通•草梢•山藥•萸肉•細生地•丹皮。治淋濁溺管痛。配乾姜•附子•細辛•五味。治支飲心煩。〔著名方劑〕(1)澤瀉湯　澤瀉五兩•白朮二兩治心下有支飲苦冒眩。(2)五苓散茯苓豬苓白朮各十八銖澤瀉一兩桂枝五錢治小便不利煩渴心下悸。(3)牡蠣澤瀉散牡蠣澤瀉蜀漆海藻括蔞商陸葶藶各等分治大病瘥後腰以下有水氣。(4)茯苓澤瀉湯茯苓八兩澤瀉四兩甘草桂枝各二兩白朮三兩生薑四兩治反吐而渴欲飲水。〔泡製〕去皮鹽水拌或酒浸曬乾用〔禁忌〕腎虛滑泄或腎水涸竭以至目視昏糊者皆忌若多服久服則降泄太過眞陰潛耗。

【澤瀉葉】〔性味〕鹹平。〔功用〕壯水臟通血脈強陰氣〔主治〕大風婦人難產乳汁不出

【澤瀉實】〔性味〕甘平〔功用〕益腎強陰〔主治〕風痹邪溼消渴。

【澤蘭子】〔主治〕婦人諸病。

【澤蘭根】〔性味〕甘辛微溫〔功用〕利竅通血脈。〔主治〕吐血鼻洪產後心腹痛排膿止血。

【澤蘭葉】〔性味〕苦微溫〔功用〕行血破瘀消水開竅利關節通小腸〔主治〕頭風目痛鼻洪面黃吐血癥瘕水腫身面四肢浮腫婦人勞瘦腰痛血瀝月經不調經來腹痛頻產血氣衰冷成勞陰翻產後腹痛小兒蓐瘡癰腫金瘡瘡膿撲損

【澤鹽】池澤中結凝之鹽。功用同海鹽。

【燈心】燈心草之簡稱。

【燈心草】隰草類〔入藥部分〕根莖〔性味〕甘寒。〔功用〕瀉肺通氣止渴利水清肺熱降心火通小腸止血散腫〔主治〕急喉痹不得眠水腫癃閉五淋陰竅澀不利陰疳小兒夜啼癬疾破傷出血

【燈花】燈草漬油燃燒時結成之花〔功用〕止血生肌〔主治〕小兒邪熱在心夜啼不止金瘡。

【燈草】燈心草之簡稱。

【燈盞油】燈盞內燃火餘剩之油〔性味〕辛苦有

毒。【主治】一切急病、喉痺、痰厥、中風、婦人乳癰。瘰癧、癬疥。

【燈蛾】卵生蟲類。【主治】痔瘡、牛管。

【燈窩油】即燈盞油。

【燈籠草】酸漿之別名。

【燒尸場上土】【主治】邪瘧、尸厥、足底多汗、小兒夜啼。

【燒酒】穀部造釀類。【別名】火酒。【性味】辛甘大熱大毒。【功用】散寒破結、殺蟲辟瘴。【禁忌】多飲傷肺損胃。

【燒鹽】鹽之燒過者。入粥食。能止血痢。

【燕口香】沉香之形如燕口者。

【燕支】即胭脂。

【燕肉】原禽類。【性味】酸平有毒。【功用】殺痔蟲。瘡蟲。

【燕卵】龍眼之別名。

【燕尾香】蘭草之別名。

【燕尾草】慈菇之別名。

【燕面】夏枯草之別名。

【燕脂】即胭脂。

【燕脂菜】落葵之別名。

【燕草】佩蘭之別名。

【燕麥】即雀麥。

【燕窠】即燕窩。

【燕窠中草】【主治】噦、痢、口渴、尿血、眠中遺尿、瘡痕不退、瘡出黃水。

【燕窩】禽類。此乃燕啣小魚營壘之窩。【別名】燕蔬菜。【性味】甘淡平。【功用】養肺陰、化痰止欬嗽、調理虛損癆瘵、開胃氣、已勞痢、益小兒痘疹【主治】噎膈、痰喘。

【燕窩脚】即燕窩之滓。【性味】微鹹。【功用】潤下。【主治】噎膈。

【燕蓐草】即燕窠中草。

【燕蔬菜】燕窩之別名。

【燕齒】雜草類〔主治〕寒熱小兒癇疾。
【燕糞】〔性味〕辛平有毒〔功用〕去目翳利小便。殺蟲解蠱毒〔主治〕鬼疰瘧疾牙痛石淋五癃。小兒驚癇口瘡痔瘡。
【燕薁】即蘡薁。
【燕覆子】木通實之別名。
【燖豬湯】洗豬之熱水〔主治〕消渴產後血刺心痛諸毒蟲咬洗諸瘡。
【燖雞湯】燖雞去毛之熱水〔主治〕消渴雞眼痛。
【獨占缸】隰草類〔別名〕茳芒〔性味〕平〔功用〕調中止渴除痰。
【獨用】屬藤類〔入藥部分〕藤皮〔性味〕苦辛熱〔主治〕心氣痛。
【獨用將軍】隰草種〔入藥部分〕根葉〔性味〕辛〔功用〕解毒破惡血消毒腫〔主治〕婦女乳癰。
【獨白草】草烏頭之別名。
【獨行虎】紫花地丁之別名。
【獨行根】馬兜鈴根之別名。
【獨角仙】天牛之僅有一角者。
【獨帚】地膚之別名。
【獨空】即大空。
【獨活】山草類〔別名〕獨滑羌青長生草護羌使者地頭乙日邑獨搖草〔形態〕一莖直上不爲風搖形虛大者爲獨活色紫氣烈者爲羌活〔入藥部分〕根〔性味〕辛苦微溫〔功用〕搜諸風去濕散癰疽敗血止痛〔主治〕傷風頭痛頭運目眩風熱齒痛痙癇濕痺奔豚疝瘕金瘡。
【獨茅】即仙茅。
【獨峯駝】駝之脊上僅有一峯者〔產地〕西域等處〔功用〕同駝。
【獨豹】鴇之別名。
【獨舂】寒號蟲之別名。
【獨荷草】鬼臼之別名。
【獨搖】〔1〕白楊之別名〔2〕杕栘之別名。

【獨搖芝】赤箭之別名。

【獨搖草】（1）獨活之別名。（2）鬼督郵之別名。

【獨椹】黃耆之別名

【獨腳一枝蓮】山草類。〔主治〕疔腫。癰毒流注。

【獨腳仙】雜草類〔主治〕婦人血結

【獨腳金雞】辟瘟草之別名。

【獨腳馬蘭】雜草類。〔主治〕發背腫毒熱瘡。

【獨腳蓮根】雜草類。〔產地〕廣西〔主治〕咽喉。誤服蛇成鼈。癰疽疔腫。蛇咬毒蟲螫傷。一切蛇毒。蠱毒。草木毒。

【獨腳蓮葉】〔主治〕癰腫。蛇咬。

【獨腳蜂】蜂之一種。〔產地〕嶺南各地。〔性味〕有毒。〔主治〕疔腫。癰疽

【獨腳蟻】蟻屬。〔主治〕疔腫。疽毒。

【獨腳蟾蜍】金線釣蝦蟆之別名。

【獨葉一枝花】八角連之別名。

【獨葉一枝鎗】山草類。〔性味〕甘淡寒。〔主治〕諸毒蟲咬。

【獨蜂】蜂之大如小燕者。螫人最毒。〔入藥部分〕窠。〔功用〕同露蜂房

【獨龍鬚根】檞根之別名。

【豎】豎珀之簡稱。

【豎珀】琥珀之黑色者。〔性味〕甘平。〔功用〕補心。安神。破血生肌。〔主治〕目翳赤障。婦人癥瘕

【璚田草】鬼臼之別名。

【璚枝】石花菜之別名。

【璚茅】即香茅。

【璚漿】即白玉漿。

【瓢】壺盧之屬破開者。以苦瓠年久者佳。〔性味〕苦平。〔功用〕消腫殺蟲。〔主治〕痔漏下血。婦人崩中赤白帶下。

【盧鬼木】無患之別名。

【盧都子】胡頹子之別名。

【盧精】雜草類。〔性味〕平。〔主治〕蠱毒。

【盧甖】蜚蠊之別名。

【盧橘】橘實之似柚而香者。性味功用與金橘同。

【瞖子草】黃勒之別名。

【磠砂】卽硇砂。

【磨刀水】〔性味〕鹹濇寒。〔功用〕利小便。消熱腫。〔主治〕耳中卒痛。肛門腫痛。婦人盤腸產。蛇咬毒攻入腹。

【磨刀石】砥石之別名。

【磨刀垽】〔主治〕瘰癧結核。蠼螋尿瘡。

【磬口梅】蠟梅之幹經接過花疎而含口者。功用詳蠟梅條。

【御兒黎】黎之一種。

【積雪草】芳草類。〔別名〕胡薄荷。海蘇。地錢草。連錢草。〔入藥部分〕莖葉。〔性味〕苦辛寒。〔主治〕女子小腹痛。寒熱。牙痛。腫毒。風瘮疥癬。瘰癧。暴赤眼。

【穇】穀類。〔產地〕山東。河南。〔入藥部分〕子。〔性味〕甘濇。〔功用〕補中益氣。厚腸胃。

【簣簹竹】〔產地〕嶺南。〔功用〕同竹。

【篤迦】罘之別名。

【篤耨香】香木類。〔產地〕眞臘國。〔主治〕面䵟黯。

【篩羅底】〔主治〕婦人過月難產。

【糖結】伽倆香之木死本。功用較尋常伽倆香爲良。

【糖橘紅】橘紅之以蜜橘皮去白切作小塊。用糖霜製成者。以浙江塘棲鎭產者爲佳。〔性味〕甘辛溫。〔功用〕理氣。快膈。醒脾。消痰。〔主治〕咳嗽。瀉痢。

【糖霜】甘蔗汁煎曝輕白如霜者。功用與白沙糖同。

【糖糟】卽製糖剩下之渣滓。〔性味〕甘溫。〔功用〕益氣。緩中。暖脾胃。化飲食。〔主治〕反胃吐食。

【糗】麨之別名。

【縉雲草】石龍芻之別名。

【綀絲草】蒼耳之別名。

【縛木藤】省藤之別名。

【縛豬繩】即縛豬之繩〔主治〕小兒驚啼。

【獂羊】即山羊。

【耩耨草】蒲公英之別名。

【膩粉】(1)汞粉之別名。(2)鉛粉之別名。

【蔦子】茺實之別名。

【蕁麻】毒草類〔別名〕毛藪。〔入藥部分〕葉。〔性味〕辛苦寒有大毒〔主治〕風瘮初起蛇毒。

【蕃荷菜】薄荷之別名。

【蕃蹄魚】海鰩之別名。

【蕈藶】葶藶之別名。

【蕉子】芭蕉實之簡稱。

【蕊尖】六安茶之一種。

【蕍】澤瀉之別名。

【蕎】大戟之別名。

【蕎麥子】穀部麥類〔別名〕荍麥。烏麥。花蕎。〔性味〕甘微寒〔功用〕降氣寬腸磨積滯消熱腫風痛。除白濁白帶脾積泄瀉〔主治〕痢疾頭風風眼絞腸痧痛痘瘡湯火傷〔禁忌〕久食動風令人頭眩。

【蕎麥苗莖】〔功用〕除痣蝕惡肉辟壁蝨〔主治〕癰疽。

【蕎麥葉】〔功用〕下氣。利耳目〔禁忌〕多食即微洩。生食動風令人身癢。

【蕑子】果類〔產地〕粵桂安南。〔性味〕甘平。〔功用〕主中惡氣心腹卒痛狂邪驚癇癌疫瘴疾

【蕑根】防風之別名。

【蕓薹】菜類〔別名〕寒菜。胡菜。薹菜。薹芥〔性味〕辛溫〔功用〕散血消腫破癥瘕結血〔主治〕癰疽丹毒。

【蕓薹子】〔功用〕行滯血。破冷氣。消腫散結〔主治〕難產產後心腹諸疾赤丹熱腫金瘡血痔。

【蕓薹子油】即蕓薹子所榨取之油。〔功用〕殺蟲。長黑髮。〔主治〕癰疽及痔漏中生蟲。

【蕕草】隰草類。〔別名〕馬唐。馬飯。羊麻。羊粟。〔性味〕甘辛寒。〔功用〕調中。潤肺。明耳目。消水氣。〔主治〕溼痺。頑痺。虛腫。消渴。小腹急。小便赤澀。脚氣。毒腫。

【蕗草】即甘草。

【蕘】毒草類。〔性味〕苦寒有毒。〔功用〕通利水道。〔主治〕傷寒寒熱。溫瘧。痰飲。欬逆上氣。欬嗽。喉中腫。胸中邪癖。大堅積聚。氣塊。癥瘕。痃癖。疰氣。蠱毒。

【蕙草】佩蘭之別名。

【蕙蘭】即建蘭。

【藒車香】芳草類。〔產地〕海南山谷。〔性味〕辛溫。〔功用〕辟邪去惡臭。殺蟲魚蛀蠹。〔主治〕霍亂。

【蕤仁】蕤核仁之簡稱。

【蕤仁霜】即蕤仁去油。〔功用〕退炎。〔主治〕眼疾。

【蕤核仁】灌木類。〔別名〕白桵。〔性味〕甘溫。〔功用〕除風熱。明目。退翳。和肝。強志。〔主治〕喜睡。不眠。赤目腫痛。眥爛淚出。鼻衄。鼻齆。痰結。痞氣。

【蕨】蔬菜類。〔別名〕鼈菜。其苗謂之蕨萁。〔性味〕甘寒滑。〔功用〕去暴熱。利水道。〔主治〕氣壅。

【蕨根】〔功用〕燒灰油調塗蛇傷。

【蕩部】即蕩魚。

【蕩魚】杜父魚之別名。

【蕪荑】喬木類。〔別名〕莁荑。無姑。殿瑭。木名楩。〔性味〕辛苦溫。〔功用〕散逆滿。殺蟲。燥濕。化食。〔主治〕五臟皮膚肢節風濕。心腹積冷。癥痛。鱉瘕。痔瘻。瘡癬。小兒驚疳。冷痢。胃中蟲痛。〔禁忌〕脾胃虛者禁投。

【蕪菁子】〔別名〕蔓菁子。〔性味〕苦辛平。〔功用〕瀉熱解毒。利水明目。〔主治〕黃疸。腹脹。癥瘕積聚。小兒血痢。一切瘡疽。敷蜘蛛咬毒。〔禁忌〕虛寒者勿用。

【蕪菁花】〔性味〕辛平。〔主治〕虛勞眼暗。

【蕪菁根】〔功用〕解酒毒。塗諸熱毒。搗敷陰囊腫大如斗。乳癰。犬咬傷。

【蕪菁葉】菜類〔別名〕蔓菁。九英菘。諸葛菜。〔性味〕辛甘苦平。〔功用〕消食下氣〔主治〕嗽。

【蕫蓈】狼尾草之別名。

【蕭折魚】鮑魚之別名。

【蘩縷】即蘩縷。

【螇蚸】蠜螽之別名。

【螈蠶】即原蠶。

【螌蝥】即斑蝥。

【蟳蟭】螵蛸之別名。

【螔蝓】蝸牛之別名。

【螕麻】即蓖麻。

【螖蠌】蟛螖之別名。

【螗蜩】蟬花之別名。

【螘】蟻之別名。

【螞蜡】阜螽之類。〔主治〕小兒急慢驚風。

【螞蝗】水蛭之別名。

【螢火】蟲類。〔別名〕夜光。熠燿。宵燭。〔性味〕辛微溫。〔功用〕辟邪。黑髮。明目。〔主治〕火瘡。

【衛矛】灌木類。見鬼箭羽條。

【衡烟】〔產地〕湖南衡山縣。〔性味〕平和。〔功用〕活血殺蟲。〔主治〕虛勞。

【褦襶子】笠之別名。

【褰鼻蛇】白花蛇之別名。

【諫果】橄欖之別名。

【諸乘】蜻蛉之別名。

【諸葛菜】即蕪菁。

【諼草】即萱草。

【諾藤】續斷藤之別名。

【豬子】即豬卵。

【豬五臟】〔主治〕小兒驚癇出汗。

【豬心】〔性味〕甘鹹平。〔主治〕驚邪憂恚虛悸氣。

逆。急心疼痛婦人產後中風血氣驚恐。

【豬心血】〔主治〕驚癇癲疾卒然惡死痘瘡倒靨。

【豬毛】〔主治〕湯火傷。

【豬爪甲】即豬蹄甲。

【豬牙石】〔產地〕西番〔功用〕明目去翳。

【豬牙皂莢】皂莢之小如豬牙者。

【豬牙草】鱧腸之別名。

【豬石子】即豬卵。

【豬耳】蒼耳之別名。

【豬耳垢】即豬耳內之垢〔主治〕蛇傷狗咬。

【豬肉】〔性味〕苦微寒小毒〔功用〕潤腸胃生精液。豐肌體澤皮膚〔主治〕痟渴上氣咳嗽浮腫脹滿身腫攻心火丹漆瘡。

【豬舌】〔功用〕健脾。

【豬血】〔性味〕鹹平〔功用〕生血〔主治〕頭風眩暈。瘴氣中滿腹脹嘈雜有蟲賁豚暴氣淋瀝卒然下血杖瘡血出丹石諸毒。

【豬卵】即牡豬之外腎〔性味〕甘溫〔主治〕寒熱。驚癇癲疾鬼疰蠱毒賁豚五癃攣縮陰陽易病少腹急痛陰莖中痛。

【豬尾】〔主治〕喉痺禿瘡髮落。

【豬尾血】〔主治〕卒中惡死痘瘡倒靨。

【豬尿胞】即豬脬。

【豬肚】即豬胃。

【豬肝】〔性味〕苦溫〔功用〕補肝明目〔主治〕肝熱目赤。翳目難遠視食即汗出浮腫脹滿身面卒腫。腫自足起冷勞臟虛冷洩久滑婦女陰蝕赤白帶下小兒驚癇打擊青腫

【豬肝赤】赤豆之別名。

【豬乳】母豬之乳汁〔性味〕甘鹹寒〔主治〕寒熱。鬼毒豬雞癇疾五癃小兒驚癇胎驚口噤天吊

【豬油】即豬膏。

【豬直腸】〔性味〕甘微寒〔主治〕直腸挺出血多。

【豬肪】即豬脂。

【豬肺】〔性味〕甘微寒。〔功用〕補肺。〔主治〕肺虛欬嗽肺虛嗽血。

【豬臥草】七葉黃荊之別名。

【豬咽舌】卽豬[illegible]。

【豬屎草】玉淨瓶之別名。

【豬胃】〔性味〕甘微溫。〔功用〕益氣健脾殺勞蟲。溫養胎氣。〔主治〕消渴骨蒸虛熱暴痢虛弱脚氣。血脈不行。癥瘕。赤白癜風。小兒疳蚘黃瘦頭瘡白禿疥瘡惡瘡。

【豬胃涎】〔主治〕蟲牙疼痛。

【豬胎糞】豬兒初出母腹時所下之糞。功用與狗胎糞同。

【豬胞】卽豬脬。

【豬苓】寓木類〔別名〕猳豬屎。豕橐。地烏桃。〔性味〕甘平。〔功用〕行水除溼。通關節。利小便。瀉膀胱熱。〔主治〕傷寒瘟疫。周身腫滿。大熱發汗。蠱疰。消渴。懊憹。腹滿急痛。痎瘧。瀉痢。白濁。淋腫。脚氣。婦人帶下。胎腫。妊娠腫渴。子淋。

【豬氣子】卽豬曆。

【豬胰】卽豬脰。

【豬脰】〔性味〕甘平微毒。〔主治〕肺氣乾脹喘急。欬嗽肺痿欬嗽。欬唾膿血。白癜風。痃癖。羸瘦。婦人乳汁不通。脣燥緊裂。手足皴破。

【豬脂】卽豬體內之脂肪。〔性味〕甘微寒。〔功用〕潤肺。利腸胃血脈。散風熱。悅皮膚。殺蟲。〔主治〕卒中。疸疾。冷結宿血。上氣咳逆。暴瘖。小便不通。赤白帶。胞衣不下。疸瘡。癰疽。

【豬退】卽豬蹄甲。

【豬骨】〔主治〕赤白痢。痘陷。浸淫瘡。

【豬婆蛇】蜥蜴之別名。

【豬婆龍】鼉之別名。

【豬眼梢肉】〔功用〕拔彄肉。散毒滯。〔主治〕對口瘤。

【豬脣】〔性味〕甘鹹微寒。〔主治〕盜汗凍瘡痛癢。

【豬脬】〔性味〕甘鹹寒。〔主治〕消渴夢中遺溺。腎風囊癢疝氣轉胞陰瘡。

【豬荸薺】即荸薺之根皮厚色黑肉硬而白者。功用與荸薺同。

【豬莧】即野莧。

【豬蘞】茺蔚之別名。

【豬椒】即蔓椒。

【豬脾】〔性味〕澀平。〔主治〕脾胃虛熱。

【豬腎】〔性味〕鹹冷。〔功用〕理腎氣通膀胱。補水臟暖腰膝。〔主治〕耳聾消渴欬嗽久嗽不瘥積濕冷利脚氣勞瘵赤白帶崩漏虛汗癰疽發背。

【豬腎(脂)】即脏豬。

【豬豨(脖)】耳草之別名。

【豬項上蜻蜓骨】〔主治〕一切頭項疽毒。

【豬項肉】〔主治〕酒積面黃腹脹。

【豬椿】即椿。

【豬窠草】豬窠中襯墊之雜草。〔主治〕小兒夜啼。

【豬腦】〔性味〕甘寒有毒。〔主治〕風眩腦鳴喉痺已破腫痛癰腫凍瘡手足皸裂出血。

【豬腰】豬腰子之簡稱。

【豬腰子】灌木類。〔產地〕廣西。〔性味〕甘苦微辛。〔主治〕瘡毒毒箭傷。

【豬腸】〔性味〕甘微寒有毒。〔功用〕潤腸補下焦虛竭。〔主治〕虛渴大小腸風熱血痢臟毒小便數。

【豬零】即豬糞。

【豬膏】豬脂肪之已經火力溶煉者。〔性味〕甘微寒。〔功用〕潤肺利血脈腸胃散風熱殺蟲解中諸肝毒。〔主治〕水腫冷結宿血小便不通皮膚風疾婦人胞衣不下產後虛汗小兒蚘病惡瘡癰疽漆瘡疥瘡毛髮不生手足皸裂熱毒攻手骨鯁咽喉。

【豬膏母】豨薟之別名。

【豬鼻】〔性味〕甘鹹微寒。〔主治〕目中風翳。

【豬槽上垢土】(主治)婦人難產。

【豬槽中水】(主治)蠱毒蛇咬瘡。

【豬槽頭肉】即豬項肉。

【豬膚】即豬皮上白膏。(性味)甘寒。(主治)少陰下痢咽痛。

【豬蓴】蓴之莖葉皆老者。

【豬頤】即豬脏。

【豬齒】(性味)甘平。(主治)小兒驚癇。痘瘡倒陷。蛇咬。牛肉毒。

【豬蹄】(性味)甘鹹微寒。(功用)解丹石百藥毒。消毒氣。去惡肉。托癰疽。滑肌膚。(主治)婦人乳脈不通。天行熱毒。攧傷敗瘡。癰疽。

【豬蹄甲】(性味)鹹平。(主治)腹中伏熱。腸癰內蝕。五痔。小兒寒熱。痘瘡入目。惡瘡。

【豬蹄紅】冬筍之未出土者。其味最佳。功用同冬筍。

【豬頭肉】(性味)有毒。(功用)補虛乏氣力。(主治)寒熱。驚癇。鬼毒。五癃。五痔。丹石毒。

【豬囊】(性味)寒。(主治)寒熱。驚癇。黃疸。溼瘴。天行熱病。攪腸痧痛。霧露瘴毒。婦人血崩。小兒客忤。夜啼。疔瘡。下疳。赤遊火丹。

【豬膽】(性味)苦溫。(功用)補肝明目。(主治)肝熱。目赤澀。目難遠視。浮腫脹滿。冷勞藏虛。冷泄久滑。婦人陰癢。赤白帶下。惡性貧血。(有效成分)維他命。

【豬膽汁】(功用)明目。清心臟。涼肝脾。(主治)目赤。目翳。熱渴。發斑。大不便通。五疳。疥瘡。

【豬膽皮】(主治)目翳。

【豬檳榔】大腹子之別名。

【豬藍子】雞草類。(主治)聤耳。

【豬膔】即豬脂。

【豬懸蹄甲】即豬蹄甲。

【豬鬐膏】即豬項內脂肪所煉之膏。(功用)生髮。悅面。

【豬臟】即豬腸。
【豬靨】任豬喉系下肉團一枚大如棗微扁色紅。〔主治〕項下癭氣。
【豬髓】〔性味〕甘寒〔功用〕補骨髓益虛勞〔主治〕撲損小兒解顱臍腫頭瘡眉瘡瘑疥惡瘡。
【豬獾】獸類〔性味〕甘酸平〔主治〕虛乏上氣欬逆勞熱赤白痢。
【豬獾胞】〔主治〕蠱毒。
【豬獾脂】〔主治〕欬血胸中哽噎怵怵如蟲行頭上白禿痔瘡蟯蛔蠱毒。
【豬獾骨】〔主治〕咳逆上氣。
【猳鼠矢】即雄鼠糞。
【猳豬】即豬之牡者〔性味〕酸冷〔功用〕補腎氣解丹石毒辟土坑惡氣〔主治〕虛弱風狂謌笑熱毒陰蝕。
【猳豬屎】豬苓之別名。
【貓子】即貓頭骨。

【貓毛】〔主治〕瘰癧諸瘻癰疽潰爛乳癰。
【貓牙】〔功用〕發小兒痘瘡倒靨。
【貓牛】即犛牛。
【貓竹】竹之一種冬月生筍不出土者名冬筍。
【貓肉】獸類〔別名〕家貍〔性味〕甘酸溫〔主治〕勞疰鼠瘻蠱毒。
【貓舌】〔主治〕瘰癧鼠瘻。
【貓舌仙橋】雜草類〔主治〕黃疸一切溼火疔瘡。
【貓尾血】〔主治〕急驚風。
【貓肝】〔功用〕殺蟲〔主治〕勞瘵。
【貓兒卵】白歛之別名。
【貓兒刺】枸骨之別名。
【貓兒眼】貓睛石之別名。
【貓兒眼睛草】澤漆之別名。
【貓兒頭】即茅竹筍之透於臘月及正月形短小而籜有毛者。
【貓胎】〔主治〕瘋痺。

【貓胞衣】〔主治〕胃脘痛。反胃吐食。噎膈不通。

【貓涎】〔主治〕瘰癧。

【貓筍】即冬筍。

【貓溺】〔主治〕偸糞老鼠蜒蚰諸蟲入耳。蠍毒螫傷。

【貓睛】〔主治〕瘰癧鼠瘻。

【貓睛石】〔產地〕雲南緬甸等處。〔功用〕解蠱毒。

【貓腦】〔主治〕瘰癧鼠瘻潰爛。

【貓精石】寶石之一種。功用與寶石同。

【貓貍】獸類。〔性味〕甘平。〔功用〕補中益氣。〔主治〕遊風。諸疰。痔疾。鼠瘻。

【貓貍肝】〔主治〕鬼瘧。

【貓貍脂】〔主治〕鼷鼠咬人成瘡。

【貓貍骨】〔性味〕甘溫。〔主治〕風疰。尸疰。鬼疰。一切遊風。噎嗝。腹痛。諸疳。瘰癧。鼠瘻。痔瘻。惡瘡。

【貓貍陰莖】〔主治〕陰癩。經閉。

【貓貍糞】〔主治〕鬼瘧。寒熱。

【貓頭骨】〔性味〕甘溫。〔主治〕鬼疰。痰喘。心腹絞痛。瘰癧。鼠瘻。對口。痛鼠咬瘡。小兒走馬疳。痘瘡變黑。陰瘡。蠱毒。

【貓頭鷹】鵂鶹之別名。

【貓糞】〔主治〕寒熱。鼬哮。痰欬。蠱疰。腹痛。腰脚錐痛。小兒痘瘡倒陷不發。鬼舐頭。禿。瘰癧潰爛。惡瘡。蠍螫。鼠咬。

【貓薊】即小薊。

【貓鬚】〔主治〕鼠咬成瘡。

【賴師草】荔枝草之別名。

【䅖敉】胭脂之別名。

【豬魁】蔓草類〔入藥部分〕根。〔性味〕甘平。〔主治〕心腹積聚。蟲積。

【輭石膏】石膏之鬆柔易碎者。

【遼東參】人參之產於奉天東境者。形狀與人參略同。其子與根功用與尋常人參子根同。

【遼東參條】〔功用〕生津止渴。

【遼東參葉】性味功用與人參葉同。

【遼東參蘆】性味功用與人參蘆同。

【遼東參鬚】〔性味〕苦〔主治〕欬嗽嘔逆胃虛失血。

【遼參】海參之產於盛京遼海色黑多刺者。

【遼葉】簩之別名。

【鯷魚肉】合鹿肉生食令人筋甲縮。

【醍醐】酥之精液〔性味〕甘冷利〔功用〕明目添精補髓〔主治〕中風煩熱風虛溼痺驚悸風邪痹氣頭痛心熱肺病鼻中洩血月蝕瘡

【醍醐菜】〔性味〕甘溫〔主治〕婦女月水不利。

【醬瑜】楡仁醬之別名。

【醒心杖】遠志之別名。

【鋼鐵】〔性味〕甘平〔主治〕煩滿熱中胸膈氣塞飲食不化。

【錐栗】山栗實之圓而末尖者。功用與尋常栗同。

【錢花】卽鑄錢爐中飛起之黃沫〔主治〕騾馬迎鞍瘡。

【錢凳箭】馬鞭草之別名。

【錢蒲】菖蒲之根葉俱短者。

【錦】〔服器類〕〔主治〕蠱毒失血下血婦女血崩小兒臍瘡金瘡出血溼腫口中熱瘡。

【錦地羅】山草類〔產地〕廣西山巖間〔入藥部分〕根〔性味〕微苦平〔主治〕山嵐瘴毒瘡毒。

【錦江瑪瑙】瑪瑙之色如錦者。

【錦紋大黃】大黃根內部之作錦紋者。

【錦荔枝】苦瓜之別名。

【錦帶】蓴之別名。

【錦被花】罌粟花之別名。

【錦葵】鮫蜀葵而小花大如五銖錢粉紅色而上有紫縷文者。

【錦鳩】卽斑鳩。

【錦雞】卽斑雉。

【錦襖子】青蛙之別名。

【錫】金類〔性味〕甘寒微毒〔主治〕毒風惡瘡。

【錫悋脂】〔產地〕波斯銀鑛〔主治〕目翳三焦消渴一切風氣。

【錫鑛石】〔性味〕有毒〔主治〕疔腫。

【錳】金類〔性味〕甘平〔功用〕止痛生肌〔主治〕拳毛倒睫脚氣金瘡腫毒癰疽打傷腫痛赤瘤丹毒天泡溼瘡。

【隨脂】麥虋冬之別名。

【霍山石斛】石斛之產於安徽霍山者〔性味〕甘平鹹〔功用〕解暑醒脾清胃利水生津止渴降氣安驚鎮痰涎除虛熱。

【霍石斛】霍山石斛之簡稱。

【靛子】寶石之碧色者。

【靛花】青黛之別名。

【頭垢】頭皮上之垢屑〔性味〕鹹苦溫有毒〔功用〕解蠱毒蕈毒諸蛇毒〔主治〕婦人足瘡乳癤吹乳臁瘡下疳蜈蚣螫蜂蠆螫蟲蟻螫。

【頭痛花】芫花之別名。

【頭黃】煙草葉之次於蓋露者。

【餘甘子】菴摩勒之別名。

【餘泉】貝子之白質黃文者。

【餘容】芍藥之別名。

【餘貾】貝子之黃質白文者。

【駱駝】龍馬之別名。

【鮀魚】（1）鯊魚之別名（2）鼉之別名。

【鮆魚】即鱭魚。

【鮊魚】即白魚。

【鮎魚】即鮧魚。

【鮎魚鬚】蔓草類〔主治〕疔瘡腫毒一切諸瘡。

【鮑魚】石決明之別名。

【鮑魚肉】〔性味〕辛臭溫〔功用〕利腸通乳〔主治〕瘀血四肢血痺崩中跌斷骸歷踠折。

【鮑魚頭】〔主治〕眯目疔腫瘟氣。

【鮓荅】獸類此乃走獸腹中所產獨牛馬者爲佳。

〔性味〕甘鹹平。〔主治〕驚癎毒瘡。
【鴛鴦】禽類鳧屬。〔別名〕黃鴨。四鳥。〔性味〕鹹平有小毒。〔主治〕瘻瘡血痔疥癬。
【鴛鴦梅】梅之一種。帶雙實者。
【鴛鴦菊】草烏頭之別名。
【鴛鴦藤】忍冬藤之別名。
【鴞】禽類。〔別名〕梟鴟。土梟。〔性味〕甘溫。〔主治〕風癎噎食病鼠瘻。
【鴞目】〔功用〕吞之令人夜見鬼物。
【鴞頭】〔主治〕痘瘡黑陷。
【鴟】禽類。〔別名〕鳶。隼。鷂。雀鷹。〔功用〕消雞肉鵪鶉食積。〔主治〕癲疾。
【鴟骨】〔主治〕鼻衄不止。
【鴟脚莎】藎草之別名。
【鴟頭】〔性味〕鹹平。〔主治〕頭風目眩。顛倒癎疾。
【鴟鵂】禽類。〔別名〕角鴟。夜食鷹。貓頭鷹。〔主治〕瘧疾。風虛眩運。傳屍勞瘵。

【鴦龜】即攝龜。
【鴨】禽類。〔別名〕鶩。舒鳧。家鳧。[illegible]鷗。〔性味〕甘冷。〔功用〕滋陰補虛。除蒸止嗽。利水道。〔主治〕熱痢驚癎。
【鴨爪稗】穇子之別名。
【鴨舌】〔主治〕痔瘡殺蟲。
【鴨舌草】地膚之別名。
【鴨血】〔性味〕鹹冷。〔功用〕熱血解金銀丹石砒霜諸毒及中惡溺死者。
【鴨卵】〔別名〕鴨子。鴨蛋。〔性味〕甘微寒。〔主治〕心腹胸膈熱。小兒泄痢。〔禁忌〕多食發冷氣。令人氣短背悶。
【鴨肫皮】〔主治〕諸骨哽。
【鴨青】即野靛青。
【鴨屎草】常山之別名。
【鴨屎礬】礬石之有雜色如鴨屎者。
【鴨涎】〔主治〕小兒痓風角弓反張。蚯蚓吹陰腫。

【鴨脂】〔性味〕甘大寒。〔功用〕益氣。〔主治〕寒熱。水腫瘰癧出水。

【鴨跖草】隰草種。〔別名〕耆雞舌草。竹雞草。淡竹葉耳環草〔入藥部分〕莖。〔性味〕苦大寒。〔功用〕解熱毒消喉痺下水氣通小便〔主治〕熱痢。腫毒。痢疾。

【鴨腦】〔主治〕凍瘡。

【鴨脚子】銀杏之別名。

【鴨脚金星】辟瘟草之別名。

【鴨脚青】雜草類。〔主治〕疔瘡。

【鴨脚葵】葵之最小者。功用詳葵條。

【鴨頭】〔功用〕消水腫利小便。

【鴨糞】〔別名〕白鴨通〔性味〕冷〔功用〕解結散熱。解石藥金銀銅鐵毒〔主治〕熱毒。毒痢。服藥過劑昏迷眩暈熱瘡腫痛蚯蚓傷。

【鴨膽汁】〔性味〕苦辛寒。〔主治〕赤目初起。痔核。

【麞】鹿屬〔產地〕寧古塔及烏蘇里江域。〔入藥部分〕茸。〔功用〕同鹿茸。

【龍子皮】蛇蛻之別名。

【龍子衣】即龍子皮。

【龍井茶】雨前茶之產於浙江龍井者。

【龍公竹】竹之葉若芭蕉者。

【龍手藤】〔性味〕甘溫。〔功用〕補虛益陽。〔主治〕冷氣風痺偏風口喎手足癱緩。

【龍牙】即天生牙。

【龍牙草】馬鞭草之別名。

【龍牙齒】即龍牙草。

【龍仙石】即龍涎石。

【龍仙草】雷公藤之別名。

【龍爪粟】穇子之別名。

【龍白泉粉】磨刀垽之別名。

【龍目】即龍眼。

【龍石膏】石類。〔主治〕消渴。

【龍羊草】麗春草之別名。

【龍舌草】水草類。〔性味〕甘鹹寒。〔主治〕癰疽。湯火灼傷。

【龍沙】麻黄之別名。

【龍角】。〔性味〕甘平。〔主治〕驚癇。瘈瘲。心熱。腹堅。風癇身熱如火。熱泄。小兒大熱。

【龍豆】續斷之別名。

【龍泄】〔主治〕下元虛冷。煖婦人子宮。

【龍芝】卽青芝。

【龍花】那耆悉之別名。

【龍芽草】石打穿之一種。

【龍胎】〔產地〕蜀中山澗。大類乾魚鱗。〔主治〕婦女經閉。產後餘疾。

【龍胞】卽龍胎。

【龍涎】〔性味〕微酸鹹。〔功用〕活血。利水。助陽道。益精髓。通利血脈。〔主治〕氣結。癥結。心痛。諸淋。

【龍涎石】〔主治〕大風癘瘡。

【龍珠】(1)龍葵之結子色赤者。(2)石龍芻之別名。

【龍珠子】〔主治〕疔腫。

【龍珠根莖】〔性味〕苦寒。〔功用〕調中。解煩。令人少睡。〔主治〕熱毒。

【龍荔】果類。〔產地〕嶺南。〔性味〕熱有毒。〔功用〕生食令人發癇。

【龍蚝】斑蝥之別名。

【龍退】蛇蛻之別名。

【龍骨】鱗部龍類。〔別名〕陸虎遺生。〔產地〕四川。山東山西。〔性味〕甘濇平。〔功用〕固精止汗定喘。斂瘡。收斂浮氣。濇腸益腎。安魂鎮驚。〔主治〕多夢驚癇。瘧痢。吐衄崩帶。滑精脫肛。

【龍常草】隰草類。〔入藥部分〕莖。〔性味〕鹹苦溫。〔主治〕寒濕痺。

【龍眼】果類。〔別名〕龍目。圓眼。益智。亞荔枝。荔枝奴。桂圓。〔產地〕閩廣川中。〔性味〕甘平。〔功用〕補心長智。開胃益脾。安神熟寐。〔主治〕健忘怔仲一切思慮過度勞傷心脾血不歸脾諸證。

【龍眼核】（功用）止金瘡出血（主治）腦漏氣疝。瘰癧。

【龍眼殼】（主治）燒灰治湯泡傷。

【龍眼錦】龍眼肉之曬乾者功用較新鮮者良。

【龍移草】水英之別名。

【龍脩】石龍芻之別名。

【龍棗】澤蘭之別名。

【龍絲竹】竹之產於湖南寶慶州府境者。

【龍華】石龍芻之別名。

【龍腦子】（性味）與龍腦香同。（功用）消食除脹。下惡氣。

【龍腦香】（別名）梅片。（性味）辛苦微寒。（功用）通竅散火。聰耳明目。殺蟲。（主治）風溼驚癇痰迷。骨痛。腦痛。耳聾。目赤。齒痛。喉痺。心盛有熱。大腸脫出。五痔。小兒痘陷。鼻瘜肉。

【龍腦漿】（功用）大補元氣。

【龍腦薄荷】水蘇之別名。

【龍葵子】（功用）明目益元氣。（主治）風疾。婦女敗血疔腫。

【龍葵根】（功用）通利小便。

【龍葵莖】（性味）苦微甘滑寒。（功用）消熱散血。補元氣。（主治）風疾。虛熱腫。丹石毒。婦女敗血。產後腸出。諸瘡惡腫。天泡溼瘡。癰腫。諸毒。頑癬。跌傷。

【龍葵葉】（功用）消腫散血。（主治）產婦腸出。火丹瘡。疔腫。癰疽腫毒。諸瘡惡腫。天泡溼瘡。多年惡瘡。跌撲傷損。

【龍窩石】（性味）大寒。（功用）解熱。滅瘢痕。（主治）瘡毒暑痱。

【龍衙】（1）黃精之別名。（2）女青之別名。

【龍鳳團】茶之產於福建舊建寧府境者。

【龍漦】卽龍涎。

【龍蝨】卵生蟲類。（功用）活血。（主治）面上黝䵟赤氣。

【龍齒】〔性味〕澀涼〔功用〕鎮心神安魂魄〔主治〕心下結氣不得喘息骨間寒熱煩悶熱狂熱癇諸痙。

【龍孏孏】即香牙蕉之汁。

【龍膽草】山草類〔別名〕陵游〔入藥部分〕根莖。〔性味〕苦濇大寒〔功用〕瀉諸火除下焦濕熱〔主治〕骨間寒熱驚癇時氣溫熱熱痢疸黃寒濕脚氣咽喉風熱赤睛胬肉癰疽瘡疥〔禁忌〕過服損胃無實火者禁用。

【龍鮭】即鯪鮭。

【龍鬚】天生牙之別名。

【龍鬚草】隰草類〔性味〕温〔功用〕散風火理溼熱〔主治〕火證牙痛口咽諸毒一切瘡疥跌打。

【龍鬚敗席】〔主治〕淋疾小便卒不通。

【龍鬚菜】蔬菜類〔產地〕海邊石上〔性味〕甘寒。〔功用〕清熱消毒利小便。

【龍鬚藤】蔓草類〔產地〕廣東東莞縣境〔入藥部分〕子花〔功用〕補筋骨祛風解毒。

【龍鱗香】沉香之埋土中日久不待削而成薄片者。

【龍鱗薜荔】常春藤之別名。

【龜甲】水龜甲之簡稱。

【龜血】〔性味〕鹹寒〔主治〕打撲損傷脫肛。

【龜肉】〔性味〕甘酸溫〔主治〕濕痺身腫筋骨疼痛瀉血血痢。

【龜兒草】天毬草之別名。

【龜板】即龜版。

【龜版】即水龜甲。

【龜版膠】即水龜甲所熬成之膠。

【龜脚】龜脚蛭之簡稱。

【龜脚蛭】石蜐之別名。

【龜癆】癖之別名。

【龜蓴】即瑰蓴。

十七畫

【嬭】即乳。

【嬭汁】即乳汁。

【嬭汁草】蒲公英之別名。

【嬭孩兒】澤蘭之別名。

【嬭孩兒草】嬭酣草之別名。

【嬭酣草】芳草類〔性味〕辛溫。〔功用〕和中行氣。活血辟惡去臭氣除膩脯〔主治〕瘧疾霍亂吐瀉。

【應條】鱭鰽之別名。

【擊正】鴟之別名。

【擘李】李實之熟則自裂者。

【檀】喬木類〔入藥部分〕皮〔性味〕辛香溫小毒。〔功用〕辟穢。

【檀香百合】山百合之一種。

【檀香油】即檀香榨取之油。〔產地〕滇粵。〔性味〕苦溫〔功用〕開胃除惡氣止吐逆消熱腫〔主治〕心腹疼。腰腎痛。

【檀香泥】檀香木中所含之脂垢。〔主治〕胃氣滯痛肝鬱不舒。

【檀香梅】蠟梅之花密香濃色深黃者。

【檀根皮】〔功用〕殺蟲〔主治〕瘡疥。

【檀桓】黃蘗根之別名。

【橪刺】棗實之別名。

【檉乳】即檉柳脂。

【檉柳】喬木類柳之一種。〔別名〕赤檉柳。西河柳。人柳。觀音柳。三春柳。〔產地〕江以南所在皆有。〔形態〕落葉亞喬木。皮赤色。枝略長。葉密生。甚細。作小鱗片形。似桐而香。夏秋開紅色小花。二耶。穗長三四寸許〔入藥部分〕木。其枝。脂。葉。另有功用。各詳本條。〔性味〕甘鹹溫〔功用〕消痞。利便。解表。去風。發痲疹。〔主治〕風〔用量〕三四錢。〔處方〕配葛根•牛蒡•荊芥•薄荷•前胡•透發風痧斑疹。配連翹•丹皮•赤芍•紫草治痧疹布而不透。【著名方劑】竹葉柳蒡湯葛根知母蟬衣荊芥薄荷石膏粳米元參甘草麥冬治津液虧損斑疹不透之症【禁忌】痧疹在將發未發時宜複用於辛涼劑中如和連翹銀花桑葉菊花等合用若痧發未透則宜伍辛寒劑中如竹葉石膏合用無助熱之弊苟其單用每有鼻衄音啞之虞。

【檉柳枝】【性味】與木同【功用】解毒消痞除風利小便【主治】酒毒痧疹熱毒不發

【檉柳脂】【功用】療金瘡。

【檉柳葉】【性味】與木同【主治】疹後痢疾。

【檗迷】即莢蒾。

【檗梅】山楂之別名。

【氈】【主治】婦人赤白崩漏。

【鬱實】薔薇子之別名。

【燭燼】【主治】疔腫。

【牆上沓獸腐骨】【主治】打撲青腫。

【牆蘼】蛇牀之別名。

【環腸草】羅草類【主治】蠱脹。

【甑垢】甑上之黏膩【主治】口舌生瘡。

【甑氣水】即蒸汽水。

【甑帶】甑上襯墊之物以蒲草爲之者【性味】辛溫【主治】瘧疾中惡尸疰反胃腹脹痛二便不通淋疾脫肛帶下小兒夜啼重舌鵝口臍瘡下血白駁癜風五色丹毒沙芒眯目草石哽咽金瘡。

【甑蔽】即甑上蓋【主治】盜汗喉閉咽痛食復石淋婦人胎死腹中胞衣不下。

【癟卵石】瘤中所生之石【主治】瘰癧。

【儲蒿】即白蒿。

【礞石】雲母之皎然純白而明澈四時可服者。

【禪友】梔花之別名。

【籃竹根】【功用】療虛煩氣止渴下氣消毒。

【籃竹茹】【主治】勞熱傷寒勞復齒血不止婦女

月水不斷。小兒熱痛。

【簞竹筍】〔功用〕止渴。益氣力。消腹脹。理風熱。

【簞竹葉】〔性味〕苦平〔主治〕煩熱。風痙。喉痹。嘔吐。欬逆上氣。霍亂轉筋。筋急。惡瘍。

【簞竹瀝】〔主治〕喉風。風痙。

【簞竹】即百葉竹之柔韌可爲繩索者。

【糞朮】種白朮之類。糞力澆灌而生者。其力比種朮尤遜。

【糞灰】乾糞煆成之灰。〔性味〕鹹平〔主治〕時行大熱。狂走。小兒痘瘡黑陷。疔腫。

【糞坑底泥】〔功用〕清熱。解毒。〔主治〕發背諸惡毒瘡疼痛。

【糞金子】即蕓薹中心老根內之子。〔主治〕血證。小兒慢驚。

【糞清】即糞中清汁。〔性味〕苦寒〔功用〕清痰火。消食積。解熱毒。譬毒〔主治〕天行熱疾。五臟實熱。陽毒熱狂。中惡。瘟病垂死。小兒初生內毒不散。痘瘡血熱黑陷不起。惡瘡。

【糞蛆】〔性味〕寒〔主治〕熱病譫妄。毒痢。吐食。疳積。疳瘡。

【糞蛆窠】〔主治〕臁瘡。疳蛀。

【糞蛆鑽泥】〔主治〕痔漏成管。

【糞霜】〔主治〕跌撲損傷。閃挫骨傷極重者。

【糞藍】雜草類。〔性味〕苦〔主治〕白禿。漆瘡。癢瘡。

【糟底酒】〔功用〕開胃下食。暖水臟。溫腸胃。消宿食。禦風寒。殺一切蔬菜毒。〔主治〕嘔噦。風癱。腰膝疼痛。

【糟油】〔功用〕開胃。煖臟。〔主治〕嘔噦。風癱。腰膝痛。蔬菜毒。

【糟茄】茄實以糟糟過者。〔主治〕鵝口瘡。

【糟筍節中酒】〔性味〕鹹平〔主治〕噦氣。嘔逆。吐食。癧瘍風。

【糠莧】即野莧。

【縮砂仁】縮砂蔤仁之簡稱。

【縮砂酒】縮砂仁所浸之酒。〔功用〕和中下氣消食。〔主治〕心腹痛。

【縮砂蔤仁】芳草類〔產地〕嶺南。〔別名〕砂仁。賽桂香。風味團頭。〔性味〕辛溫濇。〔功用〕行氣和中祛痰逐冷消食醒酒醒脾養胃止痛安胎氣。〔主治〕虛勞上氣咽喉口齒浮熱霍亂轉筋冷痛寒飲脹痞噎膈嘔吐驚癇鬼疰奔豚脾胃結氣腹中虛痛冷瀉休息痢赤白痢大便血。〔有效成分〕揮發油等。

【縮砂蔤仁殼】功用同仁較平和。

【縮砂蔤花】〔性味〕辛平〔功用〕利肺快膈調中和胃。

【纅絲湯】纅繭之湯。〔主治〕消渴皮膚癢。

【聯步】續隨之別名。

【聯貼】豬脾之別名。

【膽八】香木類〔產地〕安南等處。〔功用〕辟惡氣。

【膽星】天南星之經牛膽汁製者。

【膽礬】鹵石類〔別名〕石膽。〔性味〕酸辛濇寒。〔功用〕殺蟲涌吐風熱痰涎散相火。〔主治〕喉痺欬逆痙癇崩淋牙蟲瘡毒陰蝕風眼爛赤崩帶走馬牙疳。

【舉岩茶】茶之產於浙江舊金華府境者。

【蘿菜】蔬菜類〔性味〕甘辛平。〔功用〕解野葛毒。〔主治〕產難。

【蕺菜】蔬菜類〔別名〕菹菜。魚腥草。〔入藥部分〕葉〔性味〕辛微寒有小毒〔功用〕散熱毒癰腫瘡痔脫肛斷痁疾解硇毒〔主治〕惡瘡白禿

【薁李】即郁李。

【薄桂】即簡桂。

【薄荷】芳草類。〔別名〕英生。菝葀。菝蔄。冰喉尉。菝蔄。蕃荷菜。〔產地〕江蘇。〔性味〕辛涼。〔功用〕消散風熱清利頭目鎮痙破血止痢。〔主治〕頭痛頭風中風失音痰嗽口氣語濇舌苦眼耳咽喉口齒諸病皮膚癮疹瘰癧瘡疥驚熱骨蒸〔有

效成分〕揮發油。單甯少許。〔禁忌〕性能發汗疏表。虛人不宜多服。

【薄荷油】即以薄荷製成之油。〔功用〕散風清熱。〔主治〕頭風。目赤。咽痛。牙疼。皮膚風熱。

【薄荷葉露】即鮮薄荷葉蒸取之露。〔功用〕和中。疏逆。發汗解熱。宣滯涼膈。清頭目。散風寒。〔主治〕頭痛。熱嗽。皮膚痧疹。耳目咽喉口齒諸病。

【薇】蔬菜類〔別名〕垂水。野頭豆。大巢菜。〔性味〕甘寒。〔功用〕利水道。下浮腫。潤大腸。

【薇草】即白薇。

【薇銜】隰草類〔別名〕麋銜。鹿銜。吳風草。〔入藥部分〕莖葉。其子亦有功用另詳本條。〔性味〕苦平。〔主治〕風濕痺痛。瘭疽。甲疽。惡瘡。

【薇銜子】〔性味〕甘微濇溫。〔功用〕理血去溼。溫補下元。〔主治〕風痺。歷節痛。小兒先天不足。驚悸。

【薇蕪】即蘼蕪。

【薍】（1）蘆之短小中空皮厚色青者。（2）小蒜之別名。

【薏苡仁】穀類。〔別名〕苡仁。芑實。起目。玉珠草。魚目。回回米。解蠡。薏珠子。贛米。〔性味〕甘淡微寒。〔功用〕健脾利濕。補肺清熱。爲最易消化最富滋養之食品。〔主治〕水腫。溼痺。腳氣。疝氣。肺痿。肺癰。泄痢。熱淋。風熱拘攣。小便不利。〔用量〕三錢至一兩。〔有效成分〕含有多量蛋白質。〔處方〕同五加皮。牛膝。石斛。生地黃。甘草。治筋脈拘攣。同蘆根。桔梗。防己。桃仁。貝母。栝蔞。杏仁。甘草。治肺癰。〔泡製〕同糯米炒熟。去糯米用。或生用亦可。〔禁忌〕津枯便祕者勿用。

【薏苡仁粥】〔功用〕利腸胃。除溼熱。

【薏苡根】〔性味〕甘微寒。〔主治〕風牙痛。心腹卒煩滿。胸脅作痛。黃疸。婦女經閉。蛔蟲。

【薏苡葉】〔功用〕益中暖胃。補氣血。卻小兒百病。

【薑半夏】即以薑汁所製之半夏。

【薑汁】生薑汁之簡稱。

【薑皮】生薑皮之簡稱。

【薑石】石類。〔別名〕礓礫石。〔性味〕鹹寒。〔主治〕熱豌豆瘡疔毒等腫。

【薑芥】即荊芥。

【薑黃】芳草類。〔別名〕蒁。寶鼎香。〔入藥部分〕根。〔性味〕苦辛熱。〔功用〕理血中之氣下氣破血除風消腫。〔主治〕氣脹血積產後敗血攻心經閉撲損片子者能入手臂治風寒濕痺。〔禁忌〕血虛臂痛者勿用。

【薑彙】廉薑之別名。

【薑葉】〔性味〕辛溫。〔主治〕食鱠成癥。

【薑露】以薑根蒸取之露。〔功用〕辟寒驅癘。消食化痰。解中霜霧毒。

【薔薇子】〔性味〕酸溫。〔功用〕利關節。〔主治〕上焦熱。好眠。敗瘡熱氣。癰疽惡瘡。陰蝕。結肉。跌筋。

【薔薇花露】薔薇花蒸取之露。〔功用〕溫中達表。澤肌潤體。散風邪。〔主治〕胸膈鬱氣。心脘間疾。

【薔薇根】蔓草類。〔別名〕山棘。牛棘。牛勒。刺花。或作牆蘼。〔性味〕苦濇冷。〔功用〕除風熱濕熱。生肌殺蟲。〔主治〕泄痢消渴。牙痛。口糜。遺尿。好眠。癰疽瘡癬。

【薔薇葉】〔主治〕下疳瘡。

【蔱蘼】蔱蘠之別名。

【薜荔】木蓮之別名。

【薝蔔】梔花之別名。

【薞蕪】酸模之別名。

【薤白】菜類。〔別名〕藠子。火葱。〔性味〕辛苦溫滑。〔功用〕下氣調中。散血生肌。泄下焦大腸氣滯。安胎和產。〔主治〕泄痢下重。胸痹刺痛。肺氣喘急。湯火傷。〔禁忌〕無滯勿用。

【薤葉】〔主治〕肺氣喘急。

【薦蝨】壁蝨之別名。

【螫休】即蚤休。

【螯烈】石芸之別名。

【螳螗】濕蟲類〔別名〕土蜘蛛。蚨蜴。蚨母。顛當蟲。〔性味〕有毒〔主治〕一切疔腫。附骨疽蝕等瘡。宿肉贅瘤。

【螳螂】蟲類〔別名〕蟷蜋。刀蜋。拒斧〔主治〕小兒急驚風搐搦。

【螳蜋子】即桑螵蛸。

【螵蛸】螳蜋之子〔主治〕小兒夜尿。

【螺甲】甲香之別名。

【螺螄肉】介類〔別名〕蝸蠃〔性味〕甘寒。〔功用〕明目下水。止渴醒酒。解熱利大小便。消黃疸水腫〔主治〕反胃痢疾。脫肛痔瀉。

【螺螄泥】土類〔性味〕涼〔主治〕反胃。

【螺螄殼】〔性味〕鹹〔主治〕反胃脘痛。膈氣痰嗽。鼻淵脫肛痔疾。瘡癬下疳。湯火傷。

【螺靨草】石草類〔別名〕鏡面草〔性味〕辛鹹涼。〔主治〕小便出血。吐血。衄血。齲齒痛。癰腫。風疹。脚氣腫。

【螻蛄】蟲類〔別名〕蟪蛄。天螻。螻蟈。土狗〔性味〕鹹寒〔功用〕利大小便。通石淋〔主治〕瘰癧。疽骨哽。難產。胞衣不下〔禁忌〕虛人禁用。

【螻】即螻蛄。

【螽斯】性味功用。同蟲螽條。

【蠊蛜】胡梨之別名。

【蟁母鳥】即蚊母鳥。

【蟅】蟅蟲之簡稱。

【蟅蟲】蟲類〔別名〕地鱉蟲。土鱉。簸箕蟲〔性味〕鹹寒有毒〔功用〕行產後血積。折傷瘀血〔主治〕重舌木舌。口瘡。小兒腹痛夜啼〔禁忌〕虛人有瘀亦宜酌用。

【蟋蟀】蟲類〔別名〕促織〔性味〕辛鹹溫〔功用〕通小便。發痘催生〔主治〕水蠱。跌撲傷遺尿。

【蟒蛄】海月之別名。

【蟑螂】蜚蠊之別名。

【謝婆菜】水苦蕒之別名。

【谿鵡】鸂鶒之別名。

【谿雞】雞之一種。〔產地〕粵中。〔主治〕骨節折傷。

【豐豆】（1）穭豆之別名（2）鹿藿之別名。

【豐菽】豐豆之一種。

【貔貍】鼲鼠之別名。

【賽牡丹】罌粟花之別名。

【轂轆鷹】鵰鴞之別名。

【轄脂】即車脂。

【避驚風石】辟驚石之別名。

【還元水】糞清之別名。

【還元湯】即人尿。

【還筒子】赤箭實之別名。

【還精草】望江青之別名。

【醜草】即酸草。

【鍋底墨】釜臍墨之別名。

【鍋炙】豆腐鍋巴之別名。

【鍋焦】飯鍋焦之別名。

【鍋蓋】〔主治〕牙疳。陰疳。

【鍛石】石灰之別名。

【鍛樹皮】喬木類。〔產地〕吉林等處。〔主治〕小兒胎疝。折傷肉破骨斷。

【鍛樹葉】〔主治〕小兒胎疝。皮膜開裂。腸入腎囊。疼痛難忍者。

【鍛竈灰】鍛鐵爐中之灰。〔功用〕去邪惡氣。〔主治〕癥瘕。暴癥堅積。

【鍼金蟲】叩頭蟲之幼者。

【鍼砂】鐵鍼砂之簡稱。

【鍼魚】即鱵魚。

【鍾乳石】即石鍾乳。

【隱忍葉】蒴藋莖之別名。

【隱展】阿魏根之別名。

【隱鼠脂】〔主治〕痔瘻惡瘡。

【霜】冰類。功用同冬霜。

【霜桃】即冬桃。

【霜桑葉】桑葉之經霜者。

【霜桑葉露】〔性味〕清涼甘苦。〔功用〕去風明目。清熱潤燥。〔主治〕頭痛欬嗽。消渴盜汗。

【霜梅】即白梅。

【霞天麴】半夏麴之一種。〔功用〕消痰飲。健脾胃。

【霞貝】貝子之黃黑文相間者。〔功用〕殺蟲。

【霞雀花】即金雀花。

【顆凍】款冬之別名。

【顆鹽】即苦鹽。

【餛飩青】蕿之產於浙江嘉興縣者。〔性味〕甘寒。〔功用〕補中益氣。和胃健脾。解酒生津。壓丹石毒。〔主治〕積暑煩熱。

【餛飩蕿】即餛飩青。

【鮠魚】係無鱗魚類。〔別名〕鮰魚。鱯魚。鰈魚。鮰魚。〔性味〕甘平。〔功用〕開胃下膀胱水。

【鰲魚】即鱭魚。

【鮦魚】即鱧魚。

【鮧魚】係鱗部無鱗魚類。〔別名〕鯷魚。鱯魚。鮎魚。〔性味〕甘溫。〔功用〕利小便。〔主治〕五痔下血。肛痛。口眼喎斜。水腫。

【鮧魚目】〔主治〕刺傷中水作痛。

【鮧魚肝】〔主治〕骨哽。

【鮧魚涎】〔主治〕三消渴疾。

【鮹魚】即鱘魚。

【鮫涙】龍眼之別名。

【鮫魚】即沙魚。

【鮮支】梔子之別名。

【鮮生地】地黃根之鮮者。〔性味〕甘大寒。〔主治〕熱喝昏沈。口燥煩渴。舌胎光絳。肺胃實熱。大便乾結。

【鮮生地露】〔性味〕甘寒。〔功用〕補腎陰。瀉心火。清燥金。平血逆。清熱毒。〔主治〕瘟疫痘毒。吐血。衄血。痢疾。諸實大證。婦女崩中。

【鮮石斛】石斛莖之鮮者。〔主治〕胃中大熱津竭。

【鮮草果】〔產地〕粵中。〔入藥部分〕根葉。〔性味〕辛溫。〔功用〕除瘴氣。益精明目。

【鴻】水禽類雁之大者。功用同雁。

【鴻頭】芡實之別名。

【鴻薈】薤之別名。

【鴻藏】胡麻之別名。

【鴻藹】葒草之別名。

【鴾母】鴽之別名。

【鴿】原禽類鴿之一種。性味功用詳白鴿條。

【鴿血】〔功用〕解諸藥百蠱毒。

【鴿卵】〔功用〕解瘡毒痘毒。

【鴿糞】〔別名〕左盤龍。〔性味〕辛溫微毒。〔功用〕消腹中痞塊瘰癧諸瘡。消腫殺蟲。〔主治〕破傷風。陰毒垂死。人馬疥瘡。

【鵁鶄】鳥類。〔別名〕交矑。茭雞。〔性味〕甘鹹。〔功用〕解衆魚蝦毒。

【鵂鶹】功用同鴟鵂。

【麋】獸類鹿屬。〔性味〕甘鹹溫。〔功用〕益氣補中。〔主治〕腰腳痿軟。

【麋皮】〔主治〕腳氣。

【麋角】〔功用〕滋陰養血。

【麋角膠】性味功用同鹿角膠。補陰血之功則過之。

【麋角霜】功用同鹿角霜。

【麋脂】〔性味〕辛溫。〔功用〕通腠理。柔皮膚。〔主治〕寒熱風寒溼痹。四肢拘攣。癰腫死肌。惡瘡。面生瘡皰。

【麋茸】〔性味〕甘溫。〔功用〕滋陰益腎。〔主治〕陰虛勞損。一切血病。筋骨腰膝酸痛。

【麋骨】〔功用〕補虛勞。令人肥白。美顏色。

【麋骨酒】麋骨煮汁和麴米釀成之酒。〔主治〕陰虛腎弱。

【麋銜】即薇銜。

【黏子】倒黏子之簡稱。
【黏糊菜】豨薟之別名。
【點椒】即蜀椒。
【點蒼石】即理石。
【鼃】屬介類〔性味〕甘平微毒。〔功用〕解諸蟲毒。〔主治〕溼氣。
【鼃甲】〔性味〕甘平。〔功用〕逐風。殺蟲。續筋骨。解百藥毒。〔主治〕痔瘻。婦女血熱瘰癧惡瘡疥瘙
【鼃脂】〔主治〕風疾。惡瘡。
【鼃腸】〔性味〕苦寒有毒〔主治〕喉痺。
【鼢鼠】即鼴鼠。

八畫

【叢蘭艾】麗春草之別名。
【戴文玉】雜草類。〔主治〕血疾。
【戴椹】(1)黃蓍之別名。(2)旋覆之別名。
【戴糝】黃蓍之別名。
【斷草烏】烏蛇之一種。〔產地〕粵中。〔主治〕大麻風。
【斷腸花】秋海棠之別名。
【斷腸草】(1)秋海棠之別名。(2)鉤吻之別名。
【斷鑵草】雜草類〔主治〕疔瘡。
【櫚】杜仲之別名。
【櫚芽】杜仲之嫩葉。
【檳榔】喬木類。〔別名〕賓門。仁頻。橄欖子。〔產地〕熱帶。〔入藥部分〕子。〔性味〕辛苦溫濇〔功用〕破滯。散邪。攻堅。去脹。消食。行痰。下水。除風。殺蟲。醒酒。〔主治〕痰癖。癥結。癰癘瘧痢。水腫。腳氣。大小便氣秘。裏急後重。〔禁忌〕過服則損眞氣。氣虛者勿用。
【檾麻】即苘麻。
【歸尾】當歸尾之簡稱。
【歸梢】當歸梢之簡稱。
【歸澤麻】五母麻之別名。
【歸鬚】當歸鬚之簡稱。

【爵耳】即蒼耳。
【爵李】即郁李。
【爵牀】芳草類〔入藥部分〕莖葉。〔性味〕鹹苦寒。〔功用〕下氣除熱。〔主治〕血脹腰脊痛不得著牀俛仰艱難杖瘡。
【爵梅】(1)即雀梅。(2)即爵李。
【爵犀】鬼臼之別名。
【爵麻】即爵牀。
【爵離方】防葵之別名。
【璧玉】玉之平圓形而有孔者。〔性味〕甘平。〔功用〕明目益氣。
【癖石】〔功用〕消堅癖。〔主治〕噎病。
【瞿陵】紫葳之別名。
【瞿麥】隰草類〔別名〕蘧麥。南天竺草。〔入藥部分〕尋常稱瞿麥者係指穗而言其葉另有功用詳葉條。〔性味〕苦寒。〔功用〕降心火。利小腸。逐膀胱濕熱。破血利竅。決癰消腫。明目去翳。通經墮胎。〔主治〕淋濁。霍亂。目赤。疔毒。〔禁忌〕小腸虛者忌服。孕婦亦忌。
【瞿麥葉】〔主治〕痔瘻瀉血。瘡腫。
【礞砂】即硇砂。
【礓礫】薑石之別名。
【禮鼠】即鼬鼠。
【簟】〔別名〕筍席。籧篨。符篨。〔主治〕蜘蛛尿瘡。蠼螋尿瘡。
【簩竹】竹之產於雲南傍永昌府境者。
【糧罌中水】〔性味〕辛平有小毒。〔主治〕鬼氣中惡疰忤心腹痛惡夢鬼神蠱蟲。
【織女菀】即女菀。
【織布娘】草螽之別名。
【織機上草緋】〔主治〕紅白蛇纏瘡。
【繡蓮花】荷花之開時如錦繡者。
【羳羊】即黃羊。
【翹車】即翹搖。

【翹搖】菜類。〔別名〕巢菜。搖車。野蠶豆。〔性味〕辛平。〔功用〕止瘧活血平胃。

【翻山虎】羊躑躅根之別名。

【翻白草】蔬菜類〔別名〕雞腿根。天藕。〔入藥部分〕根。〔性味〕甘微苦平。〔主治〕吐血下血崩中。瘧疾。癰瘡疔腫。

【翻翅雞】即反毛雞。

【舊坑砂】丹砂之色紫而不染紙者。

【舊麻布】〔功用〕固牙烏鬚。

【薯莨】蔓草類〔產地〕閩廣諸山中。〔功用〕活血。

【薯蕷】即山藥〔入藥部分〕根其子另有功用詳本條。〔性味〕甘溫平。〔功用〕強陰。補脾肺。鎮心神。安魂魄。固腸胃。益腎氣。濇精氣。壯筋骨。潤皮毛。長肌肉。〔主治〕勞傷。虛勞羸瘦。頭風目眩。煩熱。痰涎。健忘。腰痛。遺精。泄利。頭面遊風。癰瘡。諸腫硬毒。

【薯蕷子】〔性味〕甘溫。〔功用〕益腎。補虛損。強腰脚。〔主治〕小便頻數。

【薰金紙】即烏金紙。

【薰桑】蘿藦之別名。

【薰草】佩蘭之別名。

【薰陸香】即乳香。

【薰渠】阿魏之別名。

【薰蹄】火腿之一種。產於浙江東陽縣。

【薹芥】蕓薹之別名。

【薹菜】即蕓芥。

【薺苨】山草類〔別名〕杏參。杏葉沙參。菧苨。白麪根。甜桔梗。〔入藥部分〕根。其莖另有功用。詳莖條。〔性味〕甘寒。〔功用〕利肺解毒。和中止咳嗽。〔主治〕消渴。強中。癰腫疔毒。

【薺苨莖】〔性味〕甘苦寒。〔功用〕解蠱毒。〔主治〕欬嗽上氣。面目青黃。腹臟風壅。腹痛。

【薺菜】蔬菜類〔別名〕護生草。〔性味〕甘溫。〔功用〕益肝和中。明目。〔主治〕赤白痢。

【蕪菁子】〔別名〕蔓菁子〔性味〕甘平〔功用〕明目解熱毒〔主治〕目痛。

【蕪菁花】〔主治〕久痢。

【蕪菁根】〔功用〕益胃明目〔主治〕目痛白赤痢。

【薺薴】芳草類〔別名〕臭蘇青白蘇〔入藥部分〕莖葉〔性味〕辛溫〔主治〕冷氣洩痢蟻瘻。

【藁本】芳草類〔別名〕藁茇〔入藥部分〕根其子另有功用詳子條〔性味〕辛溫〔功用〕通血排膿水去風寒溼〔主治〕惡風鬼疰癲疾頭風頭痛巔頂痛腦連齒頰痛胃風脊強腰痛腹中急痛泄瀉皮膚風溼疵皯粉刺酒齇面上䵟皰婦人疝瘕陰寒腫痛小兒疥癬癰疽金瘡諸惡瘡。〔禁忌〕頭痛挾內熱者禁用。

【藁本子】〔主治〕四肢風邪。

【藁茇】即藁本。

【藉姑】即慈姑。

【藊豆】豆之一類有白藊豆黑藊豆之別。

【藍子】隰草類〔性味〕苦寒〔功用〕塡骨髓明耳目通關節益心力解諸毒〔主治〕熱狂陽毒發斑咽痛溫疫煩悶時氣頭痛黃疸口渴喉痺經脈中結氣蠱魅鬼疰小兒熱疾風疹口瘡毒腫螫毒。

【藍布裙】雜草類〔產地〕四川〔功用〕壯筋強骨〔主治〕脚氣。

【藍姑草】鴨跖草之別名。

【藍蛇】蛇之一種〔產地〕廣西舊梧州府境〔入藥部分〕尾〔功用〕解藍蛇頭毒。

【藍棉沙】〔功用〕清小兒內熱解諸毒。

【藍菜】即甘藍。

【藍葉】〔性味〕苦甘寒〔功用〕解百藥射罔斑蝥芫青樗雞朱砂砒石猳毒諸毒〔主治〕煩悶蠱疰應聲蟲病小兒中蠱赤痢白禿頭瘡天泡熱瘡齒䘌腫痛唇邊生瘡毒蜂螫傷卒中水毒。

【藍澱】藍與石灰製成者〔性味〕辛苦寒〔功用〕

【醬】〔性味〕鹹冷利。〔主治〕煩滿。手指掣痛。大便不通。一切魚肉菜蔬蕈毒。浸淫瘡。瘑。猘犬咬傷。湯火灼傷。

【醬板豆草】馬牙半支之別名。

【醬茄】茄實之以醬製成者。〔主治〕耳聾出膿。咽喉腫痛。牙疼。腹內癥瘕。

【醬斑瑪瑙】瑪瑙之中有紫紅花者。

【醬瓣半支】卽馬牙半支。

【醬瓣草】（1）醬瓣半支之別名。（2）地錦之別名。

【鎖陽】山草類。〔產地〕甘肅酒泉縣。〔性味〕甘溫。〔功用〕補陰益精。潤燥養筋。〔主治〕痿弱。便閉。

【鎭頭迦】柹之別名。

【雙松子風】松子風之兩邊並生者。

【雙珠草】狗卵草之別名。

【雙頭鹿蠶】鹿之前後兩頭者。〔主治〕惡瘡。蛇虺毒。

【雙頭蓮】雜草類。〔主治〕牙疳。肚腹腫脹。小便不通。婦人難產。

【雙髻沙】沙魚之頭有橫骨作丁字形者。

【藋】（1）蘿藦之別名。（2）鴟鵂之別名。

【藋菌】菜類。〔性味〕鹹平小毒。〔功用〕溫中。〔主治〕心痛。腹內冷痛。癥瘕。白禿瘑瘡。惡瘡。蛇螫毒。

【藋蘆】卽藋菌。

【雞子】卽雞卵。

【雞子芋】芋之一種。色黃。性味功用同尋常芋。

【雞子清】雞卵白之別名。

【雞子殼】卽雞卵殼。

【雞子黃】卽雞卵黃。

【雞子蛻】雞卵殼之別名。

【雞內金】雞肫皮之別名。

【雞內黃】雞膍胵之別名。

【雞心】〔主治〕五邪。

【雞心檳榔】即大腹子。

【雞毛礬】礬石之有雜色如雞毛者。功用同尋常礬石。

【雞爪三稜】三稜根端鉤曲如雞爪者。

【雞爪子】枳椇之別名。

【雞爪花】雞脚草之別名。

【雞矢白】即雞糞白。

【雞肉】原禽類〔性味〕甘溫。〔功用〕補中。養血。益氣。

【雞肋骨】〔主治〕小兒羸瘦。食不生肌。

【雞舌香】即丁香之雌者〔性味〕辛微溫〔主治〕霍亂。心痛。惡熱。風水。毒腫。腦疳。

【雞血】〔性味〕鹹平〔功用〕安神定志。辟邪。解丹毒。蠱毒。拯縊死未絕〔主治〕中惡。白癜風。癧瘍風。痿痹。黃疸。腹痛。踒折。骨痛。陰毒。婦人乳難。小兒驚風。下血。雜物眯目。蚰蜒入耳。驢馬咬傷。

【雞血藤膠】〔功用〕生血。和血。破血。壯筋骨。暖腰膝。通竅宣經絡。興陽道。〔主治〕胃寒痛。筋骨酸痛。風痹。瘀滯。轉筋。虛損。遺精。白濁。大腸下血。老人氣血虛弱。手足麻木。癱瘓。婦女勞傷。氣血乾血勞。子宮虛冷。經水不調。赤白帶下。跌打損傷。

【雞卵】〔別名〕雞子。雞蛋。〔性味〕甘平〔功用〕益氣。補血。安臟。鎮心。暖腎。清咽。開音。除熱。止驚。縮小便〔主治〕傷寒發狂。痢疾。瘧。欬嗽。失聲。哮喘。風痰。耳鳴。耳聾。心氣痛。久痢。陰瘡。血運。

【雞卵白】〔別名〕雞子清。〔性味〕甘微寒。〔功用〕除煩熱。止欬逆。〔主治〕黃疸。丹毒。小兒下泄。婦人產難。

【雞卵殼】即哺雞蛋殼。〔別名〕抱出卵殼。〔功用〕去翳除諸瘡小兒痘毒諸瘡反胃耳疳

【雞卵殼中皮】〔主治〕久欬氣結。咽痛。

【雞卵黃】〔別名〕雞子黃。〔性味〕甘溫。〔功用〕補陰血。解熱毒。〔主治〕嘔逆。下痢。頭瘡。

【雞尾毛】〔主治〕小兒痘瘡後生癰。小便不禁。

【雞肝】〔性味〕甘苦溫。〔主治〕風虛目暗。陰痿不起。女人陰蝕瘡。漏胎下血。

【雞肝草】即兔肝草。

【雞足】山茱萸之別名。

【雞盲草】遍地金之別名。

【雞肪】〔性味〕甘寒。〔主治〕頭禿。髮落。耳聾。

【雞肶皮】〔別名〕膍胵。雞內金。〔性味〕甘平。〔功用〕除熱止煩。去目翳。消水穀。〔主治〕喉閉。乳蛾。反胃。酒積。腹滿。淋瀝。遺溺。泄精。洩痢。尿血。噤口痢。腸風下血。婦人崩中帶下。小兒疣目。食瘧。頭瘡。口瘡。牙疳。諸瘡。鵝口白瘡。發背初起。穀道生瘡。脚脛生瘡。雞骨哽咽。

【雞冠子】隰草類。〔性味〕甘涼。〔主治〕腸風。瀉血。赤白痢。崩帶。

【雞冠血】〔性味〕鹹平。〔主治〕暴赤目。白癜風。中惡卒死。縊死欲絕。小兒卒驚客忤。瘡癬。蜈蚣蜘蛛咬毒。

【雞冠花】〔性味〕甘溫。〔主治〕吐血。下血。赤白痢。痔漏。婦人崩中帶下。經水不止。產後血痛。

【雞冠苗】〔主治〕血痛。瘡痔。

【雞冠莧】青葙之別名。

【雞屎白】即雞糞白。

【雞屎草】常山之別名。

【雞屎礬】礬石之有雜色如雞屎者。

【雞柏】柏之一種。〔入藥部分〕根。〔主治〕目外障。

【雞栖子】皂莢之別名。

【雞格】黃精之別名。

【雞桐】桐之一種。〔產地〕嶺南山中。〔入藥部分〕葉。〔主治〕痺氣。足膝風溼。

【雞桑】桑之花葉俱薄者。

【雞翁藤】蔓草類。〔性味〕辛溫。〔功用〕與崖椶根同。

【雞翅木】相思樹之別名。

【雞骨升麻】升麻之皮細色青綠者。

【雞骨香】（1）沉香之中有朽路如雞蜂中血眼者。（2）降眞香之別名。

【雞肶胵】即雞膍胵。

【雞蛋】即雞卵。

【雞項草】薊之別名。

【雞涅】雞草類〔性味〕甘平。〔功用〕明目補中氣。〔主治〕風寒羸弱水腫洩痢婦女白沃。

【雞翔蔆】蔆實之色碧狀如雞飛者。

【雞腎】〔主治〕齆鼻。

【雞菌】即雞㙡。

【雞距】雄雞足後出如指者。〔主治〕難產骨哽。

【雞距子】枳椇子之別名。

【雞嗉】〔主治〕氣噎食不消小便不禁。

【雞痾黏】天芥菜之別名。

【雞窠草】〔主治〕白禿頭瘡天絲入眼婦人產後遺尿小兒夜啼。

【雞腦】〔主治〕婦人難產小兒驚癇。

【雞腰】即雞腎。

【雞腳草子】雞草類〔別名〕勝光子。〔功用〕明目清肝去星翳。

【雞腳草根】〔功用〕行血去風。〔主治〕大痲風鶴膝風雞爪風。

【雞腳草蒸】〔性味〕苦平。〔主治〕赤白久痢成痔。

【雞腳菜】（1）鹿角菜之別名（2）石花菜之別名。

【雞腳黃連】黃連之形如雞爪者。

【雞腳膠】土類〔產地〕雲南雞足山附近地土中。〔主治〕風疾。

【雞腸】〔主治〕消渴小便數遺溺遺精白濁。

【雞腸草】蔬菜類〔性味〕微辛苦平〔主治〕腫毒。小便頻小兒赤白痢牙痛。

【雞雍】芡實之別名。

【雞㙡】菜類〔性味〕甘平。〔功用〕益胃清神。〔主治〕痔。

【雞精】姑活之別名。
【雞腿兒】吳兒之別名。
【雞腿根】翻白草之別名。
【雞腿蔆】蔆之產於浙江德清縣境者。
【雞腿蘑菰】即雞蘑菰蕈。
【雞膍胵】即雞肫皮。
【雞齊】葛之別名。
【雞腸草】隰草類。〔主治〕風毒流火。
【雞橘子】枳椇子之別名。
【雞翮翎】〔主治〕婦人小便不禁。陰癩。骨哽。蝕䘌疽。小兒夜啼。
【雞蕉子】芭蕉實之小於牛蕉。四季結實者。
【雞頭】〔功用〕殺鬼。辟瘟。禳惡。〔主治〕蠱毒。卒魘昏死。
【雞頭菜】芡莖之別名。
【雞頭實】芡實之別名。
【雞頭鶻】竹雞之別名。
【雞鵙】即鵙。
【雞鴨脚艾】〔主治〕疝氣。脚氣。
【雞糞白】〔性味〕微寒。〔功用〕下氣。消積。利大小便。〔主治〕鼓脹。蜈蚣。蚯蚓咬毒。消渴。霍亂。瘰癧。乳癰。
【雞膽】〔性味〕苦微寒。〔主治〕赤眼。月蝕。耳瘡。痔瘡。
【雞蘇】即水蘇。
【鞭筍】茅竹筍之發於竹邊者。〔性味〕甘寒。〔功用〕開胃。利腸。消痰渴。
【題肩】鴟之別名。
【餳】即飴糖。
【馥草】玄參之別名。
【騏驎】馬之白體黑脊者。功用較常馬為良。
【騏驎竭】血竭之別名。
【魏蠶】即原蠶。
【鯢魚】即石首魚。

【鮹魚】鱗部無鱗魚類。〔性味〕甘平。〔主治〕五痔下血。瘀血在腹。

【䰾魚】〔性味〕鹹溫。〔主治〕小兒頭瘡膿水。

【鯆魚】鯆魮魚之簡稱。

【鯆魮魚】即海鷂魚。

【鯉魚】鱗類。〔性味〕甘平。〔功用〕下水氣。利小便。〔主治〕欬逆上氣。脚氣黃疸。妊娠水腫。崩漏痔瘻。

【鯉魚皮】〔主治〕癮疹。魚骨鯁。

【鯉魚目】〔主治〕刺瘡傷風。傷水作腫。

【鯉魚血】〔主治〕小兒瘡毒。丹腫火瘡。

【鯉魚血】〔主治〕小兒驚忤。諸癇。

【鯉魚骨】〔主治〕婦女陰瘡。赤白帶下。魚骨鯁。

【鯉魚腦髓】〔主治〕青盲。耳卒聾。諸癇。

【鯉魚腸】〔主治〕聤耳有蟲。痔瘻有蟲。小兒肌瘡。

【鯉魚齒】〔主治〕石淋。卒淋。

【鯉魚鮓】〔性味〕鹹平。〔功用〕殺蟲。

【鯉魚膽】〔性味〕苦寒。〔功用〕益志明目。〔主治〕耳聾。

【鯉魚鱗】〔主治〕鼻衄。吐血。痔漏。婦女崩漏。帶下。產後滯血腹痛。諸魚骨鯁。

【鰵條魚】即鰷魚。

【鰵魚】鰵條魚之簡稱。

【鯊魚】〔產地〕溪澗中。〔性味〕甘平。〔功用〕益氣。暖中。

【鵓鳩】即斑鳩。

【鵓鴣】祝鳩之別名。

【鵓鴣英】即蒲公英。

【鵓鴿】即鴿。

【鵔鸃】鷩雉之別名。

【鵜鶘】水禽類。〔性味〕鹹微寒。〔功用〕補中。益氣。強力。解蟲魚毒。

【鵜鶘毛】〔功用〕解水蟲毒。

【鵜鶘嘴】〔主治〕魚骨哽。

【鶖鶩髓】【性味】甘溫。【功用】補精髓。

【鵚】鵚鶖之簡稱。

【鵚鶖毛皮】水禽類。【主治】反胃吐食。

【鵚鶖舌】【主治】疔瘡。

【鵚鶖油】熬化鵚鶖之脂爲油。【性味】鹹溫甘滑。【功用】通經絡。【主治】耳聾風痹癰腫。

【鵚鶖嘴】【性味】鹹平。【主治】赤白久痢成疳。

【鵝】禽類【別名】家雁舒雁【性味】甘平。【功用】止消渴。

【鵝不食草】石胡荽之別名。

【鵝毛】【主治】小兒驚癇噎疾癰腫。

【鵝毛脡】鱅魚之作腊者。

【鵝血】【性味】鹹平微毒。【功用】解中射工毒及諸藥毒。

【鵝卵】【性味】甘溫。【功用】補中益氣。

【鵝卵殼】【主治】癰疽無頭。

【鵝抱】蔓草類。【入藥部分】根。【性味】苦寒。【主治】風熱上壅。咽喉腫痛。風熱結毒。解箭藥毒。

【鵝涎】【主治】稻芒哽喉不出。鵝口瘡。

【鵝喉管】【主治】婦人赤白帶。喉證。

【鵝掌皮】【主治】凍瘡腳縫溼爛。

【鵝梨】即綿梨。

【鵝項草花】雜草類。【入藥部分】花。【主治】咽喉生瘡。

【鵝腸菜】蘩縷之別名。

【鵝管石】石鍾乳之別名。

【鵝腿骨】【主治】犬傷日久發者。

【鵝膏】【性味】甘微寒。【功用】潤皮膚。解礜石毒。【主治】卒聾。脣瀋。手足皸裂。癰疽腫毒。

【鵝膏蕈】香蕈之一種。功用與香蕈同。

【鵝糞】有蒼鵝糞白鵝糞之別。各詳本條。

【鵝膽】【性味】苦寒。【功用】解熱毒。【主治】痔瘡初起。

【鵝臎】即尾肉。【主治】耳聾。聤耳。手足皸裂。

【鷸】水禽類。〔性味〕甘平。〔功用〕益氣力。

【鷸油】〔主治〕小兒耳疳癰腫。

【鷸殼】橙之別名。

【鷸絨毛】〔主治〕刀杖金瘡。

【鷸瀉】即澤瀉。

【麰子】女麴之別名。

【鼫鼫】鼠屬。〔產地〕東三省蒙古等處。〔性味〕甘平。〔主治〕野雞瘻瘡。

【鼫鼫頭骨】〔主治〕小兒夜臥不寧。

【鼭鼠】鼠屬。〔入藥部分〕胃。〔性味〕甘寒。〔主治〕咽喉痹痛一切熱氣。

【鼬鼠】〔性味〕甘臭溫小毒。〔功用〕殺蟲。〔主治〕瘡疥。

【鼬鼠心】〔性味〕臭微毒。〔主治〕心腹痛蟲蠱。

【鼬鼠肝】功用與心同。

十九畫

【蠨蛸蟏】睡菜之別名。

【懷山藥】薯蕷之別名。

【懷生地】生地黃之產於河南舊懷慶府境者。入藥最佳。

【懷風草】苜蓿之別名。

【懷熟地】熟地黃之產於舊懷慶府境者。入藥最佳。

【攀倒甑】隰草類。〔性味〕苦寒。〔功用〕解除風熱。〔主治〕煩渴狂躁。

【擺擺活】即七葉黃荊之木本者。〔主治〕跌撲癰腫。

【曠石】雜草類。〔性味〕甘平。〔功用〕除熱。止渴益氣養神。

【櫓罟】夷果類。〔產地〕廣西。〔入藥部分〕子。〔性味〕甘。〔功用〕消痰寬痞益血利頭目補脾胃壯精神固元氣解酒毒。〔主治〕酒後發渴目生翳障婦人不孕。

【櫓楯】〔主治〕乳癰串爛。久不收口。洞見內府深陷不愈。

【櫚木】喬木類。〔產地〕安南南海等處。〔性味〕辛溫。〔功用〕破血塊消癥瘕結氣。〔主治〕冷嗽婦人赤白漏下產後惡露衝心。

【櫟】喬木類。〔入藥部分〕木皮。〔性味〕苦平。〔主治〕水痢瘰癧惡瘡風腫。

【櫟梂】即櫟實。

【櫟實】〔性味〕苦微溫。〔功用〕澀腸止瀉充飢救荒厚腸胃。〔主治〕下痢痔漏脫肛。石癰堅硬。

【櫟實殼】〔性味〕澀溫。〔主治〕腸風便血冷熱瀉痢脫肛婦女崩中帶下。

【櫟櫃子】櫛實之別名。

【瀘茶】茶之產於西川瀘縣者。〔性味〕辛熱。〔主治〕風疾。

【瀚海石竅沙】即沙漠石竅中之沙。〔功用〕能明目。

【瀝油】即松油。

【瀝青】松脂之別名。

【爆竹】〔功用〕辟陰霾妖氣山魈鬼魅。

【犢鼻】褌之短者。功用詳褌條。

【獸目】茶之產於雲南舊東川府境者。

【瓊州三七】人參三七之產於瓊州島者。圓如芋。皮光色黃白肉黃如金。性味功用詳人參三七條。

【瓊州山漆】即瓊州三七。

【癧竹】仙人杖之別名。

【礬石】石類。〔別名〕白礬石。太白石。立制石。〔性味〕辛大熱有毒。〔主治〕堅癖痼冷寒濕風痺。

【礞石】有青白二種。以青者入藥。功用詳青礞石條。

【穄珠】薏苡之別名。

【簷溜下泥】即屋簷溜下之泥。〔主治〕一切丹毒腫毒。豬咬。蜂蠆蟻叮蛇傷毒。

【簸箕舌】〔功用〕催生。〔主治〕月水不斷。重舌。

【簸箕蟲】蟅蟲之別名。

【籮箔】〔功用〕下惡血。止好血。〔主治〕鬼氣疰痛。癥結。產婦血滿腹脹痛。血渴。惡露不盡。月閉。小兒霍亂。

【籮箔經纏】〔主治〕有膿不潰。

【繩毒】蛇牀之別名。

【繄彌】夷果類。〔產地〕粵省。〔入藥部分〕子。〔性味〕甘苦平。〔功用〕悅澤人面。去頭面諸風邪。〔主治〕婦人產後痢疾不止。

【藺耳羊】黃羊之別名。

【藺栗香】沉香之一種。

【繳脚布】〔主治〕天行勞復。馬駿風。同婦人乳。

【羅】鹿梨之別名。

【羅岕】茶之產於浙江長興羅岕山中者。〔性味〕甘平。〔功用〕滌痰清肺。除煩。〔主治〕鼓脹。

【羅晃】夷果類。〔產地〕廣西山中。〔入藥部分〕子。〔性味〕甘溫。〔功用〕明目。去翳。退熱。止渴。降火。消煩。養肝臟。解利風邪。〔主治〕翻胃吐食。蚘蟲攻心。下痢。小兒食泥土。腹痛。癖痞積硬。潤肺。

【羅浮參】人參之產於廣東羅浮山者。〔入藥部分〕根。〔性味〕甘苦。〔功用〕生津。養胃。補虛羸。

【羅勒】菜類。〔性味〕辛溫微毒。〔功用〕調中消食。去惡氣。消水氣。〔主治〕飛尸鬼疰。啘嘔。小兒黃爛瘡。齒根爛瘡。爛毒。

【羅勒子】〔主治〕目翳。風赤眵淚。塵物入目。

【羅裙帶】雜草類。〔產地〕廣西舊南寧府境。〔入藥部分〕葉。〔主治〕跌折損傷。

【羅漢松皮】松之一種。〔功用〕殺蟲。〔主治〕一切血疾。瘡癬。

【羅漢松實】〔性味〕甘。〔功用〕益肺。補腎。〔主治〕心胃痛。

【羅漢條】普賢綠之別名。

【臘日水】〔功用〕與雪水同。

【臘茄】即辣茄。

【臘茶】茶之陳久者。

【臘雪】〔性味〕甘冷。〔功用〕止渴。退目赤。解一切熱毒。〔主治〕天行時疫。酒後暴熱。黃疸。丹石發動。小兒熱癇狂啼。

【臘黃】海藤花之就樹採者。

【臘豬脂】臘月內所收之豬脂。和藥塗瘡最佳。

【臘豬頭肉】臘月內所宰之豬頭肉。〔主治〕魚臍瘡。

【藺蒚】即莨菪。

【藕】果類。蓮花之根。〔性味〕甘寒。〔功用〕涼血散瘀。止渴除煩。解酒毒。蟹毒。〔主治〕上焦痰熱。小便熱淋。傷寒時氣煩渴。金瘡傷折。

【藕粉】〔性味〕甘平。〔功用〕調中開胃。益血通氣。解暑生津。消食止瀉。

【藕荷】即荷葉之貼水者。

【藕絲菜】藕蔤之別名。

【藕實】即蓮實。

【藕節】〔性味〕濇平。〔功用〕解熱毒。消瘀血。止吐衄淋痢。一切血證。〔主治〕產後血悶。

【藕節粉】以藕節搗澄之粉。〔產地〕江蘇山陽寶應等處多有之。功用同藕粉。

【藕蔤】藕之嫩梢。〔性味〕甘平。〔主治〕霍亂後虛渴煩悶不能食。酒毒。燥毒。瘀血。

【藘茹】茜草之別名。

【藘蘩】蕳茹之別名。

【蕳茹】毒草類。〔入藥部分〕根。〔性味〕辛寒小毒。〔功用〕破血排膿。蝕惡血。除瘜肉。去死肌。〔主治〕傷寒咽痛。風熱善忘不寐。熱痺。癥瘕。婦女血枯。小兒癰疽。馬疥。敗瘡。緩疽。腫痛。疥癬。

【藜如荻】秦荻藜之別名。

【藜莖】蔬菜類。〔別名〕紅心灰藋。鶴頂草。胭脂菜。〔功用〕除贅疣。黑子。蝕惡肉。

【藜葉】〔性味〕甘平微毒。〔功用〕殺蟲。〔主治〕齒癧瘍風。蟲瘡。諸蟲傷。

【藜蘆】毒草類。〔別名〕山葱。憨葱。鹿葱。〔入藥部分〕根。〔性味〕辛寒苦有毒。〔功用〕殺蟲。理疥癬。入口即吐。善通頂。令人嚏。〔主治〕欬逆。黃疸。風癇。蠱毒。喉痹。〔禁忌〕服之令人煩悶吐逆。大損津液。虛者愼用。

【藤勾子】水楊梅之子紅如楊梅者。

【藤弘】胡麻之別名。

【藤紙】即藤製之紙。〔主治〕內熱衄血不止。破傷出血。

【藤梨】獼猴桃之別名。

【藤菜】落葵之別名。

【藤黃】即海藤樹之皮汁製成者。〔產地〕東印度。〔性味〕酸澀寒有毒。〔功用〕止血。化毒。箍毒。殺蟲。〔主治〕蟲牙蛀齒。眼疾。癬疸。頑癬。臁瘡。坐板瘡。一切無名腫毒。金瘡。湯火傷。竹木刺入肉。刀斧木石諸傷。

【藤葵】即落葵。

【藤韶】韶實之秋熟而大如鳧卵柹者。性味功用與尋常韶實同。

【藥】宜母之別名。

【藥子】海藥子之簡稱。

【藥王草】雜草類。〔性味〕甘平。〔主治〕鼻衄。吐血。心煩。一切毒。

【藥沉香】即番沉香。

【藥杵】即鐵杵。

【藥果】宜母實之別名。

【藥珠】眞珠之細碎可入藥者。

【藥壺盧】即壺盧。

【藥實】貝母之別名。

【藥藻】貫衆之譌。

【藩籬草】木槿之別名。

【蘊萓】刺榆之別名。

【蠳】介類。〔性味〕甘溫。〔功用〕補陰。去邪熱。〔主治〕煩悶。冷痢。熱痢。婦人產後虛損。虛熱。
【蟶殼】〔主治〕喉風。急痹。
【蟶腸】卽蟶肉。
【蟹】介類。〔別名〕螃蟹。郭索。〔性味〕鹹寒有小毒。
〔功用〕除熱解結。散血通經。續筋骨。塗敷漆瘡。
〔禁忌〕其性甚寒。傷中敗胃。動風火。傷陰血。孕婦忌食。
【蟹爪】〔功用〕破胞墮胎。
【蟹殼】〔功用〕消積。〔主治〕婦女血崩。腹痛。兒枕痛。凍瘡。蜂蠆傷。
【蟻垤土】蟻巢穴外之聚土。〔別名〕蟻封。〔主治〕死胎胞衣不下。狐刺瘡。
【蟻封】卽蟻垤土。
【蟻蛘】卽蟻。
【蟼蟆】卽蝦蟆。
【蟾】蟾蜍之簡稱。
【蟾酥】卽蟾蜍皮膚分泌之白液。〔性味〕甘辛有毒。〔主治〕發背。疔瘡。一切惡腫。小兒疳疾。腦疳。
【蟾蜍】蟲類。〔別名〕癩蝦蟆。〔性味〕辛涼。〔功用〕退虛熱。行濕氣。殺蟲䘌。〔主治〕瘡疽。發背。小兒勞瘦疳疾。
【蟾蜍皮】〔功用〕拔毒。收毒。辟蜈蚣。〔主治〕癰疽瘡毒。發背。對口。腸頭推出。
【蟾蜍舌】〔主治〕疔瘡。
【蟾蜍蚕】〔主治〕惡瘡。
【蟾蜍蘭】天名精之別名。
【蟿螽】阜螽之細而長者。功用詳阜螽條。
【蠁蟲】卽乳蟲。
【蠅狐】卽蠅虎。
【蠅虎】卵生蟲類。〔主治〕跌打損傷。
【蠅豹】卽蠅虎。
【蠅蝗】卽蠅虎。
【蠆尾蟲】蠍之別名。
【蠍】卵生蟲類。〔性味〕甘辛平有毒。〔功用〕去風。

〔主治〕中風口眼喎斜。語言蹇澀。半身不遂。手足抽掣。痰瘧。癮疹。耳暴聾。閉腎虛耳聾。疝氣。痔瘡。婦女帶下。陰脫。子腸不收。小兒驚癇。風搐。

【蠍子草】蕁草之別名。

【蠍尾】其性至毒。被螫者極痛。製去其毒。爲治中風良藥。

【蠍虎】守宮之別名。

【蠍梢】卽蠍尾。

【識美】沙參之別名。

【豶】牡豬之去勢者。

【蹶洩】苦棗之別名。

【邊桂】桂之產於粵邊者。

【邊筍】卽鞭筍。

【邊箕萍】蜈蚣萍之別名。

【醮石】香蒲之別名。

【鏡面草】〔產地〕滇中今處處有之。〔性味〕甘涼。〔功用〕通血脈。〔主治〕肺火結成膿血。婦女月閉。癰疽。

【鑒柰】隰草類。〔入藥部分〕苗。〔性味〕辛平。〔功用〕破血。〔主治〕產後腹痛。

【離母】赤箭之別名。

【離枝】卽荔枝。

【離南】通脫木之別名。

【離核棗】南棗之別名。

【離南草】石草類。〔性味〕辛寒小毒。〔主治〕瘧疾。痰飲。膈熱。大腹痞滿。小兒卒發寒熱。瘰癧。丹毒。

【離婁】閭茹之別名。

【離情草】雜草類。〔產地〕雲南夷中。〔功用〕已相思。絕情愛。

【離樓草】雜草類。〔入藥部分〕實。〔性味〕鹹辛平。〔功用〕益氣力。

【顛勒】天虋冬之別名。

【顛棘】卽顛勒。

【顛當蟲】蛈蟷之別名。

【類鼻】隰草類。【性味】酸溫。【主治】痿痹。

【鯠李】李之肥膩如鯠者。功用與尋常李同。

【鰡魚】【性味】甘平。【功用】開胃。令人肥健。

【鯖魚】卽青魚。

【鯗魚】石首魚或烏賊魚之鯗乾者。【功用】辟惡。消宿食瓜積。【主治】腹脹不消。暴痢。蜈蚣咬傷。

【鯢魚】【主治】癡疾。

【鯢魚涎】【主治】消渴。

【鰛魚】【性味】甘平。【功用】益氣力。令人肥健。

【鰛鱗魚】卽鰛魚。

【鯪石】卽絡石。

【鯪鯉】爬蟲類。【產地】南嶺深山大谷中。及蘇門答臘爪哇等處。【性味】甘平溫。【功用】行血。

【鯪鯉甲】【別名】穿山甲。【性味】鹹寒有毒。【功用】善竄。專能行散。通經絡。通經下乳。消腫潰癰。止痛排膿。和傷發痘。【主治】風濕冷痺。蟻瘻。【禁忌】癰疽已潰。痘瘡挾虛大忌。

【鴾】原禽類。雞屬與鶉同類異種。【性味】甘鹹平。【功用】去熱。【主治】諸瘡陰䘌。

【鵬砂】卽硼砂。

【鵰骨】【主治】折傷斷骨。

【鵰糞】【主治】鳥獸骨哽。

【鵰雛】鷲之別名。

【鵲不踏】楤木之別名。

【鵲豆】卽黑藊豆。

【鵲巢】【主治】顛狂。鬼魅。蠱毒。積年漏下。小便不禁。婦人難產。癃癖。

【鵲腦】方術家用之。

【鵶臼】烏桕之別名。

【鵶麻】卽亞麻。

【鶉】原禽類。【性味】甘平。【功用】實筋骨。耐寒暑。消結熱。【主治】腹脹如鼓。洩痢。小兒疳。五色痢。

【麒麟草】無骨苧麻之別名。

【麒麟菜】鹿角菜之別名。

【麒麟竭】血竭之別名。

【麝】蘗之別名。

【麝舌】水草類。〔性味〕辛微溫。〔主治〕霍亂吐逆。心煩腹痛。

【麗枝】即荔枝。

【麗春花】隰草類。〔性味〕甘微溫。〔主治〕頭痛頭旋。眼黃面青壯熱。脅下瘕氣傷熱。癃黃黃疸。小便黃赤。

【麗春根】性味功用與花同。治黃疸尤效。

【龐降】青蚨之類。〔產地〕嶺南。〔功用〕壯陽道。

二十畫

【寶石】礦物中之最珍品。〔功用〕明目去翳。灰塵入目。

【寶豆】芮宋果之別名。

【寶珠】山茶之花簇如珠者。入藥最佳。

【寶珠山茶】〔入藥部分〕花。〔性味〕甘微辛濇寒。〔功用〕涼血。破血。止血。〔主治〕諸衄。咳嗽。血淋。赤痢。腸風。崩帶。癱瘓。痔瘡。跌打。湯火傷。

【寶鼎香】薑黃之別名。

【寶劍草】金星鳳尾之別名。

【懸刀】皁莢之別名。

【懸石】即絡石。

【懸瓠】壺盧實之一頭有長柄者。

【懸莞】石龍芻之別名。

【懸鉤子皮】灌木類。〔性味〕酸平。〔功用〕醒酒。止渴。除痰。去酒毒。

【懸鉤根】〔性味〕苦平。〔功用〕破血。殺蟲毒。〔主治〕腹痛下血。赤白痢。婦女赤帶下。血崩。子死腹中。

【懸鉤葉】〔主治〕喉中哽塞。

【懸蹄】馬肝之別名。

【懸蔞】即栝樓。

【懸鍼】蝌蚪之別名。

【櫧仁】〔性味〕苦澀平。〔功用〕止渴。破惡血。〔主治〕洩痢令人不飢健行。

【櫧木皮】〔功用〕止產婦血。

【櫧葉】〔功用〕止產婦血〔主治〕臁瘡。

【櫰】卽槐。

【櫰香】香木類〔入藥部分〕根〔性味〕苦濇辛平。〔主治〕頭癤腫毒。

【爐甘石】石類〔別名〕爐先生〔性味〕甘溫〔功用〕止血消腫毒生肌明目去翳退赤收濕除爛〔主治〕目中一切諸病。

【爐先生】卽爐甘石。

【爐底】密陀僧之別名。

【犨牛】卽犛牛。

【犨雞】犪雞之訛。

【獼猴】獸類猴屬〔性味〕酸平〔主治〕風勞久瘧。瘴疫。

【獼猴手】〔主治〕小兒驚癇口噤。

【獼猴桃葉籐】灌木類〔功用〕殺蟲〔主治〕狗瘑疥。

【獼猴桃實】〔性味〕酸甘寒〔功用〕調中下氣止暴渴解煩熱壓丹石〔主治〕骨節風癱緩不遂。熱壅石淋。

【獼猴桃藤中汁】〔性味〕甘滑寒〔主治〕反胃石淋。

【獼猴梨】卽獼猴桃。

【獼猴頭骨】〔主治〕鬼瘧瘴瘧。

【獼猴糞】〔主治〕小兒臍風撮口急驚風蜘蛛咬。

【盭草】卽藎草。

【礪石】砥石之粗者〔功用〕伏鬼物辟惡氣〔主治〕宿血石淋婦人結瘕帶下。

【礬石】鹵石類〔別名〕涅石羽涅羽澤〔產地〕山東山西河南湖南〔性味〕酸寒〔功用〕燥濕解毒追涎止血定痛蝕惡肉生好肉通二便〔主治〕吐下痰涎飲澼癰疽疔腫惡瘡癲癇疸疾口齒眼目諸病虎犬蛇蠍百蟲傷。

【礬紅】即絳礬。

【礬精】礬石之光瑩如水晶者。

【礬蝴蝶】煉製礬石時在鑊溢如物飛出以鐵匕接之作蟲形者。

【礬麴】半夏麴之一種。

【穬麥子】麥之一種。〔性味〕甘微寒。〔功用〕補中。除熱。消食。

【穬麥蘗】穬麥所生之芽。功用與麥蘗同。

【穭豆】穀部豆類。〔別名〕黑小豆。馬料豆。〔性味〕甘苦濇溫。〔功用〕明目下氣。開胃消食。健脾補腎。利水除脹。活血舒絡。去風。〔主治〕風痺頭風。目昏。腰痛。瘧痢。

【穭豆葉】〔主治〕頸後粉瘤。

【糯羊桃】羊桃之以糯米水澆之而味甜者。

【糯秫】即秫。

【糯稻米】穀類。〔別名〕稌。〔性味〕甘溫。〔功用〕補脾肺虛寒。堅大便。縮小便。收自汗。發痘瘡。〔主治〕消渴。霍亂泄痢。〔禁忌〕其性黏滯難化。病人及小兒最宜忌之。素有痰熱風病及痺病者亦忌。

【糯稻米泔】〔性味〕甘涼。〔功用〕益氣。解毒。〔主治〕煩渴。霍亂。鴨肉積滯。

【糯稻米粥】〔性味〕甘溫。〔功用〕益氣。〔主治〕脾胃虛寒。吐逆。洩痢。小兒痘瘡白色。

【糯稻芒】〔功用〕解蠱毒。〔主治〕黃病。

【糯稻花】〔功用〕固齒烏鬚。

【糯稻根鬚】〔性味〕甘寒。〔功用〕養胃清肺。健脾。退虛熱。

【糯稻稈】〔性味〕辛甘熱。〔主治〕黃病。消渴。喉痹。腸痔。白濁。下血成痔。寒溼腳氣。跌撲損傷。蚰蜒入耳。熱病餘毒。砒石毒。

【糯稻穎】即糯稻芒。

【糯稻糠】〔主治〕齒黃。

【糯稻露】糯稻頭上之露水。〔主治〕痞塊。

【糯稻穰】即糯稻稈。
【罌子桐】油桐之別名。
【罌子粟】即罌粟。
【罌粟米】〔性味〕甘平。〔功用〕潤燥。逐邪熱。行風氣。〔主治〕反胃。飲食不下。胸中痰滯。瀉痢。
【罌粟油】罌粟子所製之油〔功用〕固精
【罌粟花】功用與鴉片土同。
【罌粟苗】〔性味〕甘平。〔功用〕開胃。厚腸。潤燥。除熱。
【罌粟殼】〔性味〕酸濇微寒。〔功用〕濇腸。斂肺。固腎。〔主治〕久嗽。瀉痢。遺精。多溺。脫肛。心腹筋骨諸痛。
【臙肢】胭脂之譌。
【臙脂】胭脂之譌。
【臙脂菜】藜之別名。
【藿】赤豆葉之別名。
【藿香】芳草類。〔別名〕兜婁婆香。〔入藥部分〕枝葉。〔性味〕辛甘微溫。〔功用〕快氣。和中。開胃。止嘔。去惡氣。進飲食。〔主治〕霍亂吐瀉。心腹絞痛。肺虛有寒。上焦壅熱。〔禁忌〕胃弱。胃熱而嘔者忌用。
【藿香露】〔功用〕消暑。辟穢。和中。止嘔。
【蘞草】毒草類。〔入藥部分〕子。〔主治〕瘋疾。風疹。蛇毒。
【蘞麻】即蘞草。
【蘄艾】艾之產於湖北蘄春縣者。入藥最良。
【蘄蛇】蘼蕪之別名。
【蘄蛇】白花蛇之產於蘄春縣者。入藥最良。
【蘆甘石】即爐甘石。
【蘆石】石鍾乳之別名。
【蘆花】〔性味〕甘寒。〔主治〕乾霍亂。心腹脹痛。衄血。婦女崩中。魚蟹毒。
【蘆根】隰草類。〔性味〕甘寒。〔功用〕益胃。降火。止小便數。解魚蟹河豚毒。〔主治〕嘔噦。反胃。消渴。

客熱。傷寒內熱。

【蘆莖】〔主治〕霍亂煩熱。嘔逆。肺癰。癰疽。

【蘆筍】〔性味〕微苦冷。〔功用〕止渴利小便。解諸肉河豚魚蟹毒。〔主治〕膈間客熱。臍下堅癖。

【蘆粟】(1)稷米之別名。(2)蜀黍之別名。

【蘆葩】萊菔之別名。

【蘆葉】〔主治〕霍亂煩渴。

【蘆穄】蜀黍之別名。

【蘆薈】香木類。〔別名〕奴會。訥會。象膽。〔產地〕波斯國。〔入藥部分〕木脂。〔性味〕大苦大寒。〔功用〕清熱殺蟲。涼肝明目。鎮心除煩。〔主治〕小兒驚癇。五疳。𧏾齒。濕癬。腦燥。臍疳。鼻癢。〔禁忌〕小兒脾胃虛寒作瀉者勿服。

【蘆擇】蘆莖外之皮。〔功用〕生肉滅瘢。〔主治〕金瘡。

【蘆蠹蟲】蠹蟲之生於蘆節中者。狀如小蠶。〔性味〕甘寒。〔主治〕小兒飲乳後吐逆不入腹。

【蘇】紫蘇之簡稱。

【蘇木】蘇枋木之簡稱。

【蘇木紅】山牛膝之別名。

【蘇方】即蘇枋。

【蘇合油】蘇合樹膠所製成之油。〔功用〕與香同。

【蘇合香】香木類。〔產地〕波斯蘇合國。〔性味〕甘溫香竄。〔功用〕通竅開鬱。辟一切不正之氣。殺精鬼。

【蘇枋木】喬木類。〔產地〕東印度等。〔性味〕甘鹹平。〔功用〕行血祛風。排膿止痛。消癰腫。吐惡物。〔主治〕霍亂嘔逆。中風口噤。撲損瘀血。破傷風。氣壅。虛勞血癖。赤白痢。偏墜腫痛。失音。血噤。月經不調。蓐勞。產後血運。惡露不盡。腹痛脹悶。

【蘇枋木中沙】〔主治〕卒心痛。

【蘇家三七】昭參之一種。

【蘇鐵】鳳尾蕉之別名。

【蘋】水草類。〔性味〕甘寒滑。〔功用〕下水氣。利小便〔主治〕暴熱消渴勞病熱瘡。

【蘑菰蕈】菜類〔性味〕甘寒〔功用〕理氣化痰益腸胃。

【虈蒚】蒚之一種〔性味〕辛溫〔功用〕破血下氣。

【蠐螬】化生蟲類〔別名〕蠀螬蟹蠐〔性味〕鹹微溫有毒〔功用〕除惡血血結血瘀斷酒癖〔主治〕青瞖白膜赤白口瘡喉痺脅下血結痛瘀血在胸腹不去骨痿筋急婦女經閉產後中寒乳汁不下小兒唇緊臍瘡丹毒遊疹惡瘡癰疽痔漏破傷風瘡虎傷瘡竹木入眼麥芒眯目。

【蠐蝦】即蠐鰕。

【蠐鰕】鰕之一種功用同對鰕。

【躁舍】雀甕之別名。

【醴泉】〔性味〕甘平〔功用〕除熱止渴〔主治〕心腹痛反胃霍亂疰忤邪穢。

【鐘乳】石鐘乳之簡稱。

【露花】雜草類〔產地〕廣東番禺縣境〔入藥部分〕粉〔功用〕潤肌膚止汗。

【露花露】〔功用〕解渴。

【露筋草】草類〔產地〕施州〔入藥部分〕根〔性味〕辛濇涼〔主治〕蜘蛛蜈蚣傷。

【露葵】（1）葵之別名（2）蓴之別名。

【露蜂房】蟲類〔別名〕蜂窠蜂腸百穿〔性味〕甘平有毒〔功用〕解毒殺蟲〔主治〕驚癇瘈瘲附骨癰疽瘰癧成瘻風蟲牙痛小兒重舌〔禁忌〕癰疽潰後禁用。

【饅頭柑】柑實之近蔕處墳起如饅首而味香美者功用與尋常柑同。

【鱓魚】〔性味〕甘溫〔功用〕暖胃和中。

【鱓魚膽】〔性味〕苦寒〔主治〕飛尸喉痺喉中骨鯁及竹木刺。

【鯸魚】河豚魚之別名。

【魱鰽】鱘魚之別名。

【鰻魚肉】〔性味〕甘平〔功用〕補五臟益筋骨和

脾胃。

【鯽魚】鱗類。〔別名〕鮒魚。〔性味〕甘溫。〔功用〕下逆。和胃實腸行水。〔主治〕腳氣水腫。消渴反胃。痢疾腸癰上氣。〔禁忌〕忌麥冬芥菜沙糖豬肝。

【鯽魚子】〔功用〕調中。益肝氣。〔主治〕目中障翳。

【鯽魚骨】〔主治〕䘌瘡。

【鯽魚膽】〔主治〕耳聾。

【鯽魚頭】〔主治〕欬嗽。痢疾。脫肛。婦女陰脫。小兒頭瘡。口瘡。黃水瘡。目翳。重舌。

【鯽魚鮓】〔主治〕赤痢。瘍瘡。

【鯽魚脂】〔功用〕止痛。殺蟲。〔主治〕耳聾。小兒腦疳。喉中骨鯁。竹刺不出。疳瘡。陰蝕瘡。

【鯽魚鱠】〔功用〕溫脾胃。去寒結氣。〔主治〕風眩。上氣。腸澼。痔疾。久痢赤白。腳風。丹毒。

【鯿魚】〔性味〕甘溫。〔功用〕調胃利腸。消穀食。助肺脾氣。

【鰭魚】〔性味〕甘平。〔功用〕益氣。暖中。醒酒。收痔。〔主治〕消渴。陽事不起。

【鰟魚】〔性味〕甘。有毒。〔主治〕癡病蠱疾。

【鰓草】聚藻之別名。

【鰕】〔性味〕甘溫。有小毒。〔功用〕託痘瘡。下乳汁。壯陽道。〔主治〕吐風痰。俐蟲疽。〔禁忌〕多食動風熱。發瘡疥。

【鰕子】〔性味〕甘溫。〔功用〕助陽。通血脈。

【鰕米】乾鰕之小者。〔性味〕甘平。〔功用〕補腎益陽。〔主治〕風痰。赤白遊風。

【鰕姑】海馬之屬。形扁如蜈蚣。〔主治〕夜遺。

【鰕春】即鰕子。

【鶂骨】〔功用〕接骨。

【鶂嘴】〔主治〕蛇咬。

【鶂龜】龜之一種。〔產地〕南海。〔主治〕婦人難產。

【鶡鴠】寒號蟲之別名。

【鶡雞】原禽類。雉屬。〔性味〕甘平。〔功用〕令人肥潤。勇健。

【鶩】鴨之別名。

【鹹豉】鹹豆豉之簡稱。

【黨參】參之產於山西舊潞安府太行山中。〔性味〕甘平。〔功用〕補中益氣。生津。和脾胃。〔主治〕煩渴。肺虛。

【鼴鼠】鼴鼠之屬。身較爲大。功用同鼴鼠。

二十一畫

【屬折】續斷之別名。

【攝龜】龜之一種。〔性味〕甘寒有毒。〔主治〕筋脈撲損。傷蛇咬傷。

【攝龜甲】〔主治〕人咬瘡。

【攝龜尾】〔功用〕辟蛇。〔主治〕蛇咬傷。

【攝攝】楓之別名。

【虆伽結】波羅蜜之別名。

【櫸】喬木類。〔入藥部分〕木皮。〔性味〕辛苦大寒。〔功用〕去熱。斷痢。安胎。〔主治〕時行頭痛。周身水腫。腸胃結熱。婦人妊娠腹痛。

【櫸柳】即櫸。

【櫸葉】〔性味〕苦冷。〔主治〕惡瘡腫爛。

【櫻桃枝】〔功用〕去雀卵斑點。

【櫻桃花】〔主治〕面黑粉滓。

【櫻桃核】此係山櫻桃之核。非尋常櫻桃核。功用同山櫻桃核。

【櫻桃根】〔功用〕下蚘。蟲寸白蟲。

【櫻桃葉】〔性味〕甘平。〔主治〕蛇咬傷。

【櫻桃實】〔性味〕甘熱濇。〔功用〕調中。益脾氣。好顏色。〔主治〕洩精。水穀痢。

【櫻珠】櫻桃實小而紅者。

【櫻額】山果類。〔產地〕關東喇口外。〔性味〕甘澀溫。〔功用〕補脾。〔主治〕泄瀉。

【欐木】即杉木。

【灌草】雜草類。〔主治〕癰腫。

【爛石草】馬先蒿之別名。

【爛茶葉】即泡過殘茶葉積存於瓷罐內者。〔主治〕疔毒。無名腫毒。火燒成瘡。努肉不退。諸毒犬咬傷。

【獾㹠】即豬獾。

【癩漢指頭】枳椇之別名。

【癩蒲萄】苦瓜之別名。

【癩頭黿】即黿。

【竈心土】土之在竈窩中心。功用同伏龍肝條。

【竈突墨】百草霜之別名。

【竈馬】化生蟲類。〔主治〕乾血癆。竹刺入肉。

【竈壁雞】即竈馬。

【竈雞】即竈馬。

【竈額墨】即竈突墨。

【續采石】磁石之四面能吸鐵八兩者。

【續根草】香附之別名。

【續骨木】接骨之別名。

【續筋根】旋之別名。

【續隨子】毒草類〔別名〕千金子。千兩金。菩薩豆。拒冬。聯步。〔性味〕辛溫有毒。〔功用〕行水破血。利大小腸。下惡滯物。〔主治〕癥瘕痰飲冷氣脹滿。蠱毒。鬼疰。疥癬瘡。〔禁忌〕脾虛便滑者忌用。

【續隨莖】〔功用〕去面皮䵟黯。〔主治〕白癜癧瘍。

【續隨葉】〔主治〕蠍螫。

【續斷】隰草類。〔別名〕屬折。接骨。龍豆。南草。〔產地〕四川。〔入藥部分〕根。其葉與籐汁亦有功用。另詳本條。〔性味〕苦辛微溫。〔功用〕補肝腎。通血脈。理筋骨。主勞傷。暖子宮。縮小便。止遺洩。破瘀血。止痛生肌。〔主治〕腰痛。胎漏。崩帶。腸風。血痢。癰痔。腫毒。金瘡。折跌。

【續斷葉】〔主治〕打撲損傷。

【續斷藤汁】〔功用〕長髮。〔主治〕虛損絕傷。

【纏絲瑪瑙】瑪瑙之有紅白絲者。

【櫱】黃櫱之簡稱。

【櫱皮】黃櫱皮之簡稱。

【蘘荷根】隰草類〔別名〕覆菹。嘉草。蘘草。〔性味〕

辛溫有小毒。〔主治〕蠱瘡。赤眼澀痛。雜物入目。風冷失音。吐血。痔血。喉舌瘡爛。

【蘘荷葉】〔性味〕苦甘寒。〔主治〕寒熱。溫瘧。傷寒。時疫。壯熱。頭痛。蛇蠱毒。

【蘡薁根】〔主治〕下焦熱痛。淋閟。腫毒。

【蘡薁實】〔性味〕甘酸平。〔功用〕止渴。益氣。

【蘡薁藤】〔性味〕甘平。〔功用〕止渴。利小便。〔主治〕噦逆。傷寒後嘔噦。

【蘩蔞】菜類。〔性味〕酸平。〔主治〕婦人血結。產後乳汁不下。腹有塊痛。瘀血。

【蘭花結】伽倆香之色微綠而黑者。

【蘭香】(1)佩蘭之別名。(2)羅勒之別名。

【蘭香葉】(1)佩蘭葉之別名。(2)香草葉之別名。

【蘭草】卽草蘭。

【蠟子】寶石之色紫者。

【蠟珀】琥珀之色黃明瑩可製飾物者。

【蠟茶】茶之一種。

【蠟梅花】〔性味〕辛溫。〔功用〕解暑。生津。

【蠟蜂】卽蜜蜂。

【蠟嘴肉】性味功用與桑扈肉同。

【蠟櫻】櫻桃實之黃明如蠟者。

【蠣蛤】卽牡蠣。

【蠣黃】牡蠣肉之別名。

【蠣黃醬】卽牡蠣肉製成之醬。

【鐵】金類。〔別名〕黑金。烏金。〔性味〕辛平微有毒。〔功用〕鎭心平肝。定驚癇。墜痰。壓氣。消癰。解毒。〔主治〕賊風顚狂。〔禁忌〕諸藥多忌之。補腎藥中尤忌。

【鐵刀】〔主治〕耳中卒痛。小便不通。脫肛。痔核。婦人產後腸出不收。蛇咬毒入腹。百蟲入耳。

【鐵刀環】〔主治〕婦人難產數日。胎不下。

【鐵甲】〔主治〕憂鬱結滯。善怒狂易。

【鐵皮石斛】石斛莖之作黑色如鐵者。

【鐵衣】即鐵鏽。

【鐵色箭】石蒜之一種。功用同石蒜。

【鐵角蓀兒】楓寄生之別名。

【鐵車轄】〔主治〕喉痺。喉中熱塞。妊娠咳嗽。小兒便血。

【鐵斧】〔主治〕婦人產難橫逆。胞衣不出。產後血瘕。腰腹痛。

【鐵杵】〔主治〕婦人胎產橫生。胞衣不下。

【鐵砂】鐵鍼砂之簡稱。

【鐵屑】即鐵落

【鐵扇子】〔主治〕天行時眼。風熱腫痛。目澀眩赤。昏花下淚。欬嗽盜汗。腸風。

【鐵秤錘】〔性味〕辛溫。〔主治〕賊風。喉痺熱塞。疝痛。便毒。初起。婦人妊娠。心腹脹滿。胎卒下血。產後血暈。血瘕腹痛。

【鐵粉】〔性味〕鹹平。〔功用〕安心。抑肝。化痰。〔主治〕驚癇發熱

【鐵釘】〔主治〕酒醉齒漏。致出血不止。

【鐵液】即鐵落。

【鐵連草】山草類。〔功用〕與鐵樹同。

【鐵椎柄】〔主治〕中惡。

【鐵犂尖】〔功用〕制硃砂水銀毒。

【鐵筅帚】山草類。〔別名〕千條針。〔主治〕風痺。血崩。黃疸。吐血。跌撲。鬼箭風。鶴膝風。瘡疥。

【鐵結】伽楠香之色黑而質堅者。為伽楠香之最下品。

【鐵華粉】金類。〔別名〕鐵胤粉。鐵艷粉。鐵霜。〔性味〕鹹平。〔功用〕平肝。墜下。解毒。〔主治〕驚悸。虛癇。健忘。冷氣。心痛。宿食。痃癖。癥結。脫肛。痔瘻。婦人陰挺。竹木刺入肉。

【鐵腳威靈仙】威靈仙之黑色根有鬚者。

【鐵腳婆羅門草】延松之赤者。

【鐵落】金類。此係鍛鐵時打落之屑。〔性味〕辛平。〔功用〕平肝去怯。〔主治〕善怒發狂。

【鐵葛】蔓草類〔入藥部分〕根〔性味〕甘温〔主治〕風緩偏風一切風血氣羸弱。
【鐵鈴草】雜草類〔主治〕風癱楊梅瘡筋骨損折。
【鐵鈴草汁】〔功用〕烏鬚。
【鐵精】金類此係鐵之精華出煆竈中如塵飛起者〔別名〕鐵花〔性味〕辛微温〔功用〕明目化銅定心氣〔主治〕驚悸小兒風癇陰潰脫肛。
【鐵銃】〔功用〕催生。
【鐵漿】金類以生鐵浸水中亦稱鐵汁〔性味〕鹹寒〔功用〕鎮心明目〔主治〕顛癇發熱急黃狂走諸毒入腹。
【鐵線粉】鎔鐵鍋中浮起之白沫〔主治〕多年頑癬兩腿陰面溼癬。
【鐵線草】山草類〔入藥部分〕根〔性味〕微苦平。〔功用〕祛風消腫毒。
【鐵翦刀股】〔主治〕小兒驚風。
【鐵樹花】灌木類〔產地〕閩粵〔功用〕止血下痰。〔主治〕痰火一切心胃氣痛。
【鐵鋸】〔主治〕誤吞竹木入咽。
【鐵鍼砂】金類爲鋼鐵作針時磨下之末〔別名〕鐵砂鍼砂〔性味〕鹹平〔辨僞〕須眞鋼砂乃堪用人多以柔鐵砂雜和之飛爲末人莫能辨也。〔功用〕平肝鎮逆散癭瘤烏鬚髮消水腫磨積滯〔主治〕腫滿逐黃〔用量〕二三兩不等〔驗方〕鐵鍼砂四兩紅棗三斤同搗爲丸每服三錢治脫力虛黃奇效。
【鐵鎖】〔主治〕鼽鼻不聞香臭。
【鐵爇】〔別名〕刀油〔功用〕殺蟲解毒〔主治〕惡瘡瘰癧金瘡毒物傷。
【鐵櫧】櫧之色黑者。
【鐵礬】礬石之狀如赤石脂而有金星者。
【鐵鏵】〔主治〕心虛風邪精神恍惚健忘。
【鐵鏽】〔別名〕鐵衣〔功用〕平肝墜熱〔主治〕惡瘡疥癬蜈蚣咬。

【鐵鑰匙】(主治)婦人血噤失音衝惡。

【霹靂木】(1)震燒木之別名(2)雷公藤之別名。

【霹靂碪】石類(產地)廣東海康縣及河東山澤間(性味)溫(功用)安神定志殺勞蟲辟蛀蟲解蠱毒(主治)驚邪恍惚瘵疾洩泄石淋魘夢。

【騾肉】性味辛苦溫小毒孕婦食之難產。

【騾蹄】(主治)婦人難產。

【騾糞】(主治)打損諸瘡破傷中風腫痛。

【鰣魚】(性味)甘平(功用)補虛勞(主治)湯火傷。

【鰣魚鱗】(主治)湯火傷血痣疔瘡腿瘡下疳。

【鰣魚鰭】(主治)疔瘡婦人脚趾生瘡。

【鰈魚】即鰨魚。

【鰧魚】(主治)瘻疾癰疽。

【鰨魚】即鯢魚。

【鰩魚】海鰩魚之簡稱。

【鶯】林禽類(性味)甘溫(功用)補陽助脾。

【鶯爪】乾蝦之大者(性味)甘平(主治)疣癬。

【鶯歌綠】伽倩香之色如鶯毛者。

【鶴血】(性味)鹹平(功用)益氣補虛滋肺去風。

【鶴卵】(性味)甘鹹平(功用)預解痘毒。

【鶴腦中砂石】(功用)解蠱毒邪。

【鶴骨】(功用)補人。

【鶴翎草】翠羽草之別名。

【鶴頂】辛溫大毒能殺人。

【鶴腦】(功用)明目。

【鶴虱】隰草類即天名精子(性味)苦辛有小毒(功用)殺蟲止癘解蛇毒(主治)惡瘡。

【鶻鵃】(1)斑鳩之別名(2)鶻嘲之別名。

【鶻嘲】林禽類(性味)鹹平(功用)助氣益脾胃(主治)頭風目眩。

【鷙鷲】鶖鷲之別名。

【鵚】鷗之別名。

【鷃】鷃雀之簡稱。
【鷃雀】鴳之別名。
【鹺蓬】功用與鹽蓬同。
【鹺鹽】鹽之刮取鹺土煎鍊而成者。
【麝】獸類〔別名〕射父香麞〔產地〕青海西藏等處。〔性味〕甘溫〔主治〕腹中癥病。
【麝香】麝臍香之簡稱。
【麝香貓】香貍之別名。
【麝臍香】香生麝臍中〔性味〕辛溫香竄〔功用〕開經絡。通諸竅。透肌骨。解毒殺蟲。辟邪毒。墮胎。〔主治〕卒中諸風。諸氣。諸血。諸痛。痰厥。驚癎。癥瘕。瘴瘧。鼻塞。耳聾。目翳。陰冷。果積。酒積〔禁忌〕中風未入骨髓及各証屬虛者禁用孕婦尤在禁例。

二十二畫

【䶑桑】甲蟲。天牛類。性味功用與天牛同。
【蠻薑】薑之一種。產雲南百夷中。食之能介人斷絕人道。惟牡馬食之。則不致陰縮。
【穲脂】桑鳳之別名。
【籠葛】烏蘞莓之別名。
【虃子】苦虃之別名。
【蠦蜰】即盧蜰。
【蠦蠦】守宮之別名。
【蠪蚳】卵生蟲類。〔產地〕廣東陽春縣。〔功用〕辟蠱。
【躑躅花】羊躑躅花之簡稱。
【躑躅茶】山茶之花如杜鵑者。
【鑄銅罐】〔主治〕小兒頭生軟癤。出膿水不乾。仍復癤腫者。
【鑄鏵鍋孔中黃土】〔性味〕甘平。〔主治〕陰囊溼痒。陰汗。
【鑄鐘土】〔性味〕甘平。〔主治〕卒心痛。疰忤。惡氣。
【響豆】〔功用〕補腦。明目。開心志。強筋骨。補血髓。烏鬚髮。

【驕槐】苦參之別名。

【鰱魚】（1）即鱮魚。（2）即鱅魚。

【鰷魚】〔性味〕甘溫〔功用〕煖胃〔主治〕冷瀉。

【鰻鰲】即鰻鱺。

【鰻鰶】即鰻鱺。

【鰻鱺】〔性味〕甘平有毒。〔功用〕補虛。殺蟲。去風。起陽暖腰膝。〔主治〕勞瘵骨蒸。溼痹風瘙。傳尸疰氣。腸風痔瘻。帶下。陰瘡。陰戶蝕癢。小兒疳勞。惡瘡。

【鰻鱺血】〔主治〕疹瘡入眼生翳。

【鰻鱺泥】〔主治〕火帶瘡。

【鰻鱺骨】〔功用〕殺諸蟲。〔主治〕腸風。疳䘌。婦女崩帶。惡瘡。痔瘻。

【鰻鱺膏】〔主治〕耳中蟲痛。白駁風。諸瘻瘡。

【鰻鱺頭】功用與骨同。

【鰼魚】鰌魚之別名。

【鰽魚】鰣魚之別名。

【鰾膠】即魚鰾製成之膠。〔性味〕甘鹹平。〔功用〕止嘔血。散瘀血。消腫毒。〔主治〕風痙。婦人難產。血運。

【鱀魚】海豚魚之別名。

【鱃魚】鱅魚之別名。

【鱅魚】〔性味〕甘溫〔功用〕暖胃。〔主治〕贅疣。

【鷓鴣】原禽類〔性味〕甘溫〔功用〕聰耳明目。益心力。解生金野葛菌毒。〔主治〕溫瘧久病。蠱氣欲死。

【鷓鴣脂】〔功用〕手皮皸瘃令不龜裂。

【鷓鴣菜】藻菜類〔產地〕福建漳泉〔形態〕生海濱石上。散碎而生。花色微黑。皮紅。體為圓柱狀。細長而堅硬。分歧無規則。或呈複叉狀。各枝之全部以無數之小短細枝被之。狀類狐尾。全長三四寸至六七寸。乾燥則變為帶褐色。呈白色之細條。〔性味〕甘微鹹〔主治〕胎毒。小兒腹中蟲積食之即下。其效如神。〔用量〕五分至一錢半。〔有效成分〕含有粘液素。食鹽。苦鹽。及硇砂等。〔驗方〕配甘草去臑上胎毒。令初生小兒服之。配蒲黃。大黃。各三分。苦楝皮二分。研末爲丸。名鷓鴣菜丸。治一切胎毒。蟲癖。或寒熱如瘧。下蚘蟲尤妙。〔泡製〕晒乾用。

【鼉】獸類。〔性味〕甘溫。〔功用〕益氣力。悅顏色。祛風。消瘰。通乳汁。

【鼉骨】〔性味〕甘平微溫。〔功用〕益精髓。悅顏色。〔主治〕虛損洩精。

【鼉腦】功用與髓同。

【鼉髓】〔功用〕益氣力。澤人面。〔主治〕虛風。

【鼴鼠】〔性味〕甘平。〔功用〕潤肺。生津。解毒。止痛。〔主治〕瘡腫。

【鼹鼠】即鼴鼠。

二十三畫

【巖香】石類。〔別名〕水碱。〔性味〕寒。〔主治〕湯火傷。金瘡出血。白濁。目疾。

【巖蜜】即石蜜。

【欒】喬木類。〔入藥部分〕花。〔性味〕苦寒。〔主治〕目腫。目痛。目赤爛。淚出傷眥。

【欒茶】石南葉之嫩芽所製者。〔功用〕去風。〔主治〕頭風目眩。

【欒荊】荊之一種。〔入藥部分〕子。〔性味〕辛苦溫。小毒。〔功用〕祛風。明目。益精光。通血脈。〔主治〕大風癩瘋。狂痙。溼痺。寒冷疼痛。四肢不遂。頭面手足諸風。人畜瘡疥。

【纖維石膏】石膏之形似纖維者。

【纖霞草】雜草類。〔主治〕腎臟虛冷。氣攻臍腹痛。

【蘹香】即茴香。

【蘹香蟲】蟲類。〔主治〕小腸疝氣。

【蘼蕪】芳草類。〔別名〕薇蕪。蘄茝。江離。〔性味〕辛溫。〔功用〕辟邪惡。除蟲毒。〔主治〕欬逆。驚氣。風眩。泄瀉。

【蘼蕪花】〔功用〕潤顏面。

【虆蕪】千歲虆之別名。

【蘿朐】萊菔之別名。

【蘿蒿】藘蒿之別名。

【蘿蔔】萊菔之別名。

【蘿蔔三七】旱三七之別名。

【蘿藦】蔓草類(別名)雚。芄蘭。白環藤。雀瓢。斫合子。羊婆奶。婆婆針線包(入藥部分)子葉(性味)甘辛溫。(功用)補虛理勞益精氣強陰道(主治)金瘡腫毒。

【蠮螉】蟲類(別名)土蜂。細腰蜂。蜾蠃。蒲盧。(性味)辛平(主治)嘔逆。毒氣。鼻窒。

【蠮螉窠】(別名)土蜂窠(性味)甘平。(主治)疔瘡。瘰癧。亂吐瀉。乳蛾。婦人難產。

【蠰】蟨桑之別名。

【蠰谿】土螽之別名。

【蠱毒犀】蛇角之別名。

【蠲子菜】蓴菜之別名。

【鷩羊花】羊躑躅花之別名。

【鷩精香】返魂香之別名。

【鰠魚】(性味)甘平。(功用)益氣。和中。令人歡悅。

【鱒魚】(性味)甘溫(功用)和中暖胃。

【鱓】(1)鼉之別名。(2)即鱔魚。

【鱔魚】無鱗魚類(別名)黃鉭。鱔黃。(性味)甘大溫(功用)補五臟。去風。止血。益氣。壯陽(禁忌)多食發諸瘡。大者有毒殺人。

【鱔魚血】(功用)增力壯陽(主治)口眼喎斜。耳痛。鼻衄。疹後目生障翳。癜癬。赤疵。赤遊風。

【鱔魚頭】(性味)甘平。(功用)消食。止痢。去冷氣。化痞。癥(主治)消渴。小腸癰。

【鱕鯖】鋸沙之別名。

【鱖豚】鱖魚之別名。

【鱖魚肉】(性味)甘平。(功用)補勞。殺蟲。健力。肥人。益脾胃。去瘀血。惡血(主治)腸風瀉血。肺癆吐血。

【鱖魚尾】〔主治〕小兒軟癤。

【鱖魚膽】〔性味〕苦寒。〔主治〕竹木骨等刺哽喉中。

【鱗蛇】蟒蛇之大者。〔產地〕雲南安南等處。〔入藥部分〕膽。〔性味〕苦寒小毒。〔功用〕解藥毒。〔主治〕牙痛惡瘡。

【鱘魚】無鱗魚類鱣魚之屬。〔別名〕鱏魚。鮪魚。王鮪。〔性味〕甘平。〔功用〕補虛益氣。〔主治〕血淋。

【鱘魚子】〔功用〕殺腹內小蟲。

【鱘魚鼻肉】〔功用〕補虛下氣。

【鱘鰉】鱣魚之別名。

【鷭雞】秧雞類。〔功用〕同秧雞。

【鷦鷯肉】原禽類。〔性味〕甘溫。〔功用〕令人聰明。

【鷦鷯窠】〔主治〕膈氣噎疾。

【鷯鷯】鷦鷯之別名。

【鷩雉】原禽類。〔別名〕錦雞。金雞。采雞。鵕鸃。山雞。〔性味〕甘溫微毒。〔功用〕令人聰慧。

【鷸】禽類。鵪鶉之屬。〔性味〕甘溫。〔功用〕補虛。

【鷹】〔別名〕角鷹。鷞鳩。〔主治〕野狐邪魅。

【鷹毛】〔功用〕斷酒。

【鷹吐毛】鷹食雀時連毛食之。肉消而毛不化。次早吐出。〔主治〕反胃。噎膈。

【鷹骨】〔主治〕骨節損傷。

【鷹條】鷹糞中未化盡之毛。〔功用〕消目中未脫之翳。

【鷹睛】〔功用〕明目。

【鷹嘴及爪】〔主治〕五痔。狐魅。

【鷹嘴香】特迦香之別名。

【鷹翮】鷹羽之莖。〔主治〕難脫之病。

【鷹頭】〔主治〕頭風眩運。痔瘻。

【鷹糞白】〔性味〕微寒有小毒。〔功用〕消虛積。殺勞蟲。去皰䵟䵳。

【鷺】禽類。即鷺鷥。〔別名〕絲禽。舂鉏。雪客。〔性味〕鹹平。〔功用〕益脾補氣。〔主治〕虛瘦。

【鷺頭】〔主治〕破傷風。肢強口緊。
【鷺鷥】鷺之別名。
【鷺鷥藤】忍冬藤之別名。
【黴乾菜】乾冬菜之別名。
【鼷鼠】鼠之最小者。又名甘口鼠。秖爲人害而無功用。如食鼠殘而成鼠瘻者。可食貍肉而以豬膏摩之。
【鼴鼠】獸部鼠類。〔別名〕鼢鼠。田鼠。隱鼠。〔性味〕鹹寒。〔功用〕去風。〔主治〕瘡疥痔瘻。
【鼴鼠脂】〔主治〕諸瘡。
【鼴鼠糞】〔主治〕蛇虺螫傷腫痛。
【鼴鼠壤土】鼴鼠所穿之土。〔主治〕鬼疰氣痛。孕婦腹內鐘鳴。一切腫毒。

二十四畫

【欖子】食茱萸之別名。
【蘧篨柴】雜草類。〔入藥部分〕皮。〔主治〕瘰癧。
【蠵龜】龜屬之最大者。〔性味〕甘平。〔功用〕去風熱。利腸胃。
【蠵龜皮】〔性味〕甘鹹平。〔功用〕解藥毒。〔主治〕血疾。蠱毒。刀箭毒。
【蠵龜血】〔性味〕鹹平微毒。〔主治〕金瘡毒箭傷。蛇汁毒。
【蠵龜筒】卽蠵龜皮。
【蠶豆】穀部豆類。〔別名〕胡豆。〔性味〕甘微辛平。〔功用〕快胃和臟腑。
【蠶豆苗】〔性味〕苦微甘溫。〔主治〕酒醉不醒。
【蠶豆殼】〔功用〕通小便。〔主治〕吐血。癰瘡諸瘡。
【蠶莓】蛇莓之別名。
【蠶退】蠶蛻之別名。
【蠶退紙】卽蠶蛻紙。
【蠶連紙】〔別名〕蠶蛻紙。〔主治〕風癲狂祟。蠱毒。藥毒。痧證腹痛。小便淋閟。婦人難產。吹乳疼痛。頭瘡喉痺。一切牙症。
【蠶絲吐頭】性味功用同蠶繭。

【蠶蛹】〔功用〕長肌退熱。除蛕蟲。〔主治〕諸風勞瘦消渴煩亂小兒疳瘦癖瘡惡瘡。

【蠶蛻】老蠶眠起所脫之皮。〔性味〕甘平。〔主治〕目中翳障疳瘡血病婦人血風。

【蠶蛻紙】蠶連之別名。

【蠶頭歸】即饞頭歸。

【蠶繭】〔性味〕甘溫。〔主治〕諸疳瘡下血血淋血崩消渴反胃蛕蟲癰腫無頭。

【蠶繭草】隰草類〔性味〕辛平。〔功用〕塗諸瘡解蟲咬毒消腫脹。

【蠶繭鹵汁】蠶繭中蛹汁。〔功用〕解毒殺蟲。〔主治〕蠶蝕瘡疥。

【衢筍乾】以竹筍用鹽湯煮熟熏乾而成者〔性味〕鹹甘平。〔功用〕利膈化痰。

【讓實】雜草類。〔性味〕酸。〔主治〕喉痹洩痢。

【靈羊】大尾羊之別名。

【靈芝】1）芝之別名。（2）石耳之別名。

【靈脂】五靈脂之簡稱。

【靈草】呻護草之別名。

【靈液】（1）唾之別名（2）汞之別名。

【靈通草】山草類〔產地〕廣東羅浮山中〔入藥部分〕莖葉〔主治〕耳聾。

【靈壽】灌木類〔入藥部分〕根皮〔性味〕苦辛平。〔功用〕止水。

【靈貍】香貍之別名。

【靈貓】香貍之別名。

【靈龜】蠵龜之別名。

【靈蠵】蠵龜之別名。

【鬬雪紅】川季花之別名。

【鱝魚】海鷂魚之別名。

【鱶】魚子之別名。

【鬻帆】即鬻魚。

【鬻魚】介類。〔性味〕辛鹹平微毒〔功用〕殺諸蟲。〔主治〕痔疾。

【鱟魚尾】〔主治〕腸風瀉血。婦女崩帶。下產後痢疾。

【鱟魚殼】〔主治〕多年呷嗽。

【鱟魚膽】〔功用〕殺蟲。〔主治〕大風癩疾。

【鱟簰】鱟魚之別名。

【鱠殘魚】〔產地〕蘇松浙江等處。〔性味〕甘鹹平。〔功用〕寬中健胃。

【鱣魚】〔產地〕江河及近海深水中。〔性味〕甘平小毒。〔功用〕利五臟。

【鱣魚肝】〔主治〕惡血疥癬。

【鱤魚】〔性味〕甘平。〔功用〕止嘔。益胃。溫中。

【鱧魚】無鱗魚類。〔別名〕鱶魚。黑鱧。玄鱧。烏鱧。鮦魚。文魚。火柴頭魚。黑魚。〔性味〕甘寒。〔功用〕祛風下水利大小腸。〔主治〕五痔。濕痺。妊娠有水氣。

【鱧魚肝及腸】〔主治〕冷敗瘡中生蟲。痔瘻。

【鱧魚膽】〔性味〕甘平。〔主治〕喉痺將死者。

【鱧腸】隰草類。〔性味〕甘酸平。〔功用〕補腎。烏髭。黑髮。固齒。添髓。益血。涼血。通小腸。截瘧。〔主治〕偏正頭痛。風牙疼痛。血痢。腸風。臟毒。痔漏。疔瘡。惡腫。

【鷺鷥】水禽類。〔性味〕甘平。〔功用〕補中益氣。

【鷺鷥膏】〔主治〕耳聾。

【鸊鷉】水禽類。〔入藥部分〕毛。糞。〔主治〕沙蝨短狐。蝦鬚等病。

【鸂鶒】水禽類。〔性味〕甘平。〔主治〕驚邪。狐魅。

【鹽枕】凝水石之別名。

【鹽梂子】即鹽麩子。

【鹽根】即鹽枕。

【鹽消】朴消之產於山西解縣鹽池者。性味功用與朴消同。

【鹽梅】白梅之別名。

【鹽梅子】即鹽麩子。

【鹽鹵】鹽膽水之別名。

【鹽筍乾】即冬筍用鹽湯煎曬而成者。〔性味〕鹹甘平。〔功用〕行氣消痰。

【鹽滷】即鹽鹵。

【鹽精石】凝水石之別名。

【鹽綠】綠鹽之別名。

【鹽膚子】即鹽麩子。

【鹽蓬】草類。〔性味〕鹹涼。〔功用〕清熱消積。

【鹽麩子】木類。〔別名〕鹽膚子。鹽梅子。鹽捄子。木鹽。五構。〔性味〕酸鹹微寒。〔功用〕生津降火。化痰潤肺。滋腎消毒。止痢收汗。〔主治〕風濕眼病。

【鹽麩木皮】〔功用〕破血止血。〔主治〕蠱毒血痢。蚘蟲。

【鹽麩根白皮】〔主治〕酒疸。諸骨哽。

【鹽龍】爬蟲類。〔產地〕南蠻洞中。〔功用〕壯陽。

【鹽膽水】水類。此乃已燒成之鹽復瀝下之苦鹵。〔別名〕鹵水。〔性味〕鹹苦大毒。〔主治〕蝕𧏾疥癬。瘻疾。蟲咬。痰厥不醒。〔禁忌〕凡瘡有血者不可塗之。

【鹽藥】鹵石類。〔性味〕鹹冷。〔功用〕去熱除煩。鎮心明目。〔主治〕腫毒赤眼。

【鹽蟹汁】用鹽醃蟹之鹵汁。〔主治〕喉風腫痛。

【鼈】介類。〔別名〕團魚。〔性味〕甘平。〔功用〕涼血補陰。〔主治〕瘧痢。虛勞。痃癖。脚氣。〔禁忌〕冷而難消。脾虛者勿食。

【鼈甲】〔性味〕鹹平。〔主治〕勞瘦骨蒸。往來寒熱。溫瘧。瘧母。腰痛。脇堅。血瘕。痔核。經阻。難產。腸癰。瘡腫。驚癇。斑痘。

【鼈甲膠】鼈甲所熬之膠。〔功用〕補肝陰。清肝熱。〔主治〕勞瘦骨蒸。往來寒熱。溫瘧。瘧母。腰痛。脅堅。血瘕。痔核。婦人經閉。產難。小兒驚癇。斑痘。腸癰。瘡腫。

【鼈卵】〔主治〕小兒痢疾。足跟傷。

【鼈脂】〔功用〕去白髮。

【鼈菜】蕨之別名。

【鼈頭】〔主治〕尸疰心腹痛。多年脫肛。婦人產後陰脫。小兒諸疾。

【鼈頭血】〔主治〕中風口眼喎斜。脫肛。小兒潮熱。疳勞。

【鼈膽】〔性味〕苦辛。〔功用〕通竅開聾瞽。〔主治〕癥瘕。痞積。瘜肉。陰蝕。痔漏。

二十五畫

【欖豉】即烏欖肉搥碎日久生霜如白鹽者。功用與烏欖同。

【蠻瓜】絲瓜之別名。

【蠻櫨】榠櫨之別名。

【蠻薑】高良薑之別名。

【蘺】白芷之別名。

【觀音山】土人參之別名。

【觀音柳】檉柳之別名。

【觀音粉】土類〔性味〕微甘苦平。〔功用〕明目。去溼。調中。益氣。止飢。〔主治〕溼。黃水。腫。蟲毒。

【觀桂】即官桂。

【鱒魚鮓】〔性味〕甘溫。〔主治〕痔瘻。

【鱮魚】〔性味〕甘溫。〔功用〕益氣溫中。

【鰻魚】鮸魚之別名。

【鸎桃】即櫻桃。

【鸐鶘】水禽類〔別名〕越王鳥。鶴頂。鶻鵰。〔產地〕安南。〔入藥部分〕糞〔主治〕諸瘡。

【鼉】爬蟲類。與鱷魚為近屬。〔別名〕猪婆龍。土龍。〔性味〕甘有小毒。〔主治〕少氣足不立地。腹內癥瘕。溼氣。諸蟲惡瘡。

【鼉甲】〔性味〕酸微溫有毒。〔主治〕寒熱。陰瘧。驚恐。涕泣時驚。心腹癥瘕。積聚。腰中重痛。小腹氣疼。腸風痔疾。婦女小腹陰中引痛。崩中帶下。小兒氣癃。眥潰。牙齒疳䘌宣露。風頑瘙疥。瘰癧。惡瘡。瘻瘡。

【鼉肝】〔主治〕五尸病。

【鼉脂】〔主治〕諸風惡瘡。

【鼉魚】即鼉。

【鼉龍】即鼉。

二十六畫

【蠼螋】溼生蟲類。其溺射人影。令人生瘡。身發寒熱。

【蠼螻】即蠼螋。

【饞魚】海豚魚之別名。

【驢】家畜類。黑驢者良。〔產地〕亞洲西部。〔性味〕甘涼。〔功用〕補血益氣。〔主治〕遠年勞損。痔疾。一切風疾。

【驢毛】〔主治〕骨頭中一切風病。

【驢皮】〔功用〕補血。〔主治〕瘧疾。鼻洪。中風喎僻。風毒骨節痛。血腸風。血痢。婦人崩中帶下。

【驢皮膠】以驢皮所熬之膠。即阿膠。

【驢耳垢】〔主治〕蠍螫。

【驢血】〔性味〕鹹涼。〔功用〕利二腸。潤燥結。下熱氣。

【驢尾軸垢】〔主治〕瘧疾。

【驢豆】即穭豆。

【驢乳汁】〔性味〕甘冷利。〔主治〕風疾。氣鬱。心痛。消渴。赤痢。小兒驚邪。癇疾。客忤。口噤。熱毒。急黃。天弔。風熱赤眼。重舌。出涎。蜘蛛咬瘡。蚰蜒飛蟲入耳。

【驢胞衣】〔功用〕解酒。

【驢脂】〔主治〕癲狂。瘧疾。積年耳聾。卒然欬嗽。眼中瘜肉。惡瘡。疔癬。

【驢骨】〔主治〕多年消渴。歷節風。

【驢陰莖】〔性味〕甘溫。〔功用〕強陰壯筋。

【驢溺】〔性味〕辛寒小毒。〔功用〕殺蟲。利水。止脹。〔主治〕白癜風。反胃噎病。風蟲牙痛。癬癘惡瘡。蜘蛛咬瘡。狐尿刺瘡。狂犬咬傷。

【驢溺下泥】〔主治〕蜘蛛咬傷。

【驢腹內蚘蟲】〔功用〕入房術藥中。能交接不倦。

【驢腹內蟲】〔主治〕目中膚翳。

【驢槽】（主治）小兒拗哭。

【驢蹄】（主治）飲酒穿腸小兒解顱。癰疽。

【驢頭肉】（主治）大風中風頭眩頭風風屑消渴。黃疸。

【驢頭骨】（主治）小兒解顱。

【驢龍】驢腹內蚘蟲之別名。

【驢糞】（主治）水腫疰忤。癥癖。心腹疼痛。反胃。鼻衄。齒痛。婦人經水不止血崩眉瘡惡瘡溼癬疔瘡中風風腫漏瘡。

【驢鬐膏】驢鬐毛所熬之膏。（功用）長鬚髮。

【驢髓】（性味）甘溫（主治）耳聾。

【纘刀】鱭魚之別名。

【鱵魚】（性味）甘平（功用）辟疫。

【鷸鼠】原禽類。（性味）微溫有毒（功用）墮胎易產。

【𪓰皮】蠵龜筒之別名。

二十七畫

【蠼螋】蜘蛛之別名。

【鑽木火】（功用）除瘟疫。殺精魅。卻四時不正之氣。

【鑽石】金剛石之別名。

【鑽凍】款冬之別名。

【鑿子木】柞之別名。

【鑿柄木】即鐵鑿柄上承斧斸打卷之木。（主治）反胃吐食婦人難產刺在肉中。

【鱝魚】即䱍魚。

【鱸魚】（性味）甘平小毒。（功用）補中。利水。安胎。強筋骨和腸胃。

【鱸鱧】杜父魚之別名。

【鸕鷀】水禽類。（性味）酸鹹冷微毒。（功用）利小便。（主治）大腹鼓脹。

【鸕鷀羽】（主治）魚骨哽噎。

【鸕鷀卵】（功用）打胎。

【鸕鷀涎】（主治）腎欬。

【鸕鷀骨】〔功用〕下魚骨哽。
【鸕鷀嗉】即鸕鷀喉中受食之處。〔主治〕魚骨哽。魚瘡。
【鸕鷀嘮】〔主治〕噎病。
【鸕鷀頭】〔性味〕微寒。〔主治〕喉間哽噎。
【鸕鷀屎】〔性味〕冷微毒。〔功用〕除面上黑䵟黶痣。瘢疵。殺蟲。斷酒。〔主治〕小兒疳蚘。湯火瘡。魚骨哽。

二十八畫

【贛米】薏苡之別名。
【鸜哥】性味功用與鸜鵒肉同。
【鸜哥菊】浙烏頭之別名。
【鸜鶻】即鸜鵒。
【鸜鵒】林禽類〔性味〕甘鹹溫。〔主治〕虛嗽。
【鸜鵒螺】海螺之一種。性味功用同海螺條。
【鸏羊】即羚羊。
【鼺鼠】即鸓鼠。

二十九畫

【虋】赤黍之別名。
【虋冬】有麥虋冬天虋冬二種。
【驪珠】龍眼之別名。
【鬱李】即郁李。
【鬱金】芳草類〔別名〕馬蒾。〔產地〕川廣。〔入藥部分〕根〔性味〕辛苦寒〔功用〕涼心熱。散肝鬱。下氣。破血〔主治〕吐衄。尿血。婦人經脈逆行。血氣諸痛。產後敗血攻心。顛狂失心。痘毒入心。蠱毒。
【鬱金香】芳草類〔別名〕鬱香。紫述香。草麝香。紅藍花〔產地〕廣西羅城縣〔性味〕苦溫〔功用〕解蠱毒。除心腹間惡氣。
【鬱香】鬱金香之簡稱。
【鬱臭草】茺蔚之別名。
【鬱雞】雞之一種。〔產地〕粤中。〔功用〕開胸膈之鬱。

【鸛卵】〔功用〕預解痘毒。

【鸛骨】〔性味〕甘大寒。〔主治〕鬼蠱諸疰毒。五尸心腹痛。

【鸛脚骨及嘴】〔主治〕喉痺飛尸小兒閃癖大腹痞滿。蛇虺傷。

【鸛屎】〔主治〕小兒天釣驚風發歇不定。

【鸝鴒】林禽類。〔性味〕甘鹹平〔功用〕下氣止血。〔主治〕久嗽吃噎、五痔。

【鸝鴒目睛】〔功用〕令人目明能見霄外之物。